Mauret 96

MANUEL

DE

SÉMÉIOLOGIE TECHNIQUE

MANUEL

DE

SÉMÉIOLOGIE TECHNIQUE

PESÉES. — MENSURATIONS. — PALPATION. — SUCCUSSION. — PERCUSSION. — STÉTHOGRAPHIE. — ISOGRAPHIE. — SPIROMÉTRIE. — AUSCULTATION. — CARDIOGRAPHIE. — ÉTUDE DU POULS. — SPHYGMOGRAPHIE. — ÉTUDE DU SANG. — THERMOMÉTRIE. — UROLOGIE.

Par le Dr E. MAUREL

Médecin principal de la Marine
Professeur suppléant à l'École de Médecine de Toulouse, etc. etc.

Précédé d'une Introduction du Dr DUJARDIN-BEAUMETZ

AVEC 78 FIGURES DANS LE TEXTE

PARIS
OCTAVE DOIN, ÉDITEUR
8, PLACE DE L'ODÉON, 8

1890

A M. le Dr DUJARDIN-BEAUMETZ

MEMBRE DE L'ACADÉMIE DE MÉDECINE

MÉDECIN DE L'HOPITAL COCHIN

DÉDICACE

ÉMINENT CONFRÈRE,

Depuis dix ans, vous m'avez toujours témoigné beaucoup de bienveillance ; et je suis heureux de saisir l'occasion que m'offre la publication de cet ouvrage pour vous en remercier publiquement.

Mais, de plus, j'ai pensé que je ne pouvais le mettre sous de meilleurs auspices que ceux du Maître, qui, tout en accordant une large part à la science pure, a toujours su laisser la plus grande à la clinique, et qui a déjà tant fait pour elle.

Je vous prie donc, Éminent confrère, de bien vouloir accepter la dédicace de ce *Manuel de séméiologie technique*, à la fois comme un faible témoignage de ma reconnaissance, et aussi comme un hommage rendu à votre enseignement si essentiellement pratique.

E. MAUREL.

Toulouse, le 15 décembre 1889.

A M. le Dr MAUREL

PROFESSEUR SUPPLÉANT A L'ÉCOLE DE MÉDECINE DE TOULOUSE

INTRODUCTION

MON CHER AMI,

Vous me faites l'honneur de me dédier votre ouvrage et je vous en remercie, car en écrivant ce travail et en le publiant vous satisfaites à l'un de mes plus vifs désirs.

Dans les nombreux voyages que j'ai entrepris à l'Étranger, j'ai été frappé de ce fait que si au point de vue de la clinique nos médecins occupent toujours la première place, il faut reconnaître cependant que cet enseignement clinique est des plus défectueux.

Sans aucune préparation préalable, sans aucune indication nous voyons les étudiants, dès leur première année, suivre nos services hospitaliers,

*

seulement guidés par leur fantaisie ou par le pur hasard. Il n'en est pas de même à l'Étranger et en particulier en Allemagne et en Russie, où de même que l'on a réglementé l'enseignement des autres sciences médicales, on a aussi réglementé celui de la clinique.

Avant que l'élève ne pénètre dans les cliniques générales, il est obligé de suivre des cours de clinique *propédeutique* où des professeurs spéciaux ont mission d'enseigner aux élèves les méthodes d'examen applicables aux malades et l'étude de tous les moyens physiques ou chimiques que nous mettons en œuvre pour poser notre diagnostic et instituer notre traitement.

Ce n'est que lorsque l'élève est au courant de toutes ces méthodes qu'on lui permet de pénétrer dans les cliniques générales : et dès lors, rompu à l'examen des malades, très au courant de la percussion et de l'auscultation, prêt à manier les différents appareils : sphygmographe, pneumographe, etc., l'étudiant peut tirer un véritable profit des services auxquels il est attaché, et les observations qu'il recueille auront une véritable valeur.

Qui s'occupe de pareilles choses dans notre enseignement médical ? Le plus souvent c'est un médecin des hôpitaux n'ayant aucun titre officiel qui se dévoue à ce professorat ; quant au professeur de clinique occupé d'un enseignement véritablement supérieur, entouré d'un trop grand nombre d'élèves, obligé d'aborder dans son cours les plus hautes questions de la clinique, il abandonne ces études ingrates et suppose que l'auditoire qui l'écoute, est au courant de tous les moyens d'investigation dont il parle. Aussi l'élève arrive ainsi jusqu'aux derniers examens sans savoir recueillir une observation, sachant à peine ausculter et percuter et n'ayant jamais manié ces appareils enregistreurs qui donnent à la science médicale une si grande précision.

N'avons-nous pas fait pour l'anatomie des modifications semblables ? De notre temps, on plaçait l'étudiant devant un cadavre et sans lui fournir aucune explication, il s'en tirait comme il pouvait.

Aujourd'hui, l'élève doit d'abord passer un examen d'ostéologie, puis guidé par les aides d'anatomie et les prosecteurs il procède méthodiquement et suivant un ordre régulier à l'étude des différentes parties de l'anatomie. Il devrait en être de même pour la clinique et avant de mettre l'élève en présence du malade, on devrait lui apprendre comment il faut procéder pour examiner avec le plus de profit possible le patient qu'il a sous les yeux.

Votre ouvrage permettra de combler cette lacune.

Dans des chapitres bien divisés, vous montrez d'une façon claire et précise comment l'élève doit procéder dans l'application des moyens physiques que l'on met en jeu pour l'étude des malades. Repoussant de votre description toutes les discussions arides, vous lui apprenez la mensuration, la percussion, l'auscultation et le jeu des divers appareils enregistreurs que l'on met en œuvre dans les recherches cliniques.

Vous avez même étendu le domaine de cette séméiologie technique, et sous les noms de stéthographie et d'isographie, vous donnez des indications absolument originales pour apprécier les modifications que subit le thorax sous l'influence des maladies. C'est là un travail tout personnel qui vous fait le plus grand honneur.

Votre manuel constitue donc une introduction excellente à l'étude de la clinique ; et je crois que votre livre aura tout le succès qu'il mérite près des jeunes générations médicales si désireuses de s'instruire.

Recevez donc, mon cher ami, mes félicitations pour avoir mené cette œuvre à bien et veuillez croire à ma cordiale et constante sympathie.

DUJARDIN-BEAUMETZ.

Décembre 1889.

PRÉFACE

Vers le milieu de l'année 1886, ayant été chargé d'un service important de fiévreux à l'hôpital maritime de Cherbourg, j'eus l'idée de passer successivement en revue les diverses méthodes proposées pour l'examen des malades ; et, en prenant la clinique comme critérium, de les soumettre à une étude attentive pour me faire une opinion sur leur valeur. Ces recherches, du reste, devaient me rester personnelles ; je pensais tout d'abord ne travailler que pour moi.

Je me mis donc à l'œuvre ; et chaque jour, après avoir fini la visite, je passais un certain temps à étudier ces diverses méthodes, ainsi que leurs procédés.

L'ordre suivi était toujours le même. Je commençais par revoir le procédé en remontant jusqu'à son auteur ; je m'astreignais à le suivre ponctuellement ; puis après m'en être bien pénétré et l'avoir pratiqué un certain nombre de fois, je demandais à la clinique, par une série de recherches et

**

d'observations comparatives, de me fixer sur ses qualités pratiques, simplicité, rapidité d'exécution, et aussi sur son degré d'utilité, soit réelle, soit comparée à celle des autres procédés destinés au même but.

Or, ces recherches qui avaient lieu, je le répète, après mes visites, ne tardèrent pas à éveiller l'attention des jeunes médecins placés sous mes ordres, ou faisant du service dans le même hôpital ; et souvent, leurs visites finies, ils vinrent se joindre à moi, soit seulement pour assister à mes études, soit pour y prendre part.

L'intérêt de ces recherches augmenta même à ce point, que quelques-uns d'entre eux en vinrent à en faire de personnelles ; et que le service dont j'étais chargé se transforma ainsi en véritable *laboratoire clinique*.

Tous ces travaux, du reste, on le comprend, ne se faisaient pas sans être accompagnés de conversations, sans provoquer des objections et des explications ; et c'est ainsi que d'une part l'utilité de ces études s'imposant de plus en plus à ces jeunes collègues, ils en arrivèrent à me demander de bien vouloir les résumer dans des conférences régulières ; et que, d'autre part, les assidus à nos séances pratiques devenant de plus en plus nombreux, après quelques hésitations, je cédai à leur désir.

Il fut donc convenu que je ferais des conférences

sur la technique des méthodes et procédés employés par la clinique médicale ; et ces conférences, commencées en janvier 1887, se prolongèrent même pendant une partie du second semestre.

De là est né le manuel que je publie aujourd'hui.

C'est pour ces conférences, en effet, que j'ai réuni, d'une manière plus complète encore que je ne l'eusse fait, les matériaux de bibliographie et d'observation personnelle que j'ai mis en œuvre dans ce manuel ; ce sont ces conférences qui, en m'obligeant à mettre de l'ordre dans la description des procédés pour arriver à les présenter avec clarté, m'ont fait comprendre toute l'utilité d'une exposition méthodique. Puis quand, après les descriptions des procédés, j'en arrivais à les faire appliquer, ce sont nos séances pratiques, compléments de ces conférences, qui m'ont permis de mieux apprécier leurs qualités et leurs imperfections ; enfin, et surtout, ce sont ces séances pratiques qui m'ont convaincu de la *nécessité* d'une *direction* dans ce qu'on peut appeler l'*éducation médicale* et aussi d'un ouvrage l'enseignant.

Ce manuel est donc d'abord le résumé de ces conférences ; mais, de plus, un résumé qui a bénéficié de l'expérience que ces conférences m'ont elles-mêmes donnée.

Ainsi, et je dois le dire dès maintenant, ce manuel n'est pas un traité de séméiologie, comme on a l'habitude de la comprendre ; c'est exclusivement un ouvrage de *technique.*

De la séméiologie, il ne comprend qu'une partie celle qui a trait à la description des procédés, à leur application pratique, à leur appréciation et à leur choix. Quant à la valeur diagnostique des signes recueillis à l'aide de ces procédés, il n'en sera dit, que ce qui est indispensable pour faire ressortir leur utilité et donner des exemples.

Le véritable titre de ce livre devrait donc être celui de : *Manuel de technique clinique ;* et ce n'est que pour être mieux compris que j'ai adopté celui qu'il porte.

Ceci exposé, quelques mots sur cette technique clinique prise dans son ensemble.

Et d'abord définissons-la.

Sous le nom de technique clinique, j'ai réuni dans mes conférences et l'on retrouvera dans ce manuel, les procédés rapides et assez faciles qui peuvent éclairer le diagnostic, diriger le traitement, et aussi faire progresser l'étude des maladies.

Ainsi comprise, on le verra, je l'espère, la technique clinique a son domaine propre et des limites bien définies.

Elle est d'abord complètement distincte du traitement. Si en effet, comme lui, elle se sert d'instruments, ce n'est jamais pour combattre la maladie; son arsenal, quelque riche qu'il soit, ne comprend que des instruments d'examen ou d'étude.

Tout en confinant au diagnostic, elle s'en sépare également, en ce sens que beaucoup de procédés interviennent, non pour reconnaître la maladie, et la distinguer des autres, mais seulement pour suivre son évolution, apprécier sa gravité, et parfois aussi pour mieux pénétrer sa nature intime.

En somme, c'est dans la séméiotique qu'elle trouve le mieux sa place. Cette vaste branche des connaissances médicales, en effet, ne comprend pas seulement l'énumération plus ou moins méthodique des nombreux signes se présentant dans les maladies, avec leurs divers modes de groupement; mais d'abord, d'une manière indiscutable, elle a le droit de réclamer pour elle tous les procédés d'examen destinés à lui fournir ces signes; et, de plus, il entre dans sa nature de ne pas avoir de limites définitives. Son domaine, au contraire, est destiné à s'agrandir tous les jours de faits nouveaux; et, à ce point de vue, il me semble qu'elle a également le droit de réclamer au même titre, toutes les méthodes d'étude destinées soit à découvrir ces signes nouveaux, soit à mieux connaître ceux qu'elle utilise déjà.

J'estime donc qu'on peut considérer la technique clinique comme une branche de la séméiotique ; et c'est ce qui explique le titre que j'ai choisi pour ce manuel.

Mais, même étant admis que la technique clinique fait partie de la séméiotique, je pense qu'il ne doit pas moins rester bien établi qu'elle en constitue une branche entièrement distincte, que son étude peut être faite séparément ; et cela, j'espère qu'on voudra bien me l'accorder après la lecture de ce manuel, même avec profit.

Les raisons qui me l'ont fait supposer, et qui m'ont ainsi inspiré la pensée de faire cette étude sont les suivantes :

1° *La nécessité d'une direction dans l'étude de la technique clinique ;*

2° *La nécessité d'être guidé dans le choix des procédés ;*

3° *La commodité de trouver réunis ces divers procédés choisis dans un ouvrage restreint ;*

4° *Enfin les avantages de présenter ces procédés d'une manière méthodique, et autant que possible uniforme.*

Je tiens à m'arrêter quelques instants sur chacune d'elles, puisque ce sont elles qui justifient ma tentative.

1° *Nécessité d'une direction dans l'étude de la technique.*

Bien souvent déjà j'avais constaté le peu de cas que le monde médical fait de la technique; et à combien d'erreurs cette négligence l'expose.

Pour beaucoup de jeunes confrères, en effet, il semble que toute la difficulté d'un procédé soit dans la possession de l'instrument. Pour eux, avoir l'instrument, tout est là. Quant à l'étude de son mécanisme, sa mise en œuvre, ses difficultés d'application, sa technique en un mot, ce sont là choses secondaires. C'est à ce point qu'un certain nombre ne se donnent même pas la peine de lire ces courtes nonotices que chaque inventeur ou fabricant joint à l'instrument.

C'est là, dis-je, ce que j'avais vu bien souvent.

Or, l'expérience que j'ai faite pendant toutes mes recherches et mes conférences, d'abord, n'a fait que corroborer mes opinions à cet égard. Mais de plus, mieux que jamais, cette expérience m'a prouvé que tout procédé clinique demande à être suivi, pour ainsi dire, servilement; que quelque facile qu'il paraisse, il exige un certain temps de pratique avant que ses résultats offrent de la garantie; et que, par conséquent, son étude complète, j'insiste sur ce point, doit comprendre deux périodes, l'une d'*éducation* et l'autre d'*épreuve*.

Et du reste quoi d'étonnant à cela? Que l'on prenne même les procédés cliniques les plus simples et qui sont d'un usage constant, tels que l'auscultation et la percussion. Que de fois n'avons-nous pas dû recevoir des conseils à leur égard! et que de fois nous-mêmes, plus tard, n'avons-nous pas dû en donner aux jeunes confrères! et pourtant ne voit-on pas ausculter et percuter tous les jours? Or, si des conseils sont utiles même pour ces procédés si simples, comment croire que l'on puisse s'en dispenser, quand il s'agit de procédés moins répandus et autrement délicats, tels que l'hématimétrie, la stéthographie, l'examen microscopique, etc.?

J'en appelle à ceux qui ont fait de la micrographie. Que penseraient-ils d'un élève qui voudrait aborder cette science en se dispensant d'apprendre sa technique? J'en appelle également à ceux qui ont fait de l'anthropologie. Comment apprécieraient-ils les travaux d'un voyageur qui aurait recueilli ses matériaux, sans méthode précise sans tenir compte de la technique?

Or, n'est-ce pas là cependant ce que nous ne voyons faire que trop souvent dans le domaine de la clinique?

Eh bien, il faut qu'on en reste convaincu: apprendre la technique est tout aussi nécessaire pour la clinique, que pour la micrographie, l'anthropologie, ou pour tout autre branche de la science; et l'oublier c'est d'avance, comme dans les cas précédents, s'exposer à faire des travaux sans utilité, qui toujours manquent de garantie, et parfois, ce qui est pire, encombrent la science d'erreurs : sans technique il n'y a donc qu'incertitude, résultats disparates sinon inexacts.

Mais de plus, je l'ai dit, la connaissance suffisante d'un procédé comprend deux périodes.

La première est une période d'*éducation* proprement dite, permettant de faire connaissance avec l'instrument, si le procédé en comporte, et pendant laquelle on apprend le procédé temps par temps; et la seconde une période d'*épreuve* destinée à répéter le procédé un certain nombre de fois, pour comparer les résultats, et savoir si, dans des conditions identiques, on obtient les mêmes. C'est ainsi que s'il s'agit de la mensuration, on prendra la longueur d'un même membre à plusieurs jours d'intervalle pour s'assurer que l'on arrive aux mêmes chiffres ; que s'il s'agit d'un dosage d'urine, on le fera plusieurs fois sur le même liquide pour voir que les résultats restent constants, etc.

Ce n'est qu'à cette double condition, je le répète, que l'on donnera une garantie suffisante à ses recherches; et c'est l'importance que j'attache à cette condition qui est la première raison qui m'a inspiré ce manuel.

2° La seconde est la *nécessité de guider les jeunes praticiens dans le choix du procédé.*

Si quelques méthodes sont encore pauvres en procédés, en effet ; il en est d'autres, au contraire, qui les voient se multiplier à chaque instant ; et de cette richesse naît tout naturellement une difficulté, l'embarras du choix. Or faire ce choix, étant donné que chaque procédé se recommande par quelques avantages, n'est pas facile pour le jeune praticien ; et c'est pourquoi j'ai pensé lui être utile en le faisant pour lui. De sorte que ce manuel n'est pas simplement un recueil de procédés, dans lequel on les trouvera tous, se succédant dans un ordre quelconque. Au contraire, je n'ai donné une place qu'à un nombre restreint d'entre eux. Non que les autres fussent jugés sans valeur ; mais parce que j'étais condamné à ce sacrifice pour épargner les hésitations. Lorsque, cependant, plusieurs procédés très connus ont été en présence, tous ont été décrits ; mais, toutefois, avec une étendue variable, de telle manière que l'on sut toujours celui auquel je donne la préférence.

Ce choix, du reste, a toujours été guidé par la même pensée. Ce sont les qualités cliniques qui, dans mon esprit, l'ont emporté ; et ces qualités peuvent se résumer ainsi : *rapidité, facilité, exactitude suffisante.*

Ce sont là, en effet, je pense, les trois qualités que nous devons exiger de tout procédé, qui aspire à devenir clinique.

Et d'abord, ce procédé devant être répété sur un grand nombre de malades, il est évident qu'il doit être *rapide;* et que, surtout pour entrer dans la pratique civile, il ne saurait dépasser de beaucoup le temps que nous accordons habituellement à nos malades. Sans cette condition, quelques précieuses que soient ses indications, il ne sera jamais qu'un procédé d'exception.

Ensuite, il doit être également assez *facile* pour être abordable à tout praticien. Il faut tenir compte, en effet, que les procédés se multiplient tous les jours ; et qu'on ne saurait exiger du praticien qu'il passât son temps à apprendre des procédés demandant soit une grande dextérité manuelle, soit des connaissances qui sortent du cercle habituel de ses études.

Enfin, j'ai dit qu'il faut que son degré d'*exactitude* soit suffisant pour la clinique; et ce degré d'exactitude demande quelques explications.

Un instrument peut avoir une erreur instrumentale ; mais si cette erreur a toujours lieu dans le même sens, les résultats qu'il donne, sans avoir une exactitude scientifique, ont une *exactitude comparative;* et souvent, je dois le dire, la clinique peut se contenter de cette dernière.

Un thermomètre, par exemple, a une erreur instrumentale de cinq dixièmes de degré, ce qui lui enlève beaucoup de sa valeur au point de vue scientifique ; mais au point de vue clinique, si c'est le même instrument qui sert pour le même malade, nous n'en suivrons pas moins d'une manière suffisante, l'évolution de sa maladie.

Il faut donc savoir d'abord qu'en clinique, nous pouvons à la rigueur nous contenter d'une *exactitude comparative.*

Au contraire, l'instrument, le procédé ont-ils des erreurs qui ne sont pas fixes? Ces erreurs peuvent-elles se produire tantôt dans un sens, tantôt dans un autre? dans ce cas, dès que cette erreur est le moindrement étendue, elle doit entraîner leur rejet. C'est ce qui a lieu, par exemple, pour la méthode du périmètre, quand il s'agit d'apprécier les dimensions d'une poitrine ; et l'on trouvera cette idée développée dans le cours de l'ouvrage.

Mais ce principe admis, où s'arrêtent, me dira-t-on, les erreurs qui sont encore acceptables, et où commencent celles qui ne le sont pas?

J'avoue qu'il est difficile de fixer ces limites sans descendre aux cas particuliers; mais, cependant, d'une manière générale, je dois dire qu'un fait m'a souvent frappé ; c'est que le degré de précision cherché dans la plupart des procédés était plus que suffisant; et que cette rigueur n'était même en rapport ni avec la nature des faits observés, ni avec les besoins de la pratique. S'agit-il, par exemple, de mensuration de la cage thoracique, dans un cas de pleurésie; quel avantage réel pourrons-nous bien trouver dans un instrument qui nous donne les dimensions à quelques millimètres près? Ne savons-nous pas que l'état de la cage thoracique arrêtée à un moment différent de la respiration, ou une traction plus ou moins forte sur le ruban métrique peuvent nous donner des variations autrement grandes que celles qui se mesurent par des millimètres?

S'agit-il de la température ? Quel grand intérêt peut-on bien avoir à s'approcher de la température réelle d'un ou de deux dixièmes de plus? Quelles indications pratiques de pareilles différences peuvent-elles nous donner ?

Enfin s'agit-il de doser l'urée? quel bénéfice pourrons-nous trouver à nous approcher de la réalité de plus d'un gramme, par exemple ? Ne savons-nous pas qu'un effort de plus ou de moins pour vider la vessie, peut nous donner 50 grammes de liquide en plus ou en moins; et par conséquent, entraîner ainsi une erreur autrement sensible?

Ainsi, je le répète, je ne crois pas que la clinique doive exiger des méthodes rigoureusement exactes, comme celles que comporte une expérience scientifique. Elle peut, au contraire, se contenter non seulement d'une *rigueur comparative*, mais aussi d'une *rigueur approximative;* et c'est ce qui explique que bien souvent, dans le choix que j'ai dû faire, cette précision, peut-être exagérée, ait été réléguée au second plan; et qu'au lieu de prendre la méthode la plus rigoureuse, je lui ai préféré la plus rapide ou la plus facile.

Tout ce que nous devons demander comme précision à un procédé clinique, c'est qu'il laisse aux faits saillants leur véritable signification; et quand il ne s'agit que de différences peu sensibles, que de nuances, il faut que nous sachions que ces résultats peu éloignés nous condamnent à la réserve; et que nous ne pouvons nous appuyer sur eux pour conclure ni dans un sens, ni dans un autre. C'est le parti le plus prudent; et celui auquel, du reste, une pratique un peu longue et éclairée conduit forcément.

3° La troisième raison *est la commodité de trouver tous ces procédés dans un ouvrage de petit volume.*

La plupart de ces procédés, en effet, ont été décrits, et fort bien par leurs auteurs. Mais ils sont épars dans des ouvrages les plus divers, et qui tous ne sont pas à la disposition des jeunes praticiens ; de sorte que, même ceux qui parmi eux sont convaincus de la nécessité de suivre exactement les procédés, ne peuvent pas toujours se les procurer. Or, j'ai cherché, je l'ai dit, à grouper dans ce manuel tous ceux qui m'ont paru réellement cliniques ; et sans qu'on puisse le considérer comme complet, je pense que ceux qu'il renferme suffiront aux praticiens.

4° Enfin la quatrième raison, *est de présenter ces procédés d'une manière méthodique*. Or, c'est ce que j'ai cherché à faire en m'inspirant de l'expérience que j'ai acquise au lit des malades avec mes jeunes collègues.

Autant que possible j'ai suivi la même marche dans l'exposé de tous les procédés. La définition, la description des instruments, la technique, enfin les applications, telles ont été presque toujours les grandes divisions ; et c'est ainsi que j'ai compté que tout ce qui touche à chaque procédé se graverait mieux dans l'esprit du lecteur.

Il me semble donc résulter de ce qui précède que non seulement la technique clinique a son domaine propre, mais aussi que son étude est indispensable, et, de plus, et c'est ce qui justifie ma tentative, qu'il y avait un réel intérêt à réunir les connaissances qui en dépendent dans un ouvrage spécial.

Telles sont les raisons qui, en me faisant croire à l'utilité de ce manuel, m'ont conduit à le publier, et les idées qui m'ont inspiré en l'écrivant.

En somme, convaincu de la nécessité d'apprendre la technique clinique, si on veut la savoir ; et frappé de l'absence de tout guide quand on veut l'apprendre, j'ai cherché à combler cette lacune ; et je serais heureux, si l'avenir me prouvait que cette lacune a été comprise du monde médical, et surtout que ce manuel répond suffisamment au but auquel je l'ai destiné.

MANUEL
DE
SÉMÉIOLOGIE TECHNIQUE

CHAPITRE I

PESÉES

SOMMAIRE : Définition de la balance ; ses divisions. Poids français et étrangers.

PESÉES

DÉFINITION. — Les balances sont des instruments de pysique destinés à déterminer le *poids relatif* des corps.

Sous leur forme la plus élémentaire, elles se composent seulement d'un *fléau*, muni d'un *couteau* à sa partie moyenne, et reposant sur une *chape* d'agate ou d'acier poli. Ce sont là les trois éléments indispensables. Mais, le plus souvent, la chape est supportée par une colonne ou pilier ; les extrémités du fléau soutiennent deux plateaux ; et enfin, à la partie moyenne du fléau est fixée une aiguille courant sur une graduation située au-dessus ou au-dessous ; on a ainsi la balance ordinaire, dont l'usage est encore assez répandu.

DIVISION. — Mais l'industrie, aiguillonnée par ses besoins, ne s'en est pas tenue là ; elle a créé de nombreux modèles et elle en crée de nouveaux tous les jours. Aussi se sont-ils multipliés à ce point que leur énumération, même en se tenant aux types principaux serait déjà fort longue. Cette étude, du reste, ne pouvant présenter pour le sujet que je traite qu'un intérêt secondaire, qu'il me suffise de dire que tous ces modèles peuvent être répartis en deux groupes : le premier comprenant les balances à *leviers égaux*, et le second celles à *leviers inégaux*, ce dernier se subdivisant lui-même en deux catégories selon que la suspension est *supérieure* (balance ordinaire, balance de précision), ou *inférieure* (balance de Roberval ou de Béranger).

Tous les modèles, je l'ai dit, employés par le commerce, l'industrie ou la science, entrent dans une de ces catégories, s'il s'agit de balances proprement dites. Mais de plus, à côté de ces instruments, qui seuls méritent le nom de balance, est venue se placer une série d'autres, rachetant par leur commodité le défaut de précision, et auxquels, d'une manière générale, est donné le nom de *pesons*. Ces instruments, tous basés sur l'élasticité plus ou moins régulière des ressorts, dont la forme, la nature et la disposition varient, ne donnent le poids relatif qu'après avoir été gradués expérimentalement ; tels sont : les *pèse-lettres*, les *pèse-bébés*, etc. On peut même y joindre les *dynamomètres*.

Comme on le voit, ce ne sont pas les appareils qui font défaut ; et, quand nous voudrons faire des pesées, nous n'aurons qu'à nous demander quel est celui qui répond le mieux au but que nous nous proposons.

Unité de poids. — Je m'occuperai successivement des poids en France et à l'étranger.

En France, depuis l'adoption du système métrique, l'unité de poids, on le sait, est le *gramme*. Mais, dans la pratique, surtout quand il s'agit d'un poids assez élevé, comme celui d'un homme adulte, c'est par kilogrammes que l'on compte, et les grammes en plus ne sont considérés que comme des fractions.

Les multiples du gramme et leur valeur sont trop connus pour que je m'y arrête. Notre système de poids, ainsi, du reste, que tout notre système métrique, est d'une simplicité telle que déjà de nombreuses puissances l'ont adopté. Je pourrais donc m'occuper immédiatement des poids étrangers ; mais auparavant, je crois devoir rappeler les anciennes mesures de France. On trouve, en effet, les anciennes mesures dans les observations cliniques, dans les vieilles formules, etc.; et je pense qu'il ne sera pas sans utilité de les réunir ici, et surtout de donner leur équivalence.

MESURES ANCIENNES DE FRANCE ET LEUR ÉQUIVALENCE

Livre = 2 marcs = 16 onces = 128 gros = 9216 grains.
Once = 8 gros ou 8 drachmes.
Gros = 3 deniers = 72 grains.

RAPPORT DES ANCIENNES MESURES AVEC LES NOUVELLES

Grain = 0,0531 grammes.
Once = 30,594 grammes.
Gros = 3,824 grammes.
Livre = 489,5058 grammes = 0 k. 4895058.
Kilog. = 18,827,15 grains = 2 liv. 042,8765.

A ces mesures de poids, je joins les deux dernières de capacité les plus usitées :

Setier = 12 boisseaux = 156 litres.
Boisseau = 13 litres.

Poids étrangers. — *L'Italie, la Grèce, l'Autriche-Hongrie, la Hollande, la République de l'Equateur, les Etats-Unis de Vénézuela, le Mexique et le Pérou* [1]

1. La plupart des renseignements qui vont suivre sont puisés dans le *Carnet de l'officier de marine* — année 1887 — dont les auteurs ont su, sous un si petit volume, réunir tant de renseignements utiles.

ont adopté complètement notre système de poids ; et d'autres puissances, telles que l'*Allemagne*, l'*Espagne*, tout en laissant subsister les anciennes mesures pour ménager la transition, l'ont soit rendu facultatif, soit accepté comme officiel. Mais il en est encore un certain nombre qui ont résisté à ce mouvement d'unification des poids et mesures, et qui ont conservé leurs poids spéciaux.

Je donne ici d'abord ceux des principaux états de l'Europe, et ensuite ceux de quelques puissances lointaines avec lesquelles nos relations sont les plus suivies.

ANGLETERRE

POIDS DE COMMERCE DIT AVOIR-DU-POIDS

Ton	20 quintaux	1016 kil.	048 gr.
Quintal	112 livres	50	80238
Livre avoir-du-poids	16 onces	0	453592645
Once	16 drams	0	028349540
Drain	»	0	001771846

POIDS DE TROY (*métaux précieux, médecine et pharmacie*)

Livre troy	5760 grains	373 gr.	241948
Once	12° de livre troy	31	103496
Denier (penny-weight)	20° d'once	1	555175
Grain	24° de denier	0	064798

ALLEMAGNE

ANCIENNES MESURES DE POIDS

Quentchen = 10 zents = 1/14 loth	1 gr. 6667
Loth = 1/30 livre	16 gr. 6667
Pfund (livre), unité	500 grammes.
Centner (quintal) = 100 livres	50 kilogr.
Tonne = 3 centner	150 kil.
Schiffslast = 40 centner	2000 kil.

NOUVELLES MESURES

Le système métrique est officiel depuis le 1er janvier 1872.

L'unité est le kilogramme = 2 livres (2 pfunds).

Neuloth = décagramme.	Centner = 50 kilogrammes.
Pfund = demi-kilogramme.	Tonne = 1000 kilogrammes.

AUTRICHE-HONGRIE

Le système métrique français est obligatoire depuis 1876. Le système ancien était celui-ci :

Centner (quintal) = 100 pfunds	56	kilogr.
Pfund (livre) = 32 loths	560 gr.	012
Loth (1/2 once) = 4 quentchen	17	500
Quentchen = 2 achteln	4	4
Achtel (1/8) = 2 pfennigen	2	2
Pfeunig (sechzchntel) (16e)	1	1

Pour les poids des douanes et des postes, on emploie la livre mét. de 500 gr., divisée en millièmes valant par conséquent un demi gramme. Cette livre met. est à l'ancien pfund de Vienne comme 100 est à 112.

Sechzehntel = 1/512 de livre.........	1 gr.	0937735
Quentchen (gros) = 1/128 de livre....	4	375094
Loth = 1/32 de livre................	17	500375
Pfund (livre-unité)..................	560	012
Centner (quintal) 100 livres	56 kil.	0012

ESPAGNE

Depuis 1859, le système métrique décimal français a été légalement adopté ; néanmoins on emploie encore souvent :

Livre de Castille = 460 gr. 142.
Quintal = 4 arrobes = 100 livres = 1600 onces.

POIDS POUR LES MATIÈRES D'OR ET D'ARGENT

Marc de Castille = 230 gr. 07114.
Marc = 8 onc = 64 ochavas = 128 adarmas = 384 taminos = 4608 grains.

PORTUGAL

Le système métrique décimal, adopté en principe par le décret royal du 13 décembre 1852, fut prescrit obligatoire par le décret du 20 septembre 1860, à partir du 1er juillet 1861, délai qui fut prorogé au 1er janvier 1868 par la loi du 16 mai 1867, et définitivement fixé au 1er octobre 1868 par le décret du 22 août 1867.

Quintal........	58 kil.	74	Marc............	0 gr.	229,8
Arrobe.........	14	684,8	Once............	0	028,7
Livre..........	0	459,6			

Quintal = 4 arrobes = 128 livres = 64 marcs = 2046 onces.

Marc (pour peser l'or et l'argent) = 229 gr. 50 et se divise en 8 onces = 64 ontavas = 192 escropulos = 4608 grains.

HOLLANDE

Depuis 1821, le système métrique décimal français est en vigueur avec les appellations suivantes :

Pond (livre).........	10 onsen......	1 kilogramme.
Ons (once)...........	10 lood.......	1 hectogramme.
Lood (gros)..........	10 wigtges....	1 décagramme.
Wigtge (esterling)....	10 korrels.....	1 gramme.
Korrel (grain)........	»	1 décigramme.

Le Karat, ancien poids pour les bijoux, diamants et perles, est toujours en usage. Il se divise en $^1/_2$, $^1/_4$, $^1/_8$, etc., jusqu'au 64e.

Le karat = 20 centigr. 5894.

DANEMARK — NORWÈGE

Livre de commerce = 500 grammes.

Livre = 16 onces à 2 loths, à 2 quentins, à 4 orts, à 16 ès, 18 grains.

Quintal = 100 livres.

Pesée (vage) = 3 livres Bismar = 36 livres.
Schiffpund (livre de navire) = 20 liepfund = 320 livres.
Last = 40 quintaux = 4000 livres.
Last de navire — 52 quintaux 5290 livres.
Livre poids d'argent = 2 marcs = 16 onces = 469 gr. 998.

SUÈDE

Les mêmes que ceux du Danemark et de la Norwège, et de plus :

Livre (skalpund) = 423 gr. 538.
Livre = 100 orts = 1000 korns ou grains.
Quintal = 100 livres.

RUSSIE

Doli = 1/96 zolotnick	0 gr.	044434848
Zolotnitck = 1/96 livre = 1/3 loth	4	2657454
Loth = 1/32 livre	12	7972363
Founte (livre) unité	0 kil.	409311663

Elle contient 12 loma, 16 onces, 32 loths, 96 zolotnicks et 9216 dolis.

Poude = 40 livres	16 kil.	3304625
Berkowitz = 10 poudes	163	304625
Tonneau de mer = 6 berkowitz	982	500 gr.
Last de navire = 2 tonneaux	1965	»
Livre médicale	358 gr.	3226
Livre d'artillerie	489	108

Karat de Hollande pour les perles et diamants = 2 décigr. 058.

TURQUIE

Quintal	22 cheky	56 kil.	408
Cheky	2 okes	2	564
Oke	400 drachmes	1	2829
Drachme	16 karats	0	003

TUNISIE

1° Rottel-attari = 16 onces (uhie) = 506 gr. 90.

Pour les métaux : 1 once = 34 gr. 68 — 1 quintal = 100 livres (rottel-attari).

Pour le coton brut : 1 quintal = 110 livres.

Pour le coton et le fer : 1 quintal = 150 livres.

2° Pour les viandes, fruits et huiles : le rottel-souky à 18 onces = 568 gr. 445.

Pour les légumes : le rottel-kaddari à 20 onces = 639 gr. 453.

ÉTATS-UNIS DE L'AMÉRIQUE DU NORD

Les poids et les mesures de longueur et de superficie sont les mêmes qu'en Angleterre. Toutefois, on compte le quintal 100 livres avoir-du-poids, au lieu de 112 livres = 45 kil. 354.

On emploie aussi le tonneau de convention de 2,000 livres avoir-du-poids = 907 kil.

L'usage du système métrique décimal est autorisé depuis 1876.

CHINE

1 li ou sapèque (cash.).
10 li = 1 fen, ou candarine = 0 gr. 378.
10 fen = 1 tsien, ou mace = 3 gr. 7796.
10 tsien = 1 liang ou tael = 37 gr. 796.
16 liang = 1 kin, ou catty = 604 gr. 736.
100 kin = 1 tau, ou picul = 60 kil. 4736.
120 kin = 1 chih (stone anglais) = 72 kil. 5683.

JAPON

L'unité de poids est le momme = 1 gr. 750.

Momme = 10 pun = 100 rui = 1000 mon.

Kivan-mé = 1000 mommes = 1 kil. 750.

Kyah-mé = 100 mommes = 0 kil. 175.

Kin (hove) = 160 mommes = 0 kil. 280.

Condorni = 3 décigr. 685 (dans une espèce de fève rouge qui sert de poids aux Chinois et aux Japonais).

Pical japonais = 58 kil. 960.

CHAPITRE II

PESÉES (suite)

SOMMAIRE : Applications à l'âge adulte à l'état de santé et de maladie.

APPLICATIONS. — L'introduction de la balance dans les sciences médicales, d'une manière réglée, est de date récente. Dans cette voie, la clinique interne a été devancée par l'anatomie pathologique et l'obstétrique.

A l'heure qu'il est même, elle est trop peu employée ; et nous pouvons dire que la balance n'a pas encore acquis la place qui lui appartient et que lui réserve sûrement son utilité.

Pour le moment, cette utilité se révèle dans trois circonstances différentes, et comme chacune d'elles prête à des considérations d'un autre ordre, je les examinerai séparément. Ces circonstances sont les suivantes :

1° *L'âge adulte ;*

2° *L'enfance ;*

3° *L'anatomie pathologique.*

1° **Age adulte.** — On peut le considérer en état de santé ou de maladie.

A. En état de santé. — La balance qui convient le mieux pour peser l'adulte est celle de Quintenz, plus connue sous le nom de bascule ; elle appartient à la catégorie des leviers inégaux. Son degré de précision peut atteindre 10 grammes, quand elle est bien entretenue. C'est beaucoup plus que ne peut demander la clinique. A ce point de vue, je considère des pesées suffisamment exactes quand elles ne s'écartent pas de plus de 50 grammes du poids vrai.

PROCÉDÉ. — Pour peser un adulte avec la balance de Quintenz, il faut qu'il se place sans secousse sur la partie moyenne du plateau de la balance, et qu'il reste immobile jusqu'à ce que le poids soit trouvé. Il est important, pour le bon entretien de l'instrument, de fixer le fléau avant de quitter le plateau. Sans cette précaution, on ferait subir aux différents leviers des chocs qui pourraient diminuer la sensibilité. C'est là l'instrument le plus commode; et dont les divers modèles sont recommandés par la plupart de ceux qui se sont livrés à un certain nombre de pesées. Son degré de précision, je l'ai dit, suffit pour les besoins de la clinique. Mais on ne doit pas perdre de vue que les balances à fléaux égaux et à suspension supérieure sont généralement plus sensibles.

C'est à cette catégorie de balances qu'appartient celle usitée dans les courses pour le pesage des jockeys. Elle me parait plus simple que la balance de Quintenz; et, sans son prix un peu élevé (200 fr. environ), je lui donnerais volontiers la préférence. Elle est simplement composée d'un fléau à bras égaux, et dont un supporte un siège. Elle permettrait donc, circonstance souvent avantageuse, de faire asseoir le malade.

Pour peser un adulte, il faut le débarrasser de tous les vêtements qui ne sont pas indispensables. Le poids de ceux qu'il garde sera apprécié ensuite, et déduit du poids total.

Il est aussi important de faire les pesées à la même heure. C'est vers neuf heures du matin qu'elles présenteront le moins de cause d'erreur. La vessie et le rectum sont assez souvent vidés dès le matin, le premier déjeuner est achevé, et le second n'est pas encore pris. Les sujets sont donc dans des conditions aussi comparables que possible.

Si l'étude que l'on poursuit demande plusieurs pesées successives, on peut les faire tous les trois ou quatre jours, ou mieux toutes les semaines. Il est rare que l'on soit obligé de les rapprocher davantage.

Applications. — Le poids de l'homme adulte, d'après 400 pesées faites par Bernard[1], est en France de 64 kil. 900. D'après Marc-d'Espine, de 63 kil. 330, enfin d'après Quetelet, de 63 kil. 700. Le maximum, d'après cet auteur, était 98 kil. 500 et le minimum 49 kil. 100.

Nous pouvons donc admettre que, pris en masse, le poids de l'homme adulte, en France, est compris entre 60 et 65 kil. Voilà comme donnée générale. Mais bien des causes le font varier; et, parmi elles, je dois citer en première ligne *la taille, le sexe* et surtout *l'âge*.

Taille. — L'influence de la *taille* a été traduite d'une manière facile à retenir par les auteurs du *Guide médical pratique de l'officier*[2]. *Le poids est exprimé en kilogrammes par le nombre de centimètres en plus du mètre que présente la taille.* Des adultes de 1 m. 65, 1 m. 70 pèseront 65 à 70 kil. Comme on le voit, c'est un procédé mnémotechnique des plus faciles. Toutefois, dans la pratique, cette loi subirait quelques modifications, et

[1] Topinard, *l'Anthropologie*, p. 412.
[2] Delagrave, 58, rue des Ecoles, (p. 226, 1876).

pour ces auteurs, les conditions d'aptitudes physiques que doit présenter un bon soldat français seraient les suivantes :

	MINIMUM	MOYENNE	MAXIMUM
Age.............	20......	23......	24
Taille...........	1.54.....	1.65.....	1.76
Poids..........	54......	62.64....	72

Quoique ces chiffres puissent présenter de nombreuses variations, je pense qu'il faut en tenir grand compte dans notre appréciation.

La même base et les mêmes modifications sont, du reste, acceptées par Arnould[1]. « L'homme de 23 ans, d'une taille de 1 m. 60, dit ce savant hygiéniste, pèse moyennement 60 kil. Au-dessous de cette taille, il est presque normal que le chiffre de kilogrammes soit inférieur à celui des centimètres ; au-dessus de 1 m. 65 il est presque normal qu'il soit inférieur : l'homme de 1 m. 70 pèse rarement 70 kilogrammes. »

Sexe. — Le poids de la femme est toujours sensiblement au-dessous de celui de l'homme. D'après Quetelet, le poids maximum serait de 93 kil. 800, le minimum 39 kil. 800 et la moyenne 55 kil. 200.

Age. — Quoique dans ce chapitre, je ne m'occupe du poids qu'à partir de l'âge adulte, je fournirai quelques chiffres sur la seconde enfance et sur l'adolescence, de sorte que le chapitre suivant sera exclusivement réservé à la période de l'allaitement et du sevrage.

De plus, en utilisant les travaux de Quetelet et de Michel Lévy, je donnerai non-seulement le poids aux divers âges, mais aussi ses rapports avec la taille, et cela pour les deux sexes.

[1] Baillière (J.-B.), *Nouveaux éléments d'hygiène*. 1887, p. 993.

Ces données et ces rapports sont réunis dans le tableau suivant divisés par périodes de 5 ans jusqu'à 30 ans, et par périodes de 10 ans au delà. C'est un résumé de celui donné par Michel Lévy.

ÉCHELLES DU DÉVELOPPEMENT DE LA TAILLE ET DU POIDS[1]

Ages	Hommes		Femmes	
	Taille	Poids	Taille	Poids
0	$0^{m}500$	$3^{K}20$	$0^{m}490$	$2^{K}91$
5	0.928	15.77	0.974	14.36
10	1.275	24.52	1.248	23.52
15	1.546	43.62	1.499	40.37
20	1.674	60.06	1.572	52.28
25	1.680	62 93	1.577	53.28
30	1.684	63.65	1.579	54.33
40	1.684	63.67	1.579	55.23
50	1.674	63.46	1.536	56.16
60	1.639	61.94	1.516	54.30
70	1.623	59.52	1.514	51.51
80	1.613	57.83	1.506	49.37
90	1.613	57.83	1.505	49.34

Les conclusions que Quetelet a tirées de ces études sont ainsi résumées par Lévy, auquel je les emprunte :

« 1° Dès la naissance, il existe une inégalité pour le

[1] Michel Lévy, p. 248.

poids et pour la taille entre les enfants des deux sexes : le poids moyen des garçons est de 3 kil. 20, celui des filles de 2 kil. 91 ; la taille des garçons étant de 0 m. 496 et celle des filles de 0 m. 483 ;

2° Le poids de l'enfant diminue un peu jusque vers le troisième jour après la naissance ; et il ne commence à croître sensiblement qu'après la première semaine ;

3° A égalité d'âge, l'homme est généralement plus pesant que la femme ; vers l'âge de douze ans seulement, un individu de l'un ou de l'autre sexe a le même poids. Entre un et 11 ans, la différence de poids est de 1 kil. à 1 kil. 500 ; entre 16 et 20 ans, elle est de 6 kil. environ, et après cette époque, de 8 à 9 kil. ;

4° Quand l'homme et la femme ont pris leur développement complet, ils pèsent à peu près exactement vingt fois autant qu'au moment de la naissance, et leur taille est environ trois fois et un quart ce qu'elle était à la même époque ;

5° Dans la vieillesse, l'homme et la femme perdent environ 6 à 7 kil. de leur poids et 7 centimètres de leur taille ;

6° L'accroissement en hauteur est plus grand que l'accroissement transversal comprenant la largeur et l'épaisseur ;

7° L'homme atteint le maximum de son poids vers 40 ans, et il commence à perdre d'une manière sensible vers l'âge de 60 ans ;

8° La femme n'atteint le maximum de son poids que vers l'âge de 50 ans. Pendant le temps de sa fécondité, c'est-à-dire entre 18 et 40 ans, son poids augmente d'une manière sensible ;

9° A égalité de taille, la femme pèse un peu moins que l'homme avant d'avoir la hauteur de 1 m. 30, qui correspond à peu près à l'âge de puberté ; et elle pèse un peu plus pour les tailles élevées ;

10° Abstraction faite du sexe et de l'âge, le poids moyen d'un individu est de 44 kil. 7, et, en tenant compte des sexes, il est de 47 kil. pour les hommes et de 42 kil. 5 pour les femmes. »

B. Age adulte pendant la maladie. — Jusqu'à présent, tout au moins en France, les pesées n'ont guère été appliquées, dans le courant de la clinique, qu'aux malades pouvant se lever ; et pour eux, comme pour les adultes en état de santé, c'est la balance bascule qui a été utilisée. La manière d'opérer et les recommandations restent les mêmes que précédemment.

Je pense du reste que cette balance ou celle employée pour les courses comme pour les cas précédents peut suffire.

Modifiée dans certaines de ses parties elle pourrait même devenir appliquable aux malades trop graves pour se tenir debout ou assis, pourvu qu'on puisse les placer sur un brancard. C'est dans ces conditions qu'ont été faites, dans le service du Dr Dujardin-Beaumetz, les pesées dont le résultat a été publié par le Dr Cohin [1].

L'instrument très perfectionné que j'ai vu dans le service de ce clinicien, dont le nom est mêlé à l'histoire de tous les progrès scientifiques, appartient au système Chameroy.

« Une bascule, système Chameroy, dit le Dr Cohin, était installée dans une chambre chauffée. Cette bascule indiquait des écarts de poids de 25 gr. et imprimait automatiquement, sur un ticket, le poids du malade ; toute erreur de lecture était donc impossible.

[1] Cohin (Dr L.), *Etude sur la variation du poids du corps dans la fièvre typhoïde.* (*Bulletin général de thérapeutique*, 15 mai 1887, page 397.)

« Le malade, vêtu seulement de sa chemise, et enroulé dans deux couvertures chaudes, était disposé sur un brancard construit exprès. Deux infirmiers transportaient le brancard sur la bascule. La pesée était faite immédiatement et imprimée sur le ticket.

« Le poids des deux couvertures et du brancard étant connu d'une façon exacte, il suffisait de le déduire du poids total pour connaître le poids du malade.

« En ce qui concerne la quantité de boisson absorbée par le malade, tous les matins on mettait sur sa table de nuit les pots de tisane ou de bouillon nécessaires pour vingt-quatre heures, et le lendemain la quantité restante permettait d'apprécier suffisamment la quantité consommée. »

Mais, on le voit, quelque perfectionnée que fût cette bascule, quelque garantie qu'elle assurât sous le rapport de l'exactitude, quelque commodité qu'elle donnât pour la rapidité du pesage, elle n'en présentait pas moins le grave inconvénient d'exiger le déplacement du malade, déplacement qui entraîne toujours un certain embarras et qui peut ne pas être sans danger.

C'est ce qui m'avait, depuis longtemps, suggéré l'idée de faire disposer le plateau d'une balance de Quintenz ordinaire, de telle manière qu'elle pût supporter un lit, ou d'adapter un peson, ou même une romaine, à un des divers appareils que possède déjà la clinique pour soulever les malades, tels que l'appareil de Decamps (de Brest), dont je me suis servi pendant longtemps et avec grand profit. On aurait pu ainsi peser le malade, sans grand dérangement, sans danger, aussi souvent qu'on l'eût désiré, et cela avec une précision qui, sans être parfaite, eût été suffisante pour les besoins de la clinique.

Mais cette idée a été dépassée. La balance à plateau assez

large pour recevoir un lit a été adoptée ; mais en augmentant d'une manière sensible sa précision.

C'est également le Dr Dujardin-Beaumetz qui a eu le mérite de faire cette nouvelle innovation dans son service.

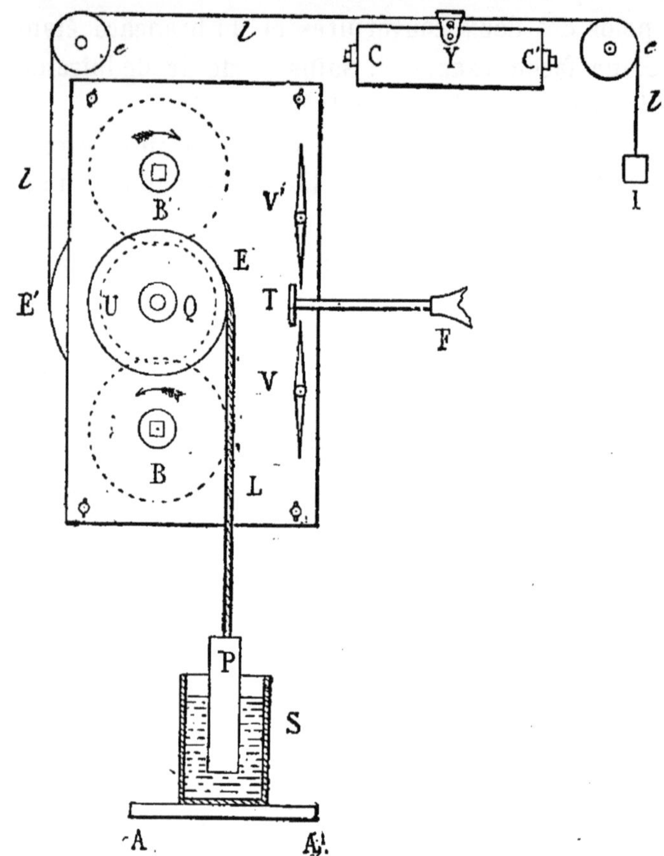

Fig. 1. — Bascule enregistreuse.

Cet appareil est la *bascule enregistreuse*, qu'Hervé-Mangon a fait construire et employée pour ses expériences si intéressantes sur les animaux, et auquel Redier a ajouté une heureuse modification d'horlogerie.

Le Dr Cohin avait déjà donné dans son travail le schema ci-contre, et la description suivante qui le fait comprendre et que je lui emprunte textuellement :

« F, extrémité du fléau de la bascule ou d'une balance quelconque. T., terminaison en T de ce fléau. V et V', deux volants entraînés par deux rouages d'horlogerie dont B et B' sont les moteurs. L'un de ces rouages B' tourne à droite, l'autre B tourne à gauche. Si le fléau F s'élève, le volant V sera libéré et laissera tourner le rouage B à gauche. S'il s'abaisse, c'est B' libéré qui tournera à droite. Ainsi, dès que le poids change en plus ou en moins, l'un des volants tourne et son rouage avec lui. Entre B et B' est un train différentiel qui relie les deux rouages. Et le centre Q de ce train tourne à droite ou à gauche suivant que c'est B ou B' qui marche, sur cet axe est une poulie E sur laquelle est enroulé un fil porteur d'un poids plongeur P dans un vase S. Ce vase est placé sur le petit plateau de la bascule. Si P descend, ce petit plateau s'alourdit et l'équilibre détruit se rétablit. Sur le même axe Q est une seconde poulie E' sur laquelle s'enroule un second fil *lll*, passant sur deux poulies *e*. Un poids I tend ce fil. Un crayon Y va à droite et à gauche, suivant le sens où tourne l'axe Q, et ce sont ces déplacements inscrits sur un cylindre *ce* qui donnent le changement de poids de l'objet placé sur le plateau.

« Ainsi, supposons F l'extrémité du fléau opposé à celui où est l'objet à étudier, si le poids diminue, T s'abaissera. V' sera libéré, B' tournera à droite, le centre Q et les poulies E,E' tournant à gauche P montera, le crayon Y marchera vers la gauche, et P allégeant ainsi le petit plateau, l'équilibre sera rétabli.

« Comme on le voit, le crayon enregistre les quantités dont se déplace P pour rétablir l'équilibre.

« Il est entendu que le cylindre *ce* tourne régulièrement, conduit par une horloge. En sorte que le tracé indique les moments précis où s'opèrent les changements de poids. »

Depuis, dans un article tout récent du Dr Stackler publiant des observations de fièvres thyphoïdes prises dans le même service, nous trouvons la description suivante du même appareil :

« L'appareil employé est la bascule Hervé-Mangon-Redier. C'est une bascule ordinaire, très sensible. Sur le grand plateau, un lit et le malade ; sur le petit plateau, des poids ; ceux-ci sont quelconques, sauf l'un d'eux : un cylindre mobile de haut en bas et de bas en haut, plongeant dans un vase rempli aux deux tiers d'un liquide non volatil ; les oscillations de ce cylindre sont telles, que le petit plateau se met constamment en équilibre avec le grand plateau, quelles que soient les variations de celui-ci. Ce résultat est obtenu de la façon suivante : une aiguille est fixée à l'extrémité du fléau, du côté du petit plateau ; quand le grand plateau s'élève ou s'abaisse, cette aiguille oscille en sens inverse, et, dans son mouvement, agit sur un appareil enregistreur, de telle sorte qu'à ce moment, d'une part, le cylindre, suspendu à une poulie de cet appareil et chargé de rétablir constamment l'équilibre des deux plateaux, et, d'autre part, le crayon, qui fixe les oscillations du cylindre sur le papier, se déplacent ensemble.

« Supposez que le grand plateau augmente de poids : aussitôt le cylindre plonge d'une longueur proportionnelle à cette variation de poids ; l'équilibre se rétablit ; mais, en même temps, le crayon s'est déplacé proportionnellement au déplacement du cylindre. Le crayon et le cylindre se déplacent dans le sens opposé, quand le grand plateau diminue de poids. L'aiguille et le cylindre chargé de rétablir l'équilibre ont été imaginés par M. Hervé-Mangon. L'appareil d'horlogerie qui commande les oscillations du cylindre dans un sens ou dans l'autre et les enregistre, a été inventé par M. Redier. » (*Société d'encouragement pour l'industrie nationale.* Rapport de M. Goulier, 1878.)

On ne saurait nier que la bascule enregistreuse d'Hervé-Mangon, à laquelle est venu s'ajouter le perfectionnement de Redier, ne constitue un appareil des plus ingénieux et en même temps des plus précis. Je l'ai vu fonctionner, et je me plais à reconnaître ses précieuses qualités. Mais je crains d'abord que son perfectionnement même, qui forcément en augmente le prix, ne l'écarte trop longtemps encore de la clinique courante, et ensuite que sa sensibilité, précieuse dans des mains soigneuses et exercées, ne le rende bien fragile et bien sujet à erreur dans d'autres conditions. De sorte que tout en rendant justice à l'ingéniosité des inventeurs de cet appareil, que je trouve tout à fait applicable dans les recherches délicates auxquelles se livre le savant clinicien de l'hôpital Cochin, je pense qu'il serait à désirer que l'on trouvât pour la pratique un appareil moins exact, si l'on veut, mais d'un prix moins élevé, et plus en rapport avec les conditions de la clinique courante.

Quelques exemples feront voir l'importance que peuvent acquérir les pesées dans l'étude des maladies. Je les prendrai parmi les maladies aiguës et chroniques.

Fièvre typhoïde. — Les résultats constatés par le Dr Cochin, soit avec la bascule système Chameroy, soit avec la bascule enregistreuse Hervé-Mangon-Redier, sont les suivants :

« 1° La fièvre typhoïde présente deux périodes : une

période de perte, une période de gain ; certaines causes accidentelles peuvent les modifier, mais non en affecter le sens général ;

2° La perte est surtout due à la combustion fébrile et très peu à la diète ;

3° La perte varie avec les individus ;

4° Les pertes d'azote total et de poids sont presque parallèles à la marche de la température, sans toutefois la suivre exactement ;

5° L'étude du graphique peut aider au pronostic ; une ascension continue du poids étant un signe de convalescence ;

6° Les complications de la maladie augmentent la perte du poids ;

7° L'étude de la perte du poids permettrait de préciser l'action des substances nutritives dans les fièvres ;

8° La perte du poids chez un typhoïde se fait chaque jour d'une manière uniforme. »

Pour les affections à marche chronique, je pourrais donner les résultats obtenus dans l'anémie, la diabète, les affections intestinales des pays chauds, etc., mais seuls ceux obtenus dans ces dernières trouveront place ici ; et j'y joindrai quelques mots sur ceux observés récemment chez les épileptiques.

Affections intestinales. — Depuis 1872, tous les diarrhéiques et tous les dysentériques, que j'ai eu à soigner, soit en France, soit dans les Colonies, ont été pesés tous les deux ou trois jours au commencement de leur traitement, et une fois par semaine au moins à la fin. Or, souvent, les pesées m'ont fourni de précieux renseignements. Parfois, en effet, j'ai pu rassurer des malades et persister dans le traitement, quoique le nombre de selles ne fût pas modifié, parce que leur poids augmentait; souvent aussi les malades ont puisé, dans ces pesées, le courage pour continuer le régime lacté, par exemple ; enfin, dans la période du régime mixte, elles me guidaient dans les modifications que je devais lui faire subir [1].

Les conclusions auxquelles je suis arrivé sont les suivantes :

1° Au début, sous l'influence des purgatifs, le poids baisse toujours de 500 gr. à 1000 gr. ;

2° Cette diminution se continue au début du régime lacté, lorsque la quantité ne dépasse pas 1 litre et demi ou 2 litres ;

3° Avec 2 litres et demi quelques malades restent stationnaires ;

4° Avec 3 litres beaucoup augmentent, et regagnent ce qu'ils avaient perdu au début du traitement ;

5° Mais c'est surtout à partir de ce moment que l'augmentation s'accentue. Ce sont surtout les viandes rôties et les ragoûts qui la favorisent le plus.

Épilepsie. — Enfin, je l'ai dit, à ces recherches, je vais ajouter celles qui ont été faites par Kowalesky et Olderogge sur les variations de poids pendant les attaques d'épilepsie. Je donne le résultat de leurs recherches, du reste contradictoires, d'après le résumé que je trouve dans la *Revue des sciences médicales* (tome XXI, p. 651).

M. Kowalesky, en se basant sur cent quinze observations cliniques, avait admis que les attaques d'épilepsie de toutes espèces, s'accompagnent d'une diminution subite

[1] MAUREL (Dr), *Du traitement de la diarrhée et de la dysenterie chimiques par le régime lacté mixte gradué.* (*Bulletin général de thérapeutique.*)

du poids corporel, qui, dans le cas d'épilepsie invétérée et à la suite d'une grande attaque convulsive, peut atteindre jusqu'à 9 livres. A la suite d'attaques subintrantes ou coup sur coup, cette perte de poids pourrait même s'élever jusqu'à 15 livres. D'après cet observateur, ce phénomène pourrait donc servir à élucider le diagnostic d'épilepsie dans le cas de simulation présumée.

Mais, d'autre part, M. Olderogge s'est attaché à démontrer que les assertions de M. Kowalesky reposent sur de fausses interprétations de chiffres ; et reprenant les recherches cliniques de son compatriote, il arrive à cette conclusion : que si les attaques convulsives peuvent entraîner chez les épileptiques une perte de poids corporel, celle-ci est trop minime pour pouvoir servir au diagnostic différentiel entre l'épilepsie vraie et l'épilepsie simulée. On voit quels services peut déjà rendre la balance.

Cependant, je dois en convenir, il faudrait se garder d'accepter ses résultats sans discussion. Plus encore que ceux fournis par beaucoup d'autres procédés, ils demandent à être interprétés. Plusieurs causes d'erreur sont surtout à signaler.

La première peut être due aux évacuations nombreuses et abondantes provoquées par les purgatifs ; c'est ainsi que toujours le poids est abaissé pendant l'administration de l'ipéca à la brésilienne. La seconde est l'augmentation que produisent les bains prolongés. Enfin, la plus importante est celle qui résulte des degrés divers d'infiltration dans les anémies, qu'elles soient essentielles ou consécutives à d'autres affections ; on peut voir dans ces cas le poids baisser, quoique l'état général du malade se relève ; et il en est ainsi à plus forte raison chez les ascitiques.

Ce sont là, évidemment, des conditions dont on doit

tenir compte et qui peuvent parfois rendre les résultats de la balance incertains. Mais je pense qu'il sera toujours facile de les apprécier, et que dans de nombreuses autres circonstances cet instrument de précision n'en sera pas moins fort utile.

CHAPITRE III

PESÉES (suite)

SOMMAIRE : Applications de la balance à l'enfance.

Application de la balance à l'enfance. — C'est surtout dans la médecine de l'enfance que la balance a rendu des services. Dans ce cas, je dois le dire, elle est acceptée de tout le monde; et son usage est largement entré dans la pratique.

Mais quand il s'est agi de nouveau-nés, dont le poids ne dépasse pas quelques kilogrammes, les moyens ont dû changer. Ce n'était plus la balance de courses, de Quintenz, qui pouvait servir ; mais d'autres plus légères et plus commodes.

Sans remonter au *Baromacromètre* de Stein l'Ancien (1798), à l'instrument d'Osiander (1816) et au *gradiomètre* de Siebold (1818), qui nous ramèneraient au moins au commencement du siècle, je dois d'abord citer, en nous rapprochant sensiblement de notre époque, la balance d'Odier et Blache[1], qui par ses dimensions restreintes et son caractère portatif, ne me semble pas mériter l'oubli dans lequel elle est tombée. De tous les pèse-bébés, en effet, c'est le seul qui soit portatif.

[1] ODIER et BLACHE, *Bulletin de l'Académie de médecine*, 1866.

La balance d'Odier et de Blache est une *romaine* de petite dimension et dont le levier est brisé en trois parties. Elle se compose d'un anneau, dans lequel le médecin passe un pouce pour supporter l'instrument; d'un crochet auquel l'enfant est suspendu ; du levier brisé portant la graduation; et enfin d'une sphère traversée par le levier et servant de poids.

A côté de la romaine d'Odier et Blache, mais construit sur un modèle différent, se place l'instrument de Bouchut, construit par Galante. Il ne s'agit plus ici d'une balance, mais bien d'un peson.

Il se compose d'un ressort portant une aiguille qui, sous l'effort du poids, court sur un cadran, et marque le poids de l'enfant, qui lui-même est suspendu par une sangle passant sous les bras.

Rien n'est plus expéditif. L'instrument de Galante est simple, élégant et pèse à 10 grammes près. Il arrive, par conséquent, à un degré de précision très suffisant pour la pratique.

Mais au point de vue des mères timorées, il présente un inconvénient, qu'il partage du reste avec le précédent, c'est qu'il faut abandonner l'enfant ; et, quelque solides que paraissent les sangles et les diverses pièces de ces instruments, rien ne les rassure. De plus, l'enfant s'agite, et ses mouvements peuvent parfois altérer les résultats des pesées en les exagérant.

Ce sont ces inconvénients que l'on semble avoir voulu éviter dans les deux appareils suivants, celui de Groussin et celui de Bardon et Léo, qui n'est qu'une modification du précédent.

Le Dr Groussin a utilisé la balance à suspension inférieure si répandue dans le commerce ; mais ce qui caractérise surtout son instrument, c'est l'adaptation d'un ber-

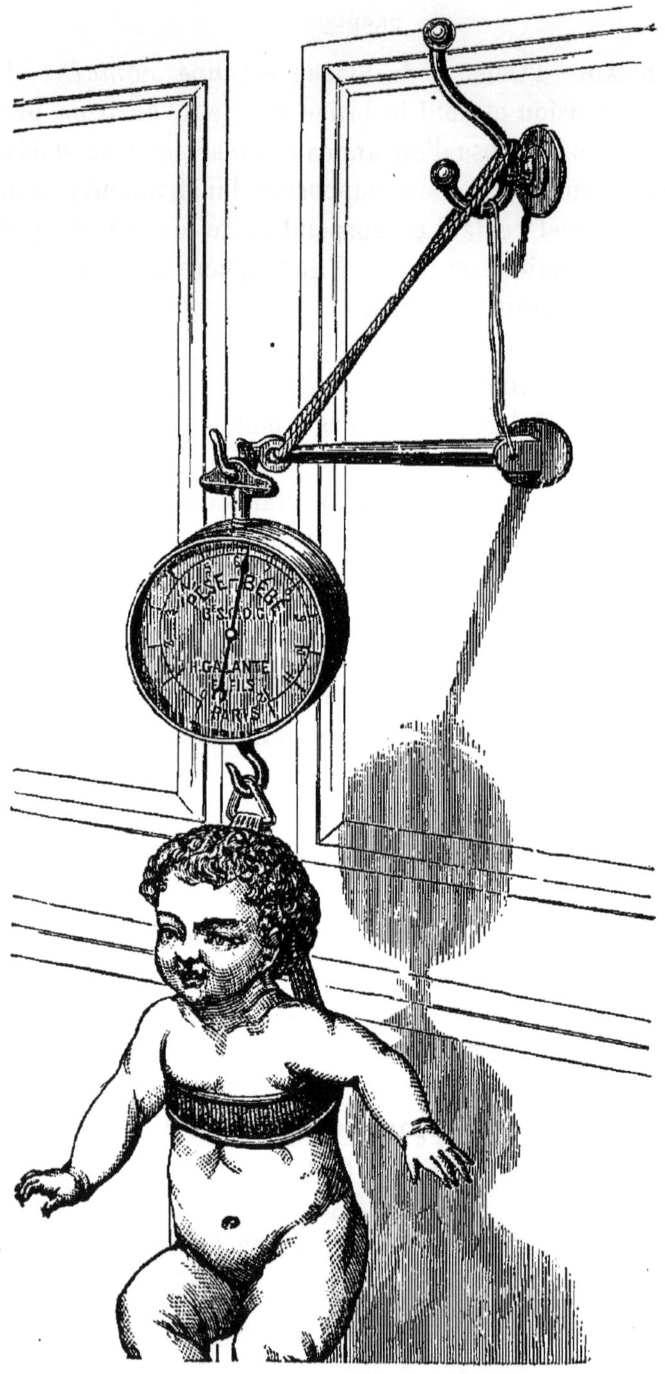

Fig. 2. — Instrument de Bouchut, construit par Galante.

ceau pour recevoir le bébé. L'un des plateaux de la balance peut être remplacé par une corbeille en fil de fer destiné à recevoir le berceau en osier.

Bardon et Léo ont rejeté le berceau en osier. La charpente de la corbeille est en fil de fer fort dont les mailles sont garnies par un filet; et c'est directement dans ce berceau qu'est placé l'enfant. De plus, ces deux auteurs ont préféré à la balance de Béranger, le peson dont le prix est beaucoup moins élevé, et dont la sensibilité est cependant suffisante.

L'enfant est ainsi couché dans ce berceau dans une position semblable à celle qu'il occupe dans le sien; et la mère peut passer son bras sous la corbeille, ce qui le rassure.

La corbeille, image du berceau, effarouche moins leur susceptibilité maternelle, que le procédé de la sangle, qui respecte beaucoup moins le nourrisson. Il y a là une question de sentiment contre laquelle on lutte difficilement. De plus, il est rare que l'on n'arrive pas rapidement à calmer le nourrisson, ne serait-ce qu'en lui donnant à téter pendant qu'il repose dans la corbeille, et les résultats sont plus sûrs. De même que les instruments précédents, celui de Bardon et Léo pèse à 10 grammes près.

Le nouveau-né, pendant la première quinzaine, doit être pesé tous les jours, tous les deux jours dans le mois suivant, tous les trois jours jusqu'à trois mois, et une fois par semaine jusqu'au sevrage complet. C'est vers neuf heures du matin qu'il faut procéder à cette petite opération, et surtout ne pas changer l'heure.

Après avoir procédé à sa toilette, et avant de l'habiller de nouveau, l'enfant est enveloppé dans une couverture dont on connaît le poids ou que l'on pèse ensuite, placé dans la corbeille et pesé. Quelques minutes suffisent.

Les poids initiaux des nouveau-nés, d'après le Dr Elsaesser[1], sont les suivants, sur 500 garçons et 500 filles :

	GARÇONS	FILLES
de 4 à 5 livres	7	6
de 6 à 7 livres	195	222
de 7 à 8 livres	176	142
de 8 à 9 livres	47	36
de 9 à 10 livres	8	3

D'après Wickel, cité par Bouchut, sur 56 garçons, le poids moyen a été de 6 livres 3/4 et le maximum 8 livres 1/3. Sur 44 filles, la moyenne aurait été de 6 livres 1/2 et le maximum de 8 livres 1/2. Les garçons seraient en moyenne plus lourds que les filles d'un quart de livre.

Marche du poids chez les nouveau-nés. — Bouchut, dans son remarquable traité, le résume de la manière suivante [2] :

« 1° Les garçons sont en moyenne plus pesants que les filles au moment de la naissance ;

2° La chute du cordon a lieu, chez les trois quarts, le troisième ou le quatrième jour ;

3° Tous les enfants diminuent bientôt après la naissance ;

4° Cette perte atteint 190 à 200 grammes chez les enfants bien portants ;

5° La diminution du poids dure d'ordinaire deux ou trois jours ;

6° Chez les enfants à terme, sains, nourris par la mère, il y a tout de suite reprise à partir du troisième ou du

[1] Fleury, page 447.

[2] Bouchut, *Traité pratique des maladies des nouveau-nés*, page 43.

quatrième jour, époque qui coïncide d'ordinaire avec la chute du cordon ;

7° Cette augmentation, jusqu'au dixième jour, est, chez les enfants bien portants, en moyenne de 225 grammes, de sorte qu'alors la plupart ont atteint de nouveau leur poids primitif;

8° Sont exceptés de cette règle les enfants nourris avec du lait de vache et ceux qui sont nés avant terme. Les premiers diminuent encore après la chute du cordon, les autres oscillent dans l'augmentation ;

« 9° Enfin, les maladies de la mère et de l'enfant se traduisent par une plus longue durée de la diminution et une augmentation petite et oscillante. »

D'après le Dr Huven : « Le gain quotidien doit être de 25 grammes pendant les cinq premiers mois, et à ce moment, le poids constaté à la naissance doit être doublé. Après cette époque, le gain diminue graduellement d'environ 10 grammes, jusqu'à la fin du quinzième mois, époque où le poids initial devrait être quadruplé. »

Depuis, ces divers résultats ont été en grande partie confirmés par ceux de Schultz, qui s'appuient sur un total de 4,000 pesées faites sur 282 nouveau-nés. La *Revue des sciences médicales* (tome XXIV, p. 534) les résume ainsi qu'il suit :

« Les enfants à terme, sains et allaités, augmentent à partir du troisième jour, et dépassent leur poids initial le dixième jour.

« Les enfants nés avant terme perdent davantage de leur poids initial que ceux nés à terme; ils n'augmentent qu'un jour plus tard, et ne retrouvent leur poids initial que quatre à cinq jours après les autres.

« L'ophtalmie des nouveau-nés a une influence très

fâcheuse sur le poids des enfants, surtout quand ils sont nés avant terme ou allaités artificiellement.

« Le pemphigus leur est moins nuisible. »

Enfin je dois citer un travail intéressant sur les rapports entre la longueur des pieds et le poids du corps chez les nouveau-nés, par Goenner (*Revue des sciences médicales*, t. XXIV, p. 534), dont les conclusions sont les suivantes :

« Dans cent accouchements successifs de la clinique obstétricale de Bâle, Goenner a mesuré immédiatement après leur naissance, le pied des nouveau-nés, en même temps qu'il prenait le poids de leur corps.

Il a trouvé ainsi que, pour un poids de 2,000 *à* 2,500 *grammes, la longueur moyenne des pieds est de* 73 *millimètres, et de* 82 *pour un poids de* 3,500 *à* 4,000. »

CHAPITRE IV

PESÉES (suite)

SOMMAIRE : Applications à l'anatomie pathologique ; — Appréciations ; — Conclusion.

Anatomie pathologique. — Enfin, le troisième cas dans lequel la balance soit utile au médecin, c'est celui des recherches d'anatomie pathologique, soit qu'elles aient lieu dans les autopsies, soit qu'elles viennent seulement compléter des observations cliniques, comme après l'enlèvement d'une tumeur.

Dans ce cas, la balance qui convient le mieux est celle à suspension inférieure de Roberval ou de Béranger. Elle doit être sensible à 1 gramme près et pouvoir peser facilement 5 kilogrammes. Les cas, en effet, dans lesquels nous avons à peser des organes qui dépassent ce poids sont rares. Si une grande précision était nécessaire, c'est le cas de rappeler qu'on peut toujours, de même que dans les cas précédents, employer la méthode de la *double pesée*.

Pour toutes les pièces anatomiques, et tout particulièrement pour le cœur, le foie, il est important de les débarrasser autant que possible du sang qu'elles contiennent ; c'est là une cause d'erreur fréquente dans les autopsies. Pour le cerveau, il faut le débarrasser de la dure-mère, et aussi avoir soin de laisser échapper le liquide que contiennent les ventricules. Enfin, il faut isoler tout organe à peser des parties environnantes qui ne lui appartiennent pas en propre, mais qui souvent sont séparées du cadavre en même temps que lui. Le cœur, par exemple, sera séparé des troncs artériels qui en partent ; les poumons, de la trachée ; et les divers néoplasmes des tissus sains qui souvent sont enlevés avec eux.

Plus l'organe pesé est léger, et plus il faut redoubler d'attention. Dans ces cas, il faut avant chaque pesée vérifier l'exactitude de la balance ; et la ramener, si elle laisse à désirer, avec de la grenaille de plomb ou de tout autre manière. Ai-je besoin de dire qu'il faudrait tenir compte du poids de tout corps ayant servi à envelopper l'organe, et ayant été placé avec lui sur les plateaux de la balance ?

Mais, on ne peut se le dissimuler, le poids des organes ainsi pris, quelque exactement qu'il l'ait été, laisse subsister une lacune. Ce qu'il nous importerait surtout de connaître, c'est le poids *proportionnel* de l'organe au poids total du corps. Comment, en effet, comparer le foie d'un homme qui pèse 55 kil. avec celui d'un homme qui en pèse 70 ? Ce qui est important, je le répète, c'est le poids proportionnel. Malheureusement, ces renseignements nous manquent pour l'état normal. Celui qui comblerait cette lacune rendrait un véritable service à la science, en donnant une base solide à cette partie des examens cadavériques.

Je crois être utile en réunissant ici le poids des principaux organes à l'état normal.

Cœur. — D'après Bouillaud, le poids de cet organe, à l'état normal, serait de 250 à 280 grammes chez l'adulte de 20 à 30 ans. Pour Sappey, à qui j'emprunte ces chiffres, le poids moyen de quatorze sujets de 25 à 40 ans, aurait été de 266 grammes. Celui de l'homme l'emporterait sur celui de la femme de 40 gr. environ.

Voilà pour l'état normal. Pour l'état pathologique, d'après Bouillaud, il pourrait descendre à 135 grammes et s'élever jusqu'à 188 gr.

ENCÉPHALE. — Le poids de l'encéphale, d'après Broca et Wagner[1] est le suivant :

	HOMMES	FEMMES
de 21 à 30 ans..........	1341........	1249
de 31 à 40 —..	1410........	1262
de 41 à 50 —..........	1391........	1261
de 51 à 60 —..........	1341........	1236
de 61 et au delà........	1320........	1203

MOELLE ÉPINIÈRE. — Le poids de la moelle épinière dépouillée des racines des nerfs spinaux [2] serait de 25 à 30 gr.

PANCRÉAS [3]. — Hommes, 78 gr.; femmes, 60 gr.

FOIE [4]. — Poids cadavérique, 1 451 gr.

RATE [5]. — Poids cadavérique, 195 gr.

POUMON [6]. — Chez le fœtus à terme qui n'a pas respiré, le poids des deux poumons varie de 60 à 65 gr., et chez celui qui a respiré de 80 à 108 gr.

Chez l'adulte, le poids des deux poumons varie de 1000 à 1300 gr., et pour chacun d'eux de 450 à 700. Le poids des deux poumons est souvent égal ; et quand il y a une différence, elle est le plus souvent en faveur du droit, qui l'emporte de 3 à 4 gr. pour le fœtus, et de 60 à 70 gr. pour l'adulte.

1 SAPPEY, *Traité d'anatomie descriptive*, tome III, page 45.
2 Id., tome , p .
3 Id., tome IV, p. 291.
4 Id., p. 311.
5 Id., p. 369.
6 Id., pp. 454 et 455

Corps thyroïde[1]. — Au moment de la naissance, ce poids ne dépasse pas 2 gr. et chez l'adulte il s'élève en moyenne de 22 à 24 gr. Meckel, en le portant à 33, et Legendre à 50, l'ont donc exagéré.

Thymus[2]. — Son poids chez le nouveau-né ne dépasse pas 2 à 3 gr. Les chiffres de 16 et 20 gr. donnés par Meckel sont donc également trop élevés. Sappey ne pense pas que, même lorsqu'il présente un développement exceptionnel, ce poids dépasse 6 ou 8 gr.

Reins[3]. — Pour Sappey, le poids d'un rein serait de 170 gr. en moyenne ; mais il pourrait varier de 107 à 284 gr. Ce poids, je dois le dire, a été obtenu en liant les vaisseaux et en maintenant ainsi la totalité du liquide sanguin. C'est le poids à l'état physiologique. Pour M. Pourteyron, qui peut-être n'a pas pris ces précautions, le poids du rein ne serait que de 141 gr. pour l'homme et de 124 pour la femme.

Capsules surrénales[4]. — Le poids moyen de ces organes, d'après Sappey, serait de 7 gr. Mais il varie beaucoup, et peut descendre à 3 gr. et s'élever à 11.

Testicule[5]. — Son poids serait de 21 gr. en moyenne, mais a été trouvé de 13 à 30 gr. par Sappey.

Épididyme[6]. — Son poids est moins variable que celui du testicule : il est de 4 gr. en moyenne.

Ovaire[7]. — Il est de 6 à 8 gr. à l'état normal.

Utérus[8]. — Le poids moyen de l'utérus équivaut à

1 Sappey, *Traité d'anatomie descriptive*, p. 504.
2 Id., t. IV, pp. 511 et 512.
3 Id., p. 523.
4 Id., p. 585.
5 Id., p. 616.
6 Id., p. 616.
7 Id., p. 713.
8 Id., p. 755.

42 gr.; mais il varie beaucoup et Sappey en a rencontré de 32 à 55 gr. D'après le même auteur, à la fin de la grossesse, ce poids atteint 900 à 950 grammes.

J'ai dit que dans toutes les autopsies il serait bon que l'on connût le poids total du cadavre pour apprécier plus exactement celui des divers organes. On aurait ainsi leur poids relatif. Zuelzer a cherché dans une autre voie. Il a voulu se rendre compte du *poids spécifique* du corps[1]. « La question, dit le compte rendu de ce travail, a un double intérêt physiologique et pathologique; car il s'agit de trouver une expression numérique pour l'alimentation. » Zuelzer a procédé de la façon suivante :

L'individu mis en expérience, sa taille, sa circonférence thoracique et son pouls ayant été préalablement mesurés, entre dans un bain. Dès qu'il est couvert d'eau, il respire à travers un tuyau de caoutchouc.

Le poids des personnes choisies comme sujets d'expérimentation a varié entre 100 et 50 kil.; la quantité d'eau déplacée entre 52 et 108 litres; et c'est à l'aide de ces chiffres, et en prenant pour base le chiffre 1000 comme représentant le poids de l'eau, que Zuelzer a pu calculer le poids spécifique qu'il cherchait.

Appréciation. — Comme on peut le voir, sauf pendant la première période du développement de l'enfant, la balance ne joue encore qu'un rôle bien effacé. Je ne mets pas en doute cependant, que celui que lui réserve l'avenir soit plus important. Elle est appelée entre autres, à servir de base à toute observation de clinique et de thérapeutique expérimentales bien conduite. Déjà, pour les dé-

1 *Revue des sciences médicales*, tome XXVI, p. 435.

penses d'urée, des chlorures, je me suis toujours attaché à ramener ces dépenses au *kilogramme du poids du corps*. Il est impossible, en effet, je l'ai dit, que l'on continue, comme par le passé, à comparer les dépenses d'un homme pesant 55 kil. avec celles d'un homme dont le poids atteint 70 kil. ! Qu'on y réfléchisse ; c'est là une différence d'un quart. Il ne saurait en être autrement pour la thérapeutique. Aussi, je le répète, je pense que, ne serait-ce qu'à ce point de vue, les pesées sont appelées à prendre de l'importance dans l'avenir, et je ne saurais trop engager à s'habituer à les faire.

Dans l'hygiène et dans la pathologie enfantile, cette importance est déjà trop évidente pour que je m'arrête à la faire ressortir. Elle constitue le moyen le plus sûr d'apprécier l'état de santé ou de maladie des nouveau-nés. Il en est de même de son application à l'anatomie pathologique. Je ne crois pas que l'on puisse aujourd'hui présenter une autopsie au monde médical, en se contentant de dire que le foie ou la rate étaient augmentés ou diminués de volume. La rigueur scientifique de nos jours ne se contente plus d'appréciations vagues; elle veut que l'on précise, et seule la balance le permet.

Conclusion. — Je résumerai ce qui précède dans les conclusions suivantes :

1° La balance doit décidément prendre rang parmi les instruments de technique clinique ;

2° Jusqu'à présent son utilité s'est révélée dans les circonstances suivantes : 1° Pour l'adulte, à l'état de santé et de maladie; 2° Pour l'hygiène et la pathologie de la première enfance ; 3° Dans les recherches d'anatomie pathologique ;

3° La balance de Quintenz ou celle des courses convient

pour l'adulte à l'état de santé; les pèse-bébés pour l'enfance; et celle de Béranger pour l'anatomie pathologique;

4° Quant à la pathologie de l'adulte, la balance enregistreuse d'Hervé-Mangon-Redier peut servir; mais elle demande à être simplifiée;

5° Il est indispensable de se servir désormais de la balance dans toutes les recherches de thérapeutique clinique ou de physiologie expérimentale, le résultat devant toujours être apprécié d'après le poids du corps et ramené au kilogramme.

CHAPITRE V

MENSURATIONS

Sommaire : Mesures de longueur françaises et étrangères.

DESCRIPTION DES INSTRUMENTS

Mesures de longueur. — En France, l'unité de longueur est le mètre, et je ne crois pas qu'il soit nécessaire d'insister pour indiquer ses divisions et ses multiples. Mais, de même que je l'ai fait pour les poids, je pense qu'il ne sera pas sans utilité de donner ici les mesures de longueur autrefois employées en France, et celles qui le sont encore dans les pays étrangers n'ayant pas admis notre système décimal. J'ai déjà donné l'indication de ces pays à propos des pesées.

Avant l'adoption du système métrique, les mesures usitées en France étaient les suivantes :

Toise = 6 pi. = 72 po. = 864 lig.
Pied de roi = 12 po. 1 po = 12 lig. = 144 points.
Toise = 1 mt, 94904 ; 1 toise quar = 3 mq, 798744.
Toise cube = 7 mc, 40389.
Pied de roi = 0 m. 32484 ; 1 pied quar = 0 mq, 105,521.
Pied cube = 0 mc, 034277.
Pouce = 0 m. 02707 = 2 c., 706995.
Pouce quarré = 7 cq, 3278 ; 1 po. cube = 19 c.c., 83636.
Perche de Paris = 9 toises quar = 34 mq, 19.

Arpent de Paris = 100 perches = 34 ares, 1887 = 0 hect., 3419.

Arpent des eaux et forêts = 51 ares, 072 = 0 hect., 51072.

Quant aux mesures des divers états qui n'ont pas adopté le système décimal, j'indiquerai celles qui servent, avec leurs équivalences.

ANGLETERRE

Fathom (brasse)...........	2 yards.........	1 m.	829.
Yard (impérial standard)...	3 pieds.........	0	91438348
Pied.....................	12 pouces.......	0	30479450
Pouce....................	10 lignes........	0	02539954
Mile, dit statute mile......	1760 yards.......	1609	3149
Lieue marine.............	3 mil. 454........	5558	»

ALLEMAGNE

ANCIENNES MESURES DE LONGUEUR

Linie (ligne) = 1/144 pied.............	0 m.	002179538
Zoll (pouce) = 1/12 de pied...........	0	0261544580166
Fuss (pied) unité......................	0	313853497
Pas = 2,4 pieds.........................	0	7532483928
Faden (brasse) = 6 pieds...............	1	883120982
Ruthe (perche) = 12 pieds.............	3	766241964
Meile (mille) = 2000 perches = 10000 pas	7532	483928
Nouveau mille = 10000 pas de 0, 75.....	7500	»

NOUVELLES MESURES DE LONGUEUR

Stab = mètre. Strich = millimètre.
Neuzoll = centimètre. Kette = décamètre.

AUTRICHE-HONGRIE

ANCIENNES MESURES DE LONGUEUR

Linie (ligne) = 1/144 pied = 0 m. 002195005.
(Zoll pouce) = 1/12 pied = 0 m. 02634006.

Fuss (pied) légal de l'empire = 0 m. 3160807167 : 12 po (zoll). 12 lignes : 12 points.

Pas, 2,4 pieds = 0 m. 75859372.

Klafter (toise) = 6 pi. = 1 m. 8964843.

Ingénicurruthe (perche) = 10 pi. à 10 po. décim, à 10 lignes décim.

Aune légale de l'empire = 2 pi. 465 = 0 m. 7792.

Faust (poing) = 4 pouces = 0 m. 1054.

Mille = 10000 pas = 24000 pieds = 7585 m. 9372.

1 poste = 2 milles.

ESPAGNE

MESURES DE LONGUEUR ANCIENNES

Pieds de Burgos ou Burgales = 0 m. 27833.

Pied = 12 po. = 16 doigts = 144 lignes = 1728 points.

Palmo = 0 m. 20875.

Aune de Castille = 0 m. 8359.

Aune (Vara) = 3 pi. de Burgos = 4 palmos = 36 po. = 48 doigts = 432 lignes.

Estado, brasse ou toise = 1 m. 672.

Legua (lieue) = 8000 varas = 6680 mètres.

Lieue géographique = 7603 varas.

Lieue marine = 6653 varas.

PORTUGAL

MESURES DE LONGUEUR ACTUELLES

Vare..................	5 palmes....	1 m.	10
Pied..................	12 pouces....	0	33
Palme..................	8 pouces....	0	22
Pouce..................	»	0	0275

HOLLANDE

MESURES DE LONGUEUR

Brasse (vadem).........		1 m. 699
El (aune)...	10 palmen....	1 »

Le Palm, le Duin, le Streep forment les divisions.

Rœde (perche)........	10 ellen......	1 décamètre.
Mijl (mille)...........	1000 ellen......	1 kilomètre.

DANEMARK et NORWÈGE

MESURES DE LONGUEUR ACTUELLES

Brasse (faon) = 1 m. 833.
Pied = 0,31385.
Aune à 2 pi. à 12 po. à 12 lignes.
Perche = 5 aunes. — La brasse = 3 aunes.
Mül (lieue = 2400 perches = 7 kilom. 532.

SUÈDE

MESURES DE LONGUEUR ACTUELLES

Les mêmes que pour le Danemark et la Norwège, et de plus :

Pied = 0 m. 29687.
Pied = 10 pouces à 10 lignes. — La perche (stäng) = 10 pieds.
Brasse (Famin) = 1 m. 781.
Le mille = 3600 pieds = 10 kil. 688.

RUSSIE

MESURES DE LONGUEUR ACTUELLES

Linia (ligne) = 1/840 sagène	0 m.	0025399541
Duime (pouce) = 1/84 sagène	0	025399541
Foute (pied) = 1/7 sagène	0	30479449
Archine (aune)	0	71119
Brasse	2	13356143
Sagène (unité)	2	13356143

Sagène = 3 archines = 7 pieds = 48 verschocks = 84 pouces = 840 lignes.
Viersta (verste) = 500 sagènes = 1066 m. 780715.

Le pied et le pouce russes ont la même valeur que le pied et le pouce anglais.

TURQUIE

MESURES DE LONGUEUR ACTUELLES

Archine	0 m.	75774
Pic archène halebi, pour soieries et laines	0	6858
Pic archène indasé pour étoffes de coton et autres	0	6525

TUNISIE

MESURES DE LONGUEUR ACTUELLES

Pour les toiles et cotonnades, le pik arabe.... 0 m. 488
Pour les lainages, le pik andalouk.......... 0 673
Pour les soieries, le pik turc................ 0 637

Mechia = la roruidja des Kabyles = la djebbà des Arabes = 10 hectares environ, ou 1 journée de labour d'une paire de bœufs.

CHINE

MESURES DE LONGUEUR ACTUELLES

10 fen = 1 tsun = 0 m. 035.
10 tsun = 4 chih = 0 m. 358.
10 chih = 1 tchang = 3 m. 581.
Le li vaut 1/3 de mille anglais.
10 li = 3 milles anglais, environ = 4 kil. 827.
La terre se mesure par le mau ou acre = 2/13 de l'acre anglais.

Description des instruments. — L'instrument de mensuration mis à la disposition de la clinique médicale ou chirurgicale est toujours le mètre ou ses divisions, mais se présentant sous des formes différentes.

Tantôt, en effet, les mesures, telles que nous les livre l'industrie, suffisent: le double-mètre et les rubans métriques sont de ce nombre ; et d'autres fois, au contraire, les mesures ne pouvant se prêter à l'exigence de la clinique, nous avons dû en inventer d'autres, en leur donnant une forme en rapport avec leur destination : l'hystéromètre, le compas d'épaisseur représentent ces dernières.

Je les passerai successivement en revue :

Double-mètre articulé. — C'est un instrument des plus commodes, fournissant toujours un *mètre étalon* d'une exactitude suffisante. Il se compose de doubles-décimètres articulés et maintenus fixes, une fois ouverts, par un ressort des plus simples. La graduation est portée sur les deux faces en commençant par les bouts opposés, et le premier décimètre de chaque extrémité est divisé en millimètres. C'est le double-mètre admis par la Société d'anthropologie.

Le mètre articulé, d'un usage si fréquent dans l'industrie, ne pourrait le remplacer. Souvent, en effet, l'on doit mesurer des distances qui dépassent le mètre, et l'on verra bientôt que toutes les mensurations anatomiques doivent être faites en un seul temps.

Équerre. — L'usage du mètre articulé comporte souvent celui d'un autre instrument, celui de l'équerre, composé seulement de deux pièces de bois fixées exactement à angle droit et maintenues en place par une traverse qui leur sert d'hypoténuse. Si l'équerre manquait, elle pourrait être facilement remplacée par toute planche ou autre objet exactement carré ou rectangulaire.

Rubans métriques. — A côté du double-mètre articulé, et d'un usage plus fréquent encore, se placent les *rubans métriques*. On en trouve en cuir, en soie et en fil. Ces derniers, les plus simples, sont les meilleurs : c'est là l'opinion de tous ceux qui s'en sont servi.

Le ruban métrique peut être libre ou enroulé dans une bobine. C'est là une différence sans importance ; seule, la nature du tissu a la sienne.

Leur longueur varie de 1 mètre à 1 m. 50. Ces derniers sont préférables. L'inconvénient des rubans est de s'étirer par l'usage, et surtout de le faire d'une manière inégale. La première moitié servant plus souvent que l'autre, il faut peu de temps pour que surtout ceux en soie et en cuir perdent leur exactitude ; et c'est en cela que ceux en fil valent mieux. Aussi, est-il important de ne jamais exercer de traction quand on s'en sert; il faut se contenter de les tendre. L'habitude donne rapidement la notion de l'effort qu'il convient de faire.

Mais, comme quelque soin que l'on mette dans leur maniement, ils finissent toujours par s'allonger; il est indispensable, quand nous voulons procéder à une mensuration, de vérifier l'exactitude de notre instrument. Le procédé le plus simple est de porter le ruban métrique sur le double-mètre articulé, et de voir si toutes les divisions correspondent. Si le mètre articulé manquait, je conseillerais le moyen suivant qui donnerait une garantie suffisante pour les besoins de la clinique. Ce serait de plier le mètre en deux, au niveau du 50e centimètre, par exemple, et de voir si les divisions de la première moitié correspondent à celles de la seconde.

Compas d'épaisseur. — Ses dimensions et même ses formes peuvent varier, mais son principe reste le même. Les deux instruments précédents servent à mesurer les distances rectilignes, ou les circonférences, mais ne sauraient servir pour évaluer les diamètres. C'est là le but du com-

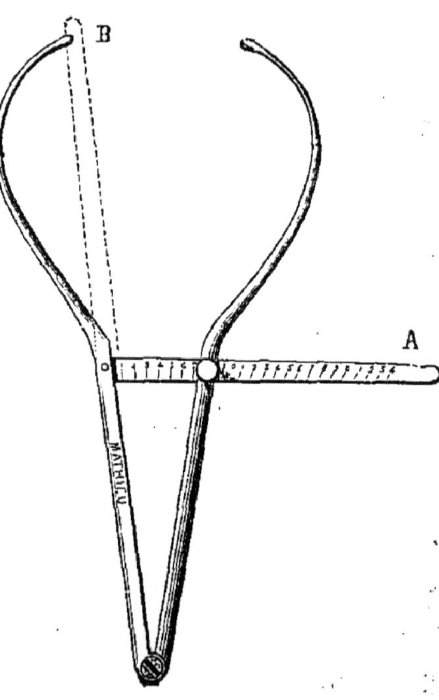

Fig. 3. — Compas d'épaisseur.

pas d'épaisseur. Comme on le voit (fig. 3), il se compose de deux branches courbes, articulées d'un côté, terminées par des boutons mousses de l'autre, et traversées à une certaine distance par une lame de graduation qui, pour la commodité du transport, a été rendue mobile.

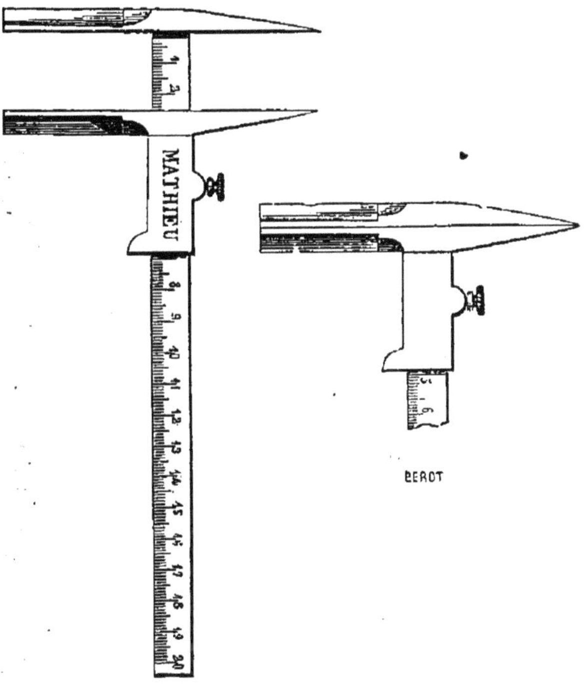

Fig. 4. — Le compas glissière ou parallèle.

C'est là l'instrument adopté par la Société d'anthropologie de Paris; et qui, depuis quelques années, est accepté par tous les cliniciens.

Le compas glissière ou parallèle sert plus rarement. Ses pointes effilées, et surtout sa forme, effrayent un peu les malades. Mais il est indispensable pour certaines études d'ostéologie. Les pointes fines pénètrent facilement au fond d'une cavité, d'une fossette, et ses grosses branches, mieux que tout autre instrument, grâce à leur parallélisme, peuvent donner exactement le diamètre, par exemple, d'un os long.

Ce sont là des instruments dont l'application est générale. Tous peuvent, en effet, servir pour mesurer plusieurs parties du corps, tête, tronc et membres.

CHAPITRE VI

MENSURATIONS (suite)

SOMMAIRE : Applications; — Taille; — Hauteurs verticales; — Tête; — Périmètre thoracique; — Périmètre abdominal; — Membres; — Conclusions générales sur les mensurations.

APPLICATIONS. — Je m'occuperai successivement de la mensuration : 1° *de la taille;* 2° *des hauteurs verticales;* 3° *de la tête;* 4° *du tronc;* 5° *des membres.*

I. Taille. — Le plus souvent, elle est prise avec la toise; mais, même cet instrument faisant défaut, on peut facilement l'obtenir, et d'une manière très exacte, à l'aide du double-mètre articulé et de l'équerre. Le sujet est placé le dos appliqué contre un mur, et le regard dirigé droit devant lui. L'équerre étant d'abord placée au-dessus de sa tête, un des côtés suit le mur et descend jusqu'à ce que l'autre rencontre le vertex. Le mètre articulé, placé entre les jambes du sujet, tenu bien droit, et aussi près que possible de lui, donne alors la hauteur.

Une des causes d'erreur les plus fréquentes est que, vu la position de la tête du sujet, le vertex ne correspond pas au point le plus élevé. Pour s'en assurer, on fait faire à la tête du sujet quelques mouvements verticaux, jusqu'à ce que l'on ait obtenu la hauteur maximum.

La taille moyenne, en France, est environ de 1 m. 65.

D'après les recherches faites sur ce sujet, elle atteindrait le maximum entre 25 à 30 ans, resterait stationnaire pendant 5 à 10 ans et diminuerait ensuite. Quetelet pense que cette diminution ne commencerait guère avant 50 ans; mais j'ai pu me convaincre que souvent la taille des militaires de 40 ans était déjà au-dessous de celle qu'ils avaient à 20 ans, ce qui indique une diminution assez notable, puisque nous savons que la taille a continué à augmenter après 20 ans.

D'après Quetelet :

l'enfant en naissant a....................	0 m.	50
— à 5 ans	1	00
— à 15 ans.......................	1	50

à 19 ans l'homme gagnerait encore 15 millimètres.

La femme est plus petite que l'homme de 12 centimètres, soit le 7 % de la taille de l'homme.

Les tailles au-dessus de 2 mètres sont très rares : l'armée américaine, sur plus d'un million d'hommes, n'en comptait que cinq qui eussent plus de 2 m. 03.

Pour les tailles inférieures, il est difficile de fixer un minimum. On ne sait pas, en effet, où faire commencer les cas tératologiques.

Les tailles ont été divisées par les anthropologistes en :

tailles hautes................au-dessus de	1 m.	70
tailles moyennes.......................de	1	65
— au-dessous de la moyenne ......de	1	60
— petites.............. au-dessous de	1	60

II. Hauteurs verticales. — C'est par le même procédé, c'est-à-dire par l'équerre et le mètre articulé, que l'on obtient de la manière la plus exacte certaines hauteurs verticales, telles que celles des épaules, des épines iliaques antéro-supérieures dans certains cas de coxalgie ou de fracture ancienne du fémur, etc.

L'équerre descend le long du mur jusqu'au niveau du point de repère, et le mètre donne la hauteur. Les mêmes dimensions prises des deux côtés donnent les différences. Il est bien entendu que ces dernières dimensions ne peuvent être ainsi prises que quand le sujet peut se tenir facilement debout. Dans le cas contraire, ce sont les rubans métriques, comme nous le verrons en parlant des membres, qui sont utilisés le plus avantageusement.

III. Tête. — La clinique s'occupe rarement des dimensions de la tête de l'adulte. Cependant, il me paraît indispensable qu'un médecin sache prendre quelques-unes des mesures qui servent le plus souvent à l'anthropologie ; ce sont : *la circonférence horizontale totale et l'indice céphalique.*

La *circonférence horizontale totale* est prise avec un ruban métrique; elle est représentée par la plus grande circonférence de la tête, tangentant les sourcils en avant, et passant en arrière sur le point le plus éloigné.

L'*indice céphalique* est le rapport du diamètre *transversal maximum* au diamètre *antéro-postérieur maximum.* Ces deux diamètres se prennent avec le compas d'épaisseur.

Le premier est obtenu en cherchant, par une série de tâtonnements, le plus grand écart des branches du compas; on le trouve généralement un peu au-dessus des oreilles et en arrière.

Il est important de s'assurer que l'on prend bien un diamètre directement transversal et non un diamètre oblique. Pour cela, il faut que l'axe du compas se confonde avec l'axe antéro-postérieur, ou autrement dit la ligne médiane de la tête ; et que le plan qui passe par les deux branches du compas soit dans tous les sens perpendiculaire à la verticale.

Il en est de même pour le diamètre *antéro-postérieur maximum*. Mais, de plus, nous avons ici un point fixe, c'est la glabelle, c'est-à-dire le point, saillie ou dépression située entre les deux crêtes sourcilières.

Une des branches du compas d'épaisseur étant fixée sur ce point, l'autre cherche en arrière le point qui donne le plus grand écart des branches, et c'est la distance ainsi obtenue qui est le diamètre cherché.

Ces deux diamètres obtenus, l'indice céphalique se calcule en multipliant le transversal maximum par 100 et en divisant le produit par l'antéro-postérieur maximum, ce qui nous donne comme formule: $\frac{T\ M \times 100}{A\ P\ M} = I\ C.$

A ces indications, je dois ajouter qu'il est bon d'exercer une certaine pression avec les branches du compas, mais insuffisante toutefois soit pour mettre en jeu leur élasticité, soit pour imprimer une marque sur le cuir chevelu; et ensuite que si l'on voulait, des dimensions trouvées sur le vivant, arriver à celles du squelette, il faudrait retrancher une unité et demie à l'indice du vivant. Si ce dernier était 78, par exemple, celui du squelette devrait être considéré comme égal à 76,5.

Les indices céphaliques ont été répartis de la manière suivante, par Broca :

Dolicocéphales...............	75 et au dessous.
Sous-dolicocéphales..........	75,01 à 77,77.
Mésaticéphales...............	77,78 à 80.
Sous-brachycéphales..........	80,01 à 83,33.
Brachycéphales...............	83,34 et au delà.

IV. Périmètre thoracique. — Comme on le verra

dans un des chapitres suivants, je ne crois pas que le procédé du périmètre thoracique puisse donner des résultats offrant des garanties. Ce que l'on veut connaître, en effet, quand on prend le périmètre, c'est la section thoracique ; et quand nous mesurons un périmètre, il est entendu dans notre pensée qu'à un périmètre plus grand correspond une section thoracique plus grande. Or, comme je le démontrerai dans la suite, cette conclusion n'est nullement forcée ; et les rapports entre la section et le périmètre non seulement ne sont pas toujours proportionnels, mais ils peuvent même augmenter ou diminuer en sens inverse.

Cependant, comme le procédé du périmètre thoracique est souvent employé ; et qu'il est même réglementaire pour l'examen des recrues, je vais le présenter avec quelques détails, sauf à le discuter plus tard, en parlant des procédés d'examen de la cage thoracique.

Le périmètre thoracique se prend avec le ruban métrique. Nous verrons plus tard que dans certains cas donnés, on le prend aussi avec des instruments spéciaux qui ont reçu le nom de cyrtomètre et de stéthographe ; je me réserve d'en parler en traitant de la technique des maladies du système respiratoire.

Chez l'homme sain, on prend le périmètre thoracique pour apprécier la *capacité vitale*. C'est une mensuration qui a pris de l'importance depuis qu'elle a été acceptée par les conseils de revision comme un moyen de reconnaître les bonnes constitutions. *Toute recrue des deux armées doit avoir pour périmètre une longueur qui dépasse la demi-taille de* 14 *millimètres*. Ce périmètre doit être pris au niveau des mamelons. Si la recrue a un périmètre inférieur, elle est ajournée ; et il est rare qu'après un an, ou à la rigueur deux ans, elle ne remplisse pas cette condition. C'est là la loi appliquée aux conscrits de 20 ans. Mais je pense qu'on ne saurait l'appliquer avec équité aux jeunes gens qui s'engagent, par exemple, à 18 ans. Il y aurait donc lieu de fixer un minimum pour chaque année, à partir du moment où les engagements volontaires sont autorisés.

C'est là une première lacune de la loi, et surtout en ce qui concerne la marine, qui reçoit beaucoup de jeunes gens au-dessous de 20 ans. Mais ce n'est pas la seule. L'instruction dit bien qu'il faut prendre le périmètre au niveau des mamelons, mais elle a oublié de dire dans quelle position il faut poser les bras. Or, c'est là une indication importante [1].

Voici comment je conseille de procéder : le plein du ruban métrique est passé derrière le dos pendant que la recrue élève les bras, et les deux bouts du mètre sont ramenés en avant. Celui qui porte les premières divisions est fixé sur la poitrine et l'autre appliqué par dessus. La recrue laisse alors tomber les bras, et elle est invitée à respirer comme d'ordinaire. C'est la moyenne entre le périmètre de l'inspiration et celui de l'expiration qui représente le chiffre que l'on cherche. C'est celui qui doit dépasser la demi-taille de 14 millimètres.

Telle est la manière de procéder chez l'homme sain et

[1] Le vœu que j'exprime ici a été exprimé déjà depuis longtemps par les conseils de revision. Aucun des procédés en présence n'est à l'abri de quelque reproche, et je ne crois pas qu'on en trouve qui les évite tous. Il faut donc se décider à en adopter un, peu importe lequel, le plus mauvais valant encore mieux que l'incertitude dans laquelle on se trouve maintenant ; le manque d'un procédé uniforme, en effet, peut conduire à ce qu'un même sujet soit trouvé insuffisant par un conseil, quand un autre l'aurait trouvé suffisant. C'est là, on en convient, au point de vue de la loi, le plus grand des inconvénients, et qu'il faut éviter à tout prix.

chez le malade, quand on veut ne connaître que le périmètre de la poitrine. Mais le plus souvent, ce n'est pas le périmètre total qu'il nous importe de connaître, mais bien le périmètre des deux hémi-thorax pris séparément.

Dans ces cas, deux traits verticaux de crayon dermographique sont marqués au préalable sur les lignes médianes antérieure et postérieure, à la hauteur du point où doit porter la mensuration. Puis plaçant exactement la première division du mètre sur le trait sternal, on le fait passer à la partie postérieure de la poitrine, et on le ramène en avant de manière à revenir au point de départ. C'est dans la position du repos naturel que cette mensuration totale doit être prise. Le mètre étant maintenu en place par une main, on regarde en arrière quelle est la division du mètre qui correspond au trait dorsal. La dimension de l'hémi-thorax qui est parcouru par la première portion du mètre est ainsi obtenue directement, et celle du second en faisant la différence entre le périmètre total et le périmètre du premier.

Plusieurs précautions sont à prendre. La première c'est de placer le ruban métrique bien horizontal ; la seconde, de s'assurer qu'il n'est pas tendu plus d'un côté que de l'autre, ce qui arrive souvent lorsque la peau est couverte de sueur, de corps gras, de vésicatoires, etc. ; enfin il arrive aussi souvent que les arcs costaux fortement courbés laissent la colonne vertébrale dans un creux au niveau duquel le ruban métrique ne s'applique pas. Il vaut mieux alors consentir à ce défaut d'exactitude, que de chercher à suivre exactement la courbe de la poitrine. On ne ferait qu'augmenter l'erreur.

Quelque simple que paraisse ce procédé, il n'est pas toujours d'une application facile. Aussi est-ce rare que du premier coup on ait pris toutes les précautions, et faut-il y regarder avec soin pour être sûr de son résultat.

La capacité pulmonaire croissant avec la taille, il est nécessaire d'en tenir compte. Dans le tableau suivant [1], la première colonne donne la circonférence absolue, et la seconde, la même circonférence rapportée à la taille = 100.

NOMBRE d'observations	PEUPLES	AUTEURS	CIRCONFÉRENCE absolue	RAPPORT à la taille
5738	Écossais.	Quetelet.	100 0	56 7
508	Indiens.	Gould.	96 5	55 5
1080	Anglais.	Hutchinson.	93 9	54 1
460	Allemands.	Gould.	91 2	53 8
4930	Russes.	Seeland.	88 7	53 4
400	Français.	Bernard.	87 9	53 0
1792	Nègres.	Gould.	89 0	52 3
719	Mulâtres.	Gould.	88 7	52 1
151	Néo-Zélandais.	A.-S. Thompson.	89 8	51 4
25	Todas des Nilghiris.	Shortt.	81 8	50 5
30	Tribus inférieures des Nilghiris.	Shortt.	86 6	48 8

Comme on peut le voir par ce tableau, ce sont les peuples européens qui, sauf les Indiens, ont le périmètre thoracique relativement le plus grand. Ils l'emportent sous ce rapport sur les races inférieures. Mais de plus, ils ont un autre avantage signalé par Gould, c'est d'avoir un jeu

[1] TOPINARD, *Anthropologie*. Paris, Reinwald, 1877, p. 418.

de la poitrine plus considérable, c'est-à-dire que la différence entre l'inspiration et l'expiration est plus grande.

Le tableau suivant reproduit quelques chiffres en centimètres pour la différence de la circonférence thoracique, et en centimètres cubes pour la capacité pulmonaire.

	CENTIMÈTRES	CENTIM. CUBES
9271 soldats américains.......	6,9......	44,5
1792 nègres	4,1.......	26,4
719 mulâtres	4,0.......	25,7
508 indiens iroquois	4,6.......	30,0

V. Périmètre abdominal. — En clinique, un des périmètres que l'on prend le plus souvent, après le périmètre thoracique, est le périmètre abdominal. Il est d'un usage constant toutes les fois, par exemple, que l'on veut suivre la marche d'une ascite.

Ce périmètre se mesure avec le ruban métrique, et, autant que possible le malade étant placé dans le décubitus dorsal, le tronc étant relevé le moins possible.

Ce périmètre a son lieu d'élection au niveau de l'ombilic; mais on peut le prendre partout ailleurs.

L'ombilic a ce grand avantage de donner un point invariable qu'il sera toujours facile de retrouver dans les mensurations suivantes. Mais, assez souvent, ce n'est pas à son niveau que se trouve le périmètre maximum, et c'est ce dernier qui intéresse le plus le clinicien. Il faut alors, pour la première fois, lorsque l'on a trouvé ce périmètre maximum, déterminer à quelle hauteur il passe soit au-dessus, soit au-dessous de l'ombilic, et le consigner dans l'observation.

Je reviens sur la nécessité de placer le malade dans la situation horizontale, ou tout au moins dans la même situation qu'il occupait lors des mensurations précédentes.

Vu la grande élasticité de la paroi abdominale, en effet, une différence dans la situation se traduirait par des différences assez sensibles dans le périmètre pour effacer celles qui sont dues à l'évolution de l'affection.

Il est également important de tenir compte des heures de repas. Le moment qui convient le mieux est celui qui sépare le premier déjeuner du second.

Enfin, il faut également se préoccuper de la respiration. Certains sujets, à partir du moment où commence la mensuration, cessent de respirer ; or, ce moment d'arrêt peut se produire, soit à la fin de l'expiration, soit à la fin de l'inspiration ; ce qui donne des différences sensibles. Il faut donc engager le sujet à respirer comme d'ordinaire, et à prendre, comme pour le périmètre thoracique, une dimension intermédiaire aux deux.

VI. Mensuration des membres. — Ces mensurations sont prises d'une manière à peu près constante sur des sujets couchés et avec le ruban métrique. Dans les cas exceptionnels, où le sujet sera debout, il faut préférer au ruban métrique le mètre articulé aidé de l'équerre.

Sur le vivant, on ne peut, pour le *bras*, trouver de point de repère exact pour aucune de ses extrémités. Aussi, anthropologistes et médecins ont-ils été conduits à accepter des points de repère qui ne donnent que des évaluations approximatives.

Le point de repère supérieur, que je conseille, est l'*extrémité de l'acromion*. C'est un des points osseux de l'épaule les plus faciles à trouver ; et, de plus, il siège en dehors, sensiblement sur la même ligne verticale que le point de repère inférieur ou *épicondyle.*

Comme on le voit, la distance comprise entre ces deux points ne correspond que d'une manière approximative à la longueur réelle de l'humérus, le point de repère supérieur étant plus haut, et le point de repère inférieur moins bas, et cela d'une quantité inégale. Mais ces mensurations étant presque toujours prises comparativement avec celles du côté opposé, une différence de longueur se retrouve toujours facilement, étant donné que les points de repère restent les mêmes.

Il en est de même pour l'*avant-bras*. Le point de repère supérieur étant l'*épicondyle*, et l'inférieur l'*apophyse styloïde du radius*, sa longueur ainsi mesurée est toujours supérieure à la longueur réelle; et cet inconvénient ne perd de son importance que parce que les points de repère étant les mêmes pour le côté opposé, l'*erreur reste constante*.

La longueur de la *cuisse* est encore plus difficile à apprécier sur le vivant. Son point de repère inférieur, déjà difficile à préciser, l'est encore moins que le supérieur. En bas, on a proposé successivement le bord de la rotule, le tubercule de la tubérosité externe, la tête du péroné et la *ligne articulaire du genou*. C'est à cette dernière, qu'avec la société d'anthropologie, je donne la préférence. Elle est difficile à trouver, mais présente un point précis et limite le fémur d'une manière assez exacte. Le bord supérieur de la rotule varie trop d'un instant à l'autre sous l'influence des contractions du triceps; le tubercule du vaste externe est difficile à trouver; enfin, la tête du péroné augmente trop la longueur du segment supérieur du membre au détriment du segment inférieur. Cependant, s'il ne s'agissait que de comparer une cuisse à une autre dans les cas de fracture, de luxation, la tête du péroné pourrait être acceptée.

Quant au point de repère supérieur, trois ont été proposés: le grand trochanter, le point de la crête iliaque correspondant au prolongement d'une ligne passant par la ligne articulaire du genou et le grand trochanter, enfin l'*épine iliaque antéro-supérieure.*

De ces trois points de repère, aucun ne présente des garanties qui puissent satisfaire d'une manière complète; mais de tous, je pense que c'est l'épine iliaque antéro-supérieure qui expose aux inexactitudes les moins sensibles, en ce sens qu'au moins elle est bien limitée et facile à trouver.

La *jambe* a pour point de repère supérieur la *ligne articulaire du genou*, ou, dans certains cas donnés la tête du péroné; la première est plus exacte, et la seconde plus facile à trouver. Le point inférieur est le *sommet de la malléole externe.* Avec l'apophyse styloïde du radius, c'est un des points les moins sujets à discussion.

Tels sont les points de repère des segments des deux membres supérieur et inférieur. Leur longueur étant très variable, c'est en vain qu'on aurait cherché à la préciser, même par une moyenne; de sorte que lorsqu'il s'agira de l'évaluer, ce ne sera jamais que d'une manière comparée avec la longueur de l'autre côté, s'il s'agit d'un cas de chirurgie, résection, fracture, luxation; et d'une manière relative avec la longueur de l'autre segment du même côté, s'il s'agit de l'anthropologie. Aussi, comme je l'ai fait remarquer en donnant les points de repère, quoique les longueurs ainsi prises ne correspondent pas exactement à la longueur des os sur le squelette, je pense que cette manière de procéder peut donner une exactitude très suffisante pour l'anthropologie, et encore plus pour la clinique.

Conclusion. — Les conclusions relatives à la mensuration sont les suivantes :

1° Les instruments indispensables sont : le *double-mètre articulé*, l'*équerre*, le *ruban métrique*, le *compas d'épaisseur ;*

2° *La taille* se prend avec le double-mètre articulé aidé de l'équerre; et il en est de même des hauteurs verticales, quand l'homme est debout ;

3° *La circonférence de la poitrine* ainsi que celle de l'*abdomen* se prend avec le ruban métrique. Il est indispensable de dire à quelle hauteur elle a été prise, et de plus, pour la première, qu'elle était la position des membres supérieurs;

4° Des réserves doivent être faites sur la garantie de ces résultats ;

5° En ce qui concerne le recrutement, tous ces points devraient être déterminés de la manière la plus précise;

6° La *circonférence de la tête* est prise avec le ruban métrique, et les diamètres avec le compas d'épaisseur ;

7° Les points de repère pour la mensuration des membres sont : l'*extrémité de l'acromion*, l'*épicondyle*, l'*extrémité de l'apophyse styloïde du radius*, l'*épine antéro-supérieure*, la *ligne articulaire du genou*, et l'*extrémité de la malléole externe.*

CHAPITRE VII

PALPATION

SOMMAIRE : Palpation ; — Définition ; — Division ; — Procédés ; — Applications.

PALPATION

De même que les deux procédés cliniques précédents, la pesée et la mensuration, la palpation appartient aux procédés généraux ; c'est-à-dire qu'elle est applicable à peu près à toutes les parties de l'organisme. Mais, contrairement aux précédentes, elle n'exige aucun instrument ; elle est débarrassée de tout appareil instrumental.

La palpation (de *palpare*, toucher de la main), est un procédé d'examen s'exerçant à l'aide d'une main ou des deux mains simultanément, sur une surface assez étendue, et avec une pression au moins suffisante pour déprimer les téguments.

Ces différentes conditions me paraissent indispensables pour constituer réellement la *palpation*.

DIFFÉRENCE. — Il est important, en effet, de la différencier du *toucher*. Celui-ci ne s'exerce pas seulement avec un ou deux doigts. Il peut s'exercer également avec une main entière, et cette main peut être largement ouverte. Mais tandis que le toucher semble destiné à recueillir les notions que donne la surface : sa finesse, ses irrégularités, sa température, etc. ; la palpation s'adresse aux notions plus profondes. Elle laisse au toucher les notions d'extérieur, et réclame pour elle celles qui viennent du volume, de la forme, de la consistance. D'une manière à peu près constante, elle met en œuvre les notions du sens musculaire ; elle ne saurait donc s'exercer, je le répète, qu'à l'aide d'une pression suffisante pour déprimer les téguments, tandis que le toucher peut se contenter de les effleurer.

De plus, pour qu'il y ait *palpation*, je pense qu'il faut que le contact soit assez étendu. Je ne saurais considérer comme une palpation l'examen fait avec un doigt introduit dans la gorge, le vagin, ou le fond d'une plaie, etc. C'est là un procédé d'examen, quelle que soit la pression exercée et le but poursuivi, qui me paraît relever du toucher et non du palper.

Ainsi, contact assez étendu et pression suffisante, telles sont les deux conditions qui me paraissent nécessaires pour constituer le procédé d'examen dont il s'agit.

Cette manière de comprendre la palpation, je dois le dire cependant, n'est pas admise par tous les auteurs. C'est ainsi que dans son savant article *palpation* du dictionnaire encyclopédique, Henri Barthe a décrit deux palpations : l'une *superficielle* et l'autre *profonde*. Mais de la lecture attentive des quelques lignes qu'il consacre à la première (page 41), il m'a semblé résulter que les indications qu'il lui demande, ou bien sont de celles que nous considérons habituellement comme relevant du toucher, ou bien, pour quelques autres cas, qu'il est difficile d'établir la différence entre cette palpation superficielle et la profonde.

C'est ainsi que, d'une part, décrivant la manière de pratiquer la palpation superficielle, il indique qu'il faut promener « doucement la pulpe des doigts sur la surface de la peau de manière à en apprécier les égalités et la rudesse »... N'est-ce pas là faire du toucher seulement ; et Barthe ne dépouille-t-il pas le toucher en faveur du palper? Et, d'autre part, n'est-ce pas se rapprocher beaucoup de la palpation profonde que « de se servir simultanément des deux mains pour s'efforcer, par une série de pressions brusques et alternatives, de faire naître la fluctuation caractéristique? » On le voit, s'il s'agit ici d'une palpation superficielle, il me semble qu'il devient bien difficile de poser une limite entre elle et la profonde.

J'ai donc cru préférable de considérer les notions de surface comme appartenant au toucher; et dès qu'il y a pression, et surtout préhension, de les rapporter à la palpation. C'est, du reste, à peu près ainsi que me paraît l'avoir compris Lassègue dans son étude si complète et si riche en applications cliniques de la palpation. « La palpation *vraie*, dit-il, n'a lieu qu'à une condition, c'est que l'objet destiné à l'examen puisse être saisi entre le pouce et l'index de l'observateur. » Il est encore vrai qu'à la même page on trouve : « La palpation de second ordre a lieu par l'apposition des doigts sans *préhension;* elle donne la notion de surface plutôt que celle de la forme. » Mais il se hâte d'ajouter : « Dans ce second mode, *auquel le nom de toucher s'appliquerait mieux que celui de palper*, on doit se rapprocher autant que possible des procédés du palper; c'est-à-dire effectuer une série de secousses imprimées par les doigts de l'observateur à l'objet mobile ou immobile dont il veut tracer les contours. Le toucher, avec la simple application de la main promenée doucement en remplaçant la succussion par un *frôlement*, ne donne pas de résultats utiles quand il s'agit de la délimitation des organes. »

Ainsi donc, pour Lassègue, la *palpation vraie* exige la préhension ; et si, outre cette palpation, il en admet une autre, d'abord il est si près de la confondre avec le toucher, que cette expression lui vient sous la plume ; et, ensuite, il reconnaît si bien la nécessité de ne pas la confondre avec elle qu'il croit utile de faire entrer un mot nouveau dans le langage médical : l'autre palpation sera un *frôlement*.

En somme, et sans plus insister, ce que Barthe appelle *palpation superficielle*, ce que Lassègue désigne sous le nom de *frôlement*, je l'ai considéré comme relevant du *toucher*. Cette manière de comprendre ces dernières expressions m'a paru plus en rapport avec les habitudes de la clinique. Mais, de quelque manière qu'on les interprète, cette question ne saurait acquérir beaucoup d'importance ; ce n'est là qu'une question de mots, et ce qu'il importe, c'est de savoir la valeur que chacun leur a donnée.

Ainsi comprise, la palpation pourrait comprendre la *fluctuation*, qui n'est en somme qu'une sensation spéciale fournie par le palper, et qu'il ne faut pas confondre avec lui : la palpation étant une méthode d'examen, et la fluctuation une de ses constatations.

Quant aux différences avec la succussion et la percussion, nous les verrons en étudiant ces deux procédés cliniques.

A la condition de s'exercer sur une surface assez étendue et de comporter une certaine pression, la palpation peut se pratiquer avec les deux mains ou avec une seule. De là, une division toute naturelle dans le procédé : la palpation *uni-manuelle* ou *bi-manuelle*.

La palpation, je l'ai dit, est un mode d'exploration qui s'adresse surtout aux parties profondes; et je pourrais dire aux qualités profondes des parties examinées. C'est elle, par exemple, qui nous fera reconnaître l'existence d'une tumeur siégeant dans la cavité abdominale; c'est elle également qui nous renseignera sur sa mobilité, sa consistance, sa forme, etc.; toutes notions qui demandent la dépression de la paroi abdominale et le déploiement d'une certaine force. C'est elle également qui nous fixera sur la dureté d'un muscle, sur son état de contraction ou de résolution, etc.

Son utilité, je dois le dire, se révèle surtout dans le domaine chirurgical; cependant, je pense que ses applications à la médecine sont encore assez fréquentes pour justifier l'étude qui va suivre.

Position du malade. — Cette position est forcément réglée par la région que l'on doit explorer. Cependant, la palpation exigeant d'une manière à peu près constante que tous les muscles soient au repos, c'est dans le décubitus, qui de toutes les positions favorise le mieux ce repos, qu'il faudra placer le malade. Ce décubitus, du reste, sera dorsal, abdominal ou latéral selon le cas.

Dans quelle position devront être les membres inférieurs? Après avoir admis que leur flexion favorisait la palpation, les auteurs semblent aujourd'hui s'élever contre cette pratique, et préférer tenir les membres inférieurs tendus ; Barthe et Lassègue sont de cet avis. Cependant, je pense qu'il ne faudrait pas accepter cette règle sans exception; et j'ai vu des cas assez nombreux dans lesquels je n'ai pu obtenir la souplesse de la paroi abdominale qu'à cette condition. Si donc, de parti pris, on ne fait plus fléchir les membres inférieurs, il faut savoir que cette pratique peut être utile dans certains cas.

Il est bien entendu, du reste, qu'au moins la partie explorée doit être débarrassée de tout vêtement. La palpation ne s'exerce bien que par l'application immédiate des mains.

Position du médecin. — Autant que possible, il doit rester debout, cette position, mieux que toute autre, lui conservant l'indépendance des mouvements. Ce n'est que dans le cas où le malade serait sur un lit bas, comme le sont les lits d'enfants, qu'il devrait s'asseoir.

Procédés. — Toutes les fois qu'on le pourra, c'est la palpation bi-manuelle qui sera préférée, la consistance, et surtout les dimensions, étant mieux appréciées par les deux mains à la fois que par une seule.

Autant que possible, il faut multiplier les points de contact et saisir la partie à pleine main. Il est certaines notions que l'on n'aura bien qu'à cette condition.

Applications. — Au point de vue exclusivement médical, la palpation de la tête et celle du thorax ne nous fournira que bien peu d'indications; et il en est de même, sauf quelques cas, pour l'examen des membres. Mais son importance se relève, et fortement, pour celui de la cavité abdominale. On peut dire que c'est là, au point de vue médical, son domaine à peu près exclusif. Mais si ses applications sont restreintes à cette partie de l'organisme, il faut reconnaître que pour celle-ci, tout au moins, il est peu de ses affections dans lesquelles elle ne puisse être utile.

Pour en obtenir toutes les indications qu'elle peut

donner, il faut mettre le malade dans le décubitus dorsal, les bras étendus le long du corps, disposer la partie supérieure de son corps de telle manière que la tête soit légèrement fléchie sur le tronc, celui-ci sur l'abdomen, et enfin que les membres inférieurs eux-mêmes, selon les cas, soient étendus sans raideur, ou ramenés vers le tronc, pour éviter toute tension abdominale. Je me suis déjà expliqué sur ce point. La position la plus commode pour le médecin est généralement au côté droit du lit; c'est-à-dire la situation qui place sa main droite vers les pieds du malade.

Dans cette position, la paroi de l'abdomen peut être facilement déprimée ; et, à la condition d'éviter toute brusquerie, on pourra le faire dans de telles proportions qu'on arrivera parfois à sentir la colonne vertébrale. C'est avec raison que Barthe recommande d'éviter au malade la sensation d'une main glacée.

On pourra ainsi, grâce à des pressions méthodiques, prendre une connaissance exacte du rebord du foie, parfois de la rate, de l'état de vacuité ou de plénitude de l'intestin, du volume de l'utérus, des ovaires, de la vessie et de toute production anormale de cette cavité.

Si malgré les précautions d'éviter la brusquerie des manœuvres et le froid, si malgré les situations différentes données aux membres inférieurs, la paroi abdominale restait tendue, il faudrait inviter le malade à respirer lentement, sans que les mains mises à plat quittent la paroi abdominale; et de plus fixer l'attention du malade par quelques questions. On verra alors fréquemment la paroi abdominale entrer en résolution et tout l'examen devenir facile. Si cependant la tension persistait, il faudrait savoir attendre quelques minutes, et n'y revenir qu'après un temps de repos, ou même à une autre séance.

La brusquerie et surtout les reproches ne feraient qu'augmenter les difficultés.

C'est, qu'en effet, toutes ces manœuvres doivent être faites avec ménagement. La palpation, tout en demandant l'emploi d'une certaine pression, est une *méthode de douceur*. Elle repousse toute secousse, tout mouvement vif; ses qualités les plus précieuses sont d'être méthodique, patiente, soutenue et attentive.

CHAPITRE VIII

TOUCHER

SOMMAIRE : Définition ; — Division ; — Procédés.

TOUCHER

Le toucher, auquel le chirurgien demande si souvent ses indications, et dont il en reçoit de si précieuses, n'est que bien rarement utilisé par la médecine, pour laquelle j'écris d'une manière exclusive. Aussi, n'en dirai-je que quelques mots.

On vient de voir combien il est difficile parfois de séparer ce qui appartient à la palpation de ce qui doit revenir au toucher. Ces deux procédés d'exploration, en effet, emploient la main démunie de tout instrument ou appareil; l'un et l'autre peuvent nous donner des notions de surface, de consistance et de forme; l'un et l'autre relèvent essentiellement du même sens, le tact; enfin, le toucher, comme la palpation, utilise les indications que nous fournit le sens musculaire. Et cependant, pour la rigueur du langage scientifique, il est indispensable que la valeur propre de ces deux mots soit fixée autant que possible. C'est là un fait capital, surtout au point de vue auquel je me suis placé, au point de vue de la technique, la détermination des termes étant une de ses parties les plus importantes.

Essayons donc de bien préciser ce qui appartient à chacun de ces deux procédés.

Disons tout d'abord, qu'il est certains cas types pour lesquels le doute n'existe pour personne; et pour lesquels nul n'hésitera sur le choix du mot qu'il faut employer. On palpe l'abdomen, une tumeur; et on pratique le toucher vaginal, rectal, etc. Prenons donc ces cas types, et voyons ce qu'ils nous présentent de caractéristique.

Dans les cas types de palpation, assez souvent les deux mains sont employées; et, lorsqu'une seule est utilisée, elle l'est dans sa totalité. Ce n'est pas aux côtés les plus délicats du toucher que l'on demande les sensations. Enfin, toujours il s'y joint l'appréciation de l'effort développé, le sens musculaire.

Pour le toucher, au contraire, ce sont les doigts qui servent, on peut le dire, d'une manière exclusive. C'est leur pulpe qui, autant que possible, est mise en contact avec le point examiné. Les notions que nous cherchons sont souvent recueillies non plus par un toucher grossier, mais par ce qu'il y a de plus délicat dans le tact. Enfin, les notions de résistance souvent ne sont que secondaires.

Nous devrons donc, d'après ce qui précède, employer l'expression de *palper*, quand toute la main aura été mise en œuvre; quand les notions à acquérir dépendent surtout du sens musculaire. Nous devrons, au contraire, dire qu'il y a *toucher*, quand le contact ne s'exerce qu'à l'aide d'un ou de deux doigts, comme pour le toucher vaginal, rectal, l'exploration d'une plaie, et quand il s'agit de différenciations délicates. Un exemple va faire ressortir la différence que j'admets entre ces deux méthodes cliniques.

Supposons qu'il s'agisse d'examiner une tumeur utérine. Si un doigt est introduit dans le vagin, il pourra parcourir la tumeur, en déterminant la forme, la consistance, etc.; et cependant il n'y aura que *toucher.* Mais que la main entière soit introduite, que cette main arrive sur la tumeur, qu'elle la saisisse, et il y aura *palper*. L'opposition des doigts et la préhension, comme le dit Lassègue seraient donc le propre de la palpation.

Le toucher, tel que je le comprends, peut donc s'exercer avec tous les doigts en même temps, ou même la main entière ou avec quelques doigts isolés, selon qu'il s'agit d'examiner une surface libre ou une partie profonde. Dans le premier cas, nous avons le toucher superficiel, le *frôlement* de Lassègue, et dans le second, le *toucher profond.*

Ce n'est guère que le *toucher superficiel* qui est utilisé par la médecine. L'autre est presque exclusivement chirurgical. C'est de lui dont relève le toucher vaginal, rectal, etc.

Le toucher superficiel s'exerce avec la main à plat, ou avec la pulpe des doigts seulement. Mais dans ces deux cas, il faut qu'il soit dépourvu de pression, sans cela, nous ferions, nous l'avons vu, de la palpation.

Ce toucher superficiel nous révélera la température de la peau, et même certaines qualités de la chaleur que n'apprécie pas le thermomètre. C'est également lui qui appréciera les qualités de sécheresse, de moiteur ou d'humidité de la peau, et aussi son état de finesse ou de rudesse. Enfin, c'est lui qui nous permettra de juger de la consistance des téguments (œdème, emphysème) et qui nous fera reconnaître certaines indications limitées dont il peut être le siège tels que l'urticaire, le bord de l'érysipèle, etc.

Sa technique ne se prête qu'à bien peu de considérations. Procédé de douceur par excellence, c'est toujours avec lenteur et avec ménagement que ses indications devront être recueillies. S'il s'agit de la température, la main sera posée à plat et laissée quelques secondes; ce n'est qu'à cette condition que cette qualité des téguments sera bien examinée. S'il s'agit de constater l'œdème, l'emphysème un doigt seul sera employé, et sa pression plutôt soutenue que forte. Ce sont là, du reste, des pratiques bien connues, et sur lesquelles il me semble inutile d'insister.

CHAPITRE IX

SUCCUSSION. — DOUBLE-CHOC

SOMMAIRE : Succussion ; — Définition ; — Division ; — Procédés ; — Double-choc.

SUCCUSSION

La succussion est un procédé d'exploration clinique presque exclusivement médical.

Pratiquée par Hippocrate lui-même pour l'examen des maladies du thorax, elle a trouvé une application fréquente dans le diagnostic des maladies de l'estomac, et tout particulièrement de la dilatation.

Son but est de produire un bruit hydro-aérique analogue à celui que l'on obtient en agitant un vase, et surtout à paroi élastique, contenant en même temps un liquide et des gaz.

Les notions fournies par la succussion s'éloignent par conséquent en même temps et de celles fournies par la fluctuation et de celles fournies par la percussion.

La fluctuation donne la sensation d'un liquide ; mais cette sensation est perçue par le toucher ; l'ouïe n'intervient nullement. Dans la percussion, l'ouïe joue bien un rôle important, mais les bruits sont produits sur place par le choc direct. Dans la succussion, au contraire, les bruits sont produits par l'agitation, par les mouvements brusques et répétés imprimés à la cavité dans laquelle ils se produisent.

Quoique nettement distincte de la percussion, c'est encore d'elle que la succussion se rapprocherait le plus. Comme elle, les notions qu'elle fournit sont constituées par des bruits entendus à distance ; et, comme pour elle, ces bruits sont provoqués par des moyens mécaniques. Seuls, les moyens diffèrent : ce sont des *chocs* pour la percussion, et des *secousses* pour la succussion.

La succussion, en effet, se pratique en imprimant des secousses brusques plus ou moins répétées à l'organe dans lequel on la cherche ; au thorax en entier quand on la cherche dans la cavité pleurale, et à l'estomac lui-même quand c'est cet organe que l'on examine.

La condition essentielle de sa production, je l'ai dit, est l'existence dans une cavité d'une certaine quantité de liquide et de gaz. Mais, de plus, pour que les bruits produits dans ces conditions soient entendus, il faut que cette cavité ait encore une certaine étendue ; et celles qui remplissent le plus souvent ces conditions sont la cavité pleurale, d'nne part, et l'estomac de l'autre. Quelques grands abcès peuvent également les réunir, tels sont les abcès du foie ou les vastes cavernes.

Pour pratiquer la succussion du thorax, le malade est le plus souvent assis ; et pendant qu'il cherche à laisser son thorax aussi libre de tout mouvement que possible, le médecin, le prenant largement à deux mains, au niveau des épaules ou des fausses-côtes, lui imprime deux ou trois mouvements de va-et-vient, tandis que son oreille, appliquée sur la région, cherche à recueillir un bruit de clapotement se produisant sous l'influence de ces mouvements.

Il est assez fréquent d'être obligé de recommencer plusieurs fois, le malade se prêtant mal tout d'abord à cet examen, et n'ayant pas donné toute la facilité désirable au médecin. Parfois, le bruit est assez intense pour être entendu à distance.

Pour l'estomac, le malade est dans le décubitus dorsal, et dans la position que j'ai indiquée pour la palpation abdominale. Le médecin se place sur un de ses côtés, et, ou bien imprime des mouvements à la totalité du corps, ou mieux, après avoir déprimé la paroi abdominale pour circonscrire l'estomac, n'imprime des mouvements qu'à cet organe. De même que pour le thorax, et plus souvent encore, il n'est pas rare d'être obligé de recommencer plusieurs fois. Le bruit de clapotement est toujours entendu à distance. C'est là une première manière de pratiquer cet examen, mais ce n'est pas la seule. On peut chercher à produire le bruit hydro-aérique du clapotement en imprimant des mouvements également brusques à l'estomac, mais presque d'avant en arrière ; c'est-à-dire par des pressions brusques plutôt que par des mouvements de latéralité. Les doigts étant mis à plat sur la région stomacale, dépriment vivement la paroi abdominale de manière à imprimer sinon à l'estomac, du moins à son contenu, des mouvements se traduisant par des bruits. C'est là, je le répète, un des procédés le plus souvent employés. Dans ce procédé, comme dans le précédent, les bruits sont entendus à distance.

DOUBLE-CHOC

C'est à ce mode d'examen, et par ce procédé, que se rattache un mode d'exploration des plus importants de l'estomac, et auquel j'ai donné le nom de *double-choc*.

Le plus souvent, dans la dilatation de l'estomac et dans

d'autres affections dans lesquelles cette disposition anatomique se rencontre, la paroi de l'estomac arrive au contact de celle de l'abdomen; et quand on déprime cette dernière, les deux parois abdominale et gastrique se dépriment en même temps. Mais dans un certain nombre de cas, et le plus souvent dans l'inflammation chronique ou les affections néoplasiques, la paroi stomacale reste à quelques centimètres de celle de l'abdomen; de sorte que, lorsque celle-ci est déprimée vivement, la main rencontre d'abord sa résistance; puis, après l'avoir vaincue, elle en rencontre une seconde ; et celle-ci souvent plus marquée : c'est le *double-choc*. Il est produit par la rencontre de la paroi de l'estomac, qui offre une sensation différente suivant son induration plus ou moins grande.

Cette sensation de double-choc, sur laquelle j'ai cru bon d'appeler l'attention des cliniciens, serait donc la caractéristique d'une affection gastrique à parois rigides, et tout particulièrement, je l'ai dit, des affections néoplasiques et de l'inflammation chronique.

CHAPITRE X

PERCUSSION

SOMMAIRE : Définition; — Historique; — Division; — Procédés.

DÉFINITION. — La percussion termine la liste des procédés d'examen clinique que l'on pourrait appeler *généraux ;* c'est-à-dire de ceux qui s'appliquent à la plupart des organes ou à la plupart des parties de l'organisme.

Elle se pratique en donnant des chocs méthodiques et répétés sur la partie que l'on veut examiner ; et repose sur la différence entre les sons que l'on obtient ainsi. Contrairement au toucher et à la palpation, et comme la succussion, elle relève donc de l'ouïe.

Le choc, en effet, il est important de le faire remarquer, n'a d'autre but que de produire un son ; et c'est dans l'appréciation de ce son que la clinique puise ses indications. Si, comme nous le verrons dans la suite, quelques autres lui viennent de la résistance, de la dureté, ces dernières sont tout à fait secondaires ; de sorte que, je le répète, si le palper et le toucher relèvent du sens du tact, la succussion et la percussion relèvent de celui de l'ouïe.

IMPORTANCE. — L'importance de ce procédé clinique, est-il besoin de le rappeler, est considérable. Les services qu'il rend, surtout à la médecine, le placent à côté de l'auscultation. Il est peu de maladies dépendant de cette partie de l'art de guérir dans le cours desquelles le praticien ne puisse lui demander quelques indications.

Historique. — Connue peut-être depuis les temps les plus anciens, mais à coup sûr d'une manière vague, la percussion fut, on peut le dire, inventée vers le milieu du siècle dernier par un médecin de Vienne, Avenbrugger, qui l'appliqua à l'étude d'un grand nombre d'affections, et en fit réellement un procédé d'examen clinique.

Oubliée pendant longtemps cependant, elle fut d'abord retrouvée par Corvisart, qui se contenta de la vulgariser en lui laissant ses caractères principaux ; puis, vigoureusement lancée dans le monde scientifique par Piorry, qui, il est vrai, par les modifications qu'il lui fit subir, la transforma, et en fit une œuvre presque personnelle.

Les travaux de Piorry sur la percussion, en effet, sont considérables. Ils se sont échelonnés pendant tout le cours de sa longue carrière. Près de quarante ans séparent la première édition de son *Traité de la percussion médicale* (1827), de son *Traité de la percussion et du plessimétrisme* (1866). C'est dans les travaux de ce grand clinicien que tout ce qui touche à ce procédé a été le mieux étudié.

Avant lui, Avenbrugger avait pratiqué la percussion *immédiate* avec les doigts rapprochés en cône, et soit nus, soit recouverts d'un gant. Corvisart avait conservé la percussion immédiate, mais il préférait les chocs donnés avec les doigts placés à plat. Quant à Piorry, d'abord, après une série de recherches cliniques, il rejeta la percussion immédiate pour lui préférer la percussion *médiate*, et ensuite il donna la préférence à la percussion médiate faite à travers divers instruments qu'il multiplia peut-être avec trop de complaisance, et auxquels il donna successivement les noms de Placoplasse, de Plessigraphe et de Plessimètre.

Mais, ce ne fut là que la partie la moins importante de son influence sur l'impulsion qu'il sut donner à la percussion, et surtout la moins utile. La partie qui restera comme une œuvre impérissable, est celle qui est constituée pas ses recherches cliniques sur la délimitation des organes à l'état sain et pathologique; ses appréciations dans la différence des bruits; enfin, et surtout les déductions qu'il sut en tirer pour éclairer le diagnostic et la marche des maladies.

Piorry n'eut donc pas seulement le mérite de faire entrer définitivement la percussion dans le domaine médical et de la méthodiser; il eut de plus, par ses patientes recherches cliniques et nécropsiques continuées pendant plus d'un demi-siècle, celui de laisser une œuvre complète, telle que l'on n'a plus eu à la modifier depuis. Sous l'impulsion vigoureuse de ce maître très entouré, de nombreux élèves, on le comprend, ont joint leurs recherches aux siennes; et depuis, bien d'autres les ont continuées soit en France, soit à l'étranger. Ces travaux se sont ainsi multipliés à ce point, qu'il me serait difficile de parler de tous, ne dussè-je que les énumérer. Je ne l'essayerai pas. Du reste, d'abord, je l'ai dit, après les travaux de Piorry ceux qui ont suivi n'ont porté que sur des points de détail; et, de plus, ces divers travaux peuvent tous se répartir en deux catégories : Ou bien il ont trait à des applications nouvelles de la percussion, et ils n'entrent pas dans le cadre que je me suis tracé, la technique; ou bien ils regardent la clinique, et pour la plupart ils ont eu en vue des modifications apportées aux instruments, et nous allons voir que malgré l'autorité incontestable de Piorry et sa situation scientifique, ces appareils presque toujours remplacés maintenant par la percussion digitale ont beaucoup perdu de leur importance.

En somme, trois noms se rattachent à l'histoire de la percussion : celui d'Avenbrugger, que nous devons réellement considérer comme son inventeur ; celui de Corvisart, qui le premier chercha à la vulgariser en France sans beaucoup la modifier ; et enfin celui de Piorry, à qui l'on pourrait peut-être faire le reproche d'avoir accordé trop d'importance à des questions secondaires de technique, reproche qu'il partage du reste, fait digne de remarque, avec Laënnec ; mais à qui revient cependant le mérite incontestable d'avoir retiré de la percussion toute l'utilité clinique qu'elle pouvait donner.

Division. — Les divers procédés de percussion se divisent donc, d'après ce qui précède, en deux catégories, selon qu'elle se pratique d'une manière immédiate ou médiate.

L'*immédiate* comprend surtout les deux procédés d'Avenbrugger et de Corvisart, et la *médiate* tous ceux qui les ont suivis. Mais de plus, cette dernière comporte elle-même une autre division, selon que le corps interposé est le doigt du médecin, *percussion digitale*, ou tout autre corps étranger, le *plessimétrisme proprement dit.*

Procédés. — *Percussion immédiate.* Avenbrugger, je l'ai dit, percutait avec le sommet des doigts fléchis et réunis en cône ; et, pour éviter que le bruit des doigts ne vînt altérer le son donné par l'organe examiné, il recouvrait les doigts d'un gant de peau rugueuse. Les chocs étaient donnés lentement et doucement. Corvisart, tout en conservant le choc direct, c'est-à-dire la percussion immédiate, préférait donner les chocs avec la pulpe des doigts placés à plat.

Ces procédés, ainsi du reste que tous ceux qui dépendent de la percussion immédiate, sont peu employés aujourd'hui.

Cependant, on pourrait y avoir recours, comme j'ai vu certains praticiens le faire encore, dans l'examen du tympanisme stomacal et intestinal. Dans ces cas, c'est avec l'extrémité d'un doigt seulement, ou en donnant des chiquenaudes sur une partie saillante que l'on opère. Mais ce sont là, il me semble, des procédés peu scientifiques; et je ne saurais les conseiller.

Percussion médiate. — La méthode de l'auscultation médiate comprend tout d'abord les procédés comportant l'emploi des divers instruments, et la description des plus employés m'arrêtera tout d'abord.

Toutefois, l'usage de la percussion digitale se généralisant de plus en plus, je ne parlerai que des suivants : le plessimètre et le plessigraphe de Piorry et le plessigraphe de Péter.

Le *plessimètre* (πλήσσω, je frappe, μέτρον, mesure) de Piorry est une simple plaque d'ivoire mince, circulaire ou ovalaire, plane sur ses deux faces, et garnie sur les deux points opposés de son grand diamètre de lames verticales ou auricules, destinées à le fixer. « Très commode pour la percussion de l'abdomen, disent Barth et Roger, et sur les poitrines grasses qui présentent un plan uniforme, le plessimètre offre moins d'avantages lorsqu'on explore un malade dont le thorax est très amaigri. Il n'est pas facile de l'appliquer exactement dans les espaces intercostaux déprimés sans causer quelque douleur, et la résonnance particulière de l'ivoire frappé se mêlant alors aux sons fournis par les organes intérieurs, pourrait en altérer la pureté [1]. »

Voici les conseils que Piorry lui-même donne pour son emploi [2] :

« L'instrument sera maintenu solidement fixé entre le pouce et l'indicateur de la main gauche, et très exactement appliqué sur les parties, *afin qu'il fasse corps en quelque sorte avec elles*. Quand on veut obtenir beaucoup de son d'un organe, les doigts qui percutent doivent être tenus de la manière suivante : l'indicateur et le médius doivent être exactement appliqués l'un contre l'autre, en fléchissant un peu plus le médius, à cause de sa longueur plus grande, pour faire que son extrémité ne dépasse pas celle de l'indicateur. Le pouce est alors arc-bouté avec force contre l'articulation de la phalangine et de la phalangette de l'indicateur. Ces trois doigts, ainsi réunis, constituent alors un tout très solide, et dont la surface de percussion, si on fléchit un peut le médius, n'a que l'étendue de la pulpe de l'indicateur seul. Elle présente la dimension de l'extrémité de ces deux doigts réunis, si on les tient sur un même niveau. »

Mais, je l'ai dit, Piorry modifia souvent son instrument, et parmi ces modifications une de celles qui fut la plus importante fut celle qui lui mérita le nom de *plessigraphe*. Son auteur la décrit ainsi :

« J'ai fait creuser par une profonde rainure, le bord du plessimètre qui porte les degrés métriques ; et dans l'intérieur de cette rainure, j'ai fait introduire de la pâte de crayon bleu dans une moitié et de la pâte de crayon rouge dans l'autre moitié. Or, après avoir exactement délimité,

[1] *Traité de l'auscultation*, p. 644.
[2] *De la percussion médicale*, p. 44.

à l'aide du plessimètre, la limite d'un organe, il suffit de relever la plaque d'ivoire sur la rainure pour tracer une ligne qui est la fidèle reproduction de la configuration organique que l'on a reconnue. Charrière, sur mon invitation, a encore placé près du bord du plessimètre ordinaire et au voisinage d'une de ses auricules un petit crayon qui, ne dépassant pas la face inférieure de la plaque d'ivoire, peut moyennant un pas de vis, être facilement mis en contact avec la peau et y indiquer ainsi le point sur lequel la limitation a été faite. »

Enfin, Péter a ingénieusement réuni le crayon dermographique avec un plessimètre spécial, de forme allongée, rappelant les porte-crayons destinés aux portefeuilles. Il a une longueur de 10 à 12 centimètres, et 1 centimètre de diamètre. Pour s'en servir il est placé perpendiculairement aux téguments. Il ne s'agit plus d'une plaque mais d'une tige, d'un cylindre.

L'extrémité que l'on percute est légèrement évasée; et l'autre porte un crayon qui, faisant saillie à volonté, vient imprimer des marques qui servent à faire le tracé. C'est là un premier avantage ; mais il n'est que d'ordre pratique et ce n'est pas le plus important. Ce qui fait surtout le mérite de cet instrument, c'est que d'abord, par la faible étendue de son contact, mieux qu'aucun autre, il permet de bien délimiter un bruit; c'est l'instrument *localisateur* par excellence; et enfin seul il peut se jouer des saillies et dépressions, sa faible surface lui permettant toujours de s'appliquer exactement sur les téguments.

Enfin, il y a quelques années à peine (1883) que le Dr Sieur a fait connaître dans sa thèse inaugurale, soutenue à Bordeaux, un procédé appartenant à un des professeurs les plus distingués de cette faculté, au Dr Pitres, et que son auteur désigne sous le nom de *percussion métallique combinée à l'auscultation.*

Ce procédé, plus spécialement réservé à l'examen des épanchements liquides de la plèvre, se pratique de la manière suivante.

Pendant qu'un aide percute un point du thorax à l'aide de deux pièces de monnaie de dix centimes, l'une servant de plessimètre et l'autre de marteau, le médecin ausculte le point diamétralement opposé. Or, l'expérience a appris à l'auteur du procédé, que dans un cas d'épanchement pleurétique, le choc des deux pièces métalliques arriverait à l'oreille sous forme d'un son clair, bref et légèrement argentin, qui est tout à fait caractéristique, et que ce même bruit, avec ces caractères, ne se retrouverait ni à travers une poitrine saine, ni dans de nombreux cas pathologiques, y compris, je dois le dire, les épanchements en kystes. Il serait donc un signe révélateur précieux des épanchements libres[1].

[1] Je suis heureux de pouvoir reproduire ici le passage d'une lettre du Dr Pitres, résumant lui-même son opinion sur ce procédé d'examen :

« La valeur séméiologique de ce que nous appelons ici le *signe du son*, dans le diagnostic des épanchements liquides et non enkystés de la plèvre, me paraît incontestable.

« Ce signe est surtout précieux pour distinguer la coexistence d'un épanchement avec un foyer d'induration pneumonique. Dans ces conditions, il est souvent difficile de savoir si en même temps qu'une pneumonie évidente il y a du liquide dans la plèvre. Le signe du son permet de le reconnaître avec la plus grande netteté. Il permet aussi de déterminer, mieux que le fait la percussion simple, les limites exactes des épanchements liquides. Le signe du son, en revanche, ne peut pas servir au diagnostic de la pleurésie et de la spléno-pneumonie.

« Dans les deux cas de spléno-pneumonie que j'ai eu l'occasion de voir dans ces dernières années, la transonnance avait bien avec un timbre métallique, argentin, peut-être un peu moins aigu que

Mais, je l'ai dit, quoique l'utilité de ces instruments et procédés puisse se révéler dans certains cas, le plus souvent la *percussion digitale* suffit; et c'est elle qui maintenant est de beaucoup le plus souvent employée. Aussi est-ce à son étude que je donnerai le plus d'étendue.

Main percutée. — Chez les droitiers, ce sont les doigts de la main *gauche* qui font fonction de plaque plessimétrique, et le contraire a lieu chez les gauchers. C'est sur l'index que l'on percute le plus souvent; mais pour éviter de déplacer la main, de nombreux cliniciens percutent succesivement sur l'index, le médius, et même l'annulaire. Cette pratique me paraît avoir ses avantages. Ce n'est pas qu'il s'agisse d'une économie de temps; mais les sons que nous avons à comparer sont ainsi rapprochés autant que possible, et je pense qu'il est plus facile de saisir les moindres nuances qui les séparent.

Que l'on percute d'une manière exclusive sur l'index ou successivement sur plusieurs doigts, il est important que celui qui reçoit le choc soit *exactement appliqué* sur la région; et cela, je le conseille même, avec une certaine pression. Il ne faut pas se contenter d'une application légère; il faut appuyer et appuyer dans tout le parcours du doigt, qui doit se mouler sur la partie que l'on examine.

S'il s'agit de la *poitrine*, c'est dans le *sens des arcs costaux* qu'il doit être placé, et jamais en travers.

Il est important aussi de faire porter le doigt franchement sur un arc osseux, ou sur un espace intercostal et *non sur leur limite.* Le son doit être donné exclusivement ou par la côte, ou par les parties molles.

dans la pleurésie, mais la différence était si légère qu'on ne saurait, ce me semble, fonder sur elle un diagnostic précis... » (Bordeaux, 11 juin 1889.)

Outre ces règles, qui trouvent le plus souvent leur application, je dois en donner quelques autres.

La *première* est celle qui s'applique aux recherches de *délimitation*. Il est indispensable, dans ces cas, de placer le doigt percuté *parallèlement* au bord supposé de l'organe, ou de la partie de l'organe que l'on délimite. On ne saurait, en effet, placer le doigt perpendiculairement à ce bord, et percuter sur ce doigt, en le suivant de l'extrémité à sa racine.

La *seconde* règle a trait surtout à l'examen de la *cavité abdominale*. Il faut dans ces cas exercer une certaine pression de manière à *approcher l'organe* que l'on veut examiner le plus possible.

Main percutante. — Passons maintenant à la main qui percute. Le plus souvent, je l'ai dit, c'est la main droite.

La première condition pour bien percuter est d'obtenir l'*indépendance de la main*, de telle manière, qu'elle se meuve sans raideur dans l'articulation du poignet ; et qu'une fois relevée, elle retombe par son propre poids. La contraction musculaire doit, en effet, rester complètement étrangère à ce second temps de l'opération. Il faut qu'on me permette cette expression triviale, mais qui rend bien ma pensée, *faire la main morte*. Le moindre exercice conduit à ce résultat.

On peut percuter avec *un*, *deux* ou *trois doigts ;* mais quel que soit le procédé que l'on adopte, il faut veiller à ce que, si on en emploie plusieurs, ils arrivent en même temps sur le doigt percuté; et, de plus, qu'ils soient assez serrés, assez liés l'un à l'autre, pour n'obtenir qu'un seul bruit.

Pour les percussions délicates, il arrivera souvent qu'après avoir percuté avec plusieurs doigts, on en viendra à ne percuter qu'avec un seul.

La force doit varier un peu avec la région et suivant le cas. Cependant, je crois qu'il vaut mieux se tenir dans les limites des percussions légères, et qu'il est mauvais de donner des chocs capables d'imprimer des mouvements de totalité au malade, comme je l'ai vu faire quelquefois. D'une part, en effet, je ne crois pas que les sons ainsi obtenus fournissent des indications plus exactes; et, de plus, ces chocs peuvent être douloureux chez les personnes amaigries.

Le *nombre* des chocs varie. Il est rare que les praticiens s'en tiennent à un seul. Même ceux qui apportent le plus de délicatesse dans la percussion le répètent plusieurs fois; et c'est, en effet, ce que je conseille. Généralement, il faut donner *deux* ou *trois chocs;* et les donner sans trop les espacer, mais sans se presser.

Chacun d'eux doit être espacé des autres par un *intervalle* appréciable.

On peut indifféremment après le dernier, soit *relever* les doigts percuteurs, soit les laisser *appuyés* sur le percuté.

Le point le plus souvent choisi par les praticiens est la deuxième phalange; et c'est elle qu'il faut le mieux disposer quand on pose la main gauche. Mais on peut également percuter sur la dernière, et H. Roger donne même la préférence à sa portion unguéale.

Enfin, les doigts ou le doigt qui percutent doivent le faire *bien perpendiculairement ;* et pour cela il faut que les ongles soit courts. Sans cette précaution, le bruit des ongles, comme le craignait déjà Avenbrugger, se mêlerait au son de la percussion et l'altérerait. Les sons obtenus par la *percussion oblique* manquent de netteté.

Position du malade. — Quelle que soit la méthode à laquelle on ait donné la préférence, la position exigée pour le malade est la même. Ce qui doit nous guider, c'est la *région* que l'on percute. Pour tout le plan antérieur, le malade doit être dans le décubitus dorsal ; pour les plans latéraux, c'est sur le plan latéral opposé qu'il doit reposer ; enfin pour le plan postérieur il doit être debout, ou bien assis, soit sur son lit, soit sur un siège dépourvu de dossier. Ces positions, dans la pratique, sont préférées au décubitus abdominal.

Quelle que soit la position, il faut veiller à ce que le *corps repose dans toute la longueur*. S'il s'agit d'un des plans latéraux, il sera souvent nécessaire de glisser un oreiller au niveau des reins du côté opposé. Enfin, je crois utile de signaler la tendance qu'ont certains malades de se cambrer quand on les percute.

Position du médecin. -- La position du médecin n'est soumise à d'autres règles qu'à celle de se *placer commodément*. Sa position variera avec chaque région. Ce qu'il faut entendre par être commodément placé, c'est, d'une part, que la main qui percute puisse s'appliquer sans gêne dans la position que nous voulons lui donner; et, d'autre part, que tous les mouvements de l'autre soient libres.

Une des régions les plus difficiles à atteindre pour la main percutée est la sous-claviculaire. Quel que soit le côté examiné, je recommande de se placer du côté droit du malade, de telle manière que la main percutante soit dirigée du côté de ses extrémités. Quand on percute le plan postérieur, il est indifférent de placer la main percutante en haut ou en bas. L'habitude nous fera prévoir ce qui vaut le mieux dans chaque cas. Il ne faudrait, du reste, pas hésiter à changer de position, si l'on croyait devoir en trouver une autre plus avantageuse.

CHAPITRE XI

PERCUSSION (suite)

Sommaire : Règles générales.

Règles générales. — J'ai déjà donné de nombreuses règles concernant la percussion digitale ; et, comme c'est de beaucoup la plus employée, presque toutes trouvent leur place dans ces règles générales. Je renvoie donc à ce que j'ai dit à leur sujet ; mais de plus, il en est quelques autres qui sont réellement applicables à tous les procédés, et dont la place est vraiment ici.

De ces règles, la plus importante est celle qui consiste à percuter les *deux côtés symétriques*.

La percussion, en effet, je dois le dire, est un procédé technique dont les appréciations sont délicates et difficiles. Les indications qu'elle nous donne, ne reposent que sur des appréciations de nuances les plus légères ; on ne saurait donc procéder autrement que par des comparaisons faites dans les meilleures conditions possibles. Or, plus encore que pour l'auscultation, je ne crois pas qu'une oreille, quelque exercée qu'elle soit, puisse, dans certains cas, en s'en tenant à ses souvenirs généraux, reconnaître sûrement si un bruit est normal ou ne l'est pas. Ce qui serait possible dans les cas très accusés ne le serait pas dans ceux qui confinent les limites du normal. Il faudra donc nous rappeler que nous avons souvent à notre disposition un terme de comparaison; c'est le côté opposé. Je dis seulement, souvent, parce qu'en effet, qu'il s'agisse de la poitrine ou de l'abdomen, le son produit par des points symétriques n'est pas toujours le même; à la matité hépatique, en effet, correspond en partie le tympanisme stomacal; à la matité précordiale, la sonorité normale de l'hémithorax droit, etc. Mais nous trouverons des sonorités normalement symétriques au-dessus et au-dessous de la clavicule, et dans la moitié supérieure du plan postérieur du thorax, etc.

C'est donc à ces points symétriques que nous devrons avoir recours, et que nous devrons prendre chaque fois comme terme de comparaison. Ce terme de comparaison devra même être pris immédiatement et sans intervalle. Il faut percuter les deux points symétriques successivement; et ne pas percuter, par exemple, tout un côté de la poitrine avant de percuter l'autre; les termes de comparaison seraient trop éloignés, et notre appréciation y perdrait de sa précision. Enfin, je conseille de commencer par le côté sain; c'est lui qui doit nous laisser dans l'oreille la notion du normal; et c'est cette notion qu'il faut que nous ayons avant de chercher à apprécier celle qui est pathologique.

Ce conseil répond tout naturellement à la question que se sont posée quelques médecins; à savoir si dans les délimitations que l'on cherche à faire d'un bruit pathologique, il vaut mieux commencer la percussion sur le point pathologique en s'approchant des parties saines ou réciproquement. Je n'hésite pas à conseiller le procédé contraire. C'est par la partie normale qu'il faut commencer la percussion, et même d'assez loin, pour être sûr que l'on a le bruit normal; et ce n'est que lorsque, par une série de chocs, on s'est bien pénétré de ce bruit, que l'on s'approche de la partie dont on suppose les qualités sonores modifiées.

Pour fixer les points précis de la délimitation obtenus par la percussion, je ne saurais trop recommander de marquer les limites par un procédé dermographique quelconque, qui en donnera ainsi le *tracé*. Un bon crayon mou peut souvent suffire. On arrive ainsi à dessiner sur les téguments soit la sonorité, soit la matité observée. S'il s'agit d'une affection à marche rapide, que l'on examine tous les jours ou tous les deux jours, comme une pleurésie aiguë, on pourra faire le tracé avec une solution de nitrate d'argent ou avec la teinture d'iode, que l'on retrouvera au second examen, et qui nous fixera sur la marche de l'affection ; c'est là un procédé souvent employé. Je recommande en traçant ces marques, surtout quand on opère avec un crayon, qui exige une certaine pression, de veiller à ne pas mobiliser les téguments. C'est là une faute que j'ai vu commettre souvent; et qui nous oblige à vérifier chacun des points que nous avons marqués avant de les admettre d'une manière définitive.

Si l'on voulait conserver la forme de la région pathologique, comme on le fait parfois pour les affections du cœur; après avoir réuni ces diverses marques ainsi fixées par une courbe générale, on pourrait prendre cette courbe sur du papier calque. Dans certains cas, j'ai même reproduit, avec un papier graphique, ces calques sur un papier métrique, et *mesuré* ainsi leur surface exacte.

Tous ces procédés demandent à être connus parce qu'ils peuvent trouver leur application dans un cas donné. Mais ils ne doivent jamais faire négliger le plus important qu'il me reste à signaler, celui de prendre des *points de repère*. Mieux que tous les autres, en effet, il nous fixera sur la marche de l'affection, surtout s'il s'agit d'une affection à marche lente. Mais, ici, je dois mettre en garde contre une pratique courante; c'est de prendre comme point de repère des particularités appartenant aux parties molles et surtout aux téguments Ce sont surtout l'ombilic et les mamelons que j'ai en vue. Or, outre que ces points sont très variables selon les personnes, leur situation peut être modifiée par la cause même de la maladie. Dire, par exemple, que la matité hépatique commence à 4 centimètres des mamelons, ce n'est rien dire à l'esprit. La personne dont il s'agit peut porter les mamelons très haut ou très bas. Il en serait de même à propos de l'ombilic. Il faut donc renoncer complètement aux points de repère donnés par les parties molles, et ne choisir que ceux fournis par *le squelette*. On dira donc que la matité hépatique remonte jusqu'au 7e, 6e ou 5e espace intercostal, et que la matité vésicale ou utérine remonte à 5 centimètres au-dessus de l'arcade du pubis

Enfin, avant de terminer, deux autres causes d'erreur demandent à être signalées. La première est l'habitude que l'on avait prise *de compter par travers de doigts*. Il me suffira, je pense, d'attirer l'attention sur cette manière de procéder pour la faire rejeter. A quoi donc correspond un travers de doigt ? Ce langage, qui a disparu même dans les arts les moins rigoureux, ne saurait être maintenu dans la science médicale.

C'est donc par centimètres que l'on comptera. Mais ce n'est pas seulement pour apprécier la distance qui sépare le point de repère de la limite de la partie malade qu'il faudra apporter cette précision scientifique. Je ne la recommande pas moins quand il s'agira de mesurer l'étendue de cette région dans les divers sens. S'agit-il, par exemple, d'une matité hépatique : on dira que la hauteur de cette matité est de 10, 11, 12 centimètres. C'est là vraiment peut-être l'indication la plus importante; et si à cette première donnée nous joignons celle du *point précis où elle a été prise* nous aurons écarté toute chance d'erreur.

Ce second point est très important. Cette matité hépatique, en effet, variant sur les divers points de l'hémithorax, se contenter de dire qu'elle a 10 ou 11 centimètres, c'est donc être incomplet. Pour ne pas l'être, il faut ajouter, par exemple : prise à 6 ou 8 centimètres du bord sternal. A cette condition, je le répète, la dimension donnée en centimètres est l'indication qui permet le mieux les termes de comparaison.

Même en adoptant les points de repère osseux, dans certains cas, ils ne pourront nous servir que pour la même personne. J'ai surtout en vue, en ce moment, les arcs costaux. Ceux-ci, en effet, affectent des dispositions bien différentes selon les diverses personnes. La partie inférieure du thorax est aplatie chez les uns, élargie chez les autres; et les espaces intercostaux reçoivent de ces dispositions différentes les dimensions les plus variables. On pourrait donc admettre, si l'on prenait les arcs costaux comme terme de comparaison, qu'un foie est diminué de volume parce qu'il n'atteindrait qu'un tel espace intercostal, quoiqu'il fût normal, les arcs costaux, chez les personnes dont il s'agit, étant plus espacés.

Les points de repère osseux, offrant des garanties suffisantes pour apprécier des variations de volume chez la même personne, seront donc avantageusement complétés par les dimensions traduites en centimètres, quand il s'agira d'une appréciation plus générale, comme de comparer une personne à une autre.

CHAPITRE XII

PERCUSSION (suite)

Sommaire : Topographie ; — Division ; — Abdomen.

Les considérations que j'ai groupées sous le nom de topographie ont trait surtout aux deux cavités du thorax et de l'abdomen. Pour éviter des redites, j'ai réuni dans une même étude les réflexions auxquelles prêtent ces deux cavités, aussi bien au point de vue de l'auscultation qu'à celui de la percussion ; et c'est ici que je me proposais tout d'abord de les exposer.

Mais, tenant compte que les considérations pathologiques auxquelles donnent lieu le thorax, relèvent surtout de l'auscultation, et que pour être comprises elles gagneraient beaucoup à n'être exposées qu'après cette partie de la technique, je me suis décidé à ne donner ici que ce qui a trait à l'abdomen, renvoyant après l'auscultation ce que j'ai à dire à propos du thorax. Seule donc la cavité abdominale nous occupera ici.

ABDOMEN

Topographie. — Au point de vue clinique, il me paraît suffisant de ne reconnaître à la cavité abdominale que deux plans : l'un antérieur, et l'autre postérieur, en supprimant les plans latéraux que j'ai admis pour la poitrine. La séparation de ces deux plans, quoique peu précise, me paraît cependant suffisamment indiquée par une ligne, qui, le malade étant dans le décubitus dorsal, marquerait la partie la plus éloignée de la ligne médiane et joindrait le bord inférieur des fausses côtes et la partie la plus élevée de la crête iliaque. Le plan antérieur lui-même serait divisé, ainsi que l'a fait l'anatomie topographique, en neuf régions, par des lignes également fictives, mais dont les points de repère seraient légèrement modifiés. De ces lignes, deux sont verticales et deux horizontales. De ces deux dernières, l'une tangenterait le bord inférieur des fausses côtes, et l'autre le bord supérieur de la crête iliaque. Les deux verticales s'élèveraient perpendiculairement de l'épine iliaque antéro-supérieure jusqu'aux fausses côtes.

Ainsi seraient obtenues neuf régions qui pourraient conserver les noms donnés pour l'anatomie topographique. Nous aurons ainsi pour la zône supérieure : la région épigastrique, l'hypocondre droit et l'hypocondre gauche ; pour la zône moyenne : la région ombilicale, le flanc gauche et le flanc droit ; et, enfin, pour la zône inférieure : la région sus-pubienne, la fosse iliaque droite et la fosse iliaque gauche.

Quant au plan postérieur, son importance moindre et sa moindre étendue nous permettront de ne lui accorder que trois régions obtenues par deux lignes verticales qui, partant de l'épine iliaque postérieure, monteraient rejoindre les fausses côtes.

C'est donc en tout douze régions seulement que nous reconnaîtrons à la cavité abdominale ; et si, ainsi comprise, elle est diminuée de toute la partie de ses parois qui correspond au bassin, il faut reconnaître que c'est sans inconvénient pour la percussion ou l'auscultation, cette région n'étant que bien rarement examinée par ces procédés cliniques.

Applications. — Dans l'examen de la poitrine, les deux procédés cliniques, auscultation et percussion, ont chacun une réelle importance. Mais il est incontestable que celle de la première l'emporte sur celle de la seconde. Dans l'examen de la cavité abdominale, au contraire, l'importance des rôles va être renversée. Tandis que la percussion conservera son utilité à peu près dans toutes les régions dont je viens de fixer les limites, l'auscultation s'effacera souvent, et quelquefois même jusqu'à disparaître d'une manière complète. Pour toute la cavité abdominale, l'importance de la percussion l'emporte donc sur celle de l'auscultation ; et c'est pourquoi, je le répète, je l'ai maintenu à cette place. Étudions, du reste, chaque région séparément, commençons par le plan postérieur.

Région épigastrique. — Elle correspond en grande partie à l'estomac et doit toujours être sonore. Mais cette sonorité peut présenter des degrés qu'il faut connaître. Sa diminution ou sa disparition indiqueront presque sûrement des lésions graves de l'estomac ; son exagération correspondra à sa dilatation, sans qu'elle puisse nous fixer par elle-même sur sa cause réelle.

Sur la limite de cette région et à droite, nous trouvons souvent une diminution notable de la sonorité et même parfois de la matité. C'est le point qui correspond à la vésicule biliaire, dont l'examen acquiert parfois une importance capitale.

Hypochondre droit. — Assez large en dedans, vu la direction des fausses côtes, il se rétrécit fortement en dehors. On le trouve le plus souvent sonore, mais d'une sonorité modérée. Elle tranche cependant avec la matité hépatique et la limite facilement. Les affections qui la font disparaître sont surtout les affections hypermegaligues du foie (hypertrophie, kystes hydatiques, abcès), qui peuvent conduire la matité de cet organe à 3 et 5 centimètres au-dessous du bord inférieur des fausses côtes, et aussi les affections du pylore, du duodenum et du pancréas.

Hypochondre gauche. — Presque entièrement occupée par la sonorité stomacale, elle est partout sonore, sauf dans la partie réservée à la rate. C'est sur ce point qu'à l'état normal se trouve le maximum de la sonorité de l'estomac. C'est également là qu'on la retrouve à l'état pathologique, mais alors beaucoup exagérée. C'est cette exagération qui constitue l'altération pathologique la plus fréquente. Quant à la diminution de la sonorité, elle est rare. Elle n'a lieu que sous l'influence de l'hypermegalie de la rate, quelle que soit sa cause : fièvre intermittente, leucocythémie, etc.

Région ombilicale. — La partie supérieure de cette région, ainsi que celle des deux autres placées à son niveau, est occupée par une sonorité qui sans égaler le timbre stomacal, n'en existe pas moins toujours à l'état normal. Cette ligne sonore s'étendant ainsi d'un côté à l'autre de la cavité abdominale, et dont le bord inférieur tangente l'ombilic est celle du colon transverse. Cette partie du gros intestin, on doit se le rappeler, va d'un côté à l'autre, en se mettant en contact à droite avec le foie, au milieu avec l'estomac sur la courbure inférieure duquel il se moule, et à gauche avec la rate.

Au-dessous de l'ombilic, la paroi abdominale correspond à l'intestin grêle, et ce rapport s'étend jusqu'à ses limites inférieures.

Le Flanc droit. — Sa partie supérieure, nous l'avons vu, est occupé par la première partie du colon transverse, et le reste, presque en totalité, par la partie ascendante de cet organe. La ligne fictive, qui limite cette région en bas, correspond sensiblement à la valvule iléo-cœcale. A l'état normal, nous devons également trouver là de la sonorité, mais obtuse et profonde. Son exagération indiquera le plus souvent une paresse de cet organe, et parfois une obstruction située en aval. Sa diminution, au contraire, correspondra soit à l'obstruction de cette partie de l'organe, soit à des lésions augmentant l'épaisseur de ses parois, soit enfin à une lésion du péritoine qui le recouvre.

Flanc gauche. — Au-dessous de la partie occupée par la fin du colon transverse, nous trouvons ici le colon descendant. Sa sonorité, quoique constante, est cependant moindre que celle du colon ascendant. Normalement, elle va en diminuant à mesure que l'on s'approche de l'*S* iliaque, qui, à l'état normal, est mate. La partie inférieure du colon descendant ne doit donc présenter qu'une sonorité très faible.

Région sus-pubienne. — Cette région est normalement sonore, mais d'une sonorité très obtuse. Il faut tenir compte que cette sonorité ne peut être donnée que par celle des anses intestinales, qui est déjà faible, ainsi que l'indique la percussion de la région sous-ombilicale ; et ensuite que nous ne la percevons qu'à travers les muscles droits et pyramidaux très épais à leurs insertions inférieures. Cependant, le son donné par la région sus-pubienne, je le répète, doit être sonore ; une matité complète supposera donc toujours une cause dont il faudra chercher la nature. Parmi les plus communes, et par ordre de fréquence, je citerai la grossesse, l'accumulation de l'urine dans la vessie, et les tumeurs utérines.

Fosse iliaque droite. — Constamment sonore, elle voit encore sa sonorité exagérée dans des cas pathologiques assez nombreux. Sa sonorité normale, une des plus accusées de la paroi abdominale, tient à la présence du cœcum que cette région loge en entier. Son exagération reconnait le plus souvent pour cause la paresse intestinale, comme on le voit souvent dans certaines affections aiguës et chroniques, ou bien une obstruction siégeant au-dessus de ce point. Sa disparition ou sa diminution correspondent presque toujours à l'obstruction, le plus souvent, stercorale de cette cavité.

Fosse iliaque gauche. — Elle correspond à l'*S* iliaque. C'est une des régions dans lesquelles la sonorité est la plus faible. Elle est même souvent mate à l'état normal. La moindre sonorité dans cette région doit donc éveiller notre attention.

Le plan postérieur de la cavité abdominale est bien moins souvent examiné. Cependant il pourra l'être parfois et avec profit.

Région rachidienne. — Cette région, ou région médiane, n'est que rarement percutée ; le seul examen que l'on en fasse est, à l'aide de l'auscultation, pour la recherche des anévrysmes de l'aorte.

Sa percussion, le malade étant dans le décubitus abdominal, donne un son mat. Il faut, en effet, tenir compte de l'épaisseur considérable des parties molles qui ferment la cavité abdominale sur ce point. Ce ne serait donc que dans les cas de tympanisme exagéré que l'on pourrait trouver de la sonorité, et encore faudrait-il la chercher sur ses parties latérales.

Région rénale droite. — Cette région, de même que

sa symétrique, reçoit son importance de la présence du rein, qui lui donne son nom.

A l'état normal, cette région est complètement mate, et ce n'est que dans les tympanismes très prononcés qu'on pourrait trouver une sonorité profonde.

Région rénale gauche. — Il en est de même et à plus forte raison, de la région symétrique, qui est également occupée par le rein; et qui, de plus, loge à sa partie supérieure la rate.

CHAPITRE XIII

STÉTHOMÉTRIE

SOMMAIRE : Définition; — Division; — Méthode des diamètres et des périmètres.

Méthode des diamètres : *A*. Procédé des diamètres proprement dits : Instruments; Points de repère; Procédés.

B. Procédé de l'indice : Définition; Calcul; Application de la méthode des diamètres.

STÉTHOMÉTRIE

DÉFINITION. — Je donnerai le nom de stéthométrie à l'ensemble des procédés destinés à mesurer les dimensions extérieures de la cage thoracique.

DIVISION. — Ces procédés peuvent se répartir en deux méthodes, celle du *périmètre* et celle du *diamètre*.

J'ai déjà parlé de la première en traitant des mensurations en général; je n'y reviendrai pas. Seule donc celle des diamètres va nous occuper ici.

MÉTHODE DES DIAMÈTRES. — Cette méthode comprend elle-même deux procédés : celui des *diamètres proprement dits* et celui de l'*indice thoracique*.

A. — Dans le premier de ces procédés, celui des *diamètres proprement dits*, on se contente de prendre les diamètres et de comparer un même diamètre soit avec lui-même, pris à des époques différentes, soit avec le diamètre symétrique. Dans le second procédé la dimension réelle des diamètres perd son importance; et elle est remplacée par la comparaison des deux diamètres principaux, antéro-postérieur et transversal. On ne tient compte que de l'*indice*. Ce qui va suivre fera mieux ressortir cette différence.

INSTRUMENTS. — Les diamètres sont pris avec un compas d'épaisseur, mais de dimension supérieure à celui qui sert pour la boîte crânienne. Les modèles employés par les divers observateurs sont nombreux; mais tous, avec quelques modifications, ont pour type celui de Baudelocque.

Aucun, jusqu'à présent, ne me paraît l'emporter, sous tous les rapports, sur les autres. Chacun d'eux, en effet, présente sur les autres quelques avantages, mais qui toujours sont balancés par des inconvénients.

Le choix reste donc permis; je n'en désignerai aucun d'une manière spéciale. Voici seulement les conditions auxquelles, d'après moi, devront satisfaire ces instruments :

1° Permettre de prendre commodément tous les diamètres horizontaux, transversaux, antéro-postérieurs, et diagonaux de la poitrine ;

2° Avoir des tiges résistant assez à la pression pour ne pas fléchir trop facilement ;

3° Avoir une graduation commode à lire ;

4° Avoir un mode de fixation permettant de maintenir l'écartement des branches pour qu'on puisse s'assurer du diamètre après avoir enlevé l'instrument ;

5° Être d'un transport commode.

VÉRIFICATION. — Quel que soit l'instrument que l'on ait adopté, il est indispensable de le vérifier souvent. Les branches, en effet, ne serait-ce que par l'usage, ne tardent pas à se fatiguer, et à laisser entre elles un écartement plus grand que ne l'indique la graduation. C'est avec le double-mètre en bois articulé que se fera cette vérification.

Diamètres et points de repère. — Les deux diamètres pris le plus fréquemment sont : *l'antéro-postérieur* et le *transversal*. Mais parfois on leur en adjoint au moins deux autres et quelquefois quatre. Les deux premiers sont les *épineux-mamelonnaires*, et les autres, les *sterno-costaux*.

Les points de repère sont les suivants :

1° Pour le diamètre *antéro-postérieur*, la rencontre de la ligne médiane avec l'articulation sterno-xyphoïdienne en avant, et en arrière l'apophyse épineuse correspondante, c'est-à-dire située à une hauteur telle que le diamètre fictif soit horizontal ;

2° Pour le diamètre *transversal*, les deux points extrêmes d'une ligne qui se termine sur les parties latérales du thorax, à la hauteur de l'articulation sterno-xyphoïdienne;

3° Pour les diamètres *épineux-mamelonnaires*, le sommet de l'apophyse épineuse en arrière, et le mamelon en avant;

4° Enfin pour le diamètre *sterno-costal*, la partie moyenne de l'articulation sterno-xyphoïdienne et l'angle des côtes.

Ce sont là les hauteurs et les points de repère le plus fréquemment choisis, et pour la détermination desquels, du reste, plaident un certain nombre de raisons anatomiques ou cliniques.

Aussi devra-t-il être entendu que ce sont eux que l'on a admis quand dans l'observation on n'en désigne pas d'autres. Mais il est évident que la clinique peut créer telles circonstances dans lesquelles on devra prendre les diamètres à d'autres hauteurs ; et que par conséquent, dans ces cas, les points de repère devront être déplacés. On pourra même, quand on y trouvera quelque avantage, prendre d'autres diamètres. Il n'en est pas qui ne puisse, dans un cas donné, présenter quelque intérêt. Il suffira, dans ces cas, de bien préciser les deux extrémités.

Position du malade. — La position la plus avantageuse est la station verticale ; et, quand elle est rendue impossible par l'état de santé du malade, il faut s'en rapprocher autant que faire se peut en l'asseyant au moins sur son lit. Le décubitus dorsal et le latéral devront être rejetés. Outre qu'ils sont incommodes, ils obligent à des déplacements qui forcément modifient les diamètres.

Le tronc doit être découvert d'une manière complète. On ne saurait faire de la bonne stéthométrie avec des vêtements même flottants, qui à chaque instant viendraient masquer le théâtre de l'opération. Les bras devront être pendants le long du corps, et le tronc tenu aussi droit que possible. Enfin, si le sujet est assis sur son lit, il doit regarder directement les pieds du lit, de manière à ce que son corps soit placé bien symétriquement.

Chacune de ses précautions a son importance. Le sujet étant ainsi disposé, et, après lui avoir recommandé de conserver cette position sans la modifier jusqu'à la fin de l'opération, on marque les divers points de repère avec un crayon dermographique. C'est là une opération plus délicate qu'on ne pourrait le croire tout d'abord.

Pour être sûr d'opérer toujours sur la même ligne horizontale, après avoir marqué le point sterno-xyphoïdien, on fait passer par lui un ruban de fil qui fait le tour de la poitrine ; puis, par une série de tâtonnements, on le ramène à l'horizontale, et on le laisse en place jusqu'à ce que les divers points de repère aient été marqués.

Je reviens avec intention, sur la nécessité de vérifier plusieurs fois chaque point de repère, après l'avoir une fois indiqué. Il arrivera souvent que l'on aura à modifier les premiers marqués.

Ces points bien indiqués et vérifiés, le malade gardant toujours son immobilité, on prend les divers diamètres jugés nécessaires, et on les écrit au fur et à mesure.

Procédés. — Pour prendre ces diamètres, je conseille de tenir le compas, non par son articulation, mais en mettant une main à chacune de ses extrémités, de telle manière que la main vérifie une dernière fois les points de repère, en prenant le diamètre.

C'est pendant que l'on maintient les deux extrémités du compas chacune sur un de ces points, qu'il faut lire l'écartement sur la graduation. Si cette lecture était difficile, soit que le jour ne tombât pas sur la tige graduée, soit pour toute autre raison, un aide quelconque fixerait la vis de pression ; et ce n'est qu'après avoir déplacé l'instrument que le diamètre serait lu.

Pour le diamètre antéro-postérieur et les deux obliques, les points de repère sont marqués d'avance ; mais il ne peut en être ainsi pour le transversal, qui est un diamètre maximum. Ce n'est donc que par une série de tâtonnements qu'il peut être trouvé. Il faut avoir soin de ne pas le confondre avec un diamètre diagonal. On n'est sûr d'avoir le diamètre transversal que quand l'axe du compas se confond avec le diamètre antéro-postérieur de la poitrine. Le compas ne doit donc incliner ni à droite ni à gauche.

B. — Jusqu'à présent on n'a calculé que l'*indice* des deux principaux diamètres, l'antéro-postérieur et le transversal.

Ce procédé a été surtout conseillé par Fourmentin [1], dans une étude des plus complètes sur les divers modes d'examen de la poitrine. La manière de prendre les diamètres est la même que précédemment.

L'indice étant le rapport de ces deux diamètres, plus que jamais il est indispensable de prendre ces deux diamètres à la même hauteur. Il ne l'est pas moins, on le comprend, de conserver la même hauteur dans les mensurations successives, si l'on veut suivre l'évolution d'une maladie, ou de toute modification de la cage thoracique, s'accomplissant sous une influence quelconque ; et aussi, si l'on voulait comparer une série de poitrines entre elles, comme on le fait en anthropologie.

Calcul. — Pour calculer l'indice thoracique, à l'exemple de Fourmentin, il faut multiplier le diamètre transversal par 100, et diviser le produit par le diamètre antéro-postérieur, on a ainsi la formule :

$$\text{I Th.} = \frac{\text{D T} \times 100}{\text{D A P}}$$

Cette formule, du reste, comme on peut le voir, est copiée sur celle de l'indice céphalique. Les résultats sont pourtant très différents, en ce sens que, tandis que les indices céphaliques sont toujours inférieurs à 100, les indices thoraciques lui sont toujours supérieurs. C'est qu'en effet, pour le crâne, le diamètre antéro-postérieur est toujours plus long que le transversal, et que pour la poitrine c'est le contraire qui a lieu, au moins chez l'homme.

Si nous supposons un diamètre transversal de 305 mil-

[1] Fourmentin, *Thèse*. Paris, 1874.

limètres et un diamètre antéro-postérieur de 210 millim., notre formule nous donnera :

$$\frac{305 \times 100}{210}$$

soit 1 50 comme indice.

Utilité. — Le procédé des *diamètres* peut rendre des services ; mais son emploi s'adresse surtout à certains cas spéciaux ; lorsque, par exemple, un seul diamètre intéresse le clinicien

Quand, au contraire, il doit faire une évaluation des dimensions de la poitrine en établissant des compensations entre ces divers diamètres, le procédé des diamètres perd beaucoup de sa valeur: il est sans garantie pour des variations peu étendues. C'est surtout au procédé *de la section thoracique*, dont je vais m'occuper, qu'il faudra s'adresser dans ces cas.

Le procédé de l'*indice thoracique*, au contraire, répond à une indication spéciale. Il donne un renseignement que lui seul peut fournir ; et, sous ce rapport, il ne peut être remplacé par aucun autre. Il mérite donc de rester : mieux que tout autre il permet d'apprécier, et de chiffrer même, la forme de la poitrine que l'on peut ainsi diviser en larges, longues, etc. Il me paraît devoir trouver son utilité surtout en anthropologie ; mais l'hygiène et la clinique peuvent également lui demander de précieux renseignements ; et c'est ainsi, par exemple, que j'ai pu vérifier cette loi formulée par Fourmentin: que les grands indices correspondent toujours à des constitutions faibles ou délabrées.

CHAPITRE XIV

STÉTHOGRAPHIE

SOMMAIRE : Stéthographie simple et métrique.

Stéthographie simple : Définition ; Instruments et Procédés.

Stéthographie métrique : Instruments et procédés.

Appréciation et parallèle des méthodes stéthométriques et stéthographiques.

STÉTHOGRAPHIE

DÉFINITION. — La stéthographie comprend l'ensemble des procédés destinés, non seulement à mesurer les dimensions extérieures de la cage thoracique, mais aussi à en reproduire la forme.

Les méthodes précédentes, qu'il s'agisse du périmètre ou des diamètres, sont des méthodes simplement de *mensuration* ; celles dont je vais m'occuper sont des méthodes *graphiques*, et c'est ce qui les caractérise.

La *stéthographie*, comme la stéthométrie, comprend deux méthodes ayant chacune plusieurs procédés. La première est la *stéthographie simple*, et la seconde la *stéthographie métrique*.

Stéthographie simple. — Cette méthode, la première employée, a été désignée par Woillez sous le nom de cyrtométrie de (κυρτος, courbe, et μετρον, mesure).

Le nom de cyrtomètre est plus général, et suppose que

la méthode s'applique à toutes les courbes; de plus, le caractère propre de la méthode est oublié. Il semble que la cyrtométrie n'ait pour but que de mesurer. Or, d'une part, le propre de cette méthode étant de donner des graphiques, et d'autre part, la poitrine étant seule en cause ici, j'ai préféré adopter le mot *stéthographie*, qui limite mieux le champ des applications de la méthode, et qui de plus spécifie mieux son caractère distinctif.

Je donne donc le nom de *stéthographie simple* à cette branche de la technique qui a pour but de reproduire les formes extérieures de la poitrine.

Les principaux instruments proposés dans ce but sont : ceux de Bouvier, de Woillez, de Nielly et de Fourmentin[1]. Les trois premiers ne reproduisent le périmètre de la poitrine qu'avec ses dimensions vraies, tandis que celui de Fourmentin, outre qu'il peut reproduire la poitrine avec ses dimensions exactes, peut également les augmenter ou les réduire. Je parlerai de l'instrument de Fourmentin dans le chapitre consacré à l'*isographie*.

Je vais décrire ces divers instruments en empruntant la description à leur auteur.

L'instrument de Bouvier, le premier en date, a reçu de son auteur le nom de stéthomètre; mais son but est de donner le *graphique* de la poitrine, et par conséquent, il appartient bien réellement à la *stéthographie*.

Voici sa description telle que je l'ai trouvée dans le *Bulletin de l'Académie royale de médecine* de 1837 (séance du 26 décembre 1836) :

« C'est un cercle en bois traversé par des chevilles, dont les pointes s'appliquent autour de la poitrine, et

[1] L'instrument de Félix Audry a pour but de mesurer les courbes pathologiques, et tout particulièrement celles de la région précordiale. Ce n'est donc pas véritablement un stéthographe.

décrivent, par leur réunion, une courbe tout à fait semblable à la circonférence de cette dernière. Lorsqu'on le retire, en écartant les deux moitiés de l'instrument, et qu'on les a rapprochées de nouveau, il est facile de retracer une courbe sur le papier, et de tailler un moule en bois qui la reproduit fidèlement. »

L'instrument de Woillez « consiste en une tige de baleine longue de 60 centimètres, et composée de pièces articulées de 2 en 2 centimètres et à double frottement. Cette disposition permet à l'instrument non seulement d'être appliqué sur la poitrine aussi exactement qu'un ruban métrique, mais surtout de conserver, après avoir été retiré, une courbe représentant le moule du périmètre de la poitrine. Cet instrument s'applique de champ successivement de chaque côté du thorax, à la hauteur de l'articulation stermo-xyphoïdienne.

« Pour en faire l'application, la main droite glisse l'extrémité initiale derrière le malade, et la maintient fixée contre l'épine vertébrale, tandis que la main gauche porte l'autre extrémité en avant, de manière que la tige vienne passer au niveau de la base de l'appendice xyphoïde; on note, comme avec le ruban gradué, le nombre de centimètres indiqués au niveau de ce point marqué d'avance par un trait de plume. Pour que l'application soit très exacte, le cyrtomètre est fortement serré pendant l'expiration; puis avant que l'inspiration soit venue de nouveau distendre la poitrine, on écarte rapidement de la main gauche la moitié correspondante de l'instrument.

« Cet écartement brusque, ainsi que l'enlèvement du cyrtomètre sont faciles, grâce à une ou deux articulations particulières que l'instrument présente sur sa longueur. Chacune de ces articulations, très mobiles dans le sens de l'écartement, devient fixe au niveau et dans le sens de l'application lorsqu'on veut pour le tracé ramener l'instrument à la courbe thoracique dont il a pris la forme.

« Enfin, pour faire le tracé de cette courbe, on applique le cyrtomètre à plat sur une feuille de papier écolier dont on considère le pli vertical comme le diamètre antéro-postérieur moyen de la poitrine; un crayon, promené le long du bord intérieur, dessine cette courbe dont la longueur est fournie par le nombre de centimètres constatés antérieurement. »

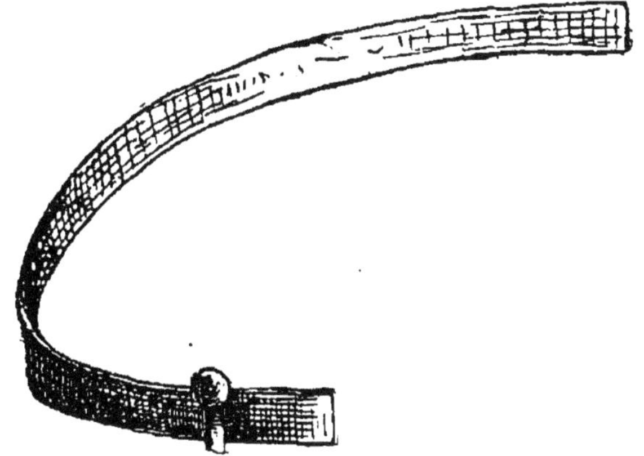

Fig. 5. — Cyrtomètre de Nielly.

Cyrtomètre de Nielly[1]. — « C'est une lame métallique, faite d'un alliage d'étain et de plomb[2], large de 2 centimètres, épaisse de 2 millimètres, longue de 55 centimètres, coupée carrément à ses deux extrémités. C'est après de nombreux tâtonnements, dit Nielly, que je me suis arrêté aux chiffres que j'indique; en les respectant dans la construction de l'instrument, on obtient la perte totale de l'élasticité de l'alliage, ce qui est indispensable

[1] *Archives de médecine navale*. 1874.

[2] Deux tiers d'étain et un tiers de plomb.

pour que la lame métallique reproduise exactement le profil de la surface d'application. Quant à la longueur de 55 centimètres, elle est suffisante pour répondre aux exigences de dimensions d'un hémithorax quelconque. Disons, en terminant, qu'un petit curseur peut se mobiliser sur la bande métallique ; et qu'il consiste en une sorte de petite pince d'acier, dont les deux mors s'écartent ou se rapprochent par la manœuvre d'une petite vis qui leur sert de trait d'union.

« Pour se servir de ce cyrtomètre, on trace à l'ongle, à l'encre ou au crayon dermographique, sur le sternum et suivant la ligne médiane, une ligne qui doit servir de point de départ ; puis le malade étant assis, le thorax découvert, on applique horizontalement la lame métallique sur l'hémithorax droit ou gauche, l'extrémité sternale de la lame partant de la tige tracée sur le sternum. L'extrémité postérieure se trouve par suite en rapport avec le rachis, et le curseur, laissé mobile jusqu'alors, est porté sur l'apophyse épineuse correspondante au niveau de laquelle un tour de vis vient le fixer. Cette manœuvre du curseur doit être faite par un aide, l'opérateur ayant les deux mains occupées à maintenir l'instrument intimement appliqué sur l'hémithorax, et à exercer des pressions sur toute son étendue. Dans ces conditions, la lame métallique se courbe au niveau des saillies, s'enfonce dans les dépressions, et perd, au bout de quelques secondes d'application, toute l'élasticité qu'elle avait pu acquérir en se courbant. Quand ce résultat est obtenu, la lame est retirée avec précaution et transportée horizontalement sur une table voisine, où se trouve un papier préparé d'avance. L'opérateur, la posant alors sur un de ses bords, presse verticalement en deux points du bord opposé, et la fixe solidement, pendant que l'aide reproduit, au moyen d'un crayon, le tracé parallèle à la courbe obtenue. On a ainsi la représentation graphique de l'hémithorax observé; il suffit d'agir de même pour l'hémithorax du côté opposé, et d'en rapprocher le tracé de celui qui aura déjà été fourni par la première exploration. »

Stéthographie métrique. — Le procédé qu'il me reste à exposer permet, non seulement de reproduire la forme de

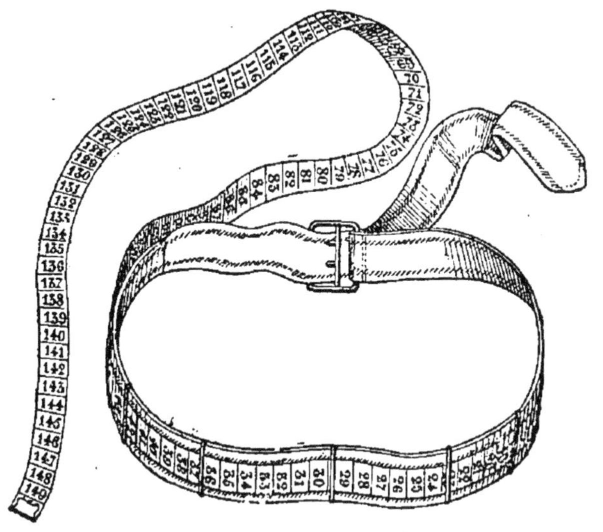

Fig. 6. — Stéthographe.

la poitrine, comme les deux procédés précédents, mais aussi de donner son périmètre; et enfin, ce qui lui est propre, de mesurer la surface de sa *section*. Je reviendrai, du reste, sur cet avantage en comparant les divers procédés entre eux.

Le stéthographe se compose :

1° D'une lame de plomb de 2 centimètres de large, de 2 millimètres d'épaisseur et de 60 centimètres de long;

2° De deux lacs cousus par leurs bords et formant une

gaine dans laquelle la lame de plomb se trouve serrée, puis se continuant seuls dans un espace de 60 centimètres, ce qui donne à l'instrument une longueur totale de 1 m. 10;

3° D'une boucle ordinaire cousue à l'extrémité du lacs renfermant la lame de plomb, et permettant de fixer l'instrument sur la poitrine, pendant qu'on la moule exactement, et qu'on lit les mesures;

4° D'un ruban métrique fixé sur la gaine dans une étendue de 0 m. 50, dont le zéro correspond à la boucle, et dont le reste flotte libre de même que le lacs.

Position du sujet. — De même, et plus encore que pour la stéthométrie, il est plus avantageux de donner au malade la situation verticale. Il est, en effet, important ici de pouvoir circuler autour de lui, pour s'assurer que la lame de plomb se moule exactement dans tout son parcours. Si le malade ne peut rester debout, il faut au moins le faire asseoir sur un siège, autant que possible dépourvu de dossier. Ici encore, tout vêtement doit être supprimé. On ne saurait se donner trop de commodités pour assurer l'exactitude de son observation. Quelle que soit la position adoptée, le malade doit avoir le tronc droit, symétriquement placé, et regarder directement devant lui, sans chercher à voir ce qui se passe.

Position de l'opérateur. — Dans ce procédé, comme dans les deux précédents, on ne prend qu'un hémithorax à la fois. Or, c'est toujours de ce côté que doit se trouver l'opérateur.

Position de l'aide. — La présence d'un aide est indispensable; et autant que possible il doit être choisi dans le monde médical, ou au moins hospitalier. Si donc la stéthographie doit avoir lieu dans la clientèle, il ne faut pas craindre de se faire accompagner par son aide. Si l'on veut avoir confiance dans ses résultats, il faut ne rien négliger pour augmenter les garanties d'exactitude.

L'aide se place du côté opposé à l'opérateur.

Lieu d'élection. — Plus je prends de tracés stéthographiques plus je me convaincs de l'impossibilité de remonter plus haut que l'articulation sterno-xyphoïdienne. C'est donc ce point que je propose de prendre comme point de repère habituel. Si, pour une cause quelconque, on donnait la préférence à un autre, il serait donc indispensable de l'indiquer dans l'observation.

Procédé. — Le malade ayant pris la position indiquée, et les recommandations étant faites pour qu'il la garde pendant tout le temps que va durer l'opération, on trace au crayon dermographique une croix sur la ligne médiane et au niveau de l'articulation sterno-xyphoïdienne, et une autre sur la ligne des apophyses épineuses, à une hauteur correspondante.

Plaçant ensuite le zéro du stéthographe au niveau de la croix sternale, de telle manière que le bord inférieur de l'instrument affleure l'articulation, on le conduit en le tenant d'assez près sur la partie latérale d'abord, et ensuite sur la partie postérieure de la poitrine, en lui donnant, autant que possible du premier coup, un trajet horizontal. On y arrive assez facilement en se dirigeant sur la marque faite sur la ligne des apophyses épineuses. Dès que la boucle est placée en avant, l'aide s'en empare, et s'attache désormais à la maintenir en place tout aussi bien en hauteur que dans le sens horizontal. Ce rôle demande, du reste, toute son attention. Dès que l'opérateur a dépassé les apophyses épineuses, l'aide applique sur ce point la main qui lui reste disponible; et maintient le stéthographe par une pression douce, égale et constante.

L'opérateur continue à appliquer la lame de plomb, et arrivé à son extrémité, saisit le lacs, vient le passer dans la boucle, et serre l'appareil d'une manière suffisante pour que la pression qu'il exerce facilite son maintien en place, maintien en place qui est en plus assuré par l'aide.

C'est là le premier temps. Mais on se tromperait si l'on pensait pouvoir obtenir aussi rapidement un bon tracé. Pour y arriver, il faut revoir l'appareil dans toute la circonférence, s'assurer qu'il n'est pas descendu, que le zéro n'a dévié ni à droite ni à gauche, que la pression exercée par l'appareil est uniforme dans toute l'étendue, enfin que son bord inférieur se moule exactement sur le thorax.

Points de repère. — Ces divers points vérifiés, on prend les points de repère. Ces points de repère ont pour but de s'assurer que les deux hémithorax seront pris dans des conditions identiques. Ils sont au nombre de deux : Le premier est le *périmètre total.* Il se prend à l'aide du ruban métrique ramené jusque devant le zéro. Nous pourrons donc, quand nous replacerons l'appareil du côté opposé, être sûr que la pression exercée est la même. Le second consiste en une série de *traits de crayon* dermographique suivant des deux côtés le bord supérieur de l'instrument.

Mensuration. — Ce n'est qu'après s'être donné cette double garantie que l'on s'occupe de prendre les mesures. Deux sont à prendre : la première est celle de l'*hémithorax* qui est donnée par le chiffre correspondant à la ligne des apophyses épineuses, et la seconde est le *diamètre antéro-postérieur* que l'on prend avec le compas d'épaisseur, par-dessus le stéthographe.

Ces deux dimensions prises, on dépasse le lacs de la boucle ; et, tenant le stéthographe par les points correspondants aux deux extrémités de l'hémithorax, on le transporte sur le papier, sur lequel on doit reproduire la courbe.

Papiers métriques. — Dans les deux procédés précédents, c'était du papier ordinaire ou transparent qui recevait le tracé; et les deux hémithorax étaient comparés en les appliquant l'un sur l'autre et par transparence. On pouvait ainsi dire le plus souvent, si l'un était plus grand que l'autre, mais seulement d'une manière approximative. Je pense avoir donné beaucoup plus de rigueur à cette appréciation en me servant d'un papier métrique. Celui que j'ai adopté a des carrés de 5 millimètres de côté, de sorte que les quatre font le centimètre carré [1].

Une des lignes étant prise comme diamètre antéro-postérieur fictif, je dispose le stéthographe sur ce papier, de telle manière que le zéro corresponde à ce diamètre, et que le chiffre indiquant le périmètre de l'hémithorax lui corresponde également. Mais de plus, pour être sûr que l'écartement est bien le même, je me sers du compas d'épaisseur dont les branches ont conservé leur écartement, et au contact desquelles le stéthographe est ramené.

Ce n'est qu'après m'être donné cette nouvelle garantie, que le crayon est conduit le long du bord inférieur de l'instrument, celui-là même dont j'ai pris soin de constater l'application exacte. (Fig. 7.)

Redressement de l'instrument. — Le premier hémithorax étant tracé, il faut redresser l'instrument avant de prendre le second. On y arrive d'abord par une traction modérée, et ensuite en le laissant tomber un certain nombre de fois sur une table, à plat et sur chacun de ses deux côtés; on peut aussi le battre entre la table et un corps dur quelconque, même un livre relié.

Deuxième hémithorax. — Le stéthographe étant

[1] On peut également se servir d'un papier quadrillé par centimètres carrés seulement; il est moins exact mais cependant suffisant.

redressé, on procède à son application du côté opposé, en suivant les mêmes règles.

Pour être sûr qu'on le place à la même hauteur, on a non seulement les deux marques des lignes antérieure et

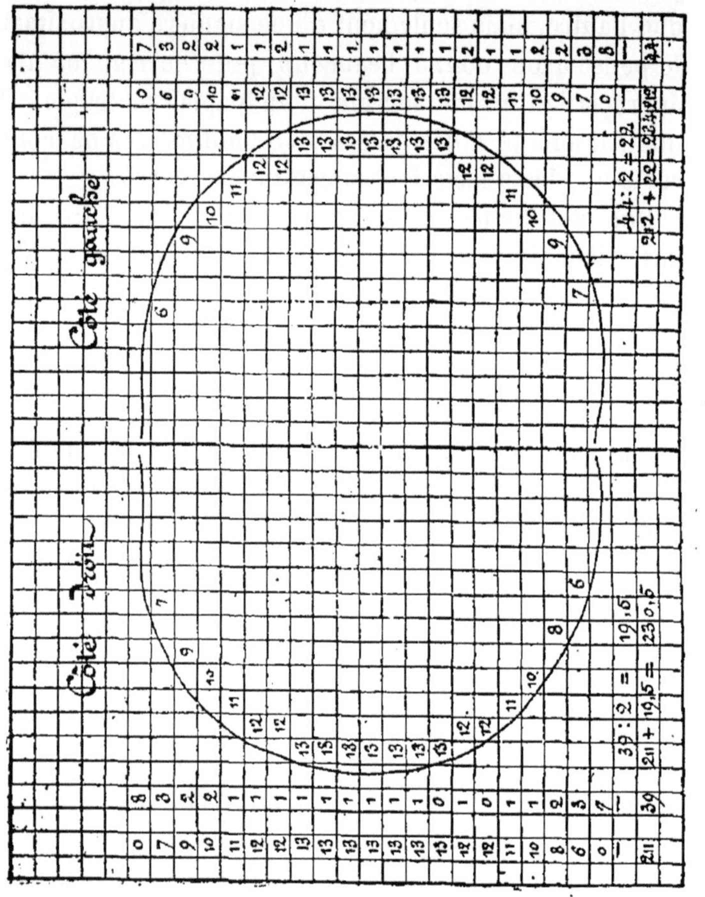

FIG. 7. — Papier métrique.

postérieure, mais aussi les traits horizontaux marqués sur toute la circonférence. Enfin, l'appareil étant bouclé, le périmètre total nous indiquera si la pression est bien la même que la première fois, ou bien si nous devons la modifier.

Après s'être assuré de ces deux points, on lit la longueur du second hémithorax, comme du premier ; et, le stéthographe étant porté de nouveau sur le papier métrique, le second hémithorax est tracé comme le premier.

Appréciation de la section thoracique. — On a ainsi le périmètre des deux hémithorax. Pour connaître leur superficie, il suffit de compter les carrés que chacun d'eux comprend, et de diviser le total par 4 pour avoir la superficie en centimètres carrés. Les carrés qui sont traversés par le périmètre sont invariablement comptés comme un demi-carré, la compensation s'établissant d'une manière très suffisante.

Cette opération, du reste, est moins longue qu'on ne pourrait le croire. Si, en effet, nous jetons un coup d'œil sur la figure, représentant un tracé et ses calculs, on verra que par une disposition des plus simples, on peut se dispenser de recommencer chaque fois la numération de tous les carrés de chaque ligne.

Si, en effet, dans une première ligne, nous avons trouvé 6 carrés complets, comme dans la figure, en inscrivant ce chiffre 6 dans le dernier carré, nous pourrons nous dispenser, en comptant la ligne suivante, de repartir du diamètre fictif. Il suffira de partir du sixième carré, et ainsi des lignes suivantes. Pour faciliter ce calcul, je conseille donc de procéder ainsi qu'il est indiqué sur la figure.

Tel est le procédé qui est résulté des divers perfectionnements que j'ai apportés soit aux instruments de Woillez et de Nielly, soit à leurs procédés.

Appréciation. — Les méthodes permettant de mesurer la cage thoracique sont donc au nombre de quatre :

Celle du *périmètre ;*

Celle des *diamètres*, en y comprenant les procédés de l'*indice*;

Celle de la *stéthographie simple ;*

Et enfin celle de la *stéthographie métrique.*

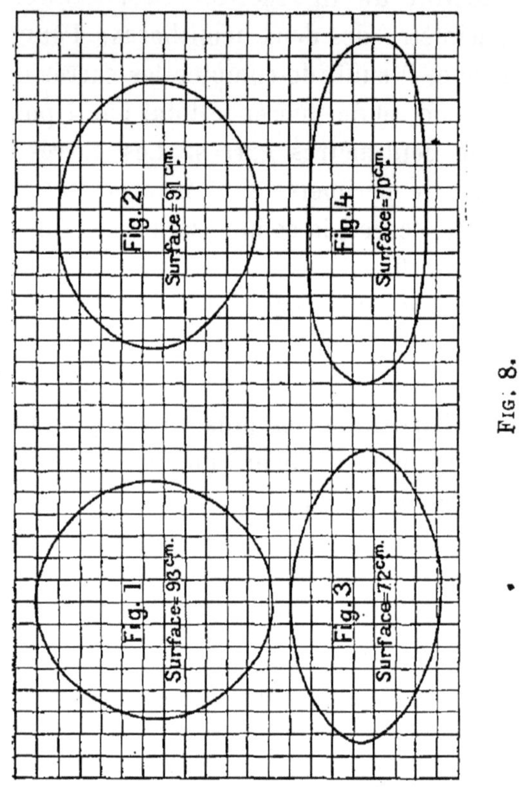

FIG. 8.

Voyons rapidement quelle est leur valeur respective et les avantages que chacune d'elles peut nous présenter.

De toutes, c'est celle du *périmètre* qui offre le moins de garantie. Quelque exact que soit le résultat de ces mensurations, en effet, tels cas peuvent se présenter dans lesquels elles peuvent nous induire en erreur. Pour s'en rendre compte, il suffit de jeter les yeux sur la figure 8. Elle contient quatre dessins de formes différentes, mais ayant le même périmètre. Or, si nous mesurons leur superficie, nous verrons qu'aucune d'elles n'a une superficie égale. A des périmètres égaux peuvent donc correspondre des superficies inégales ; et nous devons également conclure que des superficies égales peuvent être circonscrites par des périmètres inégaux.

Il me paraît donc difficile d'échapper à cette autre conclusion : que les périmètres thoraciques et les sections thoraciques ne sont pas forcément proportionnels ; et que, par conséquent, on ne peut jamais conclure d'une manière sûre de l'un à l'autre. C'est, du reste, ce qui avait déjà décidé Chomel à renoncer à ce procédé de mensuration, et lui avait fait adopter le procédé des diamètres.

Si l'on jette de nouveau les yeux sur la figure 8, on verra que pour le même périmètre la superficie est d'autant plus grande que la figure se rapproche plus du cercle. Or, c'est ce qui a lieu dans l'affection dans le cours de laquelle la mensuration du thorax nous intéresse le plus, la pleurésie.

Chomel, et, après lui, de nombreux cliniciens ont remarqué que dans l'épanchement pleurétique la poitrine s'agrandit en *s'arrondissant ;* c'est-à-dire que son diamètre antéro-postérieur s'allonge. Or, c'est en partant de cette donnée que Chomel avait adopté la méthode des *diamètres*, en accordant le plus d'importance aux dimensions du diamètre antéro-postérieur.

Mais, si on peut affirmer que l'allongement du diamètre antéro-postérieur entraîne toujours un accroissement de la section thoracique, on ne saurait donner aucune loi générale en ce qui concerne le transversal et les obliques, leurs allongements pouvant tout aussi bien coïncider avec une diminution qu'avec un agrandissement de la poitrine.

Enfin, le doute revient même pour le diamètre antéro-postérieur, quand son allongement coïncide avec une modification en sens inverse des autres diamètres. Il faut alors calculer une compensation qu'il est impossible d'évaluer d'une manière sûre. Aussi, depuis longtemps, la méthode des diamètres n'est-elle plus employée telle que l'avait expérimentée Chomel.

Transformée, au contraire, dans le sens de l'*indice thoracique*, je pense qu'elle pourra rendre quelques services ; mais encore plus dans le domaine de l'anthropologie que dans celui de la clinique. Je me suis déjà assez expliqué à cet égard pour n'avoir plus besoin d'y revenir.

Restent les deux méthodes *graphiques ;* et, des deux, la seconde n'étant que le perfectionnement de la première, le doute ne me paraît pas permis.

Des quatre méthodes de mensuration de la poitrine, au point de vue clinique, c'est donc la *stéthographie métrique*, telle que je l'ai décrite, qui me paraît mériter le plus la confiance du clinicien. Loin de moi la prétention de croire que je l'aie mise à l'abri de tout reproche ; je ne la crois que suffisamment exacte, sans être trop compliquée ; c'est-à-dire qu'elle me semble posséder les qualités que nous avons l'habitude de demander à un procédé clinique.

Ses avantages, et c'est ce qui servira de conclusion à ce chapitre, sont les suivants :

1° *De donner exactement la section thoracique, qui est l'élément qui nous intéresse le plus dans la plupart des cas où nous faisons les mensurations;*

2° *De permettre de traduire la surface de cette section par des chiffres dont la comparaison est beaucoup plus facile, aussi bien dans le langage parlé que dans le langage écrit;*

3° *Enfin, grâce aux précautions que j'ai indiquées et aux points de repère, de présenter plus de garantie que les autres.*

CHAPITRE XV

ISOGRAPHIE

SOMMAIRE : Isographie : Définition ; — Division.
Pantographie : Définition ; — Description.
Isographie thoracique : Définition ; — Instruments ; — Procédé ; — Appréciation.

En établissant la division des procédés cyrthographiques[1], je les ai répartis en deux catégories : l'une comprenant ceux qui sont destinés à reproduire les diverses courbes avec leurs dimensions réelles ; et l'autre ceux qui, tout en permettant de les reproduire avec leurs dimensions, donnent également la facilité de les obtenir, soit amplifiées, soit réduites. Les premiers ont composé la division de la *cyrtographie métrique*, qui est peut-être mieux connue (de κυρτος, courbe, et de γραφώ, j'écris), et les seconds la division de l'*isographie*.

L'isographie (de ισος, semblable, et de γραφω, j'écris) est donc cette partie de la technique ayant pour but de reproduire des figures ou objets, non avec leurs dimensions vraies, mais avec des dimensions proportionnelles ; c'est-à-dire, dans toute la rigueur du langage géométrique, par des figures semblables. Comme le fait remarquer Fourmentin, en effet, son procédé, ainsi, du reste,

[1] *Bulletin général de thérapeutique*, novembre et décembre 1887, et *Gazette médicale et chirurgicale de Toulouse*.

que tous ceux que je place dans le même groupe, ne doit pas être confondu avec quelques autres qui donnent des figures réduites, mais non semblables, comme le conformateur des chapeliers. Ce conformateur, en effet, réduit tous les diamètres d'une *quantité égale*. Si nous prenons un tour de tête, par exemple, dont le diamètre antéro-postérieur soit de 18 centimètres et le transversal de 15; et si nous supposons que le conformateur employé réduise de 6 centimètres; sur la figure qu'il donnera, le premier diamètre aura 18 — 6 = 12, et le second, 15 — 6 = 9; tandis que ce même tour de tête dessiné par un procédé isographique et réduit d'un tiers, nous donnerait bien 18 — 6 = 12, pour le diamètre antéro-postérieur, mais aussi 15 — 5 = 10, pour le transversal, soit une différence d'un centimètre en faveur de ce dernier. Il sera donc convenu que pour qu'un procédé soit *isographique*, dans le sens que je donne à ce mot, il faudra que la figure obtenue soit géométriquement semblable.

Tous les procédés isographiques dérivent du *pantographe*. Or le pantographe, nous le savons, est un parallélogramme AB, CD, articulé de telle manière que ses quatre côtés puissent se déplacer sans cesser d'être parallèles, et dont deux côtés opposés AC et DC, sont prolongés d'une quantité donnée, et portent à l'une de leurs extrémités, l'un E, un point fixe, et l'autre F, un crayon. Ainsi disposé, les distances AC et AF étant égales, c'est-à-dire CF étant le double de AC, qui est égal à CD, il est facile de comprendre qu'on obtiendra une figure double de celle dont la pointe mousse D suit les contours si le crayon est placé en F; et, au contraire, une figure réduite de moitié si la pointe mousse est mise en F et le crayon en D.

Cette disposition toutefois ne permettrait que de multiplier ou de diviser les distances par deux. Mais de plus, comme on peut le voir sur le dessin, les divers côtés de l'instrument portent une série d'orifices donnant la facilité de changer les points de l'articulation, de telle manière que l'on peut, grâce à cette graduation, obtenir l'agrandissement ou la réduction que l'on veut.

L'appareil qui est dessiné ci-contre, et qui n'est autre qu'un instrument des plus élémentaires, répandu dans le

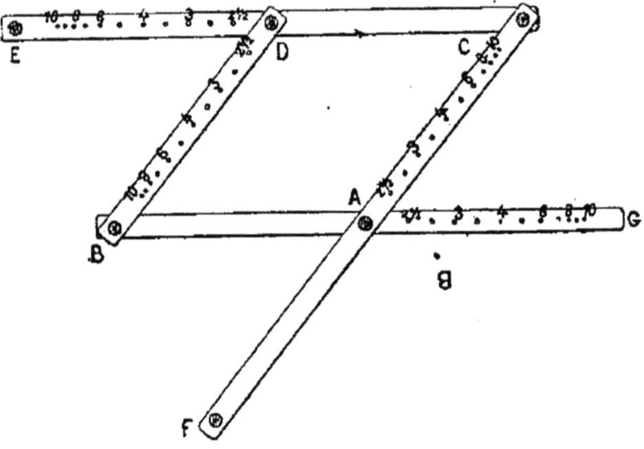

Fig. 9. — Pantographe.

commerce sous le nom de *pantographe américain* permet les agrandissements ou les réductions de : 2, 2 1/4, 2 1/2, 2 3/4, 3, 3 1/2, 4, 5, 6, 7, 8, 9, 10 : ce qui est bien suffisant pour la pratique ordinaire.

Telle est, réduite à sa plus grande simplicité, l'idée du pantographe. On le voit, elle est aussi ingénieuse que simple ; et nul ne s'étonnera que plus d'une fois déjà notre science en ait fait l'application. C'est ainsi que, sans chercher à être complet, je pourrais citer le *pelvigraphe*, le *profilographe*, le *prostatographe* et le *conformateur et réducteur* de Fourmentin. Mais de tous ces instruments et procédés que j'ai étudiés ailleurs, seul ce dernier relève de la médecine ; les autres dépendent de l'obstétrique, de la chirurgie ou de l'anthropologie. Seul donc l'instrument de Fourmentin nous occupera ici ; mais je l'étudierai d'autant plus longuement, d'abord qu'il est seul à représenter l'isographie médicale ; et qu'ensuite qu'il émane d'une idée qui me paraît féconde en applications.

Et d'abord, quelques mots sur le nom que lui a donné son auteur.

Application directe du pantographe, comme l'indique Fourmentin lui-même, cet instrument, destiné à retracer les courbes de la poitrine, a reçu de lui le nom de *conformateur graphique* et *réducteur*. Or, sans ajouter beaucoup d'importance à une question de terminologie, il me semble que le nom choisi par Fourmentin est passible de plusieurs objections. Il est trop long ; il n'est pas scientifique ; il est incomplet en ce sens que s'il est *réducteur* de la poitrine sur le dessin, il peut ensuite agrandir ce dessin lui-même ; et enfin on est exposé à le confondre avec une catégorie d'instruments dont Fourmentin lui-même prend le soin de le distinguer, les *conformateurs*.

Je pense donc que si ce sont là de petits inconvénients, par leur réunion ils ne méritent pas moins qu'on s'en occupe ; et que, sans rien enlever au mérite de l'instrument, on pourrait lui donner un nom qui indiquât mieux son principe et ses applications. Or, d'une part, cet instrument étant réellement isographique, et, d'autre part, n'étant destiné qu'à la poitrine, il me semble que ces deux idées se retrouveraient clairement dans un de ces deux noms : *isographie thoracique*, ou même *isostéthographie*. J'espère donc que l'inventeur, auquel, du reste, je rends pleine justice, ne me saura aucun mauvais gré de vouloir changer le nom de son instrument. Le conformateur graphique et réducteur de Fourmentin, deviendra donc, dans ce qui va suivre, sauf pour la description que j'emprunte à l'auteur lui-même, l'*isographie thoracique* ou l'*isostéthographie* de *Fourmentin*.

C'est à Fourmentin lui-même que j'emprunterai la description de son instrument. Son procédé étant assez compliqué, et l'un et l'autre demandant une connaissance complète, j'ai pensé ne pouvoir mieux faire que de laisser parler l'auteur lui-même.

« Il se compose de diverses pièces qu'une comparaison peut nous aider à comprendre : lorsque avec la pulpe des doigts nous suivons les contours d'un objet, nous pouvons ainsi nous rendre compte de sa forme par les mouvements musculaires produits. Remplaçons le bras par un arc rigide circonscrivant l'objet, et l'appréciation subjective des mouvements par un appareil enregistreur, et nous aurons là le principe de l'instrument en question que nous avons déjà esquissé à l'introduction.

« L'arc présente une extrémité libre destinée à suivre l'objet. Celle-ci est aplatie, et l'on peut la remplacer au besoin par une pointe un peu arrondie. L'autre extrémité est assujettie à un axe de rotation qui permet de tourner l'arc à droite ou à gauche, ou dans le plan perpendiculaire au plan de l'appareil pour obtenir des coupes verticales ou de profil. Cet arc peut être en bois ou en métal garni de cuir; l'arc en bois présente l'avantage de ne pas se déformer, c'est un arc de ce genre que j'ai jusqu'ici employé. Pour le rendre portatif, on peut établir une brisure en son milieu. Ses deux parties seront rapprochées, soit par deux vis de pression pour le bois, soit par pénétration pour des tubes métalliques; mais, dans ce dernier cas, il sera mieux de les associer par une charnière placée à l'une des deux extrémités d'une gouttière, qui, portée par l'une des deux parties de l'arc, pourra recevoir l'autre.

« L'appareil graphique repose sur une planchette, où sont superposées plusieurs feuilles de papier. Celles-ci sont maintenues par des lames d'acier disposées pour un enlèvement rapide. La figure représente cet appareil tel que je l'ai employé pour réduire les tracés au quart des dimensions (ne pas confondre avec la réduction du conformateur des chapeliers, où l'on diminue chaque rayon d'une quantité constante et de 6 centimètres). L'appareil se compose

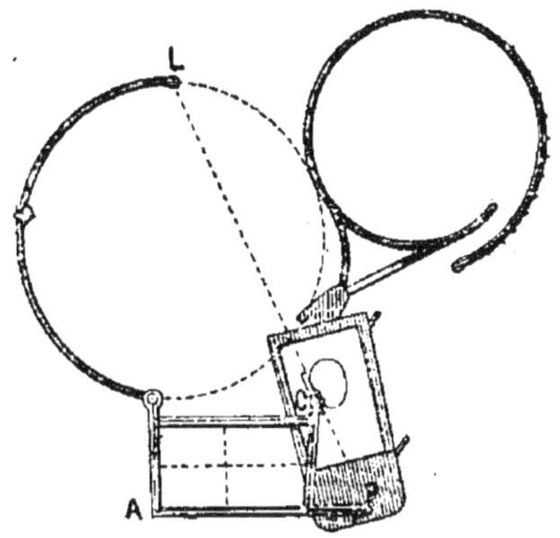

Fig. 10. — Conformateur de Fourmentin.

de quatre tringles articulées sous forme de parallélogramme. Sur le prolongement d'un des petits côtés qui a 13 centimètres, et à une distance de 39 cent. du parallélogramme, est l'extrémité libre de l'arc rigide (L, fig. 1). Un des grands côtés, qui a 21 cent., se prolonge de 7 cent. jusqu'au pivot P. A l'angle C est un crayon, et mieux un porte-mine, que l'on peut rendre traçant à volonté.

« Un ressort flexible et articulé vient exercer une certaine pression sur cette partie traçante. Dans la construction, il est plus commode de mettre le grand côté attenant au point C un peu plus bas que ce point. On peut aussi, par deux tiges en croix, diviser le parallélogramme en quatre autres plus petits, et supprimer celui qui est opposé au point C et gêne quelquefois l'opérateur, etc. Enfin remarquons, pour la position à donner à la planchette, que les trois points L P C sont constamment en ligne droite, et que les distances qui les séparent sont toujours dans un rapport constant.

« Pour les pièces qui doivent réunir tout ce système au corps, elles sont au nombre de deux principales :

« 1° Un ressort garni de cuir est destiné à l'entourer circulairement et à servir de guide pour l'opérateur. On peut réunir les deux extrémités par un ruban ; mais je préfère le moyen suivant : une des extrémités porte une agrafe solide et obliquement dirigée. Cette agrafe reçoit le bout opposé du ressort dans sa concavité, et une série de boutons saillants, analogues à ceux des buses de corsets, s'arrêtent sur le côté de l'agrafe. Le biais de celle-ci tend à les faire descendre, et ainsi il n'y a pas de vacillement vertical. J'ajoute que ces boutons étant placés à un centimètre de distance permettent de mesurer aussi le périmètre ;

« 2° Le ressort attenant au corps est relié à la planchette par deux tringles qui se croisent et s'adaptent au ressort circulaire par deux extrémités flexibles en acier. Vers ces points d'attache, le ressort sera renforcé, s'il était très flexible, afin qu'il n'y ait pas de pression possible des parties molles. La fixation à la planchette est mobile pour replier l'instrument. Les tringles croisées peuvent être comprimées entre deux surfaces à l'aide de vis ; mais il est mieux d'y ajouter une plaque qui peut tourner autour d'un pivot, et qui présente une échancrure s'arrêtant à une vis de pression. Enfin, si l'on faisait arriver la médiane de ce triangle sous la planchette, il serait possible de la faire tourner pour y tracer des coupes de profil ; mais il sera plus simple de fixer l'appareil dans le plan vertical sur la partie où l'on voudra opérer. Alors, le ressort s'adaptera au besoin à un lien circulaire.

« Avant d'employer l'instrument, il faut vérifier s'il est exact et régulier. Pour l'exactitude, il doit reproduire une figure donnée. Pour la régularité, il doit, sans être déplacé, reproduire plusieurs fois le même tracé en repassant sur les mêmes lignes. Il est très important de le faire marcher dans un sens, puis en sens opposé. Un arc trop flexible empêche la réunion des traits, dans un côté de la figure seulement. »

Passons à l'appplication de l'instrument :

« 1° On la fera le malade étant à jeun, ou ayant pris peu d'aliments ;

« 2° On pourra, après avoir cherché l'articulation sterno-xyphoïdienne, repère facile à trouver, appliquer l'appareil à ce niveau. Pour étudier la conformation, et peut-être aussi pour suivre les amplifications de la poitrine, il sera plus convenable, comme nous l'avons dit, d'opérer un peu plus haut, soit à la limite du tiers inférieur du sternum, soit à sa partie moyenne. Dans tous les cas, un niveau étant adopté chez une personne, il importera de ne plus le changer. Avant de commencer, on marquera non seulement ces repères en hauteur, mais aussi la série des apophyses épineuses en arrière, et la ligne qui s'étend du milieu de l'échancrure supérieure du sternum au milieu de l'appendice xyphoïde. On pourra employer, pour déterminer cette dernière direction, un fil tendu, ainsi qu'il est dit dans plusieurs traités de pathologie générale (MM. Behier et Hardy, Bouchut, etc.). Enfin, on prendra note de la scoliose dans le cas où elle descendrait au-dessous de la sixième dorsale. La scoliose produit en arrière une voussure du côté de sa convexité, et en avant une voussure du côté opposé (Woillez, *Rech. sur l'inspection*, 1838, pp. 72 et 105);

« 3° On vérifiera si, par le renversement de l'arc, le bec ou extrémité libre retombe bien au même point;

« 4° Le malade tiendra les bras levés, les avant-bras rapprochés, mais non les mains sur la tête, car alors il y a des tiraillements de certaines portions de la poitrine;

« 5° L'instrument sera appliqué sur le côté, le malade étant assis. On aura soin d'examiner si on ne déplace pas la peau et la ligne de symétrie préalablement tracée (on pourra ne la marquer qu'après avoir placé l'instrument). Les seins peuvent rarement empêcher l'application; il faudra cependant chez certaines personnes modifier la hauteur des repères, mais en conservant la même modification à chaque opération;

« 6° Pour opérer, on recommandera au malade de rester immobile après l'expiration; on commencera par la partie la plus éloignée; on marquera la ligne de symétrie par un petit mouvement oscillatoire; puis on retournera la branche, et l'on permettra au malade de respirer un instant; enfin, on achèvera le tracé. Chez les gens maigres, des plis de la peau peuvent arrêter l'extrémité objective de l'arc; on fera précéder cette extrémité par la pulpe du doigt pour éviter cet inconvénient, que l'on corrigera, au besoin, en prenant la partie la plus interne du tracé obtenu. On peut encore, pour l'éviter, ajouter un bout de ruban à l'extrémité du bec, afin de le conduire par ce petit appendice souple;

« 7° Tels sont les principaux détails que j'ai pu observer pour ces appareils conformateurs. Je crois encore utile de prévenir contre une erreur opératoire. La peau, à la partie antérieure, est quelquefois mobile, et la planchette peut se déplacer un peu, ainsi que le point de repère antérieur. Si l'on fait marcher l'appareil en deux sens opposés, pour doubler l'erreur, chaque tracé étant fait avec une couleur différente, on peut voir qu'il n'y a pas une différence bien grande; cependant, il est bon d'en être prévenu, pour que l'on puisse au besoin maintenir la planchette avec la main. En tous cas, il sera bon chez un même malade, d'opérer toujours de la même façon, comme il est bon d'y conserver très exactement les mêmes repères. Enfin, une erreur, portant sur l'étendue de la section, peut résulter de ce que l'on serrerait différemment le ressort autour de la poitrine. »

Tels sont l'appareil et le procédé de Fourmentin. C'est à l'aide de cet instrument qu'il a fait une série de tracés qui l'ont conduit à des conclusions fort intéressantes pour l'étude de la pleurésie, de la phthisie pulmonaire, et de plusieurs autres affections thoraciques.

Mais, tout en rendant justice à l'inventeur, et à l'habileté avec laquelle il a su triompher des difficultés pratiques qu'il a rencontrées, procédé et instrument ne me paraissent pas à l'abri de tout reproche. Il me semble que la fixité de l'instrument, autour du thorax, laisse un peu à désirer. Cette fixité, en effet, doit être absolument garantie, si l'on veut avoir confiance aux tracés. C'est là une imperfection qui n'est certes pas au-dessus de l'ingéniosité de l'inventeur; elle est propre à l'instrument. Une autre pourrait peut-être s'adresser au procédé; et celle-ci par conséquent moins rémédiable. Les variations de la cage thoracique ne se traduisent souvent que par des changements de dimension ou de forme difficilement appréciables; et il me semble que cette différence ne peut être qu'amoindrie en étant reproduite par un procédé réducteur. De sorte que même en admettant que la réduction soit l'image fidèle du périmètre thoracique, les différences doivent être moins faciles à saisir, puisqu'elles sont diminuées de moitié, ou même ramenées au quart. Enfin, il n'est pas d'instrument qui n'ait ses erreurs; et je pense que pour des praticiens moins exercés que Fourmentin, il est à craindre que les erreurs instrumentales ne viennent parfois accentuer, atténuer, compenser ou même traduire en sens inverse des différences aussi faibles que celles que donne le tracé réduit.

Mais, je tiens à le dire en terminant, ce ne sont là que des objections dont l'importance ne dépasse pas celle des objections que l'on peut faire à propos de bien d'autres procédés, qui cependant restent dans la pratique, et qui n'en rendent pas moins de services tous les jours. Je pense donc que la science doit savoir gré à Fourmentin, auquel elle est déjà redevable du procédé de l'indice thoracique, de l'avoir dotée en plus d'un procédé isographique pour l'examen de la poitrine ; et cela d'autant plus que jusqu'à présent il est le seul, je l'ai dit, qui réponde à ce but.

CHAPITRE XVI

SPIROMÉTRIE

SOMMAIRE : Définition ; — Division.
I. Spirométrie proprement dite : Définition ; — Importance ; — Respiration ; — Instruments et procédés ; — Applications.

DÉFINITION. — Je grouperai sous le nom de *spirométrie* l'ensemble des procédés destinés à apprécier la quantité d'air contenu dans les voies aériennes.

DIVISION. — Mais, cette définition générale admise, je m'empresse de diviser ces procédés en trois méthodes, arrivant à apprécier cette quantité d'air par des voies différentes. Ces trois méthodes sont les suivantes :

1° *La spirométrie proprement dite*, mesurant réellement la quantité d'air que les poumons attirent et rejettent à chaque mouvement respiratoire ;

2° *La spirographie*, destinée surtout à reproduire la marche des mouvements respiratoires, et n'arrivant à mesurer la capacité respiratoire que d'une manière indirecte ;

3° *La pneumo-dynamométrie*, mesurant surtout la force développée par les muscles inspirateurs et expirateurs, et ne s'occupant que d'une manière secondaire et détournée de la capacité respiratoire.

SPIROMÉTRIE PROPREMENT DITE

La spirométrie proprement dite, je l'ai dit, comprend les procédés ayant pour but de mesurer la capacité respiratoire. Déjà, il est vrai, le ruban métrique nous a fait constater des différences dans le périmètre du thorax; le procédé des indices nous a révélé les modifications s'opérant dans sa forme; enfin, la stéthographie, et surtout la mensuration de la section thoracique, nous ont fait apprécier d'une manière plus exacte les changements survenus dans ses dimensions extérieures; mais aucun de ces procédés ne nous a fourni l'indication la plus importante: la *capacité* et la *puissance respiratoires*. Or, il est évident que c'est là le but vers lequel ils tendent. Que nous mesurions le périmètre, les diamètres ou la section, c'est toujours pour pouvoir apprécier la quantité d'air que reçoit l'organe de la respiration, et par conséquent la quantité d'oxygène dont peut disposer un organisme dans un temps donné. Qu'il s'agisse de mesures anthropologiques ou de faits pathologiques, je le répète, c'est là le but capital et même unique de ces recherches. Or, tous les procédés précédents ne peuvent avoir d'autre prétention d'atteindre ce but que d'une manière indirecte, et par un mode d'appréciation dont on n'est jamais sûr d'exclure toutes les causes d'erreur. Pour ne parler, par exemple, que du procédé de la section thoracique, dont j'ai cherché à mettre les avantages en évidence, admettons que nous ayons mesuré exactement la section thoracique d'une pleurésie au début, et que nous ayons constaté que la section du côté malade s'est accrue de dix centimètres carrés; savons-nous de combien le champ respiratoire a été diminué? Or, c'est là, en grande partie, ce qui nous intéresse. Quand nous constatons ensuite que le thorax a repris ses dimensions normales, savons-nous dans quel état est le poumon? S'il est revenu sur lui? S'il est enserré par des dépôts fibrineux au fond de la gouttière costale? S'il est perméable, en un mot, ou s'il ne l'est pas? Eh bien, ce que ni le ruban métrique, ni le compas d'épaisseur, ni le stéthographe ne peuvent nous dire, la spirométrie va nous l'apprendre. Seule, de tous ces procédés, elle va droit au but; seule, elle peut nous indiquer que la capacité respiratoire de telle race est proportionnellement plus considérable que celle de telle autre, ou que la surface pulmonaire de tel malade augmente ou diminue.

C'est ce qui explique que depuis près de deux siècles elle ait plus particulièrement préoccupé les esprits.

La respiration, nous le savons, peut se faire plus ou moins largement, et nous pouvons faire varier, même dans des limites très étendues, les quantités d'air que nous faisons passer dans nos organes respiratoires. Nous pouvons, par exemple, nous en tenir aux mouvements normaux, ou bien faire pénétrer une quantité d'air beaucoup plus considérable, ou bien encore pousser l'expiration jusqu'à ses dernières limites. Si, dans ces différents cas, nous mesurons les quantités d'air introduites ou émises, nous verrons que, dans quelques-unes elles peuvent être deux ou trois fois plus grandes que dans d'autres.

Pour donner de la précision au langage, tous les auteurs qui se sont occupés de ces questions, ont accepté une division de la *quantité totale* de l'air contenue dans les voies aériennes. Et, d'abord, quelque profonde que soit l'expiration, nous savons qu'il reste toujours une certaine quantité d'air dans ces voies. Or, c'est à cette portion d'air minimum que l'on a donné le nom d'air *résidual*, et pour faciliter le langage écrit, on le désigne par la lettre *a*; elle varie de 1000 à 1200 cent. cubes.

La quantité que nous expulsons à partir du moment où une expiration normale est achevée, a été désignée sous le nom d'air *supplémentaire* ou de *réserve*, et se trouve représentée par la lettre *b*; elle est environ de 1600 cent. cubes.

L'air déplacé à chaque respiration normale a reçu le nom d'air *courant*, et il est représenté par la lettre *c*; il n'est que de 500 cent. cubes.

Enfin, l'air que nous acceptons encore après une inspiration normale en faisant un effort d'inspiration, sera l'air *complémentaire* et figuré par la lettre *d*; il peut aller jusqu'à 1670 cent. cubes.

Ainsi, tout l'air contenu dans la poitrine, après une forte inspiration, se compose :

1° de l'air résidual..............	*a*	égal à 1000 à 1200		c. cubes.
2° de l'air de réserve ou supplément	*b*	—	1600	
3° de l'air courant..............	*c*	—	500	
4° de l'air complémentaire.......	*d*	égal à 1600 à 1700		

et ces lettres mises en équation nous donnent comme capacité pulmonaire : $CP = a + b + c + d$.

Spiromètre d'Hutchinson. — De tous les instruments destinés à mesurer la capacité respiratoire, c'est celui d'Hutchinson, modifié par Wintrich d'abord, et par Schnepf, ensuite, qui a le mieux résisté à la pratique.

Tel qu'on le trouve, ainsi modifié, il se compose essentiellement d'un cylindre A plein d'eau (0,45 de haut), reposant sur un socle B, et largement ouvert à sa partie supérieure. Dans ce cylindre, entre à frottement doux, un autre cylindre A', renversé, dont le fond vient presque au contact de l'eau, et ne laissant, par conséquent, entre le niveau de l'eau et son fond qu'un espace restreint dont la capacité est, du reste, connue. Par le fond du premier cylindre A, pénètre un tube rigide recourbé C, qui vient s'élever jusqu'au-dessus du niveau de l'eau, et qui, à son autre extrémité C' porte un embout D; un robinet R permet de l'ouvrir ou de le fermer à volonté.

D'autre part, le cylindre A' est retenu à sa partie supérieure par une chaîne, E, qui se réfléchit sur une poulie de renvoi, F, et qui supporte à son autre extrémité un poids, P, disposé de telle manière qu'il fasse équilibre au cylindre A', quelle que soit la hauteur à laquelle il est arrivé. Cette heureuse disposition a été obtenue par une chaîne à maillons inégaux, E E.

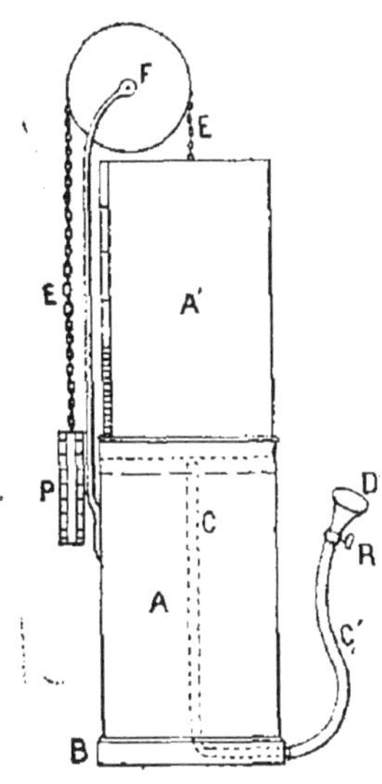

Fig. 11. — Schéma du spiromètre.

L'appareil, tel que le présente la figure 11, est à la fin de l'expérience.

Pour s'en servir, le sujet fait une large inspiration, applique solidement l'embout D sur ses lèvres, ouvre le robinet R, et expire l'air dans l'appareil le plus complètement possible, et ferme aussitôt le robinet. Le cylindre A', pendant l'expérience, s'est élevé d'une certaine quantité, et une graduation placée sur la paroi extérieure de A' indique le volume d'air introduit[1].

Pour ramener l'appareil à son point de départ, il suffit

[1] Hutchinson avait ajouté un cadran à son appareil, ce qui simplifiait l'appréciation du volume d'air introduit.

d'ouvrir le robinet R, et de faire descendre le cylindre renversé ou cloche A' à son point d'affleurement.

Spiromètre de Boudin. — L'instrument de Boudin est encore plus simple. Il se compose essentiellement d'un ballon en caoutchouc mou, communiquant avec l'air extérieur par un tube un peu plus rigide. Une partie de ce ballon est fixée sur un plateau de cuivre sur lequel est fixé un arc métallique traversé au milieu de sa course par une tige de bois léger graduée, et fixée sur le milieu de l'hémisphère libre du ballon.

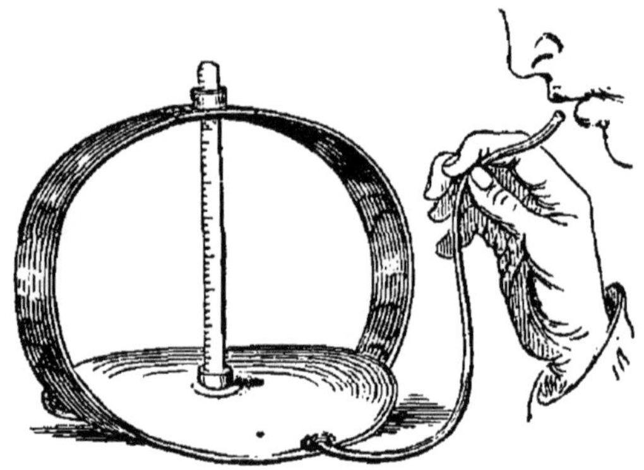

Fig. 12. — Spiromètre de Boudin.

Le ballon étant vide avant l'expérience, le sujet fait d'abord une inspiration, puis expire dans le ballon qui, en se gonflant, fait monter la tige graduée. C'est le chiffre de la tige qui dépasse l'arc métallique qui indique la capacité obtenue. Quelques pressions méthodiques vident l'appareil, et l'expérience peut recommencer.

Pneumomètre de Broca. — Le pneumomètre de Broca affecte la forme de nos soufflets d'appartement. Il se compose de deux lames de bois, légères, réunies par du cuir plié comme la soufflerie d'un accordéon. La lame inférieure est fixe, tandis que la supérieure porte une tige graduée, qui, passant devant un point de repère, indique à chaque instant la quantité d'air contenue dans l'instrument. C'est à l'embout du soufflet qu'est fixé le tube servant à introduire l'air.

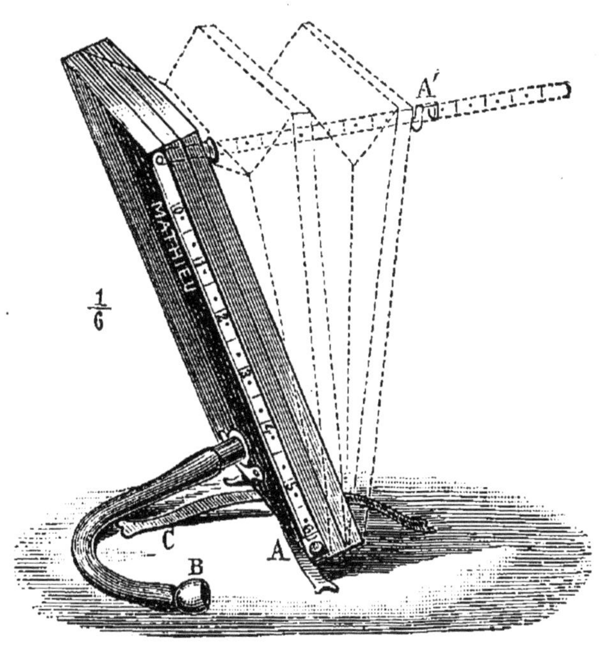

Fig. 13. — Pneumomètre de Broca.

Spiromètre de Galante. — Enfin pour compléter la description des instruments, je dois donner celle du spiromètre de Galante. Je le ferai avec quelques détails parce que c'est un de ceux qui sont le plus employés aujourd'hui.

Description de l'instrument. — Comme le montre la figure 14, l'appareil se compose :

1° D'un récipient en caoutchouc, rappelant par sa disposition, comme celui de Broca, la soufflerie d'un accordéon, mais de section circulaire, et par conséquent prenant dans son développement complet la forme d'un cylindre ;

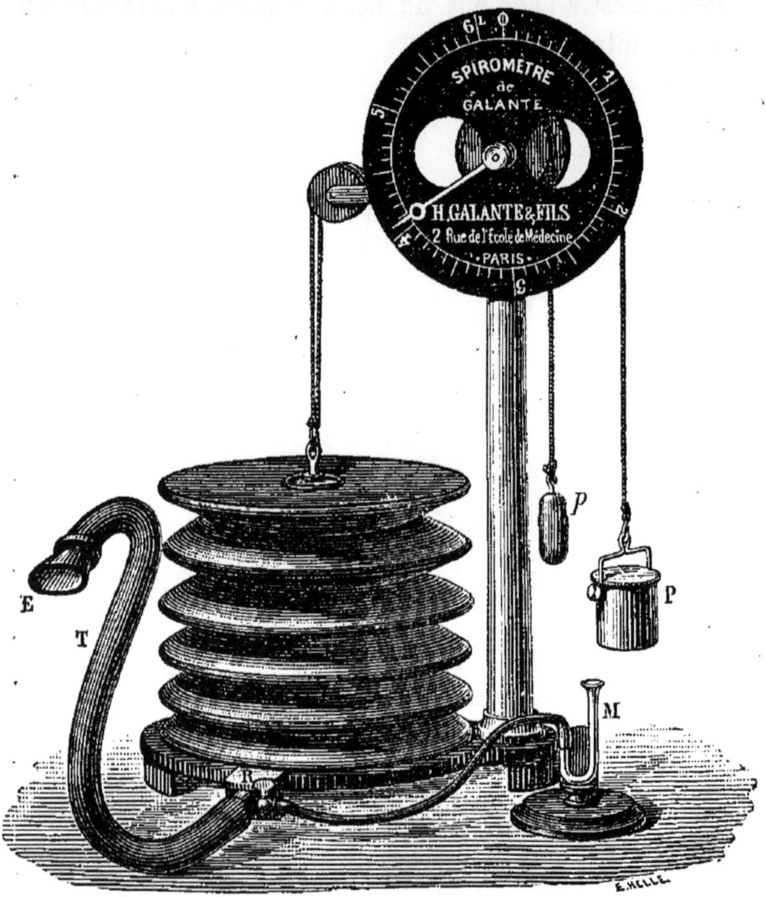

Fig. 14. — Spiromètre de Galante.

2° D'un tuyau, T, faisant communiquer ce récipient avec l'air extérieur par sa partie inférieure, mais pouvant être fermé par un robinet, R, et portant à son extrémité libre un embout, E ;

3° D'un support, muni d'un cadran, et auquel sont fixées des poulies de renvoi ;

4° D'une chaîne fixée par une de ses extrémités à la face supérieure du récipient, se réfléchissant sur deux poulies, et portant de l'autre un contre-poids, P, formé en grande partie par de la grenaille de plomb ;

5° D'une seconde chaîne enroulée sur le pignon de l'aiguille du cadran, chaîne dont le mouvement est lié à celui de la première, et assuré de plus par le contre-poids *p* ;

6° Enfin d'un tube manométrique à eau, M, indiquant si la pression intérieure du récipient est inférieure, égale, ou supérieure à celle de l'extérieur.

MODE D'EMPLOI. — La description, qui précède, va le rendre, je l'espère facile à comprendre.

Le récipient étant vidé, c'est-à-dire le plateau supérieur étant abaissé autant que possible, et le robinet R étant ouvert, le sujet applique fortement l'embout, E, sur la bouche, et expire dans le tuyau, T.

Le plateau supérieur étant maintenu en équilibre par le contre-poids, P, dès que l'air expiré arrive dans le récipient, on voit le plateau s'élever ; et, en même temps, l'aiguille indique sur le cadran la quantité d'air introduite.

Quant au manomètre M, il sert à montrer si l'expérience se fait dans de bonnes conditions, et nous donnera en même temps les indications pour les obtenir. Si en effet, le poids de l'instrument était équilibré d'une manière insuffisante, la pression intérieure serait forcément supérieure à celle de l'extérieur ; et il faudrait augmenter le contre-poids, ce qui est facile, puisque, je l'ai dit, il est constitué par de la grenaille.

Si, au contraire, la pression intérieure était inférieure, on devrait en conclure que le plateau s'est élevé en partie par excès du contre-poids; et il faudrait alors le diminuer.

Grâce à ce tube manométrique, si simple, on peut donc toujours connaître l'état de la pression intérieure, et éliminer toute expérience qui n'a pas été faite dans des conditions exactes d'équilibre.

A l'aide de cet instrument, on pourra, on le comprend, obtenir à volonté les différentes quantités *b*, *c*, *d*; il suffira pour procéder à leur évaluation de suivre les indications que je vais donner.

Tels sont les instruments dont vous pourrez avoir à vous servir.

Tous, sauf celui de Boudin, se recommandent surtout par leur plus grande précision; mais, malgré les simplifications que lui ont fait subir inventeur et constructeur, ils sont encore assez encombrants et ne sauraient trouver leur place que dans un laboratoire. Mais j'estime que là ils sont indispensables. Leur utilité se révèlera à chaque instant dans l'étude scientifique de la pathologie et dans une foule de recherches qui en dépendent.

Quant à l'appareil de Boudin il rachète par sa simplicité et par la modicité de son prix, son défaut de précision. Inventé pour être appliqué à l'examen de toutes les recrues, son auteur a dû chercher surtout la commodité et la rapidité; et, sous ce rapport, il me paraît, en effet, difficile de trouver mieux. Mais la méthode, sinon l'appareil, est passible d'une objection des plus sérieuses. La spirométrie est une méthode délicate, qui demande de la part de l'observé une certaine intelligence et de la bonne volonté. Or, je ne crois pas qu'on puisse compter trouver, au moins cette dernière, chez les recrues.

Comment exiger d'une recrue qu'elle mette en jeu toute la puissance de ses poumons, quand elle saura qu'une faiblesse de cet organe peut la faire déclarer impropre au service? Il y a là un défaut capital, non de l'instrument, je le répète, mais de la méthode, défaut qui la fera rejeter comme tous les procédés d'examen exigeant la bonne volonté et la bonne foi des recrues.

La même raison de nous tromper n'existe pas dans l'examen anthropologique; mais il nous reste ici à compter avec l'intelligence des sujets. Or, je le répète, la spirométrie constitue une méthode délicate, exigeant presque une éducation; et, après avoir fait beaucoup d'anthropologie sur le vivant, il me paraît difficile qu'on puisse recueillir par ce procédé des observations méritant vraiment confiance. Que chacun de nous se rappelle les difficultés qu'il rencontre tous les jours pour faire prendre aux malades à ausculter le rythme normal de la respiration, et l'on verra le temps et la patience qu'il faudrait pour conduire des hommes sans civilisation à se servir d'un spiromètre d'une manière suffisante pour avoir des résultats que nous puissions accepter comme exacts.

Je pense donc que, sans garantie pour l'examen des recrues, la spirométrie ne pourra servir que dans quelques cas rares dans les études anthropologiques. Son utilité reste donc tout entière dans les recherches de physiologie et de pathologie.

Ici, en effet, si la délicatesse du procédé subsiste, nous avons de plus, pour en faire triompher, l'intérêt du sujet ou du malade. J'ajouterai que souvent ce sont des sujets ou des malades jouissant d'une certaine éducation, que nous soumettrons à cette expérience; et que, par conséquent, les résultats obtenus n'en auront que plus de garantie.

Procédés. — Les spiromètres peuvent servir à mesurer plusieurs des éléments de la capacité respiratoire totale. Nous pouvons, en effet, obtenir grâce à eux :

1° *c*, l'air courant ;

2° $c + d$, l'air courant, plus l'air complémentaire ;

3° $b + c + d$, c'est-à-dire toute la capacité respiratoire totale moins *a*, l'air résidual.

1° L'*air courant* s'apprécie en faisant une série de mouvements respiratoires ordinaires, pendant lesquels l'air est inspiré par la voie nasale, et expiré par la bouche dans l'appareil.

Pour se rapprocher de l'état normal autant que possible, il est bon de compter le nombre de respirations à la minute, et de se rappeler que le rythme de l'adulte est d'environ une respiration complète par trois secondes. Je recommande également de faire un certain nombre de respirations d'essai pour régler le mouvement. On peut y aider, soit en battant lentement une mesure à deux temps, soit, ce qui vaut mieux encore, en réglant sa respiration sur un métronome réglé à trois secondes.

Du reste, peu importe le moyen ; ce qu'il faut retenir de ce qui précède, c'est l'avantage que l'on doit retirer de pouvoir régler sa respiration par un régulateur quelconque.

Le nombre de respirations, pour la mesure de l'air courant, doit être de dix. Or, sa valeur moyenne étant de 1/2 litre chaque fois, il faut avoir un appareil dont la cloche mesure 5 litres au moins.

La quantité totale de l'air expiré est divisée par le nombre des expirations ; et c'est le quotient qui est la quantité cherchée. Si, par exemple, les dix expirations ont donné 5 lit. 30, l'air courant sera 0 lit. 53.

2° $c + d$. Dans certains cas, il peut être important d'appréciser l'*air complémentaire*, c'est-à-dire celui qui reste dans le poumon après une expiration normale, et qu'une forte expiration peut chasser. C'est ce qui a lieu surtout dans l'emphysème pulmonaire, par exemple. Pour y arriver, il faut d'abord mesurer l'air courant, comme précédemment ; puis, C étant connu, on recommence l'expérience en faisant chaque fois des expirations forcées.

Maïs, dans cette seconde partie de l'expérience, il devient inutile de suivre une mesure; ce qu'il importe surtout, c'est de ne pas dépasser l'effort normal dans le mouvement d'inspiration. Il n'est pas nécessaire non plus de faire dix expirations. On se contente généralement d'en faire une d'essai, et trois pour l'expérience. Si, par exemple, comme précédemment, l'air courant a été de 0 lit. 53, et que le résultat de trois expirations prises soit de 6 lit. 50, nous aurons : $\frac{6,50}{3} = 2,16 - 0,53 = 1,63$; l'air complémentaire, *d*, égalera donc 1 lit. 65.

Quoique dans un certain nombre de cas il puisse être utile de connaître les quantités qui précèdent, soit isolément, soit séparément, ce sont celles qui cependant sont le plus rarement observées. Celle à laquelle les physiologistes et les cliniciens ont donné le plus d'importance, est la valeur $b + c + d$, à laquelle on a donné le nom de *capacité pulmonaire*.

Le procédé pour l'obtenir ne varie du précédent, qu'en ce que l'expiration forcée est précédée d'une inspiration également aussi étendue que possible. Comme précédemment, trois expirations forcées suffisent ; et on les fait précéder d'une expiration d'essai. Le plus souvent, la connaissance du résultat total suffit sans que l'on cherche à apprécier ce qui, dans ce total, revient séparément aux différentes valeurs *b*, *c* et *d*. C'était cette valeur que cherchait à mesurer Boudin, celle qu'a mesurée Hutchinson, et celle que la clinique a appréciée d'une manière à peu près exclusive jusqu'à présent.

Je pense cependant que dès que les recherches spirométriques auront pris dans l'étude des maladies la place que leur réserve l'avenir, il y aura de grands avantages à mesurer chacun de ces éléments séparément.

Supposons, par exemple, que nous voulions apprécier la puissance respiratoire d'un poumon emphysémateux, et que, pour y arriver, nous fassions faire une inspiration forcée suivie d'une expiration également forcée; l'emphysémateux pourra, rassemblant ses forces pour un instant, et mettant en jeu tous ses muscles respiratoires, donner un chiffre assez élevé, qui, forcément, nous induira en erreur. Chez lui, en effet, les quantités *b*, *c* et *d* ne sont pas dans les mêmes rapports que chez l'homme sain; et la quantité qui nous importe le plus pour le bon fonctionnement habituel de l'hématose *c* (air courant), est considérablement diminuée. Ce n'est donc qu'en l'appréciant séparément que nous pourrons nous faire une idée juste de l'état de ses organes respiratoires.

Le moment le plus favorable pour mesurer la capacité respiratoire est le matin à jeun. Le sujet se tient debout, les pieds légèrement écartés, les bras libres le long du corps, les épaules un peu effacées et la tête droite.

L'inspiration doit être faite lentement et sans secousse, en mettant en jeu aussi bien les arcs costaux que le diaphragme. L'expiration doit avoir lieu de même, lentement et sans secousse. Il ne faut s'arrêter, dans l'un et l'autre cas, que devant une sensation pénible. Autant que possible, les trois mouvements respiratoires d'expérience doivent être faits sans s'arrêter.

Du reste, ce qu'il importe le plus, c'est d'adopter un

modus faciendi, et de le pratiquer toujours de la même manière. Ce que l'on cherche surtout, en effet, en clinique, c'est plus souvent des données que l'on puisse comparer, que des valeurs absolues. Chaque observateur pourra donc adopter le procédé qu'il trouvera le plus exact ; et ce procédé peut varier à l'infini.

CHAPITRE XVII

SPIROMÉTRIE (suite)

SOMMAIRE. Spirographie : Définition ; — Division ; — Historique.
Spirographie thoracique : Appareils ; — Procédés.
Spirographie aérienne : Appareils ; — Procédés.

SPIROGRAPHIE

DÉFINITION. — Je réunirai sous le nom de *spirographie* l'ensemble des procédés destinés à reproduire graphiquement le phénomène de la respiration, et à traduire ainsi ses divers temps et ses différentes modifications.

Ainsi comprise, la spirographie diffère d'une manière complète des deux autres méthodes, et possède un champ d'études nettement délimité. Tandis que la spirométrie proprement dite a pour but de mesurer la quantité d'air admise et rejetée à chaque mouvement respiratoire par la cage thoracique, tandis que la pneumo-dynamométrie, comme nous allons le voir, s'occupe de mesurer la force développée par les muscles respiratoires, la spirographie, négligeant ces deux éléments de quantité et de force, étudie la respiration sous un autre point de vue. Elle compte les mouvements respiratoires, évalue leur intensité, établit une relation entre ces deux éléments, révèle la marche de la respiration, rend compte de la durée de chacun de ses temps, et enfin nous permet de suivre les modifications qu'elle imprime aux différentes parties de la cage thoracique.

La spirométrie proprement dite est donc une méthode *volumétrique*, la pneumo-dynamométrie, comme l'indique son nom, une méthode *dynamique*, et celle dont je m'occupe, enfin, une méthode *descriptive* ou *graphique*.

Le phénomène de la respiration, en effet, est loin d'être un phénomène uniforme, toujours égal à lui-même. Rien, au contraire, n'est plus variable. La race, le sexe, l'âge, impriment chacun à ce phénomène des caractères particuliers; et ces différences ne sont pas les seules. Il faut y joindre de plus celles qui résultent des habitudes, des professions, et enfin celles dues aux maladies. C'est à ce point que nous pouvons dire que non seulement chacun de nous a sa respiration propre; mais, de plus, que pour chacun de nous, cette respiration se modifie sous des influences nombreuses, telles que le jeûne, la digestion, la veille ou le sommeil, les émotions, le travail, etc.

On le voit donc, la respiration est un élément essentiellement mobile et modifiable.

Mais, je m'empresse de le dire, et c'est là ce qui va nous prouver l'utilité de la spirographie, si les modifications de l'acte respiratoire sont nombreuses, elles ne sont nullement livrées aux caprices du hasard. Au contraire, fait important, ces modifications sont étroitement liées aux causes qui les produisent; elles dépendent d'elles par des lois invariables. Cette dépendance des causes et des modifications est même telle, qu'après avoir constaté par la spirographie que telle influence produit telle modification dans le graphique de la respiration, nous pourrons, à la vue de cette modification sur une courbe de respiration quelconque, affirmer l'existence de cette influence.

Ce fut en 1855, que Vierord et Ludwig, en appliquant sur la poitrine le sphygmographe un peu modifié, obtinrent les premiers graphiques de la respiration. Mais là s'arrêtèrent leurs essais ; et dix ans les séparent des premières tentatives faites par Marey dans le même sens.

Le premier spirographe de Marey fut un cylindre à capacité variable appliqué sur la poitrine, et actionnant un second cylindre enregistreur. C'est ce même instrument qui, perfectionné, fut plus tard adopté par P. Bert.

Mais jusque-là, on le voit, c'était en reproduisant les mouvements de la cage thoracique que l'on avait tracé le graphique de la respiration. Bergeon et Kastus prirent une autre voie. Ils pensèrent obtenir un tracé plus fidèle en mettant leurs instruments en contact avec le courant aérien lui-même. C'est là l'idée réalisée dans l'appareil qu'ils présentèrent en 1869 à l'Académie de médecine, sous le nom d'*anapnographe*. Comme on le voit, c'était une méthode nouvelle : à côté de la *spirographie thoracique* était venue se placer, si je puis ainsi dire, la *spirographie aérienne*.

Holmgren, en 1875, et Tschiview, en 1876, qui vinrent ensuite, donnèrent cependant la préférence à la première ; et il en fut de même de Marey, quand il proposa son *pneumographe à ressort*, qui représente actuellement l'instrument le plus employé.

Comme on le voit, une division doit donc être admise entre les divers appareils spirographiques ; les uns donnent le graphique de la respiration d'après les mouvements de la cage thoracique ; les autres, au contraire, reproduisent la marche de la veine aérienne qui entre et qui sort de la poitrine à chaque mouvement respiratoire. Je vais décrire p ur chacune de ces deux méthodes, l'instrument qui me paraît remplir le mieux le but qu'elles se sont proposé. Ce sont :

1° Celui à ressort de Marey ;

2° L'anapnographe de Bergeon et de Kastus.
Je les décrirai successivement.

Pneumographe à ressort de Marey. — J'ai déjà dit que c'est en 1865 que Marey, voulant enregistrer les mouvements respiratoires, inventa le *pneumographe*, et que cet instrument était un cylindre élastique rempli d'air, solidement fixé par une ceinture inextensible sur le thorax L'ampliation ou le resserrement de la poitrine agissant sur ce cylindre à capacité variable y appelaient ou en expulsaient de l'air ; et ces mouvements alternatifs actionnaient un tambour à levier.

Mais, plus tard, à ce premier instrument, Marey en substitua un plus parfait ; ce fut en 1878. Dans celui-ci,

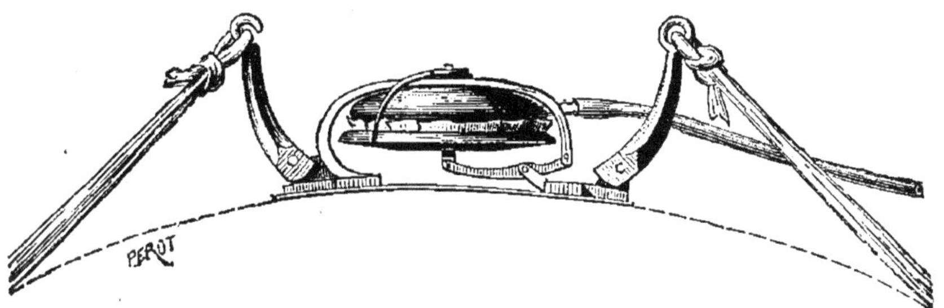

Fig. 15. — Pneumographe de Marey.

comme on peut le voir figure 15, une ceinture inextensible embrasse la circonférence du thorax, et porte sur son trajet le pneumographe, aux deux branches divergentes duquel sont solidement fixés les deux bouts de la ceinture. Les deux branches de l'instrument sont réunies par une lame d'acier flexible, faisant ressort, qui s'applique sur la poitrine. Au moment de la dilatation thoracique, la traction exercée sur les branches divergentes, renforcée par la flexion de la lame d'acier, produit une traction sur la membrane du tambour; et celui-ci, relié par un tube de transmission avec un autre tambour enregistreur, en aspire l'air. Dès lors, la membrane du tambour enregistreur s'affaisse, et fait descendre le levier qui reposait sur lui. Dans l'expiration, la poitrine diminuant de diamètre, le tambour du pneumographe se resserre, refoule l'air dans le tambour enregistreur, dont la paroi soulève alors le levier.

Dans chaque courbe inscrite, l'ascension correspond donc à l'expiration, la descente à l'inspiration; et la hauteur de l'ascension ou de la descente est en rapport avec l'amplitude de l'expiration ou de l'inspiration.

Le mode d'inscription des mouvements respiratoires a le grand avantage d'être, en outre, facile à retenir, en raison des rapports qu'il présente avec le degré de pression supporté par l'air dans le poumon. Or, cette pression monte dans l'expiration, c'est-à-dire dans le sens de la courbe fournie par le pneumographe.

Le tracé pneumographique révèle les obstacles qui s'opposent au passage de l'air, soit pendant l'inspiration, soit pendant l'expiration, tel que, par exemple, par la compression de la trachée. Dans ce cas, les mouvements respiratoires se ralentiraient, et leur amplitude augmenterait.

Ce sont là incontestablement des indications qui peuvent avoir leur importance. Elles ont déjà été utilisées par la physiologie; et je suis convaincu qu'elles pourront l'être par la clinique. Mais, il faut le reconnaître, si les pneumographes ont sur les spiromètres l'avantage de parler aux yeux, en donnant des indications graphiques dont les courbes représentent l'intensité des mouvements respiratoires et les variations de pression pendant l'inspiration et l'expiration, ils ne sauraient, comme les spiromètres, traduire directement et sans avoir recours au calcul le volume d'air inspiré ou expiré. Or, c'est pour obtenir en même temps ces deux ordres d'indications qu'a été proposé l'instrument suivant.

Anapnographe ou spiromètre écrivant. — Déjà, en 1868, Bergeon et Kastus avaient présenté à l'Académie des sciences un anapnographe à peu près semblable, mais plus compliqué. Après plusieurs modifications, cet instrument (fig. 16), construit sur le même principe que le sphygmographe de Marey, peut être décrit ainsi qu'il suit :

La partie inférieure est un appareil enregistreur déroulant une bande de papier, sur laquelle s'inscrivent les mouvements dont l'amplitude est en rapport proportionnel avec le volume d'air, qui traverse le tube d'arrivée pour entrer dans la poitrine ou en sortir pendant la respiration. La partie supérieure de l'instrument, D, a la forme d'une petite boîte à section rectangulaire. Unie aux voies respiratoires par le tube d'arrivée de l'air, T, elle présente vers son milieu une valve formée par une lame très mince d'aluminium, qui, selon qu'elle est inclinée ou verticale, permet ou intercepte la communication entre l'air extérieur et la poitrine. Ces mouvements s'exécutent autour d'un axe traversé par un levier dont l'extrémité inférieure porte une plume, P, et dont l'extrémité supérieure est ramenée à la verticale par l'action d'un ressort spiral caché dans l'épaisseur de la boîte. La face interne de la boîte présente à sa partie supérieure une double parabole séparée en deux par une arête tranchante qui correspond à la position verticale de la valve. Cette disposition importante, qui oblige la valve à faire des chemins égaux pour des débits égaux, fait de l'anapnographe un spiromètre à l'aide duquel on peut encore, par la tension du ressort en spirale, obtenir des indications sur la pression et la vitesse du courant d'air exprimé.

Se fondant sur la remarque de P. Bérard, que le nez est le véritable conduit des voies respiratoires dont l'homme

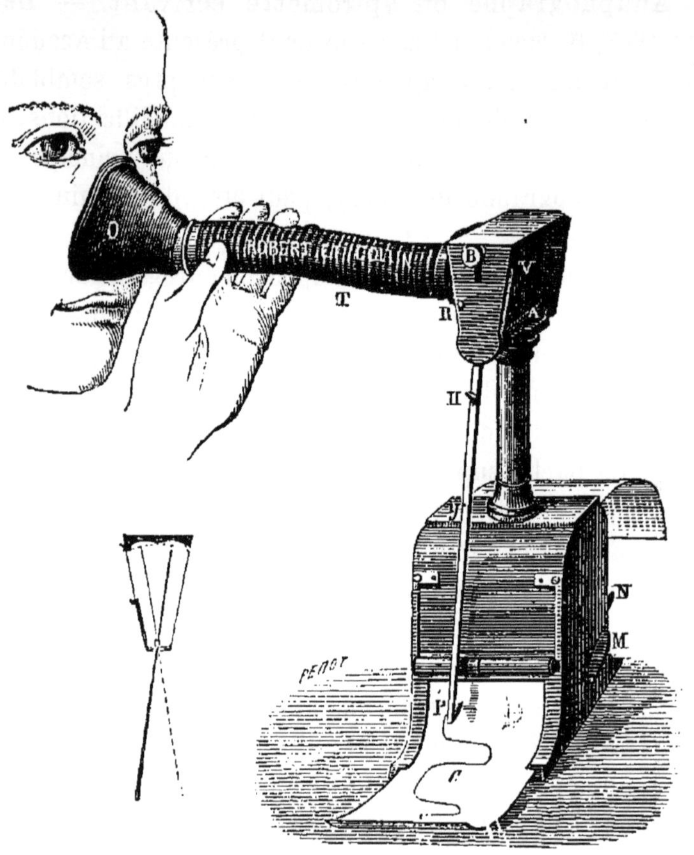

FIG. 16. — Anapnographe ou spiromètre écrivant.

se sert pendant la respiration ordinaire, les repas, le sommeil, alors que toute volonté est abolie, la respiration ne s'opérant en même temps par le nez et la bouche que lors de la dyspnée, Bergeon préfère appliquer sur le nez l'embout, O, placé au bout du tube d'arrivée de l'air dans l'anapnographe. Il a fait remarquer que (sans parler des exigences de la propreté), les embouts du spiromètre, placés entre les lèvres, pourraient, si le sujet est inhabile ou de mauvaise volonté, laisser échapper de l'air par les commissures labiales ou le nez, s'il n'est pas hermétiquement fermé : dans ces conditions, la totalité de l'air expiré n'étant pas recueillie, les indications spirométriques seraient faussées.

Les bandes de papier sur lesquelles sont enregistrés les résultats fournis par l'anapnographe ont 50 centimètres de long, et franchissent l'appareil en trente secondes. Elles portent une ligne médiane ponctuée, correspondant à la position verticale ou de repos de la plume du levier. Celle-ci, traduisant les mouvements dont la valve est animée par les courants d'air de la respiration, décrit des courbes ou anses situées au-dessus de la ligne ponctuée pour l'expiration, et au-dessous pour l'inspiration. Or, d'une part, l'experience a démontré que la surface inscrite par les courbes est proportionnelle au volume d'air inspiré ou expiré ; et, d'autre part, la configuration de la ligne courbe qui délimite la surface, indique les variations de pression, et de vitesse du courant d'air.

L'instrument de Bergeon et Kastus permet donc non seulement de calculer le volume d'air pénétrant dans la poitrine, mais aussi la quantité qui passe à chaque instant dans la respiration. C'est là une indication que seul il peut donner.

CHAPITRE XVIII

SPIROMÉTRIE (suite)

SOMMAIRE. Pneumo-dynamométrie : Historique; — Définition; — Appareil; — Procédé; — Application.
Aperçu général sur les procédés spirométriques.

PNEUMO-DYNAMOMÉTRIE

HISTORIQUE. — La *pneumo-dynamométrie*, de même que la spirographie, est de date récente. Les premiers essais, en effet, ne remontent qu'à 1844. Ils furent faits par Valentin de Berne, qui, le premier, eut l'idée d'appliquer le manomètre à la mesure de la respiration. Mais, cette constatation faite, il faut reconnaître que c'est à mon distingué collègue, le Dr Maréchal, médecin principal de la Marine, que revient le mérite d'avoir le premier fait entrer cette idée dans la voie de la pratique, en construisant son *pnéomètre.*

Les expériences de Maréchal sur cette question furent faites de 1865 à 1867, pendant qu'il était médecin-major du vaisseau-canonnier, et furent publiées en juin 1868. Son instrument n'a pas été modifié depuis.

DÉFINITION. — La pneumo-dynamométrie, je l'ai dit, a pour but de mesurer l'effort développé par les muscles inspirateurs et expirateurs. Négligeant en partie la quantité d'air qui pénètre dans le poumon d'une part, et aussi la manière dont s'accomplissent les deux temps de la respiration, la pneumo-dynamométrie ne s'occupe que de la force développée pendant ces deux temps. Comme on le voit, son champ d'étude, de même que celui des deux méthodes précédentes, est facile à délimiter. La pneumodynamométrie dépend évidemment de la spirométrie, mais elle est absolument distincte de ses autres méthodes; elle a son domaine propre.

Elle a aussi son utilité spéciale ; et aucune condition

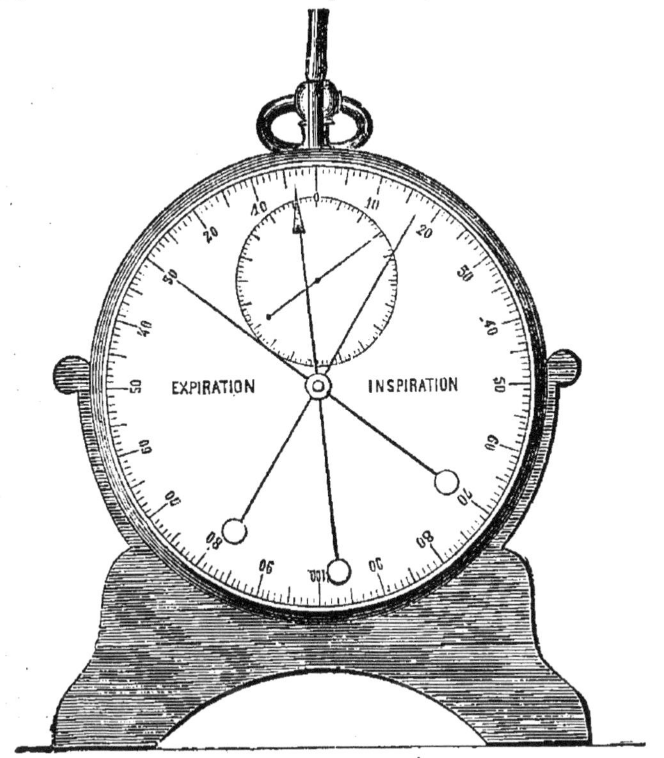

Fig. 17. — Appareil de Maréchal.

n'est plus propre à la faire ressortir que celle dans laquelle Maréchal l'a employée.

Ce savant confrère de la Marine, embarqué en 1865, comme médecin-major de l'école des canonniers, voulut se rendre compte de la modification que subissent ces hommes vigoureux, sous l'influence de l'entraînement auquel ils sont soumis, et aussi déterminer quelles étaient les conditions nécessaires pour qu'un organisme pût suffire au travail que demande cette rude école.

Après avoir passé en revue un certain nombre de condi-

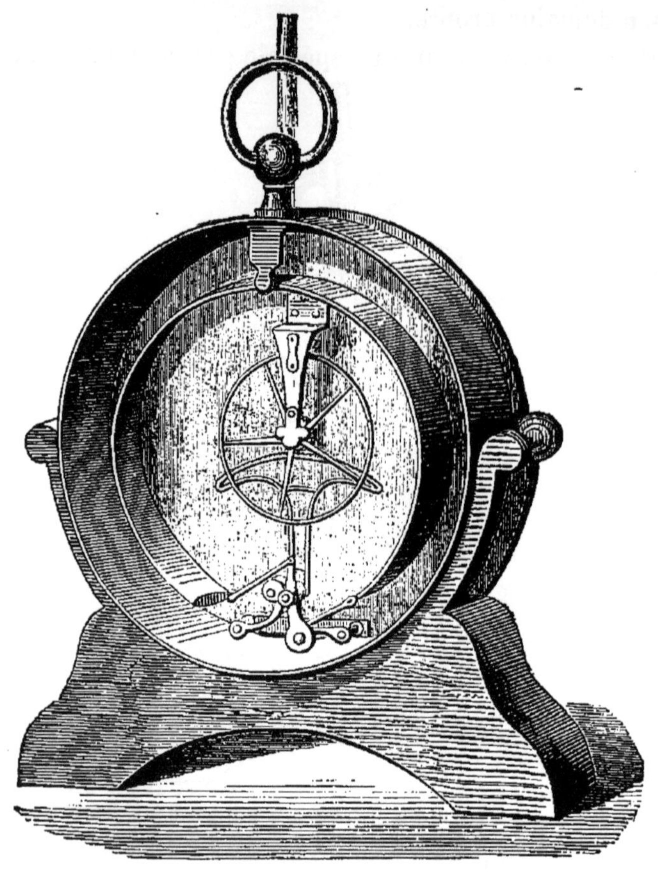

FIG. 18. — Appareil de Maréchal.

tions de taille, de périmètre et de diamètre thoraciques, de dynamométrie et même de spirométrie, Maréchal chercha à mesurer la force des muscles inspirateurs et expirateurs, qui, en somme, sont les muscles du thorax ; et c'est aux prises avec ces difficultés théoriques et pratiques, qu'après une série de tâtonnements, il finit par s'arrêter au modèle répondant assez à ses intentions pour qu'il n'ait pas eu à le modifier depuis.

INSTRUMENT. — La pièce capitale de l'appareil de Maréchal est représentée par un tube manométrique figurant une circonférence presque complète (fig. 18), et communiquant par sa partie supérieure avec un embout dans lequel se font l'inspiration et l'expiration, selon que l'on veut apprécier l'un ou l'autre de ces deux temps de la respiration (fig. 19). On sait, en effet, que les tubes métalliques s'ouvrent, quand la pression intérieure est supérieure à l'extérieure ; et qu'au contraire, leur courbure augmente quand cette pression extérieure devient supérieure à l'intérieure.

Cette propriété des tubes métalliques étant connue, on doit prévoir que l'expiration augmentera la pression intérieure, et que l'inspiration la diminuera ; ce qui se traduira par un éloignement ou un rapprochement des deux extrémités du tube. Rien ne sera plus facile, dès lors, que d'adapter des aiguilles indicatrices à ces extrémités, pour rendre ces petits mouvements plus sensibles, et nous permettre même de les mesurer.

C'est là l'idée la plus simple de l'appareil de Maréchal. Mais, réduit à cette simplicité, il eût trop laissé à désirer dans la pratique ; et l'auteur a dû, le principe restant le même, joindre à son appareil certains perfectionnements indispensables.

Tel qu'il l'a fait connaître dans les archives de médecine navale, il se compose :

1° *D'un tube manométrique courbe* (fig. 18);

2° *D'un système d'aiguilles* fixées aux extrémités de cette courbe (fig. 18) et venant imprimer un mouvement à d'autres aiguilles qui se meuvent sur un cadran;

3° *De ces aiguilles indicatrices* (fig. 17);

4° Et *d'un cadran gradué* (fig. 17).

Les aiguilles sont au nombre de trois : *deux folles*, dites *à maxima*, et l'autre, la véritable aiguille *indicatrice*. L'une de ces aiguilles à maxima sert pour l'inspiration, et l'autre pour l'expiration. Le cadran est gradué dans les deux sens, pour l'expiration d'un côté et pour l'inspiration de l'autre ; un point de repère marque le zéro, et empêche tout mouvement des aiguilles en sens opposé à celui pour lequel est disposé l'appareil;

5° D'un *appareil régulateur* constitué par un cylindre en cuivre (fig. 19);

C'est dans ce cylindre qu'arrive la colonne aérienne venant de l'*embout*, s'il s'agit de mesurer l'expiration, et du tube manométrique, s'il s'agit de l'inspiration. Deux robinets et deux soupapes permettent de disposer l'appareil pour l'une ou l'autre de ces deux expériences;

6° D'un embout en porcelaine (fig. 19) s'adaptant exactement sur les lèvres, et permettant de faire les efforts d'inspiration et d'expiration, en évitant toute communication avec l'air extérieur ;

7° De tube en caoutchouc de différents calibres, pour réunir ces diverses pièces entre elles (fig 19) ;

8° D'un support en planches portant trois montants : l'un pour la boîte à cadran, qui abrite le tube manométrique, un autre pour recevoir le cylindre régulateur, et enfin un troisième pour supporter l'embout (fig. 19).

Procédé. — Pour se servir de l'instrument, les aiguilles et les robinets sont d'abord disposés pour l'inspiration ou l'expiration, suivant les indications que porte l'appareil lui-même.

S'il s'agit de l'inspiration, l'aiguille sera placée de ce

côté, en même temps qu'une des aiguilles à maxima, en laissant le point de repère du côté de l'expiration. Puis,

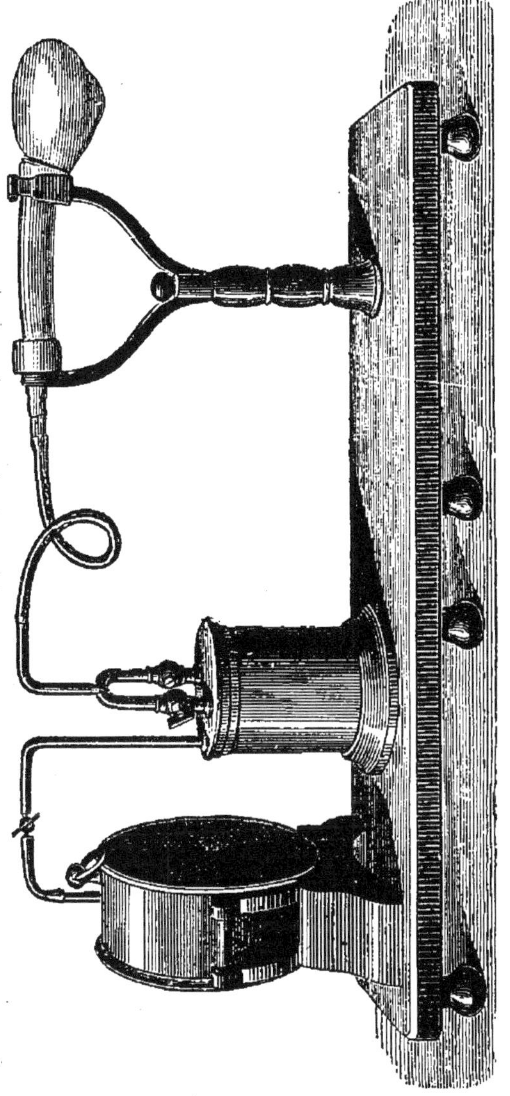

Fig. 19.

faisant d'abord une forte expiration, le sujet appliquera hermétiquement l'embout sur ses lèvres, et fera la plus large inspiration possible. On verra alors l'aiguille indicatrice se déplacer en entraînant avec elle l'aiguille maxima ; puis revenir brusquement au zéro, en laissant l'aiguille maxima au point culminant de sa course. C'est cette aiguille maxima qui nous permettra de lire sur le cadran le nombre de degrés auquel équivaut l'effort développé.

L'appareil a été construit de telle manière que chaque degré correspond à une pression d'un centimètre de mercure.

Pour mesurer l'expiration, les robinets sont renversés; l'aiguille passe de l'autre côté du point de repère ; une aiguille maxima est mise avec elle ; et le sujet fait la plus grande expiration possible, après avoir fait une forte inspiration. La seconde aiguille à maxima nous donnera l'effort produit.

Il faut, pour chaque sujet, prendre l'effort de l'inspiration et de l'expiration. Comme pour le spiromètre de Boudin, j'engage à faire faire trois expériences, précédées d'un essai. Après chacune d'elles, les aiguilles sont ramenées au zéro.

Applications. — D'une manière à peu près constante, l'effort développé pendant l'expiration, est plus considérable que celui développé pendant l'inspiration. Maréchal les estime dans le rapport de 2 à 3.

Cet effort est variable avec les sujets ; et, des expériences de Maréchal, il ressort ce fait important que l'effort ainsi produit n'est pas forcément en rapport avec la capacité pulmonaire. On peut donc trouver des muscles inspirateurs et expirateurs vigoureux avec une capacité pulmonaire relativement faible, et réciproquement.

Cet effort doit être au moins de 60 degrés pour l'expiration, et de 20 pour l'inspiration. Tout résultat pnéométrique au-dessus de ces chiffres doit, dit Maréchal, éveiller des soupçons.

La véritable utilité de la pneumo-dynamométrie se trouve dans les cas analogues à celui dans lequel Maréchal l'a employée.

La physiologie et la pathologie expérimentale pourront lui demander également de précieuses indications. Quant à la clinique, elle ne l'a pas encore beaucoup utilisée. Mais, je pense qu'il faut s'en prendre surtout au manque d'un instrument assez simple pour être portatif. Celui de Maréchal ne laisse rien à désirer pour le laboratoire, ou une salle de clinique ; il pourrait à la rigueur figurer dans un cabinet de consultation ; mais je ne crois pas que jusqu'à présent on puisse étendre davantage son emploi.

Appréciation des procédés spirométriques. — Là s'arrête ce que j'avais à dire sur les procédés spirométriques. Comme je l'ai annoncé en commençant, ils sont loin d'avoir acquis en clinique l'importance de la stéthographie ; mais cependant, ce qui précède doit suffire, je pense, pour prouver qu'ils sont encore dignes de notre attention. Quelques-uns de ces procédés sont déjà des procédés cliniques ; mais, de plus, j'espère que de nombreux autres le deviendront, et cela avec de sérieux avantages. De ce nombre sont surtout ceux qui ont pour but de donner le graphique de la respiration. Beaucoup de procédés dont nous nous servons tous les jours, n'ont été d'abord que des procédés de laboratoire ; il a suffi de les simplifier, pour qu'ils franchissent le seuil de nos hôpitaux, et qu'ils nous rendent les plus grands services. Or, je ne crois pas que les difficultés que présentent ces transformations soient au-dessus de l'esprit inventif du corps médical. Il lui suffira d'en comprendre l'utilité et de vouloir.

CHAPITRE XIX

AUSCULTATION

SOMMAIRE. Notions d'acoustique : Division des stéthoscopes d'après ces notions.

Notions d'acoustique. — I. — *A.* Les ondes sonores parviennent à l'oreille interne par deux voies : l'une aérienne, l'autre solide.

B. La première sert à toutes les ondes sonores, qui nous arrivent par l'intermédiaire de l'atmosphère, et a pour trajet le conduit auditif externe ; l'autre, au contraire, beaucoup plus rarement utilisée, ne nous sert que lorsque le corps vibrant est mis en contact direct avec la boîte crânienne : tel est le cas d'une montre appliquée sur le crâne.

C. Les ondes sonores des corps solides se transmettent avec plus de force à d'autres corps solides, mis en communication avec eux, qu'aux liquides ; mais la transmission se fait mieux des solides aux liquides, que des solides à l'air. La transmission se fait également mal des liquides à l'air.

D. Pour constituer ces corps solides au point de vue de l'acoustique, il faut qu'ils aient une certaine épaisseur ; lorsque ces corps sont minces, qu'ils soient solides ou liquides, ils sont soumis à des lois spéciales, celles des lames vibrantes.

E. Un corps solide, placé entre deux milieux aériens, diminue l'intensité des ondes sonores d'une manière sensible.

F. Une lame vibrante, au contraire, placée dans les mêmes conditions, ne diminue pas l'intensité des ondes sonores.

G. Une veine liquide ou aérienne silencieuse devient sonore, quand le calibre du tube, qu'elle traverse, s'agrandit.

II. — *A.* Les bruits de l'organisme relevant de l'auscultation ont été divisés en trois catégories : les *solidiens*, les *liquidiens* et les *aériens*.

B. Le battement du cœur contre la paroi thoracique est le type des premiers, les bruits du cœur des seconds, et le murmure vésiculaire des troisièmes.

C. Il est vrai que chacun de ces bruits se passe dans un espace fermé par des parois solides. Mais les parois du tube ou de la cavité n'ont qu'un rôle secondaire ; et ce qui détermine réellement le genre d'un bruit, c'est la nature de la veine au sein de laquelle il se produit.

Division des instruments au point de vue de l'acoustique. — Quelque nombreux et variés que soient les stéthoscopes, on peut tous les répartir en deux grands groupes : le premier comprenant les instruments qui transmettent les sons par la voie solide, et le second ceux qui les transmettent par la voie aérienne.

Dans la première catégorie, il est d'abord tout naturel de placer tous les instruments pleins et composés de substance assez dure, tels que le verre, les métaux et les bois; mais de plus, fait qui ne manque pas d'étonner tout d'abord, ceux qui, composés de ces mêmes substances, possèdent un tube creux, tels que les stéthoscopes de Louis et de Piorry, dont nous nous servons tous les jours.

La preuve de ce fait s'acquiert facilement par l'expérience suivante : Après avoir ausculté un sujet, et avoir pris la notion de l'intensité du son que l'on entend avec un de ces instruments, enlevez-le; bourrez son tube intérieur avec du coton, et recommencez ; et vous verrez que l'intensité, si elle est diminuée, l'est de peu, et qu'en tous cas le bruit s'entend encore avec une intensité qui vous surprendra.

Si cette première expérience vous laissait quelques doutes; complétez-la par la suivante :

Tout en laissant le canal de votre stéthoscope bourré avec du coton; mettez-en, de plus, dans votre conduit auditif externe, de sorte que vous soyez sûr d'intercepter la voie aérienne en ces deux points. Puis auscultez de nouveau; et, cette fois encore, vous entendrez les bruits avec une intensité à peu près égale.

On ne saurait donc échapper à cette conclusion, qu'avec tous ces instruments solides, qu'ils soient creux ou non, c'est par la voie solide que les ondes nous arrivent.

L'expérience que je viens d'indiquer pour les instruments ou *auscultation médiate*, peut également se faire pour l'*auscultation immédiate*. On peut ausculter directement un sujet, soit avec le conduit externe libre, soit avec ce conduit bourré de coton; et les bruits seront perçus à peu près avec la même netteté.

Sous ce rapport donc l'auscultation immédiate doit être assimilée à l'auscultation avec les instruments solides. Elle nous fait percevoir les bruits par la boîte crânienne, et par elle d'une manière presque exclusive [1].

[1] C'est ce qui nous explique que certains médecins, sourds à la parole, auscultent cependant fort bien. C'est qu'en effet, leur oreille interne peut être insensible aux ondes aériennes, et ne pas l'être aux ondes solides.

Il pourra donc désormais nous paraître peu important de discuter si les instruments pleins valent mieux que les creux, à la condition que ces derniers soient fabriqués avec la même substance. Dans les deux cas, les bruits nous arrivent par la voie solide.

Mais il en est tout autrement avec les stéthoscopes fabriqués avec des substances molles, peu rigides, telles que le caoutchouc, et creux, ou, pour mieux dire, avec les instruments franchement *tubulaires*. Ceux-ci, au contraire, ne transmettent les bruits que par la voie aérienne.

Pour bien l'établir, vous n'avez qu'à répéter les expériences suivantes : Auscultez d'abord avec une tige pleine de la même substance; et le bruit que vous entendiez fort bien avec votre oreille seulement, ou disparaîtra d'une manière complète, ou s'entendra à peine.

Prenez ensuite un instrument tubulaire, tel que le stéthoscope simple de C. Paul, et auscultez le murmure vésiculaire; vous l'entendrez avec une intensité suffisante. Au moment même de l'auscultation, serrez le tube de manière à interrompre l'onde aérienne ; et tout bruit disparaîtra. Lâchez le tube, et le bruit reviendra. Ce que vous avez fait en pinçant le tube; faites-le, pour vous rapprocher davantage de l'expérience précédente, en bouchant son calibre avec du coton; et vous verrez tout bruit être arrêté. Le même résultat sera obtenu, si, au lieu de placer le coton dans le tube, nous le plaçons dans l'oreille.

Il ressort donc de ces expériences que, pour toute cette catégorie d'instruments, la voie solide est impuissante à transmettre les ondes sonores ; et que celles-ci nous arrivent en totalité par le tube, c'est-à-dire, par la voie aérienne. Dès que cette voie aérienne est interceptée, en un point quelconque, dans le tube ou dans notre oreille externe, toute sensation auditive disparaît.

Quelle est celle de ces deux catégories d'instruments à laquelle nous devons donner la préférence? Aucune d'elles ne doit être choisie d'une manière exclusive. Si, en effet, l'on se reporte aux quelques notions d'acoustique, que j'ai exposées dès le début, on verra :

1° Que de même qu'il y a des stéthoscopes aériens et solidiens, il y a des bruits solidiens et des bruits aériens ;

2° Que toutes les fois que des ondes sonores se transforment, elles perdent de leur intensité.

De là, cette conclusion s'impose, que nous devrons nous servir des *stéthoscopes aériens* pour les *bruits aériens*, et des *solides* pour les *bruits solidiens et liquidiens*, ces deux catégories de bruits pouvant être confondues au point de vue qui nous occupe.

C'est là ce que nous enseigne l'acoustique. Or, je suis heureux de le constater ; et, c'est là un fait important, la clinique est en parfait accord avec elle.

Examinez successivement le murmure vésiculaire avec un instrument tubulaire et avec un instrument solide ; et vous saisirez une différence sensible en faveur du premier : le murmure vous apparaîtra avec un moelleux que vous ne lui connaissiez pas. Puis, avec ces mêmes instruments, auscultez le cœur ; et vous trouverez pour le premier instrument une infériorité marquée : les bruits du cœur ne s'entendront qu'avec une intensité beaucoup moindre ; l'instrument solide reprend ici tous ses avantages.

On peut encore pousser la comparaison plus loin. Que l'on ausculte le murmure vésiculaire avec un instrument tubulaire dans un espace intercostal, et sur les deux arcs costaux, qui sont au dessus et au dessous ; et l'on trouvera un avantage sensible pour l'espace intercostal. C'est que, sur ce point, la paroi thoracique, vu son peu d'épaisseur, peut réellement être considérée comme une lame élastique, tandis que les côtes ont trop d'épaisseur, et qu'à leur niveau il y a véritablement une transformation d'ondes : l'instrument tubulaire ne reçoit que des ondes solides. Et, ce qui nous le prouve, c'est que le fait inverse est constaté, si nous examinons le cœur avec un instrument solide. C'est maintenant au niveau des arcs costaux que les bruits sont le mieux entendus.

La clinique, je le répète, se trouve donc en un parfait accord avec la science physique : *il faut ausculter les bruits solidiens et liquidiens avec les instruments solides, et les bruits aériens avec les instruments tubulaires.*

Telle est la règle générale qui se dégage des expériences précédentes, et que nous ne devons jamais perdre de vue ; mais, cette loi étant bien établie, quelle est réellement l'importance que nous devons lui donner dans la pratique?

Elle doit rester dans toute sa rigueur, quand il s'agit de l'auscultation du cœur. La perte d'intensité est telle avec les instruments tubulaires, qu'à moins d'employer les instruments bi-auriculaires, dont je parlerai bientôt, on ne saurait faire avec eux un examen donnant des garanties sérieuses.

Quant à l'auscultation de la poitrine, je pense qu'on peut la pratiquer avec les deux catégories d'instruments ; et cela d'autant mieux, que les plus répandus sont des instruments mixtes, c'est-à-dire qu'ils sont solides et en même temps traversés par un canal.

Tout en maintenant l'exactitude des faits qui précèdent, et en leur laissant leur importance dans les cas difficiles, je pense donc que l'instrument de Louis, dont l'usage a été consacré par un demi-siècle de pratique, peut suffire dans la plupart des cas.

CHAPITRE XX

AUSCULTATION DES VOIES RESPIRATOIRES
(Suite)

SOMMAIRE Description des instruments : Instruments d'éducation ; — Instruments de comparaison.

DESCRIPTION DES INSTRUMENTS

Cependant de nombreux instruments ayant été proposés, et un certain nombre d'entre eux existant encore dans la pratique, je crois indispensable de dire quelques mots sur les principaux ; je le ferai rapidement.

Instruments d'éducation. — Je grouperai sous ce nom les quelques instruments ayant pour but de permettre à plusieurs personnes d'entendre le même bruit en même temps. Leur utilité se révèle surtout, quand il s'agit de faire entendre un bruit donné à un élève, c'est-à-dire de faire l'éducation médicale.

Certains bruits, en effet, ou bien sont passagers, ou bien présentent ce caractère par quelques-unes de leurs particularités. Il est donc important de pouvoir préciser le moment où ce bruit, ou cette particularité se produit, afin qu'un élève ne puisse pas prendre pour le bruit sur lequel on veut appeler son attention, ceux qui le suivent, ou ceux qui le précèdent. Il faut donc avoir à sa disposition des instruments permettant à plusieurs personnes d'ausculter *le même point, en même temps.*

Je dois dire, de plus, que ce n'est pas seulement dans ce cas que se révèlera l'utilité de ces instruments. Ils pourront également rendre des services entre confrères, lorsqu'il s'agira de s'entendre sur l'existence ou la nature d'un bruit.

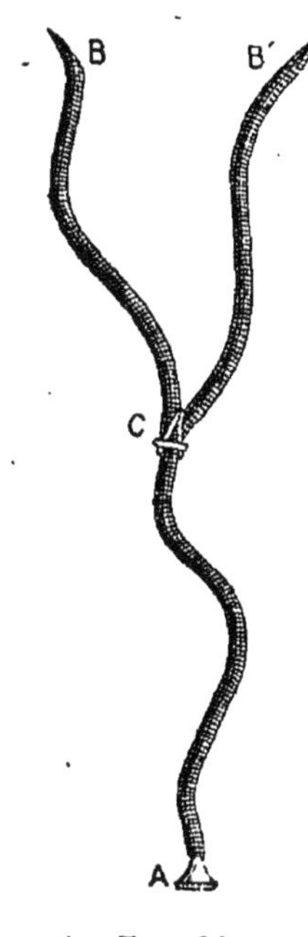

FIG. 20

Aussi l'utilité de ces instruments a-t-elle été comprise depuis longtemps; et, dès 1841, Landouzy père a-t-il employé dans ce but un stéthoscope en bois surmonté de dix tubes coudés, et articulés à une de leurs extrémités. L'idée était complète ; ce qui manquait à Landouzy, c'étaient les stéthoscopes flexibles. Grâce à eux, en effet, la solution du problème est devenue des plus faciles. On peut, comme C. Paul, faire des instruments pour deux, trois personnes, et même pour un plus grand nombre. Pour deux personnes, il suffit d'avoir un stéthoscope en Y (fig. 20). La branche unique reçoit le collecteur, A ; et les deux autres branches, B et B', restant libres, sont destinées à être placées chacune dans une oreille. C'est, en somme, le stéthoscope bi-auriculaire devenu mono-auriculaire pour deux personnes.

Miot voulant faire profiter de nombreux élèves de ses études sur l'auscultation pendant les injections dans la trompe d'Eustache, sans fatiguer le malade, a même fait construire un appareil, le *poli-otoscope* (fig. 21), permettant à six élèves d'ausculter en même temps[1].

[1] *Traité des maladies de l'oreille*, p. 76.

L'oreille externe du malade est mise en communication avec un tube métallique fixe, et sur lequel vient s'adapter une série de tubes flexibles. Chacun d'eux peut être pris par un observateur, qui peut ainsi suivre toute l'opération.

C'est là l'application la plus étendue et aussi la plus ingénieuse que l'on ait faite des stéthoscopes d'éducation.

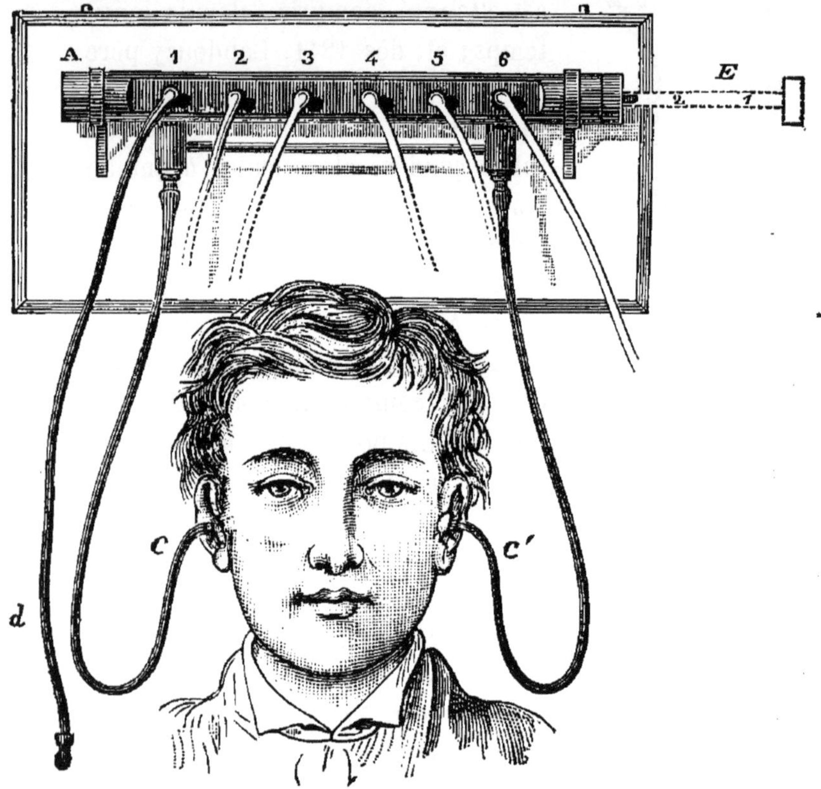

Fig. 21

Instruments de comparaison. — A côté de ces instruments, je dois placer ceux de comparaison. Ils peuvent servir à deux buts différents : ou bien à constater le *synchronisme*, ou bien à *comparer l'intensité de deux bruits*.

Pour constater le *synchronisme*, on peut employer indifféremment soit un tube en Y, soit un tube en X, soit enfin deux tubes mono-auriculaires.

Si l'on se sert du tube en Y (fig. 20), il suffira de placer les deux collecteurs, dans ce cas placés aux extrémités B et B', sur chacun des deux foyers, et d'introduire l'extrémité simple, A, dans le conduit auditif externe. Mais, certains bruits étant très légers, ceux qui sont solidiens ou liquidiens perdant beaucoup de leur intensité quand on emploie ces instruments, je donne la préférence à un instrument en X (fig. 22), c'est-à-dire ayant deux collecteurs, A et A', et deux tubes auriculaires, B et B', permettant l'auscultation *bi-auriculaire*. L'auscultation bi-auriculaire est, en effet, presque indispensable pour le diagnostic des grossesses gemellaires, par le procédé que j'ai fait connaitre dès 1873[1].

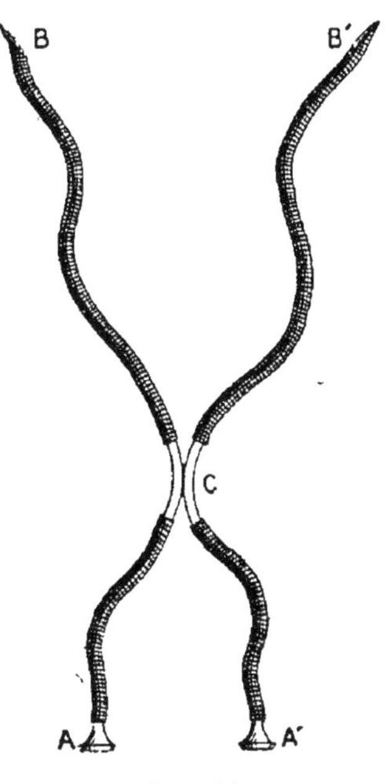

Fig. 22

Les bruits du cœur des deux fœtus jumeaux n'étant pas synchroniques, j'eus l'idée, dès cette époque, de me servir de ce manque de synchronisme pour diagnostiquer les grossesses gemellaires à l'aide d'un instrument en Y. Je plaçais chacun des collecteurs sur un des foyers des bruits; et avec le tube simple, introduit dans le conduit auditif externe, je pouvais ainsi m'assurer si les deux

[1] Clinique d'accouchement; service de Depaul.

foyers donnaient ou ne donnaient pas un bruit unique. Mais, je dus reconnaître que la perte d'intensité était telle, que souvent les bruits n'étaient pas perçus avec assez de netteté pour juger du synchronisme. C'est pour éviter cet inconvénient, autant que possible, que j'ai adopté le tube en X, qui me permet d'utiliser l'auscultation bi-auriculaire, et rend cet instrument applicable à peu près à tous les cas, au moins à la fin de la grossesse.

Enfin, lorsque les deux bruits ont une intensité suffisante ; lorsqu'il s'agit, par exemple, de constater le synchronisme du cœur et d'un anévrisme sur le même sujet, ou bien d'une artère au-dessus et au-dessous d'un anévrisme, on peut se contenter de deux stéthoscopes mono-auriculaires.

Cette dernière manière de procéder, qui est facultative dans le cas précédent, devient au contraire obligatoire, quand il s'agit de comparer l'*intensité des bruits*. Si nous voulons, par exemple, nous rendre compte de l'intensité du murmure vésiculaire des deux côtés, ou bien comparer l'intensité de deux bruits recueillis sur des sujets différents, il est indispensable que chaque oreille soit mise *isolément* en rapport avec un des deux foyers. Sans cette précaution, il nous serait évidemment impossible de dire quel est celui des deux bruits qui l'emporte sur l'autre, les deux venant, à un moment donné, soit se confondre dans le même tube, dans le cas du stéthoscope en Y, soit s'entre-croiser dans ceux en X.

CHAPITRE XXI

AUSCULTATION DES VOIES RESPIRATOIRES
(Suite)

SOMMAIRE. Description des instruments (suite).
Instruments de renforcement : Division ; — Modifications dues : 1° aux diamètres ; — 2° à la longueur ; — 3° à la substance ; — 4° aux corps vibrants interposés dans la colonne aérienne ; — 5° aux caisses de résonnance.

DESCRIPTION DES INSTRUMENTS (*suite*)

Instruments de renforcement. — Renforcer les bruits, que nous cherchons à apprécier par l'auscultation, paraît tout d'abord devoir être un sérieux avantage. Il semble qu'un bruit sera d'autant mieux apprécié et distingué des autres, et que par conséquent sa valeur diagnostique ressortira d'autant plus évidente, qu'il sera *entendu plus fort*. C'est là une conclusion à laquelle on échappe difficilement. Aussi, nombreuses sont les tentatives faites dans ce sens. Les uns ont cru y arriver en construisant les stéthoscopes en métal vibrant, ou en toute autre substance résonnant facilement. D'autres ont interposé dans le tube un corps vibrant, corde ou lame ; et moi-même j'ai cherché à utiliser un stéthoscope à membranes vibrantes. D'autres ont placé le corps vibrant sur la paroi même de l'instrument. Enfin les plus nombreux ont disposé sur le parcours de la colonne aérienne une caisse de résonnance, soit qu'elle existe au commencement de son parcours, soit qu'elle se trouve tout près de notre oreille, dans le plateau terminal.

Or, je l'avoue, beaucoup de ces modifications, plus ou moins, répondent au but cherché, et renforcent les bruits ; jusque-là, les lois de l'acoustique ont pleinement justifié les espérances des inventeurs. Mais cette augmentation de l'intensité des bruits accordée, je dois dire, d'abord que souvent elle est peu appréciable, et ensuite, fait que je vais m'attacher à démontrer, que cette augmentation, contrairement aux prévisions, est souvent plus nuisible qu'utile.

Mais d'abord, passons en revue les divers appareils de renforcement. Le renforcement a été demandé :

1° *Aux diamètres plus considérables de l'instrument* (instruments pleins et tubes);

2° *A la longueur de l'instrument* (pleins et tubes);

3° *A la substance composant l'instrument;*

4° *Aux corps vibrants interposés dans la colonne aérienne* (cordes ou membranes);

5° *Aux caisses de résonnance;*

6° *A une transmission plus exacte* (transmetteurs liquides ou aériens);

7° *A des instruments tenant compte de la tonalité des bruits ;*

8° *A l'auscultation bi-auriculaire.*

9° Et enfin *à une des applications les plus ingénieuses des téléphones et des microphones.*

1° Diamètres plus considérables. — Ce principe a été appliqué aux deux catégories d'instruments, les solides et les aériens.

Pour les *solides*, il résulte des expériences intéressantes de Laboulbène que l'intensité des bruits est réellement influencée par le diamètre de l'instrument. C'est ainsi qu'un cylindre de 4 centimètres de diamètre les transmettrait mieux qu'un instrument d'un centimètre, même en donnant aux deux extrémités une largeur de 4 centimètres, de sorte que la forme adoptée par Laënnec serait plus avantageuse que celle préférée plus tard par Piorry et Louis. Une seule limite existe, c'est celle qui est imposée par la nécessité d'une application exacte de l'extrémité de l'instrument sur les parois de la poitrine.

Pour les instruments *flexibles*, les essais ont porté sur le collecteur et le calibre du tube.

Or, si l'on compare des collecteurs de diamètres différents, on pourra se convaincre, comme j'en ai fait moi-même souvent l'expérience, qu'il est difficile, même avec des collecteurs d'un diamètre double, de saisir des différences sensibles. Il est donc inutile d'augmenter leur largeur; et, sans trop la diminuer, il faudra s'en tenir à une dimension qui permette de l'appliquer exactement sur la poitrine.

Quant à la différence du calibre intérieur des tubes, les résultats sont sensibles, et tout en faveur des gros calibres. Pour s'en rendre bien compte, il faut les examiner en prenant comme point de repère un bruit toujours égal à lui-même, comme le tic-tac d'une montre. Or, si l'on écoute une montre avec des tubes de même longueur et des collecteurs de même diamètre, c'est-à-dire en ne faisant varier que le calibre intérieur du tube; on se convaincra facilement que pour trois tubes ayant 4, 5 et 6 millimètres, la transmission des bruits se fera d'autant mieux que le calibre est plus grand. Nous ne trouvons donc ici comme limite que les dimensions du conduit auditif externe; car il est indispensable que l'extrémité libre du tube soit reçue dans ce conduit[1]. J'en donnerai les raisons plus tard.

2° Longueur de l'instrument. — Laënnec avait adopté une longueur de 33 centimètres ; c'était la longueur qu'avait le cahier de papier, qui, roulé, lui servit de premier stéthoscope ; et depuis il l'a conservée pour son instrument en bois. Cependant, les expériences faites par C. Paul l'ont conduit à donner la préférence *pour les stéthoscopes solides* à une longueur de 25 centimètres. Pour ce qui me concerne, j'ai fait, en 1873, une série d'essais avec des cylindres de sapin et de poirier, de même diamètre et de longueurs inégales ; mais à moins de grands écarts, il m'a été difficile de me faire une opinion. Entre 10 centimètres et 40, les résultats m'ont paru les mêmes ; ou, ce qui traduit mieux le sens de mes expériences, les résultats ont été variables. Mais je dois dire, qu'à cette époque, je n'avais pas pris la précaution de choisir comme terme de comparaison un bruit sûrement uniforme, comme le tic-tac d'une montre. Il me reste donc quelques doutes à cet égard.

Cependant, je ne crois pas que la différence soit bien grande de ce chef, entre les instruments sur lesquels notre choix pourrait porter, leur longueur variant, en effet, entre 18 et 12. Dans ces limites, je le répète, les différences ne me paraissent pas devoir être sensibles.

On s'accorderait même assez généralement, et C. Paul est de cet avis, à considérer les instruments courts comme préférables pour l'auscultation du fœtus; et c'est là un fait à retenir, cette auscultation présentant dans les premiers mois où les bruits sont entendus de sérieuses difficultés.

[1] Il est bien entendu que le collecteur doit avoir un calibre égal à celui du tube.

L'avantage resterait donc ici aux instruments courts.

L'influence de la longueur, si elle existe, doit donc rester à l'étude.

S'il s'agissait de tubes rigides, en nous en tenant aux lois de l'acoustique sur la transmission des sons dans ces tubes, il nous paraîtrait difficile que l'on pût établir une différence due à leur longueur. Nous savons, en effet, que les sons se transmettent dans ces tubes, sur un parcours de plusieurs centaines de mètres, sans diminution sensible. Mais pour les *tubes élastiques*, quoique se faisant encore assez bien, la transmission des bruits est loin d'être aussi parfaite. C'est ainsi que, d'après mes expériences, l'auscultation deviendrait difficile avec un tube de 2 mètres. Mais, c'est là une longueur, on le voit, qui trouvera rarement son application dans la clinique; et pour celles qu'elle utilise, variant de 30 à 60 centimètres, on peut considérer l'influence de la longueur comme nulle.

3° Substance composant l'instrument. — Il est peu de substances, ne fut-ce que dans un but d'expérience, qui n'aient été essayées. C'est ainsi que C. Paul a fait faire un stéthoscope plein en caoutchouc ; et que j'en ai expérimenté en plomb, en fer et en plâtre, etc.

Laënnec, nous le savons, se servit d'abord d'un stéthoscope en papier; et on peut facilement se convaincre qu'un instrument ainsi composé transmet les bruits avec une intensité suffisante. Roulez une main de papier en la serrant autant que possible, appliquez une montre à une extrémité de ce rouleau, placez votre oreille à l'autre; et vous serez étonné de l'intensité du tic-tac.

Les métaux pleins ne donnent que de mauvais résultats. L'étain et le plomb transmettent mal les bruits; le fer les transmet mieux, mais cependant avec moins d'intensité que ne semble le faire espérer sa densité. En somme, la transmission des bruits est loin d'être proportionnelle, soit à la densité, soit à la dureté des corps. C'est là un fait à retenir. Mais certains métaux creux résonnent mieux; et quelques praticiens anglais leur ont donné la préférence.

Le verre plein transmet mal les sons, mais le verre creux est meilleur conducteur. Pour s'en convaincre, il suffira d'ausculter avec une éprouvette, ou même un verre, en ayant soin de mettre l'ouverture sur la poitrine ou sur la montre qui sert de terme de comparaison; et l'on pourra s'assurer que chacun de ces objets suppléerait à la rigueur un stéthoscope ordinaire.

Enfin, tous les bois ont été essayés. Pour ce qui me concerne, en 1876, pendant que j'étais à la Guyane, j'ai fait tourner des stéthoscopes en bois les plus divers, tels que le wacapou, l'ébène, le bois de fer, etc. Or pour ces bois, comme pour les métaux, j'ai pu faire les mêmes observations : que la transmission des bruits n'est pas en rapport avec la densité; au contraire, elle m'a paru plutôt se faire en sens inverse. Sans que cette loi soit absolument exacte, les bois les plus légers étaient, en général, les meilleurs conducteurs.

Ceux auxquels, après de nombreux essais, on a généralement donné la préférence, sont ceux d'acacia, de sapin et de poirier.

4° Corps vibrants interposés dans la colonne aérienne. — C'est là une idée séduisante, en effet; et ainsi s'expliquent les nombreuses tentatives qui ont été faites dans ce sens. Les moyens ont varié; et en ce qui me concerne, je l'ai dit, j'ai expérimenté des cordes de violon, des membranes en baudruche, en caoutchouc, et enfin, des lames métalliques.

Sur un stéthoscope divisé en deux parties, et se réunissant par un tenon, comme l'instrument de Laënnec, j'ai disposé des cordes de violon, des crins de Florence de différents calibres, et cela, je dois le dire, sans résultat. Puis, je me suis adressé aux membranes ; et successivement j'ai essayé celles de baudruche et de caoutchouc. Les deux ont été tendues et placées de telle manière que la colonne d'air fût interceptée d'une manière complète, ou bien parfois elles ont été percées d'un ou de plusieurs orifices ; les résultats n'ont pas été plus heureux. Enfin, j'ai fait saillir dans l'intérieur des tubes des petites lames métalliques pouvant entrer en vibrations à la moindre impulsion, et cette fois encore sans que le son en fût augmenté.

C'est, qu'en effet, si tous ces corps placés dans des conditions analogues à celles que je réalisais dans mes essais, peuvent entrer en vibration, ils ne le font que sous l'influence du déplacement d'une colonne d'air ; et ici ce déplacement manque. L'air contenu dans le tube du stéthoscope est un espace clos. Il entre bien en vibration pour transmettre le son, mais il ne se déplace pas. C'est ainsi, je crois, que doivent s'expliquer mes insuccès, et ceux de mes devanciers. Quand nous faisons vibrer la membrane d'un mirliton, qu'on me permette cet exemple, nous projetons de l'air sur sa membrane, et nous mettons ainsi son élasticité en jeu. Or, on ne saurait comparer ce déplacement violent avec celui insaisissable, qui se passe dans l'intérieur du stéthoscope sous l'influence des vibrations de la poitrine.

5° Caisses de résonnance. — Nous savons que toutes les fois qu'une colonne aérienne passe d'un espace étroit dans un espace plus large, les vibrations aériennes deviennent sonores. C'est de cette loi d'acoustique que sont partis tous ceux qui ont cherché à augmenter les bruits par les caisses de résonnance. Le principe est de placer sur le parcours de la colonne aérienne un espace plus large. Cet espace, ou caisse de résonnance, a été disposé par les uns près du collecteur, et par les autres, au contraire, à l'autre extrémité, dans le plateau. Tel est l'instrument du Dr Gestin.

Le principe d'acoustique que je viens de citer, se vérifie ici dans toute son exactitude; et tout élargissement passager du tube stéthoscopique renforce les bruits.

Mais, je dois le dire, on se tromperait, si on croyait que ce renforcement soit considérable; il est très atténué par les conditions acoustiques dans lesquelles se trouve la colonne aérienne elle-même. Au lieu de se déplacer librement et avec force, elle constitue, je l'ai dit, un espace clos. La résonnance est ainsi considérablement diminuée. On pourra s'en convaincre en comparant un instrument à caisse de résonnance avec un autre de même forme extérieure, mais n'en possédant pas. Or, qu'il s'agisse du murmure vésiculaire ou des battements du cœur, on constatera que la différence est peu sensible.

Enfin, si l'on compare entre eux plusieurs stéthoscopes à résonnance et de divers modèles, on se convaincra que ce n'est pas de la dimension de la caisse de résonnance que dépend l'augmentation d'intensité de la transmission, mais de la facilité avec laquelle les parois de cette cavité entrent en vibration, qualité qui dépend surtout de l'épaisseur de ses parois et de la légèreté du bois.

De là ressort ce fait important, que les instruments à caisse de résonnance doivent être construits en bois léger, et n'avoir que des parois minces. A ces deux conditions, je crois que l'intensité des bruits sera augmentée, sans que toutefois cette augmentation, je le répète, soit toujours bien sensible.

Mais cette augmentation de l'intensité des bruits admise, une autre question se présente : est-elle bien avantageuse? Tout d'abord, je l'avoue, cette question pourrait surprendre. Il semble, en effet, comme je le disais en commençant l'étude des instruments de renforcement, que la valeur diagnostique d'un bruit ressortira d'autant plus nette que ce bruit sera plus fort.

Mais d'autres conditions se présentent qui doivent entrer en ligne de compte.

Je crois trouver peu de contradicteurs en établissant que les cas les plus difficiles de l'auscultation se trouvent dans l'examen du cœur. Or, d'où vient la difficulté dans ces cas? Il est rare que ce soit le manque d'intensité. Ce qui crée la difficulté est la précipitation de ces bruits : à ce point que souvent pour diminuer cette précipitation, et seulement pour faciliter l'auscultation, nous avons recours à la digitale. Or, comment les caisses de résonnance augmentent-elles les bruits? Il ne faut pas l'oublier : elles ne les augmentent qu'en les prolongeant. Faites entrer en vibration les branches d'un diapason, tenez-le à la main et à 30 centimètres de votre oreille; et vous pourrez percevoir ses vibrations pendant sept à huit secondes seulement. Puis, recommencez l'expérience, et, cette fois, placez le pied de votre diapason sur une caisse de résonnance (j'ai fait l'expérience avec un simple cristallisoir), le bruit s'entendra plus fort, mais il sera également fatalement prolongé ; sa durée atteindra quinze secondes, c'est-à-dire qu'elle sera presque doublée. Si donc l'intensité est plus considérable ; et, si en cela les caisses de résonnance répondent au but que nous poursuivons, d'une manière inévitable, je le répète, le bruit sera prolongé ; et, par conséquent, s'il s'agit de bruits isolés et rapprochés, l'intervalle qui les sépare sera diminué d'autant. Or, dans les affections du cœur, et ce sont évidemment les cas les plus difficiles, je l'ai dit, la difficulté venant du trop petit intervalle qui sépare les bruits, toute modification qui prolongera ces bruits diminuera leur intervalle d'autant ; et par conséquent deviendra, je crois, plus nuisible qu'utile.

CHAPITRE XXII

AUSCULTATION DES VOIES RESPIRATOIRES (Suite)

SOMMAIRE. Suite de la description des instruments de renforcement :
6° *A.* Transmetteurs liquides ; — *B.* Transmetteurs aériens ; — 7° Instruments accordés ; — 8° Instruments bi-auriculaires. Appréciation générale sur les instruments à renforcement.

DESCRIPTION DES INSTRUMENTS (*suite*)

6° *A*. **Transmetteurs liquides.** — Scott Alison, dès 1859, a cherché à augmenter les sons en appliquant une autre loi d'acoustique.

Muller a établi, en effet, que les ondes solides se transmettent difficilement à un milieu gazeux, et qu'elles se transmettent mieux à un milieu liquide. Or c'est en s'inspirant de cette loi, que Scott Alison a proposé de remplacer la colonne aérienne par une poire remplie d'eau, et de n'ausculter qu'à travers cette cavité liquide.

Mais d'autre part, tenant compte d'un fait sur lequel je me suis appesanti plusieurs fois, celui de la perte d'intensité des ondes sonores, quand elles changent de nature, Scott Alison fait remarquer que son *hydrophone* n'est applicable qu'aux stéthoscopes aériens. Il est, au contraire, plus nuisible qu'utile, si l'on doit se servir d'un sthéthoscope solide.

Ainsi, pour diminuer la perte d'intensité des bruits, qui passent d'un milieu solide dans un milieu aérien, Scott Alison interpose un milieu liquide. C'est là, je le répète, une application des lois de Muller ; elle est indiscutable.

Mais, pour que notre oreille puisse en tirer tout le bénéfice que semble lui demander le praticien américain, il faudrait que ce fût ce corps liquide qui conduisît les ondes sonores jusqu'à notre oreille. Or, il n'en est rien. Les vibrations thoraciques sont bien transmises à un corps liquide, l'hydrophone ; mais, en sortant de l'hydrophone, elles doivent subir une nouvelle transformation en passant d'un milieu liquide dans un milieu aérien, le tube stéthoscopique. De sorte que dans le procédé de Scott Alison, les ondes aériennes subissent deux transformations au lieu d'une. Au lieu de passer directement d'un milieu solide dans un milieu aérien, ce qui a lieu dans le procédé ordinaire ; elles passent d'abord d'un milieu solide dans un milieu liquide, et de ce milieu liquide dans un milieu aérien. La question est donc moins simple que ne semble le croire l'inventeur de l'hydrophone. Il reste à savoir pratiquement, si, en tenant compte de ces deux transformations, la perte subie par les bruits est plus grande ou plus faible.

Étudions la question expérimentalement.

Je dispose une montre sur une série de couches de flanelle, pour éviter toute transmission de bruit par la table qui la supporte ; puis j'ausculte avec un stéthoscope aérien mono-auriculaire, et je cherche à apprécier le tic-tac ainsi entendu.

J'interpose ensuite une poire en caoutchouc *vide*, fermée de toutes parts, et s'appliquant exactement sur la montre ; puis j'ausculte de nouveau, avec le même tube à travers cette poire. Or dans ces conditions je n'entends rien ; ou, tout au moins, je n'entends qu'avec une intensité incontestablement moindre.

Je remplace ensuite cette poire en caoutchouc vide, par une poire de même forme mais *remplie d'eau;* et j'entends les bruits d'une manière bien manifeste.

Ainsi donc se trouve confirmée une partie du fait avancé par Scott Alison, c'est-à-dire que le milieu liquide transmet mieux le bruit que le milieu aérien. C'est donc là un fait intéressant ; et qu'il est bon de retenir.

Mais, recommençons l'expérience ; et comparons seulement les bruits entendus par le stéthoscope aérien seul, appliqué directement sur la montre, avec les bruits entendus en interposant la poire pleine de liquide. Or, dans ces nouvelles conditions, l'avantage reste manifestement au stéthoscope seul. Les ondes sonores nous sont mieux transmises à travers le verre de montre seul, faisant fonction de membrane vibrante, qu'à travers la poire pleine, qui transforme ces ondes en ondes liquidiennes.

Nous retrouvons ici une nouvelle application du fait que j'ai déjà signalé, en parlant de la transmission par les arcs costaux et les espaces qui les séparent, c'est-à-dire que dans les deux cas les ondes sonores ne nous sont pas transmises par les mêmes lois.

Quelle que soit la nature des bruits qui se produisent dans la poitrine, qu'ils soient liquidiens ou solidiens, ils se transforment en ondes solides en traversant les arcs costaux, tandis qu'ils restent aériens, s'ils l'étaient déjà, en traversant les espaces qui les séparent. Les espaces intercostaux, au point de vue de l'acoustique, doivent donc être considérés comme des membranes vibrantes, qui, on le sait, étant placées entre deux milieux aériens d'égale pression, permettent aux ondes sonores de les traverser sans perdre de leur intensité. Ainsi s'explique donc que lorsque nous nous servons d'un stéthoscope aérien, nous entendons beaucoup mieux au niveau des espaces intercostaux, que sur les arcs costaux situés au-dessus et au-dessous ; et qu'aussi nous entendons mieux en appliquant le collecteur de notre stéthoscope directement sur l'espace intercostal, qu'en interposant un corps quelconque[1].

Ou voit, du reste, qu'il me soit permis de le faire remarquer, combien cette question de l'auscultation est complexe au point de vue de l'acoustique. Les lois qui lui sont applicables varient non seulement avec la nature des bruits et avec les instruments, mais aussi avec les points de la poitrine sur lesquels portent nos observations.

B. **Transmetteurs aériens.** — A côté de l'hydrophone de Scott Alison vient se placer tout naturellement celui de Kœnig (fig. 23).

L'appareil de Kœnig, comme on peut le voir par cette figure, se compose d'un espace clos, A, surmonté d'une chambre de résonnance métallique, B, se terminant par un tube auriculaire, C. En somme, c'est un stéthoscope aérien.

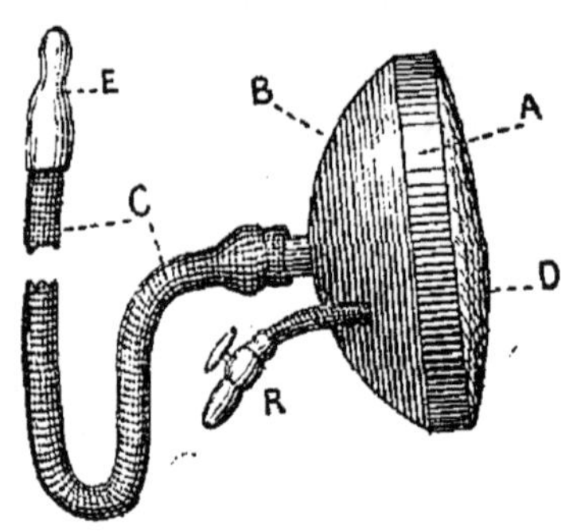

Fig. 23. — Appareil de Kœnig.

L'espace clos est formé par un disque métallique, A, portant un robinet, R, et fermé aux deux extrémités par une membrane élastique, D. L'appareil se remplit, avec une poire, de telle manière que les deux membranes élastiques soient tendues, et que le disque figure

[1] Dans l'auscultation de la montre, le verre fait si bien l'office d'une membrane vibrante que l'on entend les bruits aussi bien, sinon mieux, en ne plaçant le collecteur qu'à un millimètre de la montre, ou en ne touchant le verre que par un point du collecteur, qu'en l'appliquant d'une manière complète.

une lentille biconvexe, au lieu de ne figurer qu'une section de cylindre. Au-dessus de ce disque s'élève une portion de sphère creuse également en métal, et communiquant avec le tube auriculaire.

Le but de Kœnig a été d'avoir un collecteur assez large, et s'appliquant exactement sur la poitrine; ce qu'il obtient avec la membrane extérieure tendue D. Je n'ai pas essayé le stéthoscope de Kœnig, mais je ne suis pas éloigné de croire qu'il donne une véritable augmentation du bruit. L'explication que j'en fournirais, toutefois, serait différente de celle de l'inventeur. Je ne pense pas que ce soit, en effet, en interposant un espace aérien entre la poitrine et le tube auriculaire que l'intensité du bruit soit augmentée. Je suis plutôt porté à croire que c'est grâce à l'augmentation de pression dans l'espace clos. Nous savons, en effet, que l'air devient d'autant meilleur conducteur du bruit que la pression qu'il supporte est plus grande. L'air comprimé transmet mieux le bruit, que l'air à la pression ordinaire, et ce dernier mieux que l'air raréfié : le vide est muet. Or, depuis longtemps, j'ai cherché à transformer le tube stéthoscopique en un espace clos, dont je pourrais augmenter la pression ; et, sans répondre d'une manière complète à l'idée que je voudrais réaliser, l'appareil de Kœnig s'en approche d'une manière sensible; en ce sens que dans une partie de son parcours, l'onde aérienne traverse un air comprimé, et, par conséquent, meilleur conducteur du son.

Ajoutons que, même dans le tube auriculaire, l'air peut être légèrement comprimé, parce que au moment où l'appareil est appliqué, la membrane extérieure devenant plane, la courbure de l'intérieure est augmentée; et que par conséquent elle exerce une certaine pression sur l'air du tube. Je le répète, je suis tenté de croire, que, si l'appareil de

Kœnig donne réellement de bons résultats, c'est à cette cause plus qu'à toute autre qu'il faut l'attribuer. Nous l'avons vu, en effet, l'interposition d'une poire remplie d'air loin d'augmenter l'intensité des bruits, la diminue.

Instruments tenant compte de la tonalité des bruits. — Je reproduis ici textuellement la description que Déchambre et André Petit donnent de ces instruments.

Ce sont ceux de Boudet de Pâris, à qui l'auscultation en doit d'autres, nous le verrons, et non moins ingénieux.

Le but de ces instruments est de transmettre les bruits sans changer leur tonalité; et nous allons voir comment l'inventeur y est arrivé. Mais je dois faire remarquer que pour atteindre ce résultat, Boudet de Pâris, a dû avoir recours à deux autres procédés d'augmentation des bruits, celui des membranes vibrantes, et celui de l'auscultation bi-auriculaire. La sensibilité de ses instruments ne tient donc pas seulement au maintien de la tonalité; car si les membranes se sont montrées peu utiles, nous verrons qu'il n'en est pas de même de l'auscultation bi-auriculaire. Sous ce rapport même, peut-être ces instruments n'auraient-ils dû être étudiés qu'après ce procédé. Mais l'idée du maintien de la tonalité m'a paru si importante, que j'ai cru devoir faire aux instruments qui l'assurent une place spéciale.

« Il existe encore un appareil stéthoscopique, disent Dechambre et André Petit, imaginé par le Dr Boudet de Pâris en 1880, et qui repose sur un principe un peu différent.

Dans une étude sur la physiologie de l'audition, le Dr Prat faisait connaître en 1869, le curieux résultat de ses recherches relatives aux bruits normaux du poumon et du cœur; il démontrait que, par suite de la forme et de la disposition de la cage thoracique, envisagée comme caisse de résonnance, les bruits pulmonaires et cardiaques possèdent deux tonalités propres : l'inspiration et l'expiration diffèrent d'un ton, et correspondent au *ré* et à l'*ut* de la troisième corde que l'archet fait vibrer à vide; les bruits cardiaques sont séparés par un même intervalle, mais à l'octave supérieure.

Il résulte de cette proposition, que tous les stéthoscopes inventés jusqu'ici sont également défectueux; puisqu'ils ne possèdent qu'une seule tonalité, et ne peuvent être accordés que pour l'un des bruits qu'il s'agit d'entendre. M. le Dr Boudet de Pâris fit construire pour remédier à cet inconvénient, un stéthoscope à deux tonalités, composé d'un tube métallique portant à chacune de ses extrémités, une caisse de résonnance surmontée d'un pavillon explorateur; les deux caisses de résonnance sont accordées pour des tonalités différant d'un ton exactement. Le pavillon est obturé à une faible distance de ses bords par une membrane fortement tendue ; celle-ci porte à son centre un petit bouton explorateur, destiné à s'appliquer sur les parois thoraciques pour en recevoir directement les vibrations, et les transmettre, par l'intermédiaire de la membrane, à la colonne d'air renfermée dans l'instrument. Sur le tube métallique se trouve un ajutage bifurqué auquel s'adaptent deux tubes de caoutchouc, terminés à leur extrémité par un embout d'ivoire. Ces deux tubes profondément introduits dans le conduit auditif, permettent de pratiquer l'auscultation bi-auriculaire, que M. Boudet de Pâris considère comme indispensable.

Cet appareil donne des résultats stéthoscopiques d'une netteté extrême; mais il est d'une construction minutieuse; et restera toujours réservé aux expériences précises de physiologie.

Aussi M. Boudet de Pâris a-t-il fait construire pour la pratique journalière de l'auscultation, un autre stéthoscope bi-auriculaire présentant la même disposition du pavillon que dans le précédent, mais privé des caisses de résonnance. Il se compose d'un stéthoscope ordinaire en bois, dont la plaque auriculaire est remplacée par le tube de caoutchouc bifurqué ; à 1 centimètre du rebord du pavillon est tendue la membrane vibrante munie du bouton explorateur.

Cette disposition a pour résultat, ainsi que le fait justement observer M. Boudet de Pâris, de prolonger en quelque sorte le conduit auditif de l'observateur jusqu'au niveau du foyer de production des vibrations, et donne les mêmes résultats qui seraient obtenus, si le bouton explorateur se trouvait fixé au centre de la membrane du tympan elle-même. On obtient ainsi une intensité remarquable des sons transmis à l'oreille ; à tel point, qu'en appliquant légèrement l'extrémité de l'index sur le bouton explorateur, on perçoit très nettement le bruit de roulement de la contraction musculaire nécessaire pour maintenir le doigt dans l'extension ; ce bruit augmente brusquement et acquiert une remarquable intensité, si l'on vient à contracter activement les autres doigts de la même main. On peut explorer de même, avec cet appareil si simple, les bruits intrathoraciques, pulmonaires et cardiaques, ainsi que les bruits vasculaires. Enfin, c'est encore au moyen du même instrument, modifié dans la disposition de son pavillon, que l'on a pu entendre très nettement les bruits produits par les contractions musculaires saccadées qui déplacent le globe de l'œil pendant la lecture, et dont l'existence avait été signalée par M. Javal. »

(*Dictionnaire encyclopédique des sciences médicales ;* article *Stéthoscope*).

8° **Auscultation bi-auriculaire.** — J'arrive au procédé qui me paraît avoir donné les meilleurs résultats au point de vue du renforcement des bruits : je veux parler de l'auscultation bi-auriculaire.

Déjà, en employant son stéthoscope, en 1841, Landouzy père avait cherché à utiliser les deux oreilles pour l'auscultation ; et quoique son instrument laissât beaucoup à désirer, il avait pu en retirer de sérieux avantages. Mais c'est surtout depuis l'introduction des tubes flexibles dans la construction du stéthoscope, que cette idée a pu entrer réellement dans la pratique.

Les premiers essais de C. Paul, dans cette voie, remontent, je crois, à 1867 ; mais il ne les fit connaître que plus tard, dans une conférence faite à l'hôpital Saint-Antoine. Les miens ne datent que de 1872. Sans connaître les travaux de ce professeur distingué, je me mis à faire sur le stéthoscope une série de recherches dont j'ai déjà parlé ; et cette étude me conduisit à l'auscultation bi-auriculaire. J'ai figuré le premier instrument que me fit Galante en 1873 (fig. 20), sur un modèle fabriqué par M. Bardon, de Cherbourg ; et depuis, je n'ai pas eu à le modifier. C'est encore à ce modèle, auquel je donne la préférence. Je le trouve simple, solide et commode. Or, dès mes premiers essais, en 1872, je fus frappé de ce fait, constaté, du reste, par tous ceux qui se sont occupés de cette question : que l'utilisation des deux oreilles multiplie l'intensité des bruits, non par deux, mais par trois ou par quatre. Il suffit de faire l'expérience pour s'en convaincre.

Premier modèle de stéthoscope flexible de M. le Dr C. Paul (modèle Galante). — Les avantages du stéthoscope flexible.—Conférence faite à l'hôpital Saint-

Antoine par le Dr Constantin Paul. (A. Delahaye et Cie, Paris, 1876.)

« Mon stéthoscope actuel, dont je fais usage depuis plus de treize ans, et dont j'ai lieu d'être de plus en plus satisfait, se compose d'un tube en caoutchouc vulcanisé, long de 45 centimètres. Cette longueur est suffisante pour assurer aux mouvements du malade et au médecin toute liberté et toute facilité d'examen.

« Comme vous le voyez, une des extrémités est libre, c'est celle qui doit entrer à frottement dans le conduit auditif; l'autre extrémité supporte un pavillon en ivoire.

« L'extrémité qui s'introduit dans le conduit auditif a 9 millimètres de diamètre extérieur : c'est-à-dire que son diamètre est exactement celui de mon conduit auditif. Ce tube est le no 8 de l'échelle de Galante. Cette extrémité n'a pas d'embout ; j'en ai fait faire de bien des formes, mais jamais l'adaptation n'est aussi bonne qu'avec le tube de caoutchouc.

« Cet appareil évite au médecin et au malade de prendre jamais une position vicieuse, incommode ou fatigante.

« Voulez-vous, je suppose, examiner un malade couché dans son lit ? Vous placez le pavillon en gardant la position verticale, observant votre malade ; vous auscultez tranquillement, posément ; longuement, sans presser la poitrine du patient, sans vous congestionner la tête, sans vous fatiguer les reins. Il y a ici quelques avantages, entre autres celui (très important) d'ausculter longuement, de façon à se bien mettre dans l'oreille le rythme du cœur. De plus, vous savez, Messieurs, que la meilleure position pour l'auscultation du cœur est la position verticale, parce qu'ainsi le cœur se met bien en contact avec la paroi thoracique. »

« Ce stéthoscope peut être disposé pour l'*auscultation*

bi-auriculaire en adaptant au pavillon un ajutage bifide sur lequel on montera deux tubes auriculaires en caoutchouc. »

Ce modèle n'est pas cependant celui pour lequel le renforcement est le plus considérable. Grâce à une modification empruntée à l'appareil à transfusion de Roussel, C. Paul a pu augmenter encore cette intensité, et de plus permettre à l'instrument de rester fixé, sans qu'on soit obligé de le maintenir.

Grâce à l'augmentation de l'intensité des bruits obtenus par cet appareil, l'auscultation du cœur est devenue facile.

Nouveau modèle de stéthoscope flexible adhérent et muni d'une caisse de renforcement de M. le Dr C. Paul (modèle Galante) :

« Une caisse de renforcement circulaire, d'une capacité déterminée, enveloppe environ les deux tiers de la hauteur du pavillon, dont les dimensions et la forme ont été rigoureusement conservées. En un point de sa surface, la caisse de renforcement donne naissance à un tube qui se termine par une petite poire en caoutchouc, qui la transforme ainsi en une ventouse annulaire analogue à celle du transfuseur de M. le docteur Roussel. Cette ventouse sert à fixer le stéthoscope (fig. 24).

« Le stéthoscope est disposé pour l'auscultation mono-auriculaire ou pour l'auscultation bi-auriculaire.

« Dans ce dernier cas, on relie, à l'aide d'un ajutage métallique, le pavillon du stéthoscope aux deux tubes auriculaires en caoutchouc. »

On peut encore, avec une ou deux cloches, des ajutages en Y, et des tubes en caoutchouc, faire de cet instrument un appareil d'*éducation* ou de *comparaison*.

« En raison de l'adaptation exacte du pavillon sur la peau avec une pression invariable, et, d'autre part, à cause de la ventouse qui fait caisse de renforcement, le bruit qu'on veut écouter prend une intensité et une netteté

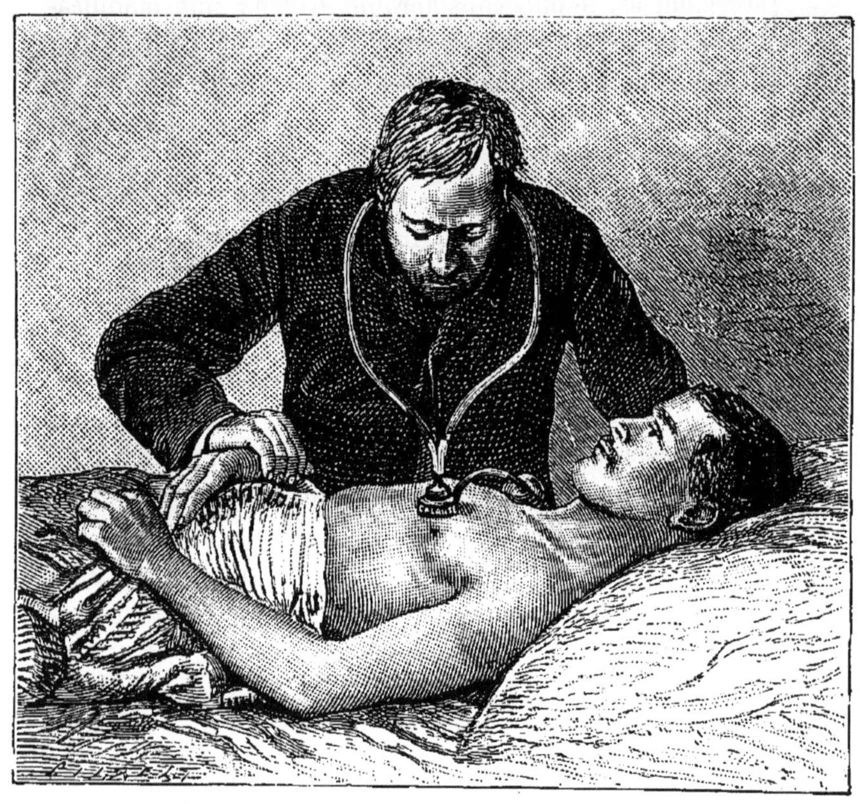

Fig. 24. — Stéthoscope du Dr C. Paul.

remarquables..... Si l'on adapte ce nouveau pavillon à un tube métallique à deux branches, pour faire un stéthoscope bi-auriculaire, on arrive à une intensité de son inconnue jusqu'ici dans l'auscultation des bruits cardiaques et vasculaires. La ventouse permet, en outre, de fixer automatiquement le stéthoscope au point choisi pour l'auscultation ; et les élèves peuvent successivement prendre le tube acoustique sans que l'instrument se déplace. Il permet de faire entendre non seulement les bruits des enfants et des adultes, mais encore les bruits du fœtus. » (Académie de médecine, séance du 3 mai 1881.)

Aux qualités du stéthoscope flexible, que ce nouvel instrument possède, il faut ajouter les suivantes :

1° Cette ventouse annulaire fait l'office de caisse de renforcement et grossit, sans les altérer, tout aussi bien les bruits doux et profonds, que les bruits rudes et superficiels ; elle les isole en ne laissant pas passer les bruits voisins, qui pourraient venir troubler les ondes sonores qui entrent dans le tube périphérique. Elle joue le rôle de l'iris pour les rayons lumineux ;

2° L'adaptation de la ventouse maintient automatiquement le stéthoscope à la place où on l'a fixé, et laisse les mains libres pendant l'auscultation ;

3° Le pavillon étant ainsi fixé, des observateurs peuvent venir successivement prendre le tube, et ausculter le bruit qu'on a isolé dans le stéthoscope ;

4° L'auscultation bi-auriculaire est plus facile, puisqu'on n'a pas à tenir l'instrument ;

5° En ajoutant à chacun des deux tubes bi-auriculaires un tube bifurqué, on peut faire ausculter un malade par quatre observateurs qui écoutent d'une oreille ou par deux observateurs bi-auriculaires ;

6° On peut fixer en deux points différents deux instruments semblables, et faire, à deux, trois ou quatre, de l'auscultation additionnelle ou différentielle ;

Ainsi donc, par cette nouvelle addition, on peut renforcer les bruits, les faire entendre à plusieurs à la fois avec la plus grande facilité ;

7° Enfin on peut faire entendre les bruits du cœur du fœtus, soit à deux observateurs à la fois, soit à plusieurs observateurs successivement sans déplacer l'instrument, ce qui ne pourrait s'obtenir avec les autres stéthoscopes flexibles.

En permettant l'auscultation simultanée par plusieurs observateurs, cet instrument réalise l'identité d'observation, point de départ nécessaire pour arriver à l'unité d'interprétation. » (Société médicale des hôpitaux, séance du 22 mai 1881.)

Appréciation des instruments a renforcement précédents. — Si maintenant nous jetons un coup d'œil rétrospectif sur les divers procédés employés pour augmenter l'intensité des bruits, nous pourrons voir que de tous ceux passés en revue jusqu'à présent, un seul, celui de l'auscultation bi-auriculaire, a donné des résultats satisfaisants.

Ni l'augmentation du diamètre, ni celle de la longueur n'ont pu renforcer les bruits d'une manière sensible ; la nature de la substance n'influence cette intensité que dans des proportions restreintes ; les corps vibrants sont restés sans résultats ; les caisses de résonnance sont, dans la plupart des cas, plus nuisibles qu'utiles ; les transmetteurs liquides, même réservés pour les stéthoscopes aériens, comme le demandait Scott Alison, semblent être dans le même cas ; les avantages de l'appareil de Kœnig, quelque probables qu'ils me paraissent, demandent à être confirmés ; seule, enfin, l'auscultation bi-auriculaire ne laisse aucun doute sur son efficacité, et cela, je le répète, dans des proportions qui étonnent : l'intensité des bruits doit être considérée au moins comme multipliée par trois. Si, à ce premier avantage, nous ajoutons, que son application est facile, que l'instrument est d'un maniement et d'un transport commode, on verra que toutes les raisons se réunissent pour le faire accepter, et l'on se demandera quelles peuvent être celles, en dehors de la routine, qui ont pu retarder autant sa généralisation. Il me semble que cette généralisation ne saura tarder, dès que le procédé aura été expérimenté.

CHAPITRE XXIII

AUSCULTATION DES VOIES RESPIRATOIRES (Suite)

SOMMAIRE. Téléphones : Généralités ; — Division.
Microphones : Définition ; — Instruments ; — Appréciation.

Appareils micro-téléphoniques

Enfin, je l'ai dit, le dernier procédé de renforcement est une application des *téléphones* et des *microphones*.

TÉLÉPHONES

DÉFINITION. — On donne le nom de *téléphones* à toute une catégorie d'apppareils destinés à transmettre les ondes sonores à grande distance, à l'aide de l'*électricité*. Je laisse donc de côté les *téléphones à la ficelle*, dans lesquels les ondes sonores sont transmises d'une membrane vibrante à une autre, à l'aide d'un fil tendu.

DIVISION. — Les téléphones électriques se divisent en deux groupes :

Les téléphones musicaux ;

Les téléphones d'articulation.

Les téléphones *musicaux* ont été les premiers inventés ; et, quoiqu'ils ne conservent guère qu'un intérêt historique, je crois utile d'en dire un mot, parce que leur simplicité va nous permettre de mieux comprendre ceux qui sont venus après eux.

DESCRIPTION. — Chacun d'eux se composait, comme ceux qui les ont suivis, du reste, de deux appareils (fig. 25) :

1° *Le transmetteur, T;*

2° *Le récepteur, R.*

Le transmetteur était composé :

1° *D'une lame vibrante de nature diverse, A;*

2° *D'une pièce métallique qui, réunie à cette membrane vibrante, établissait le contact, I.*

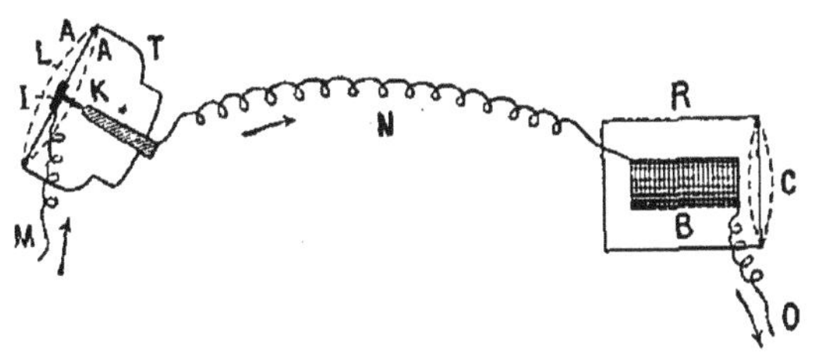

FIG. 25

Le récepteur, à son tour, se composait :

1° *D'une lame vibrante, C;*

2° *D'un aimant ou électro-aimant placé à petite distance de cette lame, B.*

Si maintenant, nous supposons les deux appareils placés sur le parcours d'un circuit fermé, M, N, O, il sera facile d'en saisir le fonctionnement.

Si des notes sont produites à côté de la membrane vibrante du transmetteur, cette membrane, A, entrera en vibration; et chaque fois qu'elle deviendra convexe en dedans, A', le courant passera de M en N, dans le sens des flèches. Il cessera au contraire lorsque le contact de la pointe I sur le disque K sera interrompu. Le courant sera donc rétabli et interrompu à chaque vibration. D'autre part, à chaque passage du courant, l'aimant du récepteur, B, attirera la lame métallique, C, qui reprendra sa place, en vertu de son élasticité, dès la fin du courant.

Chaque vibration de la membrane du transmetteur sera donc suivie d'une vibration de la membrane du récepteur, et de plus avec une intensité égale à la pression de la tige I.

Ceci admis, on peut accepter facilement, que les vibrations de la membrane C reproduiront les sons auxquels sont dues les vibrations de la membrane, A, du transmetteur.

Mais, comme on le voit, dans ces appareils les vibrations sont produites par de véritables interruptions; et, si l'on n'avait pu transmettre les bruits qu'à cette condition, les téléphones fussent restés bien imparfaits. Leur perfection, et surtout la possibilité d'avoir des téléphones d'*articulation*, est due à l'application de deux autres principes.

Ces principes, sur lesquels j'appelle l'attention, sont les suivants :

1° *Le premier est que lorsque sur le parcours d'un courant électrique on dispose deux corps qui le continuent par une simple pression, on fait varier l'intensité du courant, en faisant varier l'intensité de la pression;*

2° *Le deuxième, non moins important que le premier, est que les variations du courant, produites par les variations de pression, se traduisent sur une lame vibrante par des variations de traction, et peuvent ainsi produire de véritables vibrations.*

Au lieu d'une série d'interruptions, nous n'aurons plus

ainsi qu'une série de variations de courant ; au lieu d'une série de détonations répétées et plus ou moins rapprochées l'une de l'autre, nous aurons ainsi un son continu avec des variations en plus ou en moins, de véritables inflexions.

C'est grâce à ces deux principes que l'on a pu obtenir des *téléphones d'articulation*, ou *téléphones parlants*.

Ceux-ci ont été divisés en deux catégories :

1° *Les téléphones magnétiques ;* 2° *les téléphones à piles.*

Les appareils dont j'ai à donner l'explication étant des téléphones à pile, seuls, ces derniers seront décrits.

Les téléphones à pile eux-mêmes se divisent en trois catégories, suivant le moyen employé pour faire varier l'intensité du courant. Ce sont :

1° *Les appareils ayant des transmetteurs liquides ;*

2° *Ceux qui ont des transmetteurs à arc voltaïque ;*

3° *Ceux ayant des transmetteurs à charbon.*

Ces derniers seuls vont nous occuper.

Le type *des téléphones à pile et à transmetteurs à charbon* est celui *d'Edison.*

Téléphone à charbon d'Edison. — Le transmetteur à charbon d'Edison a reçu un grand nombre de formes depuis le premier appareil construit en 1876. — « Il se compose actuellement d'une embouchure en ébonite, d'une lame vibrante et d'un disque de charbon préparé de la grandeur d'une pièce d'un franc, placé sur un support qu'on peut écarter ou rapprocher de la plaque vibrante à l'aide d'une vis disposée sur la face postérieure du parleur. Une petite plaque de platine surmontée d'un bouton en ivoire, en forme de goutte de suif, vient s'appliquer sur la face supérieure de la pastille de charbon. Les vibrations de la plaque se transmettant à la pastille par la petite plaque de platine, les variations de pression produites par les vibrations font varier la résistance électrique de cette pastille de charbon intercalée dans le circuit d'une pile et d'un récepteur (téléphone magnétique de Bell, Phels, Ader, etc.), et la font vibrer synchroniquement. En pratique, cependant, le courant de la pile transformé par le parleur en courant ondulatoire n'est pas envoyé *directement* dans les récepteurs; mais il est localisé, traverse le fil inducteur d'une petite bobine d'induction, et c'est le fil *induit* qui est en communication avec le téléphone récepteur du poste opposé [1] (Hospitalier). »

« [1] Avant d'aller plus loin nous devons faire connaître les raisons de cette disposition spéciale (Hospitalier).

Emploi des courants induits dans les téléphones à pile. — Le rôle du transmetteur dans les téléphones à pile se réduit, comme nous l'avons vu, à faire varier la résistance électrique du circuit, variation qui se traduit aussitôt par une variation proportionnée et en sens inverse, dans l'intensité du courant qui le traverse

Pour une vibration donnée, le changement dans la résistance du circuit aura une valeur fixe donnée que nous supposerons être de *un ohm* pour fixer les idées. Si le circuit total a une faible résistance, *dix ohms* par exemple, la variation de *un ohm* produite dans le transmetteur fera varier l'intensité de *un dixième* de sa valeur totale, et par suite le téléphone récepteur qui agit sous l'influence des variations d'intensité, vibrera énergiquement et parlera avec une certaine puissance. Si au contraire la résistance totale du circuit est grande, *mille ohms* par exemple, les variations d'intensité ne seront plus qu'un millième de l'intensité totale, intensité que l'allongement de la ligne aura elle-même affaiblie dans une grande proportion.

Il faudrait donc pour obtenir un effet aussi puissant que dans le premier cas, augmenter le nombre des éléments de la pile, ainsi que les variations de résistance, par la multiplication des disques de charbon, par exemple ; mais leur nombre ne peut être augmenté indéfiniment, car ils introduisent dans le circuit leurs résistances propres qui viennent contrebalancer l'avantage résultant de con-

MICROPHONES

Définition. — Mais, quelque perfectionné que soit cet appareil, il ne transmet que des ondes d'une certaine

tacts multiples. A un moment donné, il y a équilibre, et en augmentant trop leur nombre, l'effet devient plus nuisible qu'utile. La difficulté a été habilement vaincue par M. Edison, en employant une disposition appliquée déjà en 1874 par M. Elisha Gray à son téléphone musical. Au lieu d'envoyer le courant du transmetteur directement sur la ligne, M. Edison lui fait traverser seulement le *gros fil* d'une bobine d'induction sans trembleur. Le fil fin ou fil induit correspond avec la terre par une de ses extrémités; la seconde est attachée à la ligne, traverse le téléphone du poste récepteur et va à la terre.

Le transmetteur n'agit plus que sur une faible résistance, représentée seulement par la pile, le transmetteur et le fil inducteur; ses variations de résistance ont alors une assez grande valeur relative ; elles se traduisent dans le fil inducteur par des variations correspondantes d'intensité, et, dans le fil induit, par des courants d'induction d'une amplitude proportionnelle. Mais, d'autre part, comme nous l'avons vu à propos du rôle des bobines d'induction, les courants développés dans le fil induit acquièrent dans la bobine une tension qui leur permet de franchir de grandes résistances, et cette propriété a permis de téléphoner à des distances considérables avec le courant de trois piles Leclanché.

Voici maintenant comment fonctionne le téléphone Edison. Les courants d'intensité variable modulés par le transmetteur traversent le fil inducteur, et, eu égard à la faible résistance totale du circuit, font varier l'intensité entre des limites assez éloignées ; ces courants ondulatoires influencent alors le récepteur comme dans le téléphone Bell.

La pastille de charbon qui constitue l'âme du transmetteur mérite une mention spéciale. Elle est fabriquée à l'aide du noir de fumée provenant de la combustion de lampes à pétrole à mèche trop longue, dans un espace à peu près clos. On agglomère ensuite ce noir de fumée en le comprimant légèrement sous une presse à balancier. On en forme ainsi une pastille assez friable, mais d'une solidité suffisante lorsqu'elle est prise entre les deux plaques de platine qui la maintiennent et d'une sensibilité extrême au point de vue de la variation de sa résistance électrique avec la pression. »

intensité, et reste aphone pour les autres. Or, grâce à quelques dispositions heureuses, les physiciens sont arrivés à rendre les appareils téléphoniques assez sensibles pour transmettre des bruits qui échappent à nos oreilles ; et qui, mieux encore, transforment en ondes sonores, des ondes qui n'étaient que des vibrations moléculaires aphones.

Deux faits caractérisent les appareils microphoniques : le premier, c'est l'*augmentation réelle des bruits par des membranes vibrantes*, et le second, c'est *la*

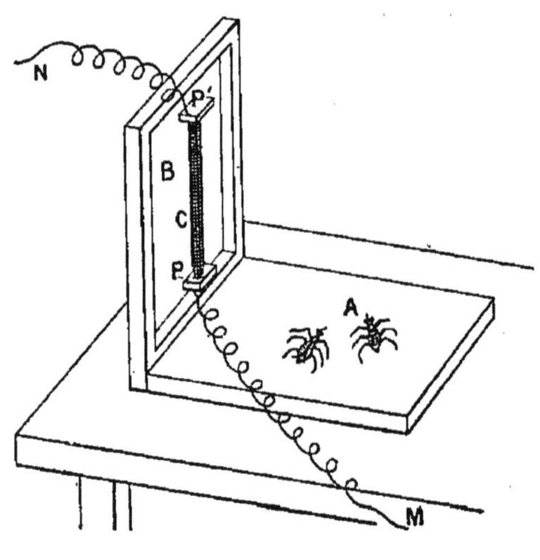

Fig. 26

possibilité d'obtenir des ondes sonores, à l'aide de variations d'intensité de courants excessivement faibles.

Description. — Le type des microphones est celui de Hughes. Il se compose (fig. 26) :

1° *D'un plateau solide, A ;*

2° *D'une table d'harmonie placée à angle droit, B ;*

3° *D'un crayon de charbon, C, retenu lâchement par deux godets, P et P', qui lui permettent certains mouvements qui augmentent ou diminuent le contact.*

Or, si nous supposons que des vibrations, même très faibles, comme celles qui peuvent résulter de la marche d'un insecte sur le plateau, se transmettent à la lame vibrante B; chaque vibration, en la rendant courbe dans le sens de la hauteur, aura pour résultat d'augmenter ou de diminuer la distance des deux godets D et D', et par conséquent d'exercer sur le crayon en charbon C, une pression qui variera à chaque instant avec cette distance.

Si donc nous supposons un courant M C N, traversant le crayon C, ce courant variera à chaque vibration de la lame B; et se traduira sur un récepteur avec des intensités proportionnelles, donnant ainsi lieu à de véritables inflexions du son.

Applications physiologiques et cliniques. — Ces notions connues, voyons comment on les a appliquées à l'appréciation des bruits de notre organisme.

Le premier instrument que construisit Boudet de Pâris, est celui qui est destiné à ausculter les contractions musculaires.

L'obstacle principal pour construire cet appareil venait de la difficulté de trouver un ressort à pression assez constante, et en même temps assez douce, pour laisser aux vibrations de faible intensité la possibilité de se produire et de leur laisser leur intensité relative. Les resssorts métalliques, d'une part, varient trop d'intensité aux divers moments de leur course; et, d'autre part, quelque faibles qu'on les suppose, ils ne le sont pas assez pour permettre à certaines vibrations très légères de se révéler.

Or, cette difficulté a été vaincue par Boudet de Pâris,

par un procédé des plus simples. Le ressort dont il se sert est une simple bande de papier écolier !

L'appareil de Boudet de Pâris, se compose d'une membrane élastique sur laquelle vient reposer un bouton mobile B, portant à l'autre extrémité une pastille de charbon H. Il en résulte donc que toutes les fois que le bouton B, montera ou descendra, en suivant les mouvements de la membrane, le charbon H tendra à se rapprocher ou à s'éloigner du charbon D. D'autre part, le charbon D, dont la pression sur le charbon H peut être réglée par une vis micrométrique V' appuie d'abord naturellement par son propre poids, ce qui est une valeur constante, mais, de plus, sous la tension du ressort de papier I, dont la pression varie au fur et à mesure que le bouton B monte. Ce sont véritablement les différences de pression produites par ce ressort, qui donnent les différences d'intensité de courant.

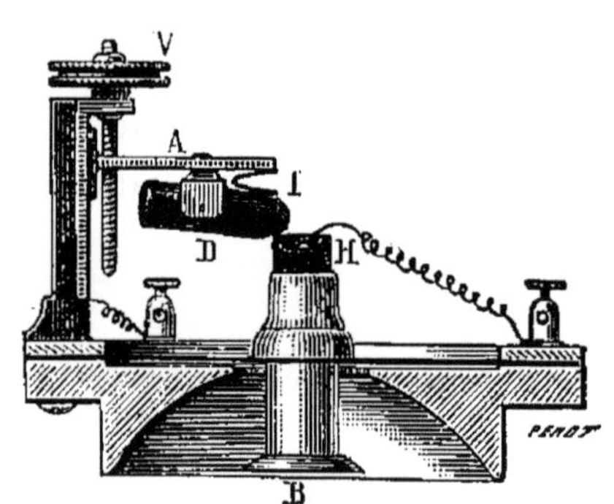

Fig. 27

Le courant qui suit ce trajet, et qui s'en va par le charbon H, subira donc, en passant du charbon D dans ce charbon H, une série de variations d'intensité, selon que le bouton B sera plus élevé ou abaissé.

Si donc nous supposons au-delà de H le récepteur d'un téléphone, chacune de ces variations d'intensité de courant se traduira par une vibration ; et c'est ainsi que les vibrations reçues par le bouton B pourront être entendues, et leur intensité appréciée.

Mais cet appareil, très propre pour rendre sensibles des bruits faibles, comme les contractions musculaires, est trop délicat pour reproduire les bruits plus brusques, tels que ceux du cœur et du poumon. Les battements du cœur, par exemple, lui impriment de telles secousses que l'exactitude des résultats est altérée.

C'est pour remédier à cet inconvénient que Boudet de Pâris, construisit son second appareil (fig. 28).

Dans cet autre appareil, le ressort en papier a été remplacé par un procédé plus scientifique. La pression faible

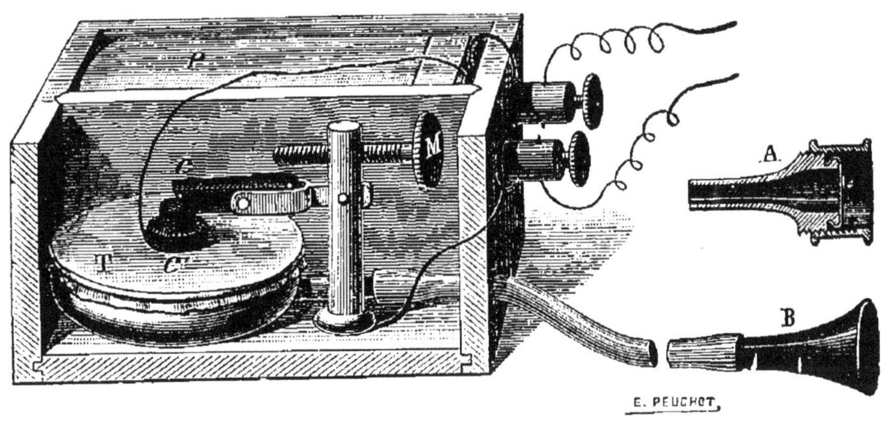

Fig. 28

et constante des deux charbons est assurée par l'attraction qu'exerce une vis aimantée, M, sur un morceau de fer doux, placé à l'extrémité du charbon horizontal, *C*. Ce charbon, en effet, est porté de telle manière sur son axe, que par son poids seul, il tombe sur le charbon vertical, *C'*. Mais de plus, la vis aimantée exerce sur la plaque de fer doux une attraction constante. D'autre part, le charbon vertical, *C'*, est supporté par une membrane élastique, T, qui ferme un tambour communiquant avec un stéthoscope, dont le collecteur, B, est fermé par une membrane également élastique, A.

Le collecteur B étant appliqué sur la poitrine, on comprendra facilement qu'à chaque mouvement, et à chaque instant de ce mouvement, la lame élastique qui le ferme sera plus ou moins tendue ; et que ces différences de tension se traduiront dans le tambour T, en soulevant plus ou moins le charbon *C'*, et par conséquent en augmentant la pression contre le charbon *C*. Le courant, qui passera du charbon *C'* dans le charbon *C*, subira donc une série de variations ; et, si nous supposons un récepteur au-delà de l'appareil, ce récepteur rendra ces variations sensibles par une série de variations synchrones se transformant en ondes sonores.

Ainsi, des deux instruments dont Boudet de Pâris, a enrichi la technique clinique, l'un est destiné à l'auscultation des contractions musculaires, et l'autre à celle du poumon et du cœur.

Appréciation. — Quelle est la valeur de ces deux appareils ?

Au point de vue scientifique, nous ne saurions trop les admirer. Nous devons rendre justice au savant, dont l'esprit inventif a su faire profiter notre science des derniers progrès qu'ait accomplis la physique. Il y a là une somme de difficultés vaincues, qui dénotent de sa part autant de science que d'ingéniosité. Mais, au point de vue pratique, il faut le reconnaître, les applications en ont été jusqu'à présent peu nombreuses. Il faudrait nous garder cependant de juger de l'avenir par le passé. Les instruments de Boudet de Pâris, ne sont encore dans les mains que de quelques chercheurs, et il faut compter avec le temps.

Ces instruments s'adressent à des bruits, que, jusqu'à présent, nous n'avions fait que soupçonner, tels sont : le bruit du sang contre les parois du cœur, le bruit des contractions musculaires de muscles aussi petits que ceux de l'œil, le bruit de la circulation intra-crânienne, etc. C'esl là un champ d'études absolument nouveau ; et nul ne peut prévoir ce que son exploitation pourra donner.

CHAPITRE XXIV

AUSCULTATION DES VOIES RESPIRATOIRES
(Suite)

SOMMAIRE. Position : Vêtements ; — Respiration ; — Silence.

RÈGLES GÉNÉRALES RELATIVES AU MALADE ET A SON ENTOURAGE

Position du malade. — La première condition pour bien ausculter un malade, est de bien le placer. Or, c'est le médecin qui devra s'en charger. Si le malade est dans le lit, le plan antérieur sera examiné dans le décubitus dorsal, et les plans latéraux et antéro-postérieur, assis sur son lit.

Pour le plan antérieur, il faut veiller à ce que *tout le corps repose d'une manière égale* ; et que le malade ne se cambre pas, ce qu'il a souvent de la tendance à faire. Le tronc doit être modérément penché, et la tête légèrement défléchie. Dans certains cas, on peut laisser la tête regarder directement en avant ; mais il est souvent plus avantageux de la faire incliner du côté opposé à celui que l'on ausculte. Cette précaution est indispensable pour la région sous-claviculaire, quand on fait l'auscultation immédiate.

Une des précautions les plus importantes est de *faire approcher assez le malade* pour que les deux côtés puissent être atteints sans effort, et sans être obligé de s'appuyer sur lui, ce qui arriverait forcément s'il était trop loin.

Pour les autres plans, je l'ai dit, le malade doit s'asseoir. Il est indispensable, avant de commencer l'auscultation de *s'assurer qu'il repose commodément* dans son lit ; ce qui est très rare quand le malade se contente de relever le haut du corps pour s'asseoir. Le siége se trouve souvent alors dans un creux, et les membres inférieurs étant plus élevés que lui, il est presque impossible au malade de se tenir assis ; son centre de gravité l'entraîne en arrière. De là, de sa part, des efforts pour se maintenir assis, et une respiration courte et sans ampleur, qui le fatiguera, et ne fournira, même après un examen long et pénible, que des renseignements sans garantie. Or il suffira d'inviter le malade à remonter un peu dans le lit, pour le voir aussitôt prendre une respiration régulière, et pour que l'on puisse l'examiner tout à son aise. Si ce léger déplacement ne pouvait avoir lieu, il faudrait qu'une personne se plaçât en face du malade, et, lui prenant les deux mains, lui offrît un point d'appui. Il est important, également, de s'assurer que le malade a une *position symétrique*.

Ce sont là des précautions qui paraîtront bien minutieuses, peut-être, aux médecins habitués au service des hôpitaux. Mais ce n'est pas pour eux que j'écris ; et j'ai vu si souvent des jeunes confrères aux prises avec ces difficultés, sans pouvoir en triompher, que je crois ces conseils encore bons à donner.

Le malade sera donc assis commodément pour pouvoir garder la position encore assez longtemps sans se fatiguer, et assez près du médecin pour que celui-ci puisse ausculter facilement le côté opposé auquel il se trouve ; enfin *sa tête devra être droite*, et non fortement fléchie, ce qui a lieu souvent.

Pour l'examen des plans latéraux, trop souvent négligés dans l'auscultation, il est indispensable que le malade relève le bras du côté que l'on examine.

Dans nos cabinets de consultation, les malades peuvent être examinés debout ; et c'est là une position des plus commodes pour le médecin. Il est rare que le malade ne puisse pas la conserver pendant un temps suffisant. Il sera debout, les pieds légèrement écartés, et regardera droit devant lui, le tronc étant dans une situation symétrique.

Si cependant cette position le fatiguait, on pourrait le faire asseoir, ce qu'il faut faire, plus souvent encore, pour les femmes. Le siège le plus commode sera celui qui n'a pas de dossier. Si ce siège manquait, il faudrait inviter le malade à prendre le dossier sous un bras ; c'est-à-dire à s'asseoir de telle manière que les deux plans, antérieurs et postérieurs soient dégagés. De même que dans le décubitus dorsal, et dans la station debout, pour l'examen du plan antérieur, la tête sera tournée du côté opposé à celui que l'on examine.

Vêtements. — Si l'on ausculte avec le stéthoscope, il faut ausculter sur la peau nue. On devra donc, même pour la femme, dégager le tronc autant que possible. Il ne sera pas nécessaire toutefois d'enlever la chemise. La femme porte généralement des chemises assez largement ouvertes, pour que l'on puisse, en déplaçant ce vêtement, atteindre toutes les régions sans la découvrir d'une manière complète. Si, au contraire, on fait l'auscultation immédiate, il est indispensable de laisser une couche de linge, ou mieux d'écarter tout le linge et d'appliquer une serviette. C'est ce qui se fait habituellement ; et c'est ce qui vaut le mieux.

Pour éviter que les cheveux du médecin ne viennent se

répandre sur la figure ou sur le cou des malades, j'ai pris l'habitude de jeter la serviette sur la poitrine et en même temps sur la face. Je me mets ainsi plus facilement à mon aise; et, surtout s'il s'agit d'une femme, elle ne demande pas mieux.

Pour le plan postérieur, de même que pour l'antérieur, il faudra ausculter directement sur la peau, si l'on se sert d'un instrument. Si, au contraire, on pratiquait l'auscultation immédiate, il faudrait toujours interposer une serviette.

Il en sera de même dans un cabinet de consultation. Que le malade soit assis ou debout, il ne faudra l'ausculter qu'après l'avoir fait dépouiller d'une manière complète de ses vêtements. Il me paraît impossible de pratiquer une auscultation sérieuse sans cette précaution.

Mode de respiration. — Il existe, on le sait, trois modes de respiration : le mode buccal, le nasal et le mode mixte. Quel est celui de ces modes qu'il faut préférer? Après une série d'essais, j'ai adopté le mode buccal, et cela pour les deux raisons suivantes : D'abord, beaucoup de malades ne comprennent pas ce qu'on demande d'eux, quand on leur dit de respirer sans ouvrir la bouche; et alors ils en arrivent à respirer de la manière la plus invraisemblable. Ensuite, on pourra facilement se convaincre que des trois modes, c'est le mode buccal qui donne le plus d'intensité au murmure vésiculaire. Je conseille donc au malade de respirer en gardant la *bouche entr'ouverte*. Il faut que les arcades dentaires laissent entre elles un espace d'un centimètre environ.

La respiration doit-elle être silencieuse ? — Beaucoup de médecins le demandent; et j'avoue que si on pouvait l'obtenir facilement, ce serait la meilleure condition pour une bonne auscultation. Mais, de même que pour le mode de respiration, après avoir essayé pendant longtemps, j'y ai renoncé ; et je suis arrivé à conseiller aux malades de faire du bruit en respirant. Du reste, de même que précédemment, les malades comprennent mal ce qu'on demande d'eux, quand on leur dit de respirer sans faire du bruit. J'engage donc le malade à respirer de telle manière *qu'il entende sa respiration*. Lorsque cette indication est insuffisante, je puis ainsi lui montrer moi-même ce qu'il doit faire ; et, dans cette leçon, rien ne le guidera mieux que le bruit qui accompagne les deux temps de la respiration.

La respiration doit-elle être rapide ou lente ? — Je la préfère rapide. La respiration lente devient trop facilement silencieuse. L'air qui passe dans un tube, on le sait, produit un bruit d'autant plus marqué que la veine aérienne est plus rapide. Si donc nous supposons que la quantité d'air inspiré et expiré reste la même, il devra résulter de ce qui précède, que le bruit produit sera d'autant plus intense que la respiration s'effectuera plus rapidement, puisque la même quantité d'air passera dans un temps moins long.

Ce n'est pas là, du reste, une vue simplement théorique. Je me suis assuré souvent de cette influence ; et je puis dire qu'elle est des plus manifestes. Sur certains sujets, après quelques instants d'exercice, on peut rendre la respiration presque aphone, en la rendant lente et graduée, sans cependant diminuer la quantité d'air utilisé. Cette manière de respirer pourrait même être prolongée indéfiniment.

Faire tousser et cracher le malade. — Enfin, il ne faut pas oublier d'inviter le malade à débarrasser sa poitrine des mucosités qu'elle contient. Dès qu'un malade est assis sur le lit, il faut le faire *tousser et cracher*. La toux débarrassera la poitrine des quelques mucosités, qui auraient pu donner lieu à des bruits propagés; et, d'autre part, l'expectoration nous fixera immédiatement sur un certain nombre de points des plus importants.

Silence. — Il me paraît indiscutable qu'il est préférable d'ausculter au milieu du calme et du silence, que dans les conditions inverses. Il me semble même difficile de faire une auscultation bien délicate au milieu des conversations et du bruit.

Toutefois, l'habitude peut à cet égard donner une telle puissance d'isolement, que l'on voit souvent, surtout dans les hôpitaux, des médecins ausculter au milieu du bruit dû aux nombreux assistants qui accompagnent le professeur. Il en est de même de la médecine à bord des navires. Pendant les premiers jours de l'embarquement, on trouve difficile d'ausculter au milieu du bruit inséparable de la vie du bord, surtout à la mer. Mais, après quelque temps, l'on arrive fort bien à écarter mentalement tous ces bruits, pour ne porter son attention que sur ceux beaucoup plus faibles qui nous viennent de la poitrine. C'est là un fait d'expérience que j'ai souvent vérifié.

Mais, néanmoins, je pense que toutes les fois qu'il est possible d'obtenir le silence, il faut le demander. Il me semble d'abord, je le répète, que nous diminuerons ainsi les difficultés. Mais, de plus, j'ajouterai qu'il faudrait y tenir, ne serait-ce que comme déférence. J'estime que les personnes qui entourent le malade, doivent au médecin au moins un silence respectueux, pendant qu'il applique toutes ses facultés à l'examen de l'un des leurs.

CHAPITRE XXV

AUSCULTATION DES VOIES RESPIRATOIRES (Suite)

SOMMAIRE. Règles générales (suite) : Position ; — Comparaison des deux côtés ; — Ordre à suivre.

RÈGLES RELATIVES AU MÉDECIN

Position du médecin. — Ce n'est qu'après avoir ainsi préparé le malade, et s'être donné toutes les garanties d'une bonne observation, que le médecin pourra commencer.

Qu'il se serve de stéthoscope ou non, il doit placer la jambe droite en avant, la gauche rejetée en arrière pour servir de balancier, et à la rigueur de point d'appui. Quel que soit le côté sur lequel il est placé, il choisit pour ausculter celle des deux oreilles, qui lui permet de regarder le bas du lit. Cette oreille est la droite pour le côté gauche du malade ; et la gauche, pour le côté droit. La position contraire l'amènerait à placer sa figure à toucher celle du malade ; et de plus lui ferait prendre, dans certains cas, une position difficile à conserver.

Pour le plan postérieur, il faut donc toujours regarder en bas, c'est-à-dire qu'il doit se servir de l'oreille gauche s'il est à gauche du malade, et de la droite s'il est à droite.

Autant que possible, il doit éviter de pencher trop fortement la tête. Outre que cette position est fatigante, elle a de plus l'inconvénient de congestionner la tête, et de rendre l'auscultation difficile.

Nécessité d'ausculter les deux côtés. — Assez souvent, la lésion que nous cherchons à constater n'existe que d'un côté; et l'on pourrait croire qu'il peut suffire d'examiner ce côté. Or, il n'en est rien. Quel que soit le cas qui nécessite l'auscultation, il ne faut jamais s'en tenir à l'auscultation d'un seul côté. Il faut toujours ausculter les deux comparativement. Ce n'est qu'ainsi, que nous pourrons nous rendre compte de certains faits, saisir certaines nuances, et distinguer réellement ce qui est pathologique, de ce qui est normal.

Le murmure vésiculaire n'a pas la même intensité chez tous les sujets, et un examen unilatéral pourrait nous faire considérer comme normal un murmure qui, au contraire, est diminué ou augmenté. Ainsi, je le répète, je considère comme indispensable d'*ausculter les deux côtés*.

Il y a plus, c'est que je conseille de pratiquer cette auscultation, non seulement un côté après l'autre, mais d'*un point symétrique à l'autre*. C'est-à-dire, qu'au lieu d'ausculter tout le côté droit, et ensuite le côté gauche; je conseille d'ausculter un point d'un côté et de le comparer immédiatement avec le point symétrique. Or, c'est dans cette manière de procéder que l'on trouvera l'importance du précepte sur lequel j'ai insisté, de placer le malade près de soi. Sans cette précaution, on verra qu'il est souvent fort difficile d'ausculter les points symétriques. Généralement, quand on arrive à l'auscultation du côté opposé à celui où l'on se trouve, on reste trop près de la colonne vertébrale; de sorte que les points que l'on compare ne sont nullement symétriques. Cette cause d'erreur est presque constante dans l'auscultation immédiate.

Faut-il se boucher l'oreille qui reste libre ? — Les praticiens sont partagés à cet égard. Les uns, soit par simple habitude, soit qu'ils y trouvent réellement un avantage, se bouchent l'oreille libre, toutes les fois qu'ils auscultent ; d'autres, au contraire, se trouvent plutôt gênés par cette occlusion ; et je suis de ce nombre.

Tant qu'il ne s'agit que de l'auscultation, je laisse libre l'oreille qui ne sert pas. Je ne trouve un avantage à la boucher que dans l'examen de la résonnance de la voix, et de la pectoriloquie aphone. Dans toute autre circonstance, cette précaution me paraît au moins inutile, sinon désavantageuse.

Nombre de mouvements respiratoires. — Certains bruits ne sont pas constants. On ne saurait donc se contenter d'un seul mouvement respiratoire. Il faut entendre au moins *trois mouvements complets* pour chaque point ausculté. Pour ne pas perdre du temps, le moment où l'on se déplace, doit être celui qui correspond à la fin de l'expiration.

Comment doit-on procéder dans l'analyse des bruits que l'on entend ? — Assez souvent, la question à résoudre est tout entière dans la présence ou l'absence d'un bruit ou d'un symptôme ; et l'on est facilement fixé. Mais, les cas sont fréquents aussi, dans lesquels nous n'aurons aucun guide, et où nous aurons à faire un examen complet. Or, pour ces cas, il me paraît important d'avoir une méthode d'examen, et de suivre toujours la même. On n'arrive à faire un examen sûrement complet qu'à cette condition. Les points que nous devrons mentalement passer en revue sont les suivants : l'existence ou l'absence du murmure vésiculaire ; son intensité égale ou inférieure à celle du côté opposé ; la longueur comparée des deux temps ; enfin, les caractères spéciaux qui peuvent exister aux deux temps, ou bien à un seul.

Manière d'appliquer le collecteur. — Il doit être appliqué avec d'autant plus de soin, quand il s'agit d'un stéthoscope solide, qu'une fois cette application faite, nous ne pouvons plus surveiller ce qui se passe sur ce point. C'est même là un des inconvénients de ce genre d'instruments.

La règle est d'appliquer le collecteur de telle manière qu'il appuie dans toute son étendue, et avec une pression égale. Quelque facile que paraisse son exécution, je puis dire cependant qu'on l'oublie souvent. Il suffira pour s'en convaincre d'examiner le tracé laissé par le stéthoscope ; et souvent on verra qu'une partie de son pourtour est manifestement plus marquée que le reste.

Cette application défectueuse du stéthoscope est loin d'être indifférente. Elle présente, au contraire, plusieurs inconvénients. Le premier est de provoquer la douleur. Presque toujours, en effet, on pourra s'en assurer, les applications douloureuses du stéthoscope sont dues à l'inégalité de pression exercée par les diverses parties du pourtour du collecteur ; et ce qui le prouve, c'est que si l'on recommence, il suffit d'exercer une pression normale à la région pour la rendre indolore. Le second est plus important encore : c'est que les bruits n'arrivent que fortement atténués. Les ondes sonores de la région examinée ne sont, en effet, transmises que par un point, au lieu de l'être par tout le pourtour de l'instrument. Enfin, ces bruits, dans ces cas, sont toujours mélangés avec d'autres qui ont une tout autre origine.

Aussi, j'ajoute une telle importance à l'application exacte du collecteur, qu'après l'avoir enlevé, je vérifie toujours si son pourtour est marqué dans toute l'étendue d'une manière égale ; et je recommence l'auscultation dans le cas contraire.

Doit-on toujours trouver la trace du collecteur ? En d'autres termes, la pression doit-elle toujours être suffisante pour laisser une trace? Quelque légère que soit la pression exercée, la trace existe toujours ; l'application du stéthoscope, en effet, ne saurait se faire seulement par simple apposition. Mais, autant que possible, il faut veiller à ce que la trace ne se révèle que par un changement de coloration, et non par une dépression profonde, ce qui a lieu quelquefois.

Pour appliquer le collecteur dans de bonnes conditions, il faut le placer à plat, et chercher autant que possible un point sur lequel les parties molles rendent la pression moins douloureuse.

Parfois l'état de maigreur est tel, qu'on ne peut réussir. Dans ce cas, il faut choisir un collecteur de dimension assez petite pour arriver à l'appliquer exactement dans toute son étendue.

C'est de la même manière que l'on remédierait à cet inconvénient, si l'on devait ausculter sur un point, qui, par sa configuration même, ne permettrait pas les collecteurs à large dimension. Telle est la région mastoïdienne ou même certains points de la région précordiale. C'est ce qui explique la préférence que l'on a donnée aux instruments à petits collecteurs, et aussi aux collecteurs de formes ovales pour l'auscultation du cœur. Si malgré le choix d'un collecteur de petit diamètre, on n'arrivait pas à le placer normalement à la région auscultée, il vaudrait mieux le placer obliquement. Ce qu'il faut obtenir, en effet, avant toute autre condition, c'est que le collecteur touche par tout son pourtour.

Manière d'appliquer l'oreille. — Après avoir placé le collecteur, il faut placer l'oreille.

On pourrait croire tout d'abord, qu'il y a quelque avantage à faire correspondre le canal central de l'instrument avec la conque, et cela, autant que possible, centre pour centre. C'est au moins ce que l'on cherche, quand on commence à ausculter. C'est à cette pratique aussi, que conduit la croyance assez répandue qu'avec les stéthoscopes solides et à canal central, nous entendons par le canal. Or, je l'ai dit, il n'en est rien ; et l'examen de quelques personnes pendant qu'elles auscultent, viendra fournir une nouvelle preuve pour le démontrer. Observez la plupart des médecins qui auscultent ; et vous verrez qu'il est rare que le canal central vienne aboutir à la conque. Le plus souvent, l'orifice de ce canal vient rencontrer un point quelconque du pavillon ; et bien peu de praticiens s'occupent de savoir comment se fait le contact. Ce qu'il leur faut, ce que la pratique leur a démontré, c'est que l'oreille doit s'appliquer avec une force suffisante pour être aplatie entre le plateau et le crâne ; et se disposer de telle manière qu'elle assure un large contact. Le pavillon sert ici surtout d'organe de remplissage pour permettre au plateau de multiplier les points de contact entre lui et le crâne du médecin.

C'est qu'en effet, comme je l'ai dit, c'est par la voie solide, ou autrement dit crânienne, que tous ces instruments nous transmettent les bruits. De là, la nécessité d'un contact ferme, et de ce contact seulement, de quelque manière qu'il s'établisse.

Ce qui précède doit nous expliquer le peu d'importance

qu'il faut donner à certaines modifications imprimées au plateau, et ayant pour but de laisser tout autour de l'orifice du canal une saillie circulaire destinée à pénétrer dans la conque, et à assurer ainsi le rapport direct entre elle et le canal de l'instrument. Ces saillies directrices, si je puis ainsi dire, peuvent n'être qu'inutiles, quand le hasard veut qu'elles se logent exactement dans la conque. Mais, dans les autres cas, et ce sont les plus fréquents, ou bien elles offensent le pourtour de la conque, ou bien elles gênent encore davantage l'auscultation en rendant l'application directe de l'oreille impossible.

La règle qui domine dans la forme à adopter pour le plateau, et pour son application à l'oreille, c'est d'obtenir, sans pression douloureuse, un contact exact et étendu. Toute forme, toute condition qui rendrait ce contact moins parfait, ou qui réduirait son étendue, doit donc être condamnée.

Manière de tenir l'instrument. — Le procédé varie selon qu'il s'agit d'un stéthoscope plein, ou d'un stéthoscope flexible. Seul, le premier nous occupera ici, la technique complète du tubulaire devant être étudiée dans le chapitre suivant.

Lorsqu'il s'agit d'un instrument solide, quelles que soient, du reste, sa forme et la substance qui le compose, il faut, après l'avoir appliqué, et en avoir approché assez son oreille pour le maintenir, comme je viens de le dire, l'abandonner d'uue manière complète.

Quelque immobiles que l'on suppose les doigts qui le maintiendraient, il n'en résulterait pas moins une série de bruits, qui nous gêneraient dans l'appréciation de ceux que nous cherchons à apprécier.

L'instrument ne doit donc tenir que par la pression

exercée par la tête de l'observateur sur le point examiné. Cette pression, du reste, je me suis déjà arrêté sur ce sujet, ne demande pas à être bien forte ; et il faut veiller à ne pas dépasser une certaine mesure pour ne pas la rendre douloureuse. Soit sous l'influence de cette douleur, soit quelquefois par esprit d'exagération ou par pusillanimité, les malades ont une tendance à fuir devant la pression, tendance contre laquelle il faut se prémunir. Or, le meilleur moyen, c'est de les contre-tenir, qu'on me permette l'expression, avec une main portée sur le point diamétralement opposé à celui que l'on ausculte. Quelle que soit cette région, on trouvera toujours un point d'appui sur lequel on pourra placer une main, qui permette de saisir, pour ainsi dire, les malades entre elle et l'instrument.

Cette précaution, toujours utile, devient indispensable s'il s'agit d'un enfant, avec lequel, du reste, on a toujours moins de ménagements à garder ; et ensuite avec la lutinerie duquel on a de plus à compter. J'ajouterai enfin que c'est là le meilleur moyen de nous rendre compte de la pression que nous exerçons, lorsque nous nous servons des instruments solides, qui ne nous permettent pas de surveiller le point d'application.

Quant à la main qui est restée libre, quelle qu'elle soit, elle ne doit pas s'écarter de l'instrument, et être prête à le saisir à la moindre menace de chute. Aucune des précautions indiquées précédemment, en effet, ne nous garantit contre un mouvement brusque du malade, qui le ferait forcément tomber ; et il importe d'éviter ce petit accident, qui serait facilement mis sur le compte de l'inexpérience.

CHAPITRE XXVI

AUSCULTATION DES VOIES RESPIRATOIRES
(Suite)

SOMMAIRE. Technique des stéthoscopes tubulaires : Règles relatives aux instruments; au malade; au médecin.

TECHNIQUE DES INSTRUMENTS TUBULAIRES

RÈGLES RELATIVES AUX INSTRUMENTS

L'emploi des stéthoscopes flexibles exige une technique spéciale, en général peu connue, j'ai pu m'en convaincre souvent, même de la part de confrères instruits. C'est, qu'en effet, ces instruments, malgré leurs qualités, sont encore d'un emploi fort restreint. Or, bien plus encore que pour les autres, il est indispensable de savoir les employer, leur technique étant beaucoup plus délicate que celle des solides.

DIVISION. — Quelque variée que puisse être leur forme, ces instruments se répartissent dans les trois groupes suivants :

1° Les instruments *simples* ou *mono-auriculaires*, (fig. 29), n'ayant qu'une extrémité auriculaire, B, et un seul collecteur, A ;

2° Ceux en Y, qui peuvent servir à l'auscultation *bi-auriculaire* (fig. 30) où à l'auscultation *mono-auricu-*

laire pour deux personnes, ou à la *comparaison synchronique*, pour laquelle les collecteurs sont placés aux extrémités doubles de Y, B et B', tandis que l'extrémité A devient auriculaire;

3° Ceux en X (fig. 32), qui servent généralement à l'étude du synchronisme, qui sont le plus souvent utilisés pour l'auscultation bi-auriculaire, mais qui peuvent aussi l'être, à la rigueur, dans les mêmes cas, par deux personnes à la fois.

Composition. — Tous ces instruments se composent de *tubes en caoutchouc* et d'un *collecteur*.

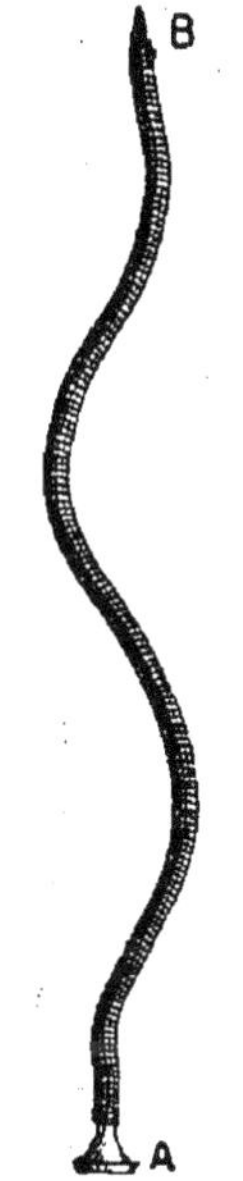

Fig. 29

Tubes en caoutchouc. — La *longueur* de ces tubes pour le stéthoscope simple peut varier de 0 m. 40 à 0 m. 60 centimètres; elle est de 0 m. 50 le plus souvent.

Mais celle des formes en Y et en X doit être de 0 m. 60 au moins, 0 m. 40 centimètres étant nécessaires pour les bouts auriculaires (CB et CB', fig. 30 et 32), et 0 m. 20 pour l'autre côté.

Pour les simples (fig. 29), le tube doit être d'une seule pièce; mais pour ceux en Y et en X, les tubes peuvent avoir été soudés, ou être réunis par un ajutage métallique. Une seule condition est nécessaire dans ce dernier cas, c'est que le calibre intérieur de cet ajutage soit le même que celui du tube élastique.

Les calibres extérieurs, qui conviennent le mieux, sont compris entre 5 et 8 millimètres. Ce sont ceux qui s'adaptent le plus exactement aux différents conduits auditifs externes.

Pour ces tubes, le calibre intérieur est de 3 millimètres pour les premiers, et de 5 pour les seconds.

Collecteurs. — Leur *composition* varie. On en construit en corne, en ivoire, en bois, etc. C. Paul a donné la préférence à la corne; et je la donne au bois. Sans que j'ajoute beaucoup d'importance à ce choix, ceux que j'emploie sont en bois de poirier.

C'est la *forme* en cloche qui a été adoptée par C. Paul; mais, trouvant ces collecteurs trop hauts, quand il s'agit

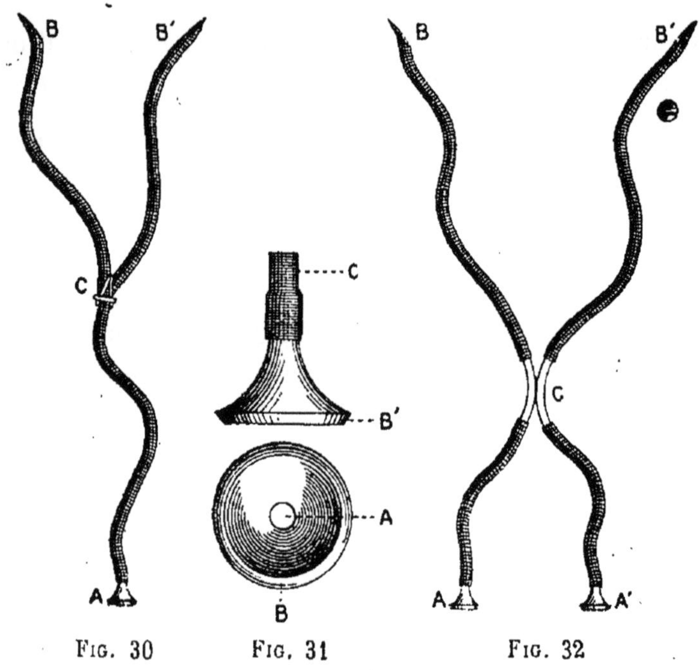

Fig. 30 Fig. 31 Fig. 32

de les glisser sous un malade, j'ai préféré leur laisser la forme d'un cône aplati à parois légèrement concaves, (CB', fig. 31). C'est la forme qu'ont la plupart des instruments destinés à l'auscultation du cœur.

Les *dimensions* de ceux de C. Paul sont de 5 centimètres de hauteur, sur lesquels 12 millimètres sont reçus dans le tube. Leur largeur est de 25 millimètres environ.

Ceux que j'emploie ont moins de 3 centimètres de hauteur, 25 millimètres du côté de leur extrémité cutanée, et 8 millimètres à l'autre extrémité. De cette extrémité, 1 centimètre environ est reçu dans le tube.

Le calibre intérieur, à son point minimum, est de 4 millimètres dans ceux qui me servent.

Ce sont là les formes les plus simples des stéthoscopes tubulaires; mais on peut leur imprimer de nombreuses modifications; et parmi celles qui méritent le mieux d'être connues, se trouve celle de C. Paul, dont j'ai déjà donné la description en traitant de l'auscultation bi-auriculaire.

Extrémités auriculaires. — Qu'il s'agisse d'instruments mono-auriculaires ou bi-auriculaires, les extrémités auriculaires doivent être coupées en biseau. Grâce à cette disposition, il est rare qu'un tube ne s'adapte pas d'une manière assez sûre au conduit auditif externe pour tenir tout seul.

Le calibre de l'oreille externe, en effet, varie avec les sujets; or, quoique l'on puisse faire les stéthoscopes tubulaires avec des tubes de calibres encore assez différents, il serait gênant de s'astreindre à avoir un tube spécial. On arrivera, je le répète, à pouvoir se servir de tous les tubes à peu près indifféremment, en prenant cette simple précaution : *couper le tube en biseau.*

Suppression des garnitures. — Je repousse donc les petites garnitures d'ivoire, de corne, etc., qui terminent certains instruments du côté auriculaire. Rien ne vaut le tube seul, coupé obliquement. Les garnitures diminuent le plus souvent le calibre du tube à leur niveau; et ensuite tiennent moins bien qu'un tube dont on peut, par une certaine pression, mettre l'élasticité en jeu.

On peut, avec un tube sans garniture, conserver son tube à l'oreille pendant tout le temps d'une visite; et sans qu'il produise la moindre gêne ou la moindre douleur.

A plus forte raison, faut-il renoncer au plateau auriculaire, que quelques inventeurs, par imitation des instruments solides, ont cru devoir conserver, et que j'ai expérimenté au début de mes recherches.

Or, je puis dire, après de nombreux essais, que la suppression de ce plateau est indispensable. Il fait perdre une telle intensité aux bruits arrivant par le tube qu'il est difficile de les utiliser. C'est qu'en effet, ce plateau oblige les ondes aériennes du tube à une transformation. Il faut qu'elles deviennent solides pour être transmises à l'oreille par ce plateau; et nous savons que cette transformation des ondes aériennes en solides est celle, qui est le plus nuisible à la propagation des bruits.

C'est donc au tube seul, sans garniture ni plateau, qu'il faut donner la préférence.

RÈGLES RELATIVES AU MALADE

Position du malade. — Grâce à la flexibilité et à la longueur des tubes, on peut ausculter des malades dans des positions, et sur des régions pour lesquelles l'emploi soit des stéthoscopes solides, soit de l'auscultation immédiate serait impossible. C'est encore là un des avantages de ces instruments. On peut, à la condition de garantir le tube contre tout contact, glisser le collecteur presque sous le malade, et l'ausculter dans un décubitus dorsal à peu près complet; il suffit qu'il s'incline légèrement sur un côté. On voit combien cet avantage est précieux dans le cas de fièvre grave, d'ascite, etc.

De plus, la longueur du tube permet d'atteindre un malade perdu au fond d'une alcôve, ou rendu inabordable par la hauteur et la largeur du lit. Ce sont des avantages dont on n'appréciera que trop souvent l'importance dans la clientèle civile.

RÈGLES RELATIVES AU MÉDECIN

Position du médecin. — Enfin le médecin lui-même gagne à se servir du tube, en ce sens qu'il n'est pas condamné à prendre ces positions intenables, qui seules, dans certains cas, lui permettent de pratiquer l'auscultation immédiate ou de se servir des stéthoscopes solides. Si le malade est couché sur un lit bas, il n'est pas forcé de s'abaisser ; si le lit est souillé, il peut se tenir à une certaine distance ; enfin s'il doit ausculter sur un vésicatoire, sur une brûlure, ou toute autre partie sensible, il peut facilement surveiller la pression qu'il exerce. Ce ne sont là que des points de détail, mais ils peuvent, dans certains cas, prendre de l'importance ; et c'est avec raison que C Paul les a fait ressortir.

Nécessité de faire pénétrer le tube profondément. — Je vois souvent les élèves craindre d'enfoncer le tube, et se contenter presque de l'approcher de l'oreille. Il faut, au contraire, le faire pénétrer hardiment ; et, pour y arriver, faciliter son introduction par de petits mouvements de rotation. Ces manœuvres ne sont nullement douloureuses.

Ne pas tenir le tube. — On ne doit cesser ces tentatives que lorsque le tube s'adapte assez solidement pour tenir seul. Il est, en effet, indispensable de ne plus le toucher. Les bruits que l'on perçoit seraient mélangés d'une foule d'autres provenant du contact. C'est un point capital dans l'emploi de tous ces instruments, qu'il s'agisse des mono-auriculaires ou des bi-auriculaires.

Les attouchements doivent être évités avec autant de soin sur un point quelconque du tube, même pour le diriger.

Éviter le contact de la literie. — L'inconvénient serait le même, si le tube était en contact avec la literie. Il faut qu'il ne touche à rien. Les deux mains de l'observateur ne doivent donc être employées que dans ce but.

Application du collecteur. — Le collecteur doit être pris entre l'index et le pouce d'une des deux mains de l'observateur, et cela au niveau du point où le tube de caoutchouc passe sur le tube de l'embout. Le caoutchouc amortit ainsi les bruits qui pourraient venir des doigts de l'observateur. Le collecteur doit être modérément pressé; on pèche généralement par excès. J'ai vu souvent les élèves appuyer davantage, croyant entendre mieux; il n'en est rien. Il faut que le bord libre déprime assez peu les téguments pour ne laisser aucune trace, lorsque le stéthoscope est enlevé.

Nécessité de se recueillir. — Fait important, les bruits n'arrivent avec toute leur pureté qu'après un certain temps, encore fort appréciable. Tout d'abord, les bruits que l'on ausculte sont confondus avec ceux qui proviennent de l'instrument. Il faut donc attendre quelques secondes; et donner toute son attention à ce que l'on fait. On dirait que les bruits, qui nous arrivent par les stéthoscopes tubulaires, s'imposent moins à notre attention que ceux transmis par les instruments solides : il faut les chercher. C'est là une habitude à prendre.

Immobilité du tube, du malade et de l'observateur. — Le moindre mouvement se traduisant par un bruit, qui peut masquer ceux que l'on cherche à apprécier, il est important qu'une fois placé, le tube reste immobile ; et pour cela, l'immobilité du malade et du médecin est également indispensable. C'est en prenant toutes ces précautions, et à cette condition seulement, que l'on pourra profiter des précieux avantages que ces instruments présentent dans certains cas. Mais, je le répète, il ne faut en négliger aucune.

A tous ces conseils, j'en joindrai un dernier : c'est qu'il est indispensable de s'en servir souvent pour en prendre l'habitude. Il n'est pas d'instrument assez perfectionné pour dispenser l'opérateur de savoir s'en servir. Trop souvent, j'ai vu des confrères se servant de ces instruments pour la première fois les juger sévèrement, et même les rejeter ; ils mettaient sur le compte de l'imperfection des instruments ce qui ne devait être attribué qu'à leur manque d'habitude.

CHAPITRE XXVII

AUSCULTATION DES VOIES RESPIRATOIRES (Suite)

SOMMAIRE. Topographie du thorax : Division en régions; — Applications normales et pathologiques.
Résumé. — Lieux d'élection.

TOPOGRAPHIE DU THORAX

On doit se rappeler que, lorsque j'ai traité de la *percussion*, j'ai renvoyé ici ce qui a trait au thorax.

Ainsi, la topographie de l'abdomen a été donnée avec la percussion, et celle du thorax le sera avec l'auscultation.

DIVISION. — Dans l'examen méthodique de la poitrine, tant au point de vue de l'auscultation qu'à celui de la percussion, il me paraît de la plus grande utilité de diviser la vaste surface de cette cavité en une série de régions aux limites bien précises.

D'une part, en effet, seule, cette division de la surface thoracique en régions peut donner au langage scientifique la rigueur que comportent les observations cliniques; et, d'autre part, à la condition de s'inspirer de certaines données pratiques, la plupart de ces régions, ainsi délimitées, peuvent se prêter à des considérations du plus haut intérêt. Déjà, il est vrai, des divisions ont été admises par les auteurs d'anatomie topographique. Mais les régions telles qu'ils les ont déterminées, m'ont paru mal se prêter aux considérations cliniques dans lesquelles je dois entrer.

En me plaçant surtout au point de vue de l'auscultation et de la percussion, double point de vue auquel j'écris exclusivement, je me suis arrêté à la division suivante :

Après avoir admis tout naturellement une *face antérieure*, une *postérieure* et deux *latérales*, chacune d'elles a été répartie aussi symétriquement que possible, la face antérieure et la face postérieure chacune en neuf régions, et chaque face latérale en deux.

La *face antérieure* est limitée : en haut, par une ligne qui va d'une épaule à l'autre, en passant à quelques centimètres au-dessus du sternum ; en bas, par le bord inférieur des fausses côtes, et sur la ligne médiane, par le sommet de l'appendice xyphoïde ; et latéralement, par deux lignes fictives qui, partant du bord antérieur de l'aisselle, viennent tomber sur le bord inférieur de la douzième côte. Comme on le voit, ces limites sont assez faciles à retrouver ; et, de plus, elles me paraissent suffisantes, quand l'application que l'on doit en faire, ne demande pas plus de précision que le but que nous poursuivons.

Si maintenant, de deux centimètres en dehors des deux articulations sterno-claviculaires, nous faisons tomber deux lignes verticales sur le bord inférieur des fausses-côtes, nous limiterons un espace médian rectangulaire correspondant à peu près au sternum, et la face antérieure sera divisée de haut en bas en trois régions. Mais cette première division me paraît encore insuffisante. Pour qu'elle acquière une utilité réelle, il faut de plus diviser chacune de ces régions en trois autres, que j'obtiens en les coupant perpendiculairement par deux lignes horizontales, l'une passant par les plis supérieurs des deux aisselles, et l'autre par les mamelons. Le plan antérieur de la poitrine se trouve ainsi réparti en neuf régions auxquelles je donnerai les noms suivants :

Sur la ligne médiane :

1° *Région sternale supérieure ;*

2° *Région sternale moyenne ;*

3° *Région sternale inférieure.*

Sur les côtés :

1° *Région claviculaire* (*sus-claviculaire et sous-claviculaire*) ;

2° *Région sus-mamelonnaire ;*

3° *Région sous-mamelonnaire.*

La *face postérieure* serait également limitée, en haut par la même ligne que sur la face antérieure, et en bas, comme elle également, par le bord inférieur des fausses-côtes ; enfin, latéralement, par deux lignes qui descendraient du bord posérieur de l'aisselle.

Les neuf régions entre lesquelles je la répartis seraient obtenues d'abord par deux lignes verticales, qui comprendraient la colonne vertébrale, et viendraient tangenter le bord spinal de l'omoplate, et par deux lignes transversales passant, l'une par les épines de l'omoplate, et l'autre par leur angle inférieur, les bras étant croisés.

Nous aurions ainsi, sur la ligne médiane :

1° *La région vertébrale supérieure ;*

2° — — *moyenne ;*

3° — — *inférieure.*

Et sur chaque côté :

1° *La région sus-épineuse ;*

2° — *sous-épineuse ;*

3° — *costale.*

Quant aux *régions latérales*, limitées, ainsi que je l'ai dit, elles auraient pour largeur, celle de l'aisselle, et seraient divisées en deux régions : 1° l'*axillaire supé-*

rieure, 2° l'*axillaire inférieure*, par une ligne horizontale qui partirait du bord inférieur de l'omoplate.

Pour toutes les régions qui ne sont pas sur la ligne médiane, il suffirait de joindre au nom précédent le mot *droit* ou *gauche*, pour les désigner d'une manière précise. Ce serait donc en tout vingt-deux régions entre lesquelles je voudrais voir répartir la surface totale de la cage thoracique.

Ces divisions établies, il me reste maintenant à les justifier, en faisant ressortir leur importance, non seulement comme facilitant le langage parlé et écrit, mais aussi au point de vue clinique.

APPLICATIONS CLINIQUES. 1° **Région sternale supérieure.** — Elle correspond à la trachée, et aux foyers des bruits de la base du cœur; elle est généralement sonore. La cause la plus commune de la diminution de sa sonorité est l'anévrysme de l'aorte.

2° **Région sternale moyenne.** — Généralement libre, et ne permettant que d'entendre des bruits communiqués, elle peut être envahie soit par le cœur, dans le cas d'hypertrophie ou de déplacement, soit par un épanchement péricardique, soit, rarement, par une lame pulmonaire, dans certains cas d'emphysème. Elle est normalement très sonore, conserve cette sonorité dans l'emphysème; mais la perd, plus ou moins, quand elle est envahie par le cœur ou un épanchement.

3° **Région sternale inférieure.** — Sa partie gauche est généralement occupée par l'extrémité du cœur, et surtout par le ventricule droit. C'est là que se trouve le foyer des bruits de cette cavité. C'est également à son niveau que l'on constate les battements du cœur dans les cas d'hypertrophie avancée.

Normalement sonore, au moins dans sa partie droite, elle peut présenter une sonorité exagérée sous l'influence d'un tympanisme stomacal, et, tout au contraire, de la matité dans le cas d'épanchement péricardique, de cancer du médiastin, etc.

4° **Région claviculaire droite.** — Elle présente deux foyers importants d'auscultation, l'un au-dessus et l'autre au-dessous de la clavicule. Ce n'est que rarement qu'elle se prête à l'auscultation du cœur et des gros vaisseaux. Cependant, le cas peut se présenter dans certains anévrysmes de la crosse de l'aorte, et dans les vastes épanchements pleurétiques gauches. Mais c'est surtout au point de vue de l'auscultation pulmonaire qu'elle acquiert de l'importance.

Normalement, le murmure vésiculaire s'y entend bien, moins doux toutefois que dans certaines autres régions, telles que les axillaires. Ses caractères sont de ceux que le médecin doit toujours avoir présents à l'esprit. C'est là, en effet, qu'il devra chercher les premiers signes d'une tuberculose que rien autre n'indique, et plus tard la confirmation irrévocable de son évolution. C'est certainement la région le plus souvent examinée, surtout dans sa partie *sous-claviculaire*. Je pense que la *sus-claviculaire* est trop négligée. Elle révèlera des signes importants, outre son changement de forme, dans l'emphysème pulmonaire, et au début de la tuberculose.

Dans l'appréciation de la sonorité, il faut tenir compte de l'état d'embonpoint des malades. Normalement elle est sonore, surtout au-dessous de la clavicule ; beaucoup moins cependant que la région sternale qui lui correspond. De nombreuses causes peuvent faire varier cette sonorité. Elle peut être augmentée par l'emphysème et les cavernes volumineuses, et diminuée par d'autres affections, telles que la pneumonie du sommet, la tuberculose au premier et au deuxième degré, etc. Au point de vue de cette dernière maladie, il y a lieu de ne pas oublier que c'est le plus souvent de ce côté, qu'elle commence.

5° **Région sus-mamelonnaire droite.** — Elle correspond à la partie inférieure du lobe supérieur, et à la partie supérieure du lobe inférieur ; le lobe moyen, nous le savons, n'étant dessiné qu'à la partie postérieure. Elle comprend une vaste surface exclusivement pulmonaire, dans laquelle l'auscultation et la percussion sont faciles, et qui me paraît trop rarement consultée.

Chez l'homme, malgré la présence des pectoraux, le murmure vésiculaire s'y entend bien; il y est large, souple, et permettra de reconnaître, sans fatigue pour le malade qui conserve le décubitus dorsal, la moindre altération survenue dans son rythme ou son timbre. Il en est de même pour la percussion, qui est très facile. Mais, il faut le reconnaître, les signes que l'on y rencontre n'y arrivent qu'après s'être déjà montrés ailleurs; tels sont les râles crépitants, qui débutent le plus souvent en arrière, et les râles humides de la fonte pulmonaire que l'on trouve d'abord au sommet dans la tuberculose, et en arrière et en bas dans la pneumonie caséeuse.

Chez la femme, la présence des mamelles rend cette région plus difficilement abordable, sinon au point de vue de l'acoustique, au moins au point de vue moral. Cependant, lorsqu'on le jugera utile, il sera toujours facile de faire soutenir le sein, et d'ausculter avec un stéthoscope plein, ou mieux encore avec un stéthoscope aérien.

6° **Région sous-mamelonnaire droite.** — Elle est fortement restreinte à sa partie inférieure par le foie qui l'occupe presque en entier. Entre cet organe et le mamelon, il n'existe souvent, en effet, qu'un espace de trois travers de doigt, occupé par le poumon; mais il est important de le savoir. Cette notion bien précise sera d'un grand secours, toutes les fois qu'il s'agira d'examiner le foie, et de porter un jugement sur son volume normal ou anormal. Il en est de même dans les épanchements pleurétiques.

A l'état normal, jusqu'à 5 centimètres au-dessous du mamelon, on doit trouver une sonorité bien franche; puis vient une zône de quelques centimètres dans laquelle la sonorité diminue pour atteindre ensuite la matité du foie, qui se prolonge au moins jusqu'au bord inférieur des fausses-côtes, que j'ai admises comme limites de la région.

Dans toute la bande qui correspond à la sonorité, le murmure vésiculaire s'entend normal, avec le même timbre que dans la région sus-mamelonnaire, sauf à la partie inférieure où la lame de poumon qui s'insinue entre la paroi costale et le foie, ne le présente que diminué. Ce murmure vésiculaire disparaît même dans les hépatites et surtout les abcès du foie; il est alors fréquemment remplacé par des bruits de frottements, par des râles humides, ou par l'absence complète de tout bruit.

7° **Région claviculaire gauche.** — Elle prête en grande partie aux mêmes considérations que celle du côté droit.

Il y a lieu de remarquer, cependant, qu'elle voit moins souvent que la droite débuter la tuberculose; que le murmure vésiculaire s'y entend moins fort; et, qu'enfin la sonorité y est également un peu moindre. Ce sont là des différences qu'il faut bien connaître, lorsqu'on pratique la percussion et l'auscultation comparativement des deux côtés, comme on doit toujours le faire.

8° **Région sus-mamelonnaire gauche.** — C'est véritablement la région du cœur. Normalement, ce n'est que dans la partie qui avoisine la région axillaire qu'on peut entendre le murmure vésiculaire. Tout le reste de la région est occupé par les bruits du cœur. Toutefois, ce n'est pas elle qui contient les foyers. Ceux de la base, nous l'avons vu, sont dans la région sternale supérieure, celui du sommet droit dans la sternale inférieure, et celui du ventricule gauche dans la région sous-mamelonnaire.

En général, la matité précordiale est peu étendue. Dans le décubitus dorsal, la présence du cœur se révèle plus par une grande diminution de la sonorité que par une matité réelle. Ce n'est guère que dans l'espace de quelques centimètres que l'on peut admettre la matité vraie; et encore ne doit-on pas s'attendre à trouver une matité semblable à celle du foie, par exemple. Du reste, le point précis de cette demi-matité varie avec les sujets, tout en restant normal.

A l'état pathologique, elle peut disparaître sous l'influence de l'emphysème pulmonaire, par exemple, ou bien dans un épanchement pleurétique gauche, qui refoule le cœur à droite, et le poumon à la place du cœur. Dans ces deux cas, même la demi-matité précordiale fait complètement défaut; et, de plus, la région est occupée par un murmure vésiculaire plus ou moins modifié. Le plus souvent, mais pour des causes différentes, il est rude aussi bien dans l'emphysème pulmonaire que dans l'épanchement pleurétique. Par contre, cette matité peut augmenter en étendue et en intensité. Les deux causes les plus fréquentes de cette augmentation sont l'hypertrophie du cœur, et surtout la péricardite avec épanchement. Après la disparition de ce dernier, apparaissent souvent des bruits de frottements.

9° **Région sous-mamelonnaire gauche.** — Elle est normalement occupée par le foyer des bruits de l'orifice mitral; dans une certaine étendue, par le poumon; et, enfin, tout à fait à la partie inférieure, par la rate et l'estomac.

La pointe du cœur ne se révèle que par la diminution de la sonorité. Le murmure vésiculaire y est de moyenne intensité; la matité de la rate est faible; et enfin la sonorité de l'estomac très marquée.

Mais, à l'état pathologique, la matité du cœur s'exagère dans l'hypertrophie de cet organe, et dans les épanchements pleurétiques. L'étendue du murmure vésiculaire augmente dans l'emphysème; enfin dans les hypertrophies de la rate, la matité de cet organe peut venir se confondre avec celle du cœur.

10° **Région vertébrale supérieure.** — C'est une de celles qui sont le moins souvent auscultées; et cependant, dans de nombreux cas, son observation fournira des résultats assez importants.

Elle correspond à la trachée et aux premières divisions bronchiques.

A l'état normal, on y entend un souffle tubaire plus ou moins intense, plus ou moins rude. Complètement mate sur la colonne vertébrale même, elle donne dans les quelques centimètres qui sont en dehors une sonorité à peu près comparable à celle des fosses sous-claviculaires.

Cette sonorité diminue dans l'anévrysme des gros vaisseaux. On peut même, dans ces cas, entendre dans cette région des bruits aussi intenses qu'en avant. Mais ce ne sont pas là les affections qui donnent à cette région sa véritable importance. Cette importance lui vient de l'auscultation de la trachée et surtout des premières divisions bronchiques. Les auteurs me paraissent avoir omis ce point important de l'auscultation. C'est pourtant dans ces points seulement, que bien souvent l'on constatera les bruits résultant des affections bronchiques qui se manifestent par une opiniâtreté de la toux et une expectoration des plus caractéristiques. Que de fois ne trouve-t-on rien en auscultant les poumons de malades, qui cependant ont tous les autres symptômes d'une bronchite intense et même fébrile ! Or, dans ces cas, que l'on porte le stéthoscope aux foyers des bronches ; et souvent, dans l'un ou dans les deux, on trouvera des râles sonores, ou des râles humides. Et qu'on ne croie pas que ce soient là des bruits communiqués, que ces bruits disparaissent par quelque effort d'expectoration ; ces bruits se produisent bien sur place ; ils ne s'entendent que là ; et ils y persistent malgré les efforts d'expectoration réitérés du malade. Enfin, c'est encore l'auscultation de ces foyers qui révèlera l'origine de certaines hémorrhagies. Je ne saurais donc trop recommander de les ausculter souvent.

11° **Région vertébrale moyenne.** — La région qui vient ensuite, est beaucoup moins importante. Complètement mate au niveau des vertèbres, elle a une sonorité normale en dehors. Dans toute son étendue, la respiration est soufflante, et elle peut ainsi devenir une cause d'erreur que je tiens à signaler. Quand on fait l'auscultation immédiate, il est toujours facile de faire l'examen de l'hémithorax qui est du côté de l'observateur ; mais quand il veut comparer ce côté avec l'autre, il arrive souvent que son oreille, loin d'atteindre le point symétrique, s'arrête beaucoup plus près de la colonne vertébrale; et quelquefois même, celle-ci faisant saillie, il peut n'ausculter que la région qui lui correspond. L'observateur peut ainsi croire à des différences dans l'intensité des bruits, quand cette différence ne tient qu'à celle des régions sur lesquelles son oreille a porté.

12° **Région vertébrale inférieure.** — Les mêmes réflexions s'appliquent à cette région. Mais il faut de plus tenir compte, qu'elle ne correspond que pour une partie aux organes thoraciques; et que sa partie inférieure est normalement occupée par le foie.

13° **Région sus-épineuse droite.** — Les muscles et l'omoplate enlèvent à cette région une partie de sa sonorité. C'est de tous les points de la poitrine devant être sonores, celui qui l'est réellement le moins. Il faut même une certaine habitude de la percussion pour saisir les premières nuances pathologiques. Pour les mêmes raisons, le murmure vésiculaire y est très faible. Une intensité, qui serait normale dans beaucoup d'autres points de la poitrine, doit donc ici être considérée comme révélant un commencement d'induration ou une respiration exagérée.

Les bruits pathologiques de prédilection sont les râles humides, les râles caverneux, et surtout les signes amphoriques, y compris le tintement métallique.

14° **Région sous-épineuse droite.** — Elle se divise en deux espaces triangulaires, à peu près égaux en dimension, correspondant l'un à la fosse sous-épineuse de l'omoplate, et l'autre, à l'espace compris entre le bord spinal de cet os et la région vertébrale moyenne.

De même que dans la fosse sus-épineuse, dans la région qui correspond à la fosse sous-épineuse de l'omoplate, la sonorité et le murmure vésiculaire sont bien diminués; mais toutefois beaucoup moins surtout à la partie inférieure. Il faut cependant tenir grand compte de cette diminution dans l'appréciation de l'intensité de ces deux caractères.

Mais peu de régions sont aussi favorables à l'auscultation et à la percussion que la partie de cette région, qui est en dedans de l'omoplate. Recouverte presque exclusivement par les intercostaux et les téguments, elle permet d'approcher le poumon d'aussi près que possible; et, de plus, la partie la plus épaisse de cet organe, là où sa fonction s'exécute avec le plus d'activité, et où enfin se passent les phénomènes qui se recommandent le plus à l'attention du médecin. C'est là, en effet, que bien souvent seront perçus les premiers souffles de la pneumonie, les premières bouffées de râles crépitants, et les premiers bruits de frottement dans la pleurésie. C'est également à sa partie inférieure que se trouve le lieu d'élection de l'œgophonie et de ses variétés; aussi je pense qu'il ne faut jamais négliger de l'examiner, et qu'on ne saurait trop se familiariser avec ses caractères normaux.

15° **Région sous-scapulaire droite.** — Cette région qui, tout d'abord paraît très étendue, est sensiblement diminuée par le foie. Elle n'est franchement pulmonaire que dans le tiers supérieur; dans le tiers inférieur, elle est franchement hépatique; enfin, dans le tiers moyen, elle tient des deux. C'est-à-dire que, silencieuse et mate dans le tiers inférieur, elle est sonore et laisse entendre un murmure vésiculaire intense dans le tiers supérieur; et qu'enfin dans le tiers moyen c'est la submatité qui domine, et que le souffle de la lame du poumon qui descend entre le foie et la paroi costale est de plus en plus faible.

Il est de la plus haute importance que le praticien ait toujours ces données présentes à l'esprit d'une manière exacte, cette région étant une de celles sur lesquelles sa sagacité aura le plus souvent à s'exercer.

Correspondant au lobe inférieur, c'est, en effet, souvent à son niveau, en même temps que dans la région supérieure, que se déroulent les processus, si importants à suivre, de la pneumonie, de la pleurésie et de l'hypostase. Et ce n'est pas tout : c'est encore la connaissance exacte de cette région, qui nous guide dans le diagnostic des affections du foie, qui nous fera apprécier son volume, ses déformations, et peut-être juger de l'opportunité d'une intervention.

16° **Région sus-épineuse gauche.** — Elle ne diffère que fort peu de celle du côté droit, et les mêmes considérations lui sont applicables. Cependant, de même que pour les fosses sous-claviculaires, on admet que la fosse sus-épineuse gauche est moins sonore que celle de droite, et que le murmure vésiculaire est moins intense; mais ces différences y sont encore plus difficiles à saisir.

17° **Région sous-épineuse droite.** — Il en est de même pour cette région, comparée à celle de droite. Il faut lui reconnaître la même importance, et lui appliquer les mêmes considérations.

18° **Région sous-scapulaire gauche.** — De même importance que sa symétrique de droite, elle en diffère par son étendue. Elle est, en effet, presque complètement pulmonaire, la rate et le foie n'en occupant qu'une faible partie. Cependant ici, le murmure vésiculaire, traduisant la forme du poumon, va en diminuant à mesure que l'on descend vers les dernières fausses-côtes. Sa sonorité et le murmure vésiculaire y sont donc plus étendus; mais ses bruits et ses râles d'élection sont les mêmes que pour le côté droit.

19° **Région axillaire supérieure droite.** — Les régions axillaires sont certainement celles, qui sont le moins souvent examinées; et c'est en vain que l'on chercherait à justifier cette exclusion. Peu de régions, en effet, sont d'un accès plus facile, et bien peu nous permettent d'approcher d'aussi près les phénomènes que nous cherchons à connaître.

Celle que nous étudions en ce moment est sonore; et le murmure vésiculaire s'y entend avec une pureté que l'on peut prendre comme type. Ces deux caractères restent normaux assez longtemps, même lorsque la partie supérieure ou la base du poumon est prise. Les râles anormaux que l'on y entend le plus souvent sont les râles sonores et les muqueux.

20° **Région axillaire inférieure droite.** — Son étendue est grandement diminuée par la présence du foie. Elle n'est réellement pulmonaire que dans son tiers supérieur. Sonore, et permettant d'entendre un murmure vésiculaire très pur dans ce premier tiers, elle est silencieuse et mate dans les deux autres. Elle constitue un lieu d'élection pour les frottements pleuraux.

21° **Région axillaire supérieure gauche.** — Elle prête aux mêmes considérations que celle de droite; mais, de plus, je dois ajouter que l'on y entend souvent les bruits du cœur, soit dans les hypertrophies de cet organe, soit dans les lésions des gros vaisseaux qui en partent.

22° **Région axillaire inférieure gauche.** — Elle ne diffère de sa symétrique que par une sonorité beaucoup plus étendue à sa partie inférieure. Outre les épanchements qui peuvent l'envahir comme celle du côté droit, elle peut également l'être par les augmentations de volume de la rate, et notamment ceux de la leucocythémie, et de l'hypertrophie due au paludisme.

Résumé. **Lieux d'élection.** — Telles sont les considérations que j'avais à présenter sur chacune de ces régions. J'espère qu'elles auront servi à établir que la division que j'ai admise ne manque ni d'intérêt scientifique, ni d'utilité pratique ; et qu'elles l'auront ainsi pleinement justifiée. Si, en effet, les considérations dans lesquelles je suis entré portent souvent sur des faits d'anatomie ou de pathologie connus des praticiens, il faut tenir compte que rarement, lorsqu'on écrit, on le fait pour ceux qui joignent la pratique au savoir. C'est surtout pour ceux qui débutent, et qui pour les premières fois se trouvent aux prises avec les difficultés de notre profession qu'on le fait ; et c'est à eux tout spécialement que sont réservées ces lignes. Mais, de plus, je pense qu'il ne sera pas toujours indifférent, même au praticien, de pouvoir retrouver, en quelques lignes, cette topographie, surtout faite dans le but spécial de l'examen de la poitrine, examen auquel il doit se livrer tous les jours, et dont dépend si souvent un bon diagnostic.

Je résumerai cette longue étude dans les propositions suivantes :

1° *Les lieux d'élection* sont normaux ou pathologiques.

2° *Normaux.* Le murmure vésiculaire peut être entendu partout, mais avec une intensité très différente.

3° Le sommet des poumons est examiné le plus souvent au-dessous de la clavicule ; mais il peut l'être aussi au-dessus de cet os ; et je trouve même que ce point ne l'est pas assez souvent.

4° Si de cet os nous descendons sur la face antérieure de la poitrine, on trouvera le murmure vésiculaire avec une intensité normale jusqu'à la quatrième côte environ du côté gauche, où commence la matité précordiale, et jusqu'à la septième du côté droit, où commence le foie.

5° En somme, l'on peut dire qu'en avant l'espace laissé libre pour l'auscultation est peu étendu. Or, cette étendue est encore plus restreinte chez la femme, chez qui la présence des seins ne laisse réellement libre que les espaces sus et sous-claviculaires.

6° En arrière, l'espace est beaucoup plus considérable, mais l'intensité varie également.

Il faut cependant retrancher l'espace occupé par la colonne vertébrale, s'étendant environ à 3 centimètres de chaque côté de la ligne médiane. Jusqu'à la troisième vertèbre dorsale, cet espace est occupé par la trachée et les premières divisions bronchiques ; et le bruit normal que l'on y entend est le souffle bronchique. Au-dessous, on ne peut entendre que des bruits propagés.

8° En dehors de cet espace, le murmure vésiculaire s'entend dans les deux fosses sus et sous-épineuses, mais avec des intensités très faibles, surtout dans la première.

9° Au contraire, dans l'espace qui sépare la région médiane dont j'ai d'abord parlé, et le bord spinal de l'omoplate, la respiration s'entend avec une grande intensité.

10° Il en est de même au-dessous de l'angle inférieur de cet os, jusqu'à la base du thorax du côté gauche, et jusqu'à la huitième côte du côté droit ; le reste de la cavité thoracique de ce côté étant occupé par le foie.

11° Enfin, restent les deux plans latéraux ou axillaires, assez rarement explorés; et qui, cependant, au moins dans leur moitié supérieure, nous offrent le murmure vésiculaire avec sa plus grande pureté.

12° *Les lieux d'élection pathologique* varient avec les maladies.

13° A l'examen des espaces sous-claviculaires, et c'est ce qui fait leur importance, se rattachent la tuberculose à la première et à la deuxième période, le souffle skodique de la pleurésie, et les râles crépitants de la pneumonie du sommet.

14° A la face postérieure, et dans la partie inférieure, appartiennent l'absence du murmure vésiculaire dans les épanchements abondants, la respiration soufflante, lorsqu'ils le sont moins, les bruits de frottements au début et à la fin de la pleurésie, les râles sonores et humides de la bronchite, et surtout ceux de l'emphysème pulmonaire, enfin, les râles crépitants de la pneumonie.

15° En dedans de l'angle inférieur de l'omoplate, existe le foyer de l'égophonie.

16° Enfin, au dessus, se trouve la respiration soufflante de la pleurésie, et dans les fosses sus-épineuses les signes correspondant à ceux que l'on trouve dans la tuberculose au-dessus et au-dessous de la clavicule.

CHAPITRE XXVIII

AUSCULTATION DES VOIES RESPIRATOIRES (Suite)

SOMMAIRE. Bruits normaux : Division ; — Murmure vésiculaire ; Caractères ; Mode de formation.

BRUITS NORMAUX

DIVISION. — Le bruit normal produit par la colonne aérienne, en parcourant les voies respiratoires, varie selon la région, et, on peut le dire, d'une manière parfois assez difficile à déterminer, la transition se faisant d'une manière insensible, comme, par exemple, entre la respiration bronchique et la respiration pulmonaire proprement dite. Cependant, tous les observateurs s'accordent à reconnaître quatre types principaux, selon que ce bruit est produit dans le *larynx*, la *trachée*, les *premières divisions bronchiques* ou le *tissu pulmonaire* lui-même. Nous les étudierons en leur conservant les noms sous lesquels on les désigne habituellement, c'est-à-dire, sous les noms de *souffle laryngien, trachéal, bronchique*, et de *murmure vésiculaire*.

De ces quatre bruits, les trois premiers seront étudiés avec la technique de l'auscultation du larynx, de la trachée et des bronches ; seul, par conséquent, le dernier va nous occuper ici.

MURMURE VÉSICULAIRE

DÉFINITION. — On donne le nom de murmure vésiculaire, au bruit que l'on entend, lorsqu'on ausculte un poumon sain, respirant avec une intensité moyenne, et un rhythme normal. Ce bruit peut en avoir d'analogue ; mais il ne ressemble réellement qu'à lui-même; et on ne peut s'en faire une idée exacte, que lorsqu'on l'a entendu.

Différence avec le bruit respiratoire. — Il faudrait, du reste, se garder de le confondre avec le *bruit respiratoire*. Ce dernier est plus général ; il comprend, outre le murmure vésiculaire, les souffles bronchique et trachéal, que l'on entend aux foyers des bronches et le long de la trachée. Ces bruits sont également normaux ; mais ils diffèrent essentiellement du murmure vésiculaire par le timbre et l'intensité. Ainsi les deux expressions : *bruit respiratoire* et même *murmure respiratoire*, et *murmure vésiculaire*, ne doivent pas être prises l'une pour l'autre. Ce dernier bruit n'est qu'une division du premier.

Ses caractères. — Tout en restant lui-même, le murmure vésiculaire peut cependant présenter des variations sensibles pour une oreille exercée. Que de nuances, en effet, ne trouvons-nous pas selon que la respiration est plus ou moins rapide, faible ou forte? selon qu'elle se fait par le mode nasal ou buccal? selon, enfin, que le sujet est jeune, adulte ou vieux? Et cependant malgré ces nuances, je le répète, le murmure vésiculaire reste lui-même ; et aucun de nous n'hésite pour affirmer qu'il est normal ou qu'il ne l'est pas. C'est qu'en effet, ce murmure a quelque chose de spécial. Il se présente à l'oreille avec un caractère doux, moelleux, qu'aucun autre bruit ne peut revêtir. En même temps il est uniforme dans son timbre; et, qu'il s'agisse de celui de l'inspiration ou de l'expiration, son intensité va en décroissant d'une manière régulière.

Le murmure, en effet, il est temps de le dire, s'entend aux deux temps de la respiration; nous avons ainsi le *murmure de l'inspiration* et celui de l'*expiration*.

A l'état normal, nous pouvons constater que le bruit de l'expiration succède sans intervalle à celui de l'inspiration, mais qu'un silence assez long sépare la fin de l'expiration du commencement de l'inspiration suivante.

De plus, si nous cherchons à apprécier la durée de ces deux murmures, nous trouverons que, d'une manière incontestable, celle de l'inspiration est plus longue. Les appréciations peuvent varier sur la proportion ; mais le fait en lui-même ne saurait être mis en doute.

Si donc nous nous en tenions aux bruits, nous serions tenté de conclure que l'inspiration est plus longue que l'expiration. Or, il n'en est rien. En consultant les tracés spirographiques, nous trouverons, au contraire, que la durée de l'expiration est à peu près le double de celle de l'inspiration; et que, de plus, ces deux temps se succèdent chacun sans intervalle.

Ainsi, je le répète, l'inspiration qui en réalité a une durée de moitié moins longue que celle de l'expiration, se révèle cependant à notre oreille avec une durée trois fois plus longue. Comment expliquer cette différence ? Je n'aurai pas fait avancer beaucoup la question en disant que c'est parce que l'inspiration peut être entendue tant qu'elle se fait, tandis que l'expiration, au contraire, ne s'entend que dans la plus faible partie de sa durée. Mais pourquoi ne s'entend-elle que pendant un temps si court?

J'en donnerai deux raisons. Pour comprendre l'importance de la première, il faut nous rappeler que pour qu'une colonne aérienne devienne sonore, il est indispensable qu'elle rencontre sur son passage un point d'évasement. C'est, en effet ainsi, comme nous allons le voir, que s'explique le murmure vésiculaire, pour lequel la totalité des espaces vésiculaires constitue l'évasement. Or, pendant que nous inspirons, l'air va de la partie rétrécie à la partie la plus large; et, en arrivant dans cette partie dilatée, elle trouve deux causes de renfoncement : l'évasement d'abord, et la caisse de résonnance ensuite; tandis que, quand nous expirons, une de ces causes disparaît, celle de l'évasement, puisque la colonne aérienne va d'une partie élargie à une partie rétrécie. Seule, l'influence de la caisse de résonnance, représentée par la cage thoracique, persiste.

Pour nous convaincre de la réalité de cette cause, nous n'avons qu'à répéter l'expérience à l'aide d'un ballon élastique terminé par un tube, comme le spiromètre de Boudin.

Imitons la respiration en faisant des mouvements d'inspiration et d'expiration, pendant que nous auscultons le tube qui conduit la veine aérienne. Au point de vue de l'appareil nous imitons l'inspiration pendant que nous expirons, et l'expiration pendant que nous inspirons. Or, il sera facile de se convaincre, que c'est pendant que la colonne aérienne se dirige vers le ballon que le bruit est le plus intense. Le ballon agit dans ce dernier cas en vertu de son évasement, et comme caisse de résonnance.

La seconde raison est peut-être la plus importante. Nous savons que le bruit produit par une colonne aérienne, toutes conditions égales d'ailleurs, est proportionnel à sa vitesse. Or, d'une part, le tracé spirographique nous prouvant que la durée de l'expiration est deux fois plus considérable que celle de l'inspiration; et, d'autre part, la quantité d'air qui entre dans le poumon et celle qui en sort étant forcément la même; il en résulte que la vitesse de cet air pendant l'expiration est deux fois moindre ; et comme l'intensité du bruit qu'elle produit, je le répète, est proportionnel à sa vitesse, il en résulte que cette intensité sera également deux fois plus faible. C'est-à-dire que, si la durée de l'expiration augmentait encore proportionnellement à celle de l'inspiration, elle pourrait devenir complètement silencieuse ; et il en serait, du reste, déjà ainsi, si l'écoulement de l'air se faisait d'une manière uniforme. Mais, nous le savons, l'expulsion de l'air des voies respiratoires s'effectuant surtout sous l'influence de forces élastiques, sous l'influence d'un ressort tendu, il en résulte que la première partie de l'écoulement se fait avec une certaine force, ce qui nous permet de l'entendre ; tandis que le reste du liquide s'écoule lentement, et tout au moins avec une force insuffisante pour rendre la veine aérienne sonore.

Théorie. — Comment et où se produit le murmure vésiculaire ?

Trois théories sont en présence : une première, que l'on attribue à Laënnec ; une deuxième, celle de Beau ; et enfin une troisième due à Chauveau et Boudet.

Dans la première théorie, le murmure vésiculaire serait produit par le *frottement* de l'air sur les parois des différentes divisions bronchiques.

Je dois dire, du reste, à la décharge de Laënnec, qu'il n'a jamais exposé cette théorie ; et que, quand il a parlé de l'influence du frottement, il en parlait seulement comme de la constatation d'un fait, sans lui attribuer aucune valeur scientifique. La vérité est que son attention ne s'est pas arrêtée sur ce point.

Cependant cette explication passa sous le couvert de son nom dans le domaine scientifique ; et, grâce, à cette autorité, elle y resta sans être discutée jusqu'en 1834. Ce n'est, en effet, qu'à cette époque, que Beau, traitant pour la première fois cette question au point de vue de l'acoustique, s'éleva avec force contre la théorie du frottement; et qu'il en proposa une autre, évidemment plus en rapport avec les lois scientifiques, celle de la *formation glottique* avec *propagation des bruits*.

D'après Beau, c'était la colonne aérienne qui entrait en vibration immédiatement après la glotte ; parce que là, elle rencontrait un évasement succédant à un point rétréci. C'était là que l'onde aérienne, aphone jusqu'alors, devenait sonore; et, si nous lui trouvions des intensités et des timbres différents ensuite, c'était parce que nous l'entendions à travers des organes différents. Cette explication, appuyée d'abord sur les lois de l'acoustique, trouvait, de plus, de nombreuses preuves dans la pratique de l'auscultation.

Prenez un malade ayant un œdème de la glotte rendant la respiration sifflante ; et cette respiration sifflante s'entendra jusqu'à la partie inférieure du thorax. Que quelques mucosités reposent sur les cordes vocales ; et nous entendrons des râles humides en quelques points de la poitrine que nous appliquions notre oreille.

Expérimentalement nous pouvons apporter une nouvelle preuve à la théorie de Beau.

Faisons pénétrer une certaine quantité d'air dans le ballon précédent; injectons dans le tube quelques gouttes d'eau; et continuons à faire pénétrer de l'air. Nous produirons ainsi un râle muqueux; et, quel que soit le point du tube où nous l'aurons produit, nous pourrons l'entendre, d'abord sur toute sa longueur, et ensuite sur un point quelconque du ballon.

On le voit donc, la théorie de Beau présente certains points indiscutables.

Mais est-ce là l'unique cause du murmure vésiculaire ? A cette cause Chauveau et Boudet sont venus en ajouter une autre. De même que l'onde aérienne deviendrait sonore en franchissant l'espace glottique, elle le deviendrait également en passant de la dernière division bronchique dans la vésicule pulmonaire ; qui, relativement au tube bronchique, présenterait une portion relativement très élargie.

Le murmure vésiculaire, d'après cette vue ingénieuse, serait donc composé d'une part du *souffle glottique propagé,* et d'autre part du *souffle vésiculaire né sur place.*

A ces différentes théories, Alfred Luton, qui a rédigé l'article: *Auscultation* du *Dictionnaire de médecine et de chirurgie pratique* en joint une quatrième; et j'avoue qu'elle me satisfait.

Pour devenir sonore, dit Luton, il suffit, que la colonne aérienne passe d'un milieu plus condensé dans un autre moins condensé. Or, au moment de l'inspiration, l'intérieur des voies respiratoires représente un milieu très peu condensé: de sorte que la colonne aérienne en se précipitant dans ces voies devient forcément sonore.

En somme, si nous éliminons la théorie du frottement, qui, comme je l'ai dit, n'a jamais été défendue, même par son auteur, nous pouvons voir que les trois autres, avec des apparences différentes, reposent sur le même principe d'acoustique : que le murmure vésiculaire est dû aux vibrations sonores qui s'engendrent dans la colonne aérienne en arrivant dans un espace plus élargi, ou dans un milieu moins condensé; ce qui en somme est identique. Quant au point exact où la colonne aérienne devient sonore, je pense que c'est à la glotte d'abord, mais aussi dans tout le reste de l'arbre aérien, parce que, vu la rapidité de la dilatation thoracique, dans chacune des sections de cet arbre, la pression est supérieure à celle de la section qui lui fait suite.

CHAPITRE XXIX

AUSCULTATION DES VOIES RESPIRATOIRES
(Suite)

SOMMAIRE. Bruits pathologiques : Division ; — Altérations d'intensité ; — de rhythme ; — de caractères ; — Bruits anormaux.

ÉTUDE DES BRUITS PATHOLOGIQUES

DIVISION. — Ne faisant ici qu'un manuel de technique, je ne saurais entrer dans de longues considérations à propos de ces divers bruits. Je ne puis cependant les passer complètement sous silence. Il faut au moins que l'on sache la valeur des mots qui, à chaque instant, reviennent dans le langage médical.

A l'exemple de Barth et Roger je diviserai ces bruits :

1° *En altération d'intensité ;*

2° *En altération de rhythme ;*

3° *En altération de caractères ;*

4° *En altération par bruits anormaux.*

1° Altération d'intensité. — La respiration est *forte*, *faible* ou *nulle*.

La respiration *forte* est également dite *puérile*, *exagérée*, *supplémentaire* ou *hypervésiculaire*.

Elle est caractérisée « par un murmure vésiculaire d'une intensité plus grande qu'à l'état normal, avec conservation du caractère doux et moelleux de la respiration naturelle[1] ».

Les respirations *faibles*, *diminuées* ou *lointaines*, sans être identiques, présentent cependant ce caractère commun de ne différer du murmure vésiculaire normal que par une moindre intensité. C'est là, dis-je, un caractère qui leur est commun. Mais, de plus, la respiration se dit *faible* surtout quand cette diminution d'intensité tient à la plus petite quantité d'air pénétrant dans le poumon. La respiration *diminuée* comporte ce double fait, que le murmure vésiculaire se produit avec une intensité normale; et qu'il nous arrive avec une intensité moindre, comme lorsqu'il y a des fausses membranes. Enfin, si l'on veut ajouter que cette faiblesse n'est due qu'à l'éloignement du bruit, nous aurons la respiration *lointaine*.

La respiration *nulle* ou *silencieuse* n'exprime qu'un fait : l'absence de la respiration, qu'elle qu'en soit la cause. Cependant, j'aimerais mieux employer ces deux expressions pour les cas dans lesquels le murmure vésiculaire manquerait réellement, réservant celle de *supprimée* ou *masquée* lorsque nous supposons que le murmure vésiculaire se produit toujours, mais seulement qu'il nous est caché par une épaisse couche de liquide, par exemple.

2° **Altération de rhythme.** — La respiration peut être *rare* ou *fréquente*. Ces expressions s'appliquent aux divers cas, en prenant comme base que le nombre de respirations de l'adulte est de 18 environ par minute.

Elle est *continue* ou *saccadée;* cette dernière semblant se faire par secousses, ou mieux par saccades.

1. BARTH et ROGER.

Il semblerait tout d'abord que les respirations *longues* ou *courtes* dussent se confondre avec les rares et les fréquentes; il n'en est rien. La rareté ou la fréquence correspond au nombre de respirations; et les caractères d'être longue et courte, au contraire, à la durée du temps pendant lequel on les entend. Une respiration, par exemple, peut être rare sans être longue, si le murmure vésiculaire n'a qu'une durée qui ne dépasse pas le temps normal.

Enfin, fait clinique important, ces deux expressions s'appliquent surtout à chacun des deux temps pris séparément. C'est ainsi que l'on dit surtout : *expiration* ou *inspiration longue*, *prolongée* ou *courte*.

3° **Altération de caractères.** — Ce sont les respirations *soufflantes*, *bronchiques*, *caverneuses*, *amphoriques*.

La *première* est caractérisée par une certaine dureté, et surtout par le manque de moelleux du bruit normal. La *seconde*, qui n'est que l'exagération de la première, rappelle le bruit que l'on fait en soufflant dans un tube de moyen calibre. On la trouve à l'état normal, en arrière, au niveau des bronches. La respiration *caverneuse*, de nouveau exagération de la précédente, est représentée par le bruit que l'on fait en soufflant dans un vase creux de moyen calibre. Enfin la respiration *amphorique* s'imite en expirant dans un vase plus grand.

Entre ces diverses respirations, on doit le comprendre, le doute est souvent permis; et, si certains cas existent dans lesquels tout le monde s'entend ; il s'en trouve de nombreux autres que l'on peut à volonté assimiler soit à l'une, soit à l'autre.

4° **Bruits anormaux.** — Ils comprennent: le *frottement pleural*, les *râles sibilants*, *ronflants*, *crépi-*

tants, *sous-crépitants*, *caverneux*, les *craquements*, le *froissement pulmonaire* et le *tintement métallique*.

Le *frottement pleural* est caractérisé par le bruit que font deux corps à surfaces plus ou moins rudes, en glissant l'un sur l'autre. L'état de ces surfaces fait varier la nature du bruit, qui peut être *doux*, *saccadé*, *dur*, *rapeux*, etc.

Le *râle sibilant* est le râle sec par excellence. Il est onstitué surtout par une élévation du ton ; et cette élévation est provoquée par un rétrécissement, ou une induration du tube aérien. Il rappelle le sifflement, et peut être plus ou moins strident.

Le *râle ronflant* va rarement jusqu'à rappeler le ronflement. C'est un bruit plus grave que le précédent. Sans être un bruit muqueux, il est moins sec que le râle sibilant. Il ne se produit que dans les tubes à parois humides, mais ne contenant pas de liquide.

Pour s'en convaincre il suffit de faire l'expérience suivante.

Si l'on souffle dans un tube de petit calibre assez long, se terminant dans un ballon vide, mais se laissant facilement dilater; et que l'on ausculte le tube pendant qu'il est traversé par la colonne aérienne, on constate que tout à fait au début, il suffit, pour obtenir le râle sibilant, de le déprimer légèrement. La note de la sibilance sera même d'autant plus élevée que le tube sera plus déprimé; et cette sibilance avec ses mêmes caractères, à l'intensité près toutefois, s'entendra aussi bien dans le ballon que dans le tube.

Mais, si l'on poursuit l'expérience, on entendra peu à peu cette sibilance perdre sa netteté quelque pression que l'on exerce, puis le son passer au râle ronflant; et à partir du moment où ce dernier est atteint, le râle sibilant ne pouvoir plus être obtenu. Que s'est-il donc passé ? C'est que la paroi du tube, grâce à la vapeur d'eau expirée, a fini par devenir humide; et c'est l'humidité de ces parois qui donne au son ce caractère ronflant spécial. Et ce qui le prouve, c'est que d'une part si l'on laisse au tube le temps de se sécher, on retrouvera la sibilance pour un temps donné; et que, d'autre part, si l'on continue, le râle ronflant disparaîtra à son tour, pour faire place aux râles franchement humides, aux râles dits muqueux.

Le râle *crépitant* a été comparé au bruit que donne le sel crépitant sur le feu, ou au froissement des cheveux entre les doigts. Ni l'une ni l'autre de ces deux comparaisons n'est exacte. Elles ont de plus l'inconvénient d'éloigner l'esprit du mode de production de ce bruit. Ce bruit, comme le précédent, n'est pas un bruit sec. Il ne se produit que dans des tubes humides, mais de petits calibres. On l'obtient exactement en comprimant et en relâchant une éponge faiblement mouillée.

Il n'est, en effet, pas de moyen d'avoir une idée plus nette de ce râle qu'en le produisant ainsi. Une éponge de qualité moyenne et humide étant fortement serrée, si on l'ausculte au moment où on la laisse reprendre son volume, ce qui est facile avec un instrument tubulaire, on entendra éclater sous son oreille une série de bulles qui, par leur finesse et leur nombre, imitent exactement le râle crépitant. Or, que se passe-t-il dans ces conditions ? L'éponge n'est pas assez humide pour que nous puissions considérer ces bruits comme des bulles d'air éclatant après avoir traversé un liquide. L'humidité est à peine suffisante pour donner une certaine adhérence aux diverses parties de l'éponge; et tout me porte à croire que les bruits du râle crépitant sont dus à la séparation, après adhérence, des parois des oscules de l'éponge. Or, en faisant l'application de cette expérience à la respiration, je pense que le râle crépitant n'est dû qu'à la séparation brusque, sous l'influence de l'inspiration, des dernières divisions bronchiques affaissées à la fin de l'expiration. Ainsi s'expliquerait, que son caractère capital est de n'exister que dans l'inspiration et jamais pendant l'expiration. Cette dernière ne peut que le préparer en favorisant l'affaissement du tissu pulmonaire.

Deux faits viennent à l'appui de cette théorie proposée par Parrot dès 1857; et qui, du reste, me paraît aujourd'hui définitivement admise.

Le premier est la démonstration que j'en ai vu donner vers 1873, à la clinique d'accouchements de Paris.

Partant de cette théorie, et par une déduction logique, un professeur distingué de cette faculté avait admis que, si réellement le râle crépitant est dû au déplissement du tissu pulmonaire sous l'influence de l'accès de l'air, il devrait se produire normalement pendant les premières respirations du nouveau-né, chez lequel, nous le savons, le poumon est affaissé avant d'avoir respiré[1].

Or, le hasard me fit assister à cette confirmation si ingénieuse, et en même temps si convaincante. Prenant un enfant au moment où il poussait les premiers vagissements, il l'appliqua contre son oreille; et, ravi de satisfaction, il put entendre pendant quelques instants, un râle crépitant des plus purs.

En second lieu, et sans qu'une nouvelle confirmation fût nécessaire, j'ai pu retrouver souvent le râle crépitant à l'état normal, dans des conditions analogues. Cherchant qu'elle pouvait être la cause de la préférence de la tuberculose pour le sommet du poumon, j'en vins à

[1] Cette mémorable observation a été faite avec l'aide du Dr Chantreuil qu'une mort inattendue est venue enlever si prématurément à la science, et qui a emporté les regrets de tous ceux qui l'ont connu.

examiner souvent ce sommet chez de nombreux sujets, sains ou malades, mais non suspects encore de cette affection. Or, ces examens se faisant le matin, à l'hôpital, j'ai souvent constaté que l'on peut entendre quelques bouffées du râle crépitant, lorsque après avoir fait asseoir le malade sur son lit, on lui faisait faire immédiatement quelques inspirations profondes. Sous l'influence soit du décubitus dorsal, soit du sommeil, cette partie du poumon semble rester en réserve, et ne pas participer, tout au moins en ce moment, à la respiration ordinaire ; ce ne serait que dans les inspirations profondes qu'elle sortirait de son repos.

Sans vouloir tirer ici aucune conséquence relativement à la question dont je cherchais la solution à l'époque, je pense que ces faits viennent à l'appui de la théorie que j'exposai, et si victorieusement démontrée par l'observation des nouveau-nés ; c'est-à-dire que le râle crépitant est produit par la séparation brusque des parois des petites bronches, préalablement affaissées par le tassement ou le collapsus du poumon.

Les râles suivants, dits *sous-crépitants* ou *muqueux*, ne sont pas seulement des râles *humides*, ils sont *bulleux ;* et le volume des bulles détermine leurs caractères différentiels. Je voudrais donc que l'on renonçât à l'expression de sous-crépitant, cette expression tendant à les rapprocher de râles crépitants, ce qui constitue une erreur. L'expression de râles *bulleux* me paraît leur convenir mieux encore que celle de râle *muqueux ;* le râle ronflant et le crépitant ayant également besoin de mucus pour se produire.

Au mot bulleux, on joindrait ceux de *fin*, *moyen* ou *gros :* et l'on aurait ainsi les équivalents de sous-crépitant *fin; moyen* et *gros*.

C'est également dans le même groupe que l'on devrait placer le *râle caverneux*, ce dernier ne différant des précédents qu'en ce que ses bulles retentissent dans une cavité.

Craquement. — C'est le râle bulleux; mais plus court, plus sec, avec moins de moelleux. Il est, qu'on me permette le mot, moins humide.

Le *froissement* n'est pas admis par tous les observateurs. Cependant, il arrivera assez souvent que l'on rencontrera sous son oreille une sensation dont ce mot rend parfaitement compte. C'est plus que de la rudesse, et cependant ce n'est encore pas un râle bulleux. Généralement ce symptôme coïncide avec un manque d'ampleur de la respiration. On sait que le tissu pulmonaire, dans lequel il se produit, a perdu de sa souplesse; qu'il est induré.

Enfin, le *tintement métallique*, sur le mode de production duquel certains doutes existent encore, n'est constitué que par un bruit isolé, sec, clair, retentissant, et surtout unique. Les théories pour l'expliquer ne manquent pas; et, en réalité, je crois qu'il peut se produire dans des circonstances différentes.

Dans mes recherches, je l'ai produit avec son timbre, et tous ses caractères de la manière suivante. Une ventouse en verre a été fermée par une membrane élastique, faiblement tendue; ce qui nous donne ainsi un espace creux et une surface élastique. Or, si j'applique l'index, rendu seulement adhérent par un corps gras, visqueux, ou même de la salive; au moment où il se détache de la membrane, il se produit un bruit réunissant tous les caractères du tintement métallique. Il suffirait donc pour que le tintement métallique pût se produire, qu'un corps quelconque se détachât d'une membrane élastique, se trouvant en rapport avec une cavité. L'existence d'un liquide dans la cavité ne m'a point paru nécessaire. Elle n'a, au contraire, rien changé, ni dans la production du son, ni dans son éclat, ni dans son timbre.

Je ne crois pas, je tiens à le dire, que ce soit là l'unique cause de la production du tintement métallique ; mais les conditions dans lesquelles je l'ai obtenu, me paraissent trop facilement réalisables dans la nature, pour qu'au moins dans quelques cas, cette explication ne soit pas la vraie.

CHAPITRE XXX

AUSCULTATION DES VOIES RESPIRATOIRES
(Suite)

SOMMAIRE. Résonnance de la voix : Définition ; — Technique ; — Caractères divers.

RÉSONNANCE DE LA VOIX

DÉFINITION. — L'expérience a fait constater, que les sons que nous émettons, retentissent dans les voies respiratoires ; et que leur timbre est modifié par la nature et la densité des tissus, qu'ils rencontrent pour arriver jusqu'à notre oreille à travers les parois de cette cavité. C'est ce retentissement, cette résonnance, pour dire le mot, que la clinique a étudiée sous le nom de *résonnance de la voix*.

La *résonnance de la voix* est donc l'auscultation de la voix du malade à travers les parois thoraciques.

Position du malade. — Pour entendre cette résonnance dans les conditions cliniques voulues, le malade doit être debout, ou tout au moins assis sur un siège assez élevé, ou sur son lit. S'il est assis sur son lit, il doit l'être de telle manière, que son tronc reste en équilibre sans faire aucun effort, ainsi que je l'ai déjà dit pour l'auscultation du bruit respiratoire ; et les mêmes précautions seront prises pour y arriver. La tête doit être tenue haute, droite, ainsi que le tronc.

La voix du malade s'ausculte surtout en arrière et sur les côtés. En avant, outre que l'espace occupé par les poumons est moins étendu, notre oreille libre serait trop rapprochée de la bouche du malade; et il nous serait moins facile d'isoler les bruits arrivant par la voie aérienne à notre oreille libre, de ceux que nous transmet la paroi thoracique. Si, cependant, on trouvait un intérêt à le faire; on pourrait avoir recours à l'auscultation par les stéthoscopes tubulaires d'une certaine longueur, qui nous permettraient de nous éloigner du malade d'une manière suffisante, pour être sûr d'éliminer les bruits venant par la voie aérienne. Mais ce ne serait jamais qu'en consentant à perdre une partie notable de l'intensité des bruits, ces instruments étant surtout faits pour l'auscultation des ondes aériennes.

Le plan postérieur reste donc celui sur lequel on auscultera la voix du malade le plus souvent; et j'y joins les deux plans latéraux, trop négligés pour cet examen, et qui cependant donnent des résultats excellents.

Toute l'étendue du plan postérieur peut servir pour cet examen ; mais il est évident que les parties couvertes par l'omoplate seront moins favorables que les autres. Le point qu'il ne faut jamais oublier d'examiner avec soin, est celui qui est compris entre l'angle inférieur de l'omoplate et la colonne vertébrale. C'est à cette hauteur, en effet, que s'arrêtent le plus souvent les épanchements ; et où, par conséquent, se trouve l'espace vide le plus considérable entre le poumon et la paroi thoracique. C'est donc là aussi que se produit le maximum de la résonnance : c'est *son lieu d'élection*.

Genre d'auscultation. — La voix s'ausculte le plus souvent par l'auscultation *immédiate*. Beaucoup de praticiens même se servant habituellement du stéthoscope, l'abandonnent pour cet examen.

Le linge du malade doit être relevé d'une manière complète, et n'être remplacé que par une serviette fine et rendue souple par l'usage.

Si, cependant, soit par une préférence personnelle, soit à cause de conditions spéciales tenant au malade, on voulait pratiquer l'auscultation *médiate*, c'est aux instruments solides qu'il faudrait donner la préférence. Je viens d'en donner les raisons. Mais, je le répète, sauf les cas dans lesquels il nous importe de localiser un bruit avec beaucoup de précision, c'est l'auscultation immédiate qui convient le mieux.

Faire parler le malade. — Ce procédé clinique ayant pour but l'examen de la voix du malade, il faut donc le faire parler. Quelques praticiens se contentent, après s'être disposés pour cet examen, d'interroger le malade ; et c'est pendant ses réponses qu'ils examinent la résonnance. C'est là une question d'habitude. Cependant, je pense qu'il vaut mieux procéder autrement. Interroger le malade pendant l'auscultation crée une difficulté ; il n'est pas toujours facile de le faire. La position qui s'impose dans certains cas, quelque soin que l'on ait pris d'avance, n'est pas toujours commode. On parle, en effet, dans le dos du malade, et au fond de son lit. Des raisons de nature différente rendent cette pratique moins avantageuse que la suivante, qui, du reste, est employée le plus souvent.

Pour ausculter la voix d'un malade, sans l'interroger, on a pris l'habitude de le faire compter. Mais ici, encore, les pratiques sont un peu différentes. Les uns, ayant remarqué que la consonne R est celle qui retentit le mieux dans la poitrine, ont choisi les nombres dans lesquels cette consonne figure le plus souvent; et ils font compter le malade à partir de *trente*. Cet avantage peu important, mais en somme réel, peut être utilisé Cependant je pense que c'est surtout dans l'examen des vibrations thoraciques, dont je vais avoir à m'occuper, qu'il est le plus marqué. Pour l'examen de la résonnance, cette pratique me paraît avoir l'inconvénient d'employer des mots trop longs; et, en ce qui me concerne, je préfère des mots courts, que le malade peut séparer les uns des autres d'un intervalle appréciable. De plus, ces mots courts peuvent être prononcés avec plus de force; ce qui serait parfois difficile, vu la gêne de la respiration, pour les mots plus longs.

Quels que soient les mots que l'on adopte, longs ou courts, je recommande, avant d'examiner la voix, de faire compter le malade un certain nombre de fois devant soi, pour se rendre compte de la manière dont il le fait; et, au besoin, lui indiquer ce qu'on exige de lui. Il est rare, au moins pour les premières fois, qu'on ne soit pas obligé de donner une véritable leçon; peut-être même vaudrait-il mieux commencer par là.

Les mots doivent être prononcés à haute voix, mais sans crier, sur le ton ordinaire de la conversation, et d'un ton bref. J'ai l'habitude de dire aux malades de compter *militairement* et de la *poitrine*. La tête doit être un peu rejetée en arrière, et la bouche largement ouverte chaque fois. Enfin chaque mot doit être séparé du suivant d'un intervalle double du temps qu'il faut pour le prononcer.

Ce n'est qu'après s'être assuré que le malade compte comme nous le voulons, qu'il faut procéder à l'examen.

Position du médecin. — Le médecin applique alors son oreille ou le stéthoscope solide sur la partie qu'il veut explorer; et ce n'est qu'à partir de ce moment qu'il invite le malade à compter.

Il est bon de parcourir ainsi les plans postérieurs et latéraux, de haut en bas, en se rappelant l'utilité de l'auscultation symétrique; c'est-à-dire qu'il faut, après avoir ausculté un point, passer au point symétrique du côté opposé; et les comparer immédiatement, sans attendre, pour faire la comparaison, que tout un côté ait été examiné. On laisserait ainsi échapper bien des nuances précieuses à recueillir.

Avec de l'habitude, il suffit d'entendre deux ou trois mots, sur chaque point, pour se faire une opinion. L'auscultation immédiate est celle qui permet d'aller le plus rapidement; ce qui a son avantage dans un service d'hôpital, par exemple.

Le médecin ne sera pas toujours libre de prendre la position qu'il voudra; mais il doit tenir à la rendre le moins incommode possible. Pour y arriver, il devra faire pour cette auscultation, comme pour celle des bruits respiratoires; c'est-à-dire se donner toutes les facilités, dont j'ai parlé en traitant de cette dernière.

Je l'ai dit déjà, en ce moment, la précaution de se boucher l'oreille devient ici presque indispensable. Il suffira d'ausculter la voix quelquefois sans prendre cette précaution, et en la prenant ensuite, pour s'en convaincre.

Applications. — Les signes pouvant être perçus par cet examen sont :

Les *résonnances normale*, *diminuée*, *exagérée*, *bronchique*, *chevrotante*, *caverneuse* et *amphorique*.

L'intensité de la *résonnance normale* ou *retentisse-*

ment normal varie sur les divers points. Mais cette intensité et son timbre ne peuvent être connus que par la pratique ; et, de plus, comme ils varient pour chaque personne, il est indispensable d'ausculter toujours les deux côtés, et de prendre le côté sain comme terme de comparaison.

. La *résonnance diminuée* ne diffère de la précédente que par une intensité moindre, sans changement de timbre.

Dans la *résonnance exagérée*, il est rare qu'avec l'augmentation d'intensité ne se montre pas aussi un changement de ton et de timbre. La voix paraît plus rapprochée, le ton plus élevé, et le timbre plus clair.

Pour la *résonnance bronchique,* également désignée sous les noms de *retentissement bronchique*, *voix tubaire*, *voix bourdonnante*, le doute n'existe plus. L'intensité est augmentée; et le timbre est modifié de la manière la plus sensible. Il peut être comparé au retentissement qui se produit dans un tube.

De même que le caractère précédent, on trouve ce dernier dans la dilatation uniforme des bronches, dans l'induration pulmonaire, et surtout dans la pleurésie avec épanchement.

La *résonnance chevrotante*, dite encore *égophonie* (*de* αἴξ αἰγός, *chèvre*, *et* φωνή, *voix*), *voix de polichinelle*, *voix de mirliton*, *voix sénile*, se manifeste par une intensité plus grande encore que précédemment, par un ton plus élevé, et un timbre plus clair. Ce son est manifestement vibrant. Il indique toujours un épanchement pleural liquide.

La *résonnance caverneuse*, *pectoriloquie ou voix articulée*, est caractérisée par le retentissement de la voix dans un espace creux. C'est surtout le timbre, qui distingue la résonnance caverneuse, de la chevrotante ;

mais, de plus, dans la première, le son est plus continu et moins vibrant. Enfin le ton est souvent moins élevé.

On le trouve dans la dilatation bronchique en ampoule, et surtout dans les cavernes, comme son nom l'indique, qu'elles proviennent d'une fonte purulente ou d'une gangrène pulmonaire.

Enfin la *résonnance amphorique, ou voix amphorique*, n'est que l'exagération de la précédente ; l'intensité s'est accrue. La voix résonne dans une cavité plus vaste ; la hauteur est moindre ; enfin le timbre est plus clair encore.

On la rencontre dans les vastes cavernes et dans le pneumo-thorax.

CHAPITRE XXXI

AUSCULTATION DES VOIES RESPIRATOIRES
(Suite)

SOMMAIRE. Vibrations thoraciques : Définition ; — Technique ; — Caractères.

Pectoriloquie aphone : Définition ; — Procédés ; — Applications cliniques ; — Explications.

ÉTUDE DES VIBRATIONS THORACIQUES

DÉFINITION. — La voix n'a pas seulement pour résultat de retentir dans les organes respiratoires, et de se transmettre à travers leurs tissus en recevant d'eux un timbre spécial ; elle imprime, de plus, à l'état normal, aux parois thoraciques des vibrations assez sensibles pour être perçues par le toucher. C'est de la constatation de ce fait, qu'est né le mode d'examen dont je vais parler.

Position. — La position exigée pour le malade sera la même que précédemment, debout ou assis. Les précautions, en ce qui concerne les positions, sont également les mêmes ; je n'y reviendrai pas.

Vêtements. — Mais, contrairement à ce qui a lieu pour l'auscultation de la voix, le malade doit être dépouillé de tous ses vêtements ; et l'examen des vibrations thoraciques, se faire sans l'interposition d'aucun linge. Le contact doit être immédiat, même pour la femme.

Lieux d'élection. — Du reste, les vibrations thoraciques ne sont guère examinées que dans les plans postérieurs et latéraux ; il est rare qu'on les examine en avant.

Faire parler le malade. — Je l'ai dit, c'est surtout dans cet examen que l'on trouve quelque avantage à faire prononcer la consonne R à son malade ; et que, par conséquent, on doit donner la préférence aux nombres *trente* et au delà. Ces nombres doivent être prononcés d'une voix pleine, forte ; et, je le répète, parce que ce mot est habituellement compris du malade, *militairement.*

Manière d'appliquer la main. — Pendant que le malade compte ainsi, le médecin applique la main à plat sur un des côtés, en cherchant à rendre le contact aussi exact que possible. A l'état normal, il sent une série de vibrations plus ou moins fortes, mais toujours facilement saisissables.

Quelques praticiens préfèrent ne mettre en contact avec la paroi thoracique que la pulpe de l'extrémité des cinq doigts. C'est là, je crois, une question d'habitude. S'il était prouvé toutefois que cette seconde manière de procéder est aussi sensible que la première, elle aurait pour elle le double avantage d'être plus élégante, et, quand il s'agit d'une femme, d'être plus facilement acceptée.

Nécessité d'examiner les points symétriques. — Je ne saurais trop insister de nouveau sur la nécessité d'examiner les points symétriques. Des poitrines normales ne vibrent pas de la même manière ; et, même chez la même personne, on peut constater des différences d'un moment à l'autre. Il est donc indispensable d'avoir un terme de comparaison ; et on n'en trouvera pas de meilleur qu'en le prenant sur le côté sain.

Caractères fournis par ce procédé d'examen. — Les caractères fournis par cet examen sont loin d'avoir l'importance de ceux que donne le moyen précédent. L'examen des vibrations thoraciques ne nous permettra de saisir que quatre caractères différents : les vibrations seront *normales*, *augmentées*, *diminuées* ou *supprimées*.

Il est difficile, je l'ai dit, de fixer les limites des vibrations *normales*. Elles varient avec le sujet, avec la force de l'intonation, etc. Une longue pratique pourra seule diriger le clinicien à cet égard ; et, je le répète, il ne devra jamais oublier, que le côté sain met toujours à sa disposition un terme de comparaison.

C'est grâce à ce terme de comparaison, qu'il appréciera, si les vibrations sont *augmentées* ou *diminuées*. Elles sont augmentées dans les indurations pulmonaires, les congestions, les hépatisations grises, les tuberculoses miliaires, etc. Elles sont diminuées au commencement de la pleurésie ; mais aussi, il ne faut pas l'oublier, dans certains cas de pleurodynie, et même de névralgie intercostale. Enfin, elles sont surtout *supprimées* dans les épanchements ; et ce caractère persiste, on peut le dire, jusqu'à sa disparition complète.

PECTORILOQUIE APHONE OU APHONIQUE

Définition. — On désigne ainsi un procédé d'auscultation de la poitrine dont le but est de reconnaître, dans une certaine mesure, la nature des épanchements pleurétiques. Il est basé sur la transmission plus ou moins parfaite de la voix chuchotée à travers les liquides de consistance différente.

Historique. — Le fait sur lequel repose ce procédé, avait été signalé, il est vrai, dès 1855, par Oulmont ; mais ce n'est que vingt ans après, que retrouvé par Bacelli de Rome, il fut de nouveau étudié par ce professeur distingué, et que, grâce à ses recherches, il put acquérir l'importance d'un procédé clinique. Ce fut, en effet, avec cette importance qu'il nous revint de l'autre côté des Alpes; et, si depuis les explications du phénomène ont pu varier, il faut reconnaître que la technique est restée la même, et que les indications cliniques, n'ont pas sensiblement changé.

Signalé au monde médical français, presque aussitôt sa publication, par Gueneau de Mussy, ce procédé a été depuis souvent utilisé par lui, et par de nombreux autres cliniciens; et, après quelques hésitations, on peut dire qu'il est désormais définitivement entré dans la pratique.

Procédé. — « Pour rechercher la pectoriloquie aphone, on fera placer le malade dans la position assise, les bras croisés sur la poitrine, les mains embrassant les épaules opposées, les coudes élevés pour faire autant que possible basculer les épaules en haut et en dehors; la tête dirigée du côté opposé à celui qu'on ausculte.

« L'observateur appuiera fortement l'oreille sur la partie thoracique, en évitant de mettre son épaule, ou une autre partie de son corps en contact avec le malade; et il bouchera l'oreille libre avec le doigt.

« Il fera compter le malade à voix basse en lui recommandant de bien articuler les mots, et en commençant par des chiffres d'une prononciation sonore (quarante, etc.)

« Ces précautions peuvent paraître minutieuses; mais c'est faute de les avoir observées que certains auteurs ont cru trouver la pectoriloquie aphonique à l'état normal, ou chez des individus affectés des maladies pulmonaires les plus diverses. »

Applications cliniques. — « Quand la pleurésie est séreuse ou séro-fibrineuse, on perçoit dans toute l'étendue de l'épanchement une transmission extrêmement nette de la voix; toutes les syllabes sont articulées et distinctes, comme si le malade chuchotait directement dans l'oreille de l'observateur. Cette transmission est plus marquée à la base de l'épanchement qu'à la limite supérieure, où il y a souvent de l'églophonie. Dans les pleurésies à épanchement purulent, ou hémorragique, ou riche en flocons fibrineux, la transmission perd beaucoup de sa netteté, devient confuse, et peut même disparaître complètement. » (Henri Barth, article *Pectoriloquie* du *Dictionnaire encyclopédique*, p. 210.)

« Ainsi la transmission est parfaite pour les épanchements séreux ; et elle n'est que faible ou nulle pour les purulents. »

Cette indication, on le comprendra, devrait être d'autant mieux acceptée par le corps médical, que celles qu'il peut avoir sur la nature des épanchements, sont plus rares.

Explications. — Comment expliquer cette différence de transmission ? Pour Bacelli elle serait due à la différence de densité et d'homogénéité. Les liquides transmettraient d'autant mieux les ondes sonores, que leur poids spécifique serait moindre, et que leur composition serait plus homogène. La cause de cette transmission, plus ou moins exacte, serait donc tout entière dans le liquide.

Certaines expériences et les faits cliniques ont tout d'abord semblé justifier l'explication de Bacelli. On trouvait des liquides purulents, lorsque la pectoriloquie aphone manquait, et séreux au contraire quand elle existait.

Gueneau de Mussy cita même quelques cas, dans lesquels la pectoriloquie aphone avait existé au début, tant que le liquide pleural avait été séreux, pour s'atténuer et disparaître ensuite au fur et à mesure que les ponctions successives faisaient constater la transformation purulente de l'épanchement. La loi de Bacelli se vérifiait donc dans toute sa pureté, tant au point de vue pratique que théorique.

Mais si cette loi a continué à se vérifier dans le plus grand nombre des cas, quelques autres ont été publiés dans lesquels elle a été mise en défaut, et dans les deux sens : on a *trouvé la pectoriloquie avec des épanchements* purulents, et elle a manqué dans des épanchements séreux. Or, quoique ces cas, soient peu nombreux, et que leur petit nombre laisse au procédé de Bacelli une grande valeur clinique, ils ont au moins suffi pour justifier de nouvelles recherches au point de vue de son explication.

Henri Barth en donne une autre dont il ne fait pas connaître l'auteur; et qui me paraît pouvoir être invoquée au moins dans un certain nombre de cas.

Dans cette théorie le plus ou moins de facilité de transmission de la voix chuchotée du malade, trouverait son explication non dans le liquide, mais dans le poumon lui-même; cette transmission s'effectuerait d'autant mieux que cet organe serait plus homogène.

Or, le poumon restant surtout homogène dans les épanchements récents, et par conséquent le plus souvent séreux, ainsi s'expliquerait cette coïncidence très fréquente de la pectoriloquie aphone, avec ce caractère de l'épanchement; et, contrairement, les épanchements purulents coïncidant avec des poumons ramassés, *inégalement comprimés*, recouverts dans une grande étendue par des fausses membranes, toutes conditions peu propres à la transmission des sons, ainsi s'expliquerait l'absence de pectoriloquie aphone dans les épanchements purulents.

En somme, je le répète, dans cette théorie c'est dans l'état du poumon qu'il faudrait chercher l'explication, et non dans le liquide.

Quelle est celle des deux théories qui doit l'emporter sur l'autre ? Je ne pense pas qu'elles s'excluent. Je suis, au contraire, tenté de croire que chacune d'elle peut réclamer quelques cas ; et que, le plus souvent, les deux peuvent être invoquées. Il n'y aurait donc entre elles qu'une question d'importance relative.

Du reste, comme le fait remarquer Henri Barth lui-même, ce ne sont là que des théories : et l'intérêt clinique de la découverte du professeur Bacelli ne saurait en être diminué.

« Conformément aux conclusions de Bacelli, dit Barth, à qui j'emprunte les dernières lignes de son savant article, *Pectoriloquie*, du *Dictionnaire encyclopédique*, en m'y ralliant d'une manière complète, les faits journaliers prouvent, que neuf fois sur dix la pectoriloquie aphone, quand elle est bien caractérisée, indique une pleurésie à épanchement séreux ou séro-fibrineux ; c'est donc un précieux signe diagnostique à ajouter à ceux que nous possédons déjà; et il faut savoir gré au professeur romain d'en avoir enrichi la science. »

CHAPITRE XXXII

AUSCULTATION DES VOIES RESPIRATOIRES
(Suite)

SOMMAIRE. Auscultation du larynx : Historique ; — Importance ; — Position du malade ; — Du médecin ; — Choix de l'instrument ; — Règles générales ; — Caractères normaux et pathologiques.

AUSCULTATION DU LARYNX

Le bruit respiratoire, nous l'avons dit dans un précédent chapitre, se présente sous des aspects différents, selon qu'on l'ausculte au niveau du larynx, de la trachée, des bronches ou des alvéoles pulmonaires. Nous venons de parler du bruit que l'on entend au niveau de ces derniers, le *murmure vésiculaire;* étudions maintenant ceux que l'on entend en auscultant le *larynx*, la *trachée* et les *bronches*. C'est par le bruit laryngien que je commencerai.

HISTORIQUE. — L'auscultation du larynx est loin de présenter l'intérêt de celle du tissu pulmonaire ; et c'est ce qui doit nous expliquer que son étude ait été si négligée. Laënnec, qui du premier coup avait porté si loin l'auscultation des poumons, des plèvres et du cœur, n'en parle même pas ; et, pendant assez longtemps, ceux qui avaient pris soin de continuer et de perfectionner son œuvre, ont gardé le même silence. Il en est ainsi d'Andral et de Laberge et Monneret.

Fournet va même plus loin. Tandis, en effet, que l'on pouvait admettre, que, si ses prédécesseurs ne parlaient pas de bruit laryngien, ce n'était que parce qu'il n'avait pas attiré leur attention, Fournet déclare avoir cherché à en tirer parti, et ne lui avoir trouvé aucune application.

Ce n'est qu'en 1848, vingt ans après la publication des travaux de Laënnec, que Stokes essaya de le relever de ce discrédit et qu'il appela sur lui l'attention du monde médical. Mais l'étude la plus importante sur ce bruit est certainement celle qui est due à Barth et Roger; et qui est contenue dans leur *Traité de l'auscultation*, qui a fait l'éducation du monde médical depuis trente ans.

Tout en reconnaissant que l'importance du bruit laryngien est loin d'égaler celle du murmure vésiculaire, ils accordent cependant une certaine valeur à son examen, et lui consacrent une étude assez étendue.

Importance. — Pourtant, je dois le dire, malgré leurs efforts, l'examen du larynx n'est pas entré dans la pratique; et je suis convaincu qu'il existe de nombreux praticiens, même parmi les plus attentifs, qui n'ont jamais cru devoir lui demander une seule indication. Or, je pense que c'est à tort. Outre les indications que Barth et Roger, avec leur méthode et leur clarté habituelles, ont réunies dans leur étude, les progrès récents de la laryngoscopie, en ont créé de nouvelles. J'ai pu me convaincre, dans le traitement des maladies de cette région, des avantages que l'on peut retirer de cette auscultation; et je pourrais en fournir ici de nombreux exemples, si, au lieu de faire un simple manuel, j'écrivais un traité complet d'auscultation.

Position du malade. — Pour ausculter le larynx, le malade peut être indifféremment assis, ou dans le décubitus dorsal. Ce qu'il y a d'important, c'est que la tête soit légèrement rejetée en arrière, de manière à rendre la partie antérieure du cou très accessible. Il est bien entendu, du reste, que cette région doit être débarrassée de tout vêtement.

Position du médecin. — Elle n'a pas grande importance. L'auscultation du larynx, en effet, je vais le dire, ne doit être faite qu'avec les instruments tubulaires; et, grâce à leur souplesse, la position du médecin devient un peu indifférente. Le conseil qui domine cette partie de la technique, c'est de se placer de telle manière que l'on puisse toujours surveiller la pression, que l'on exerce avec le collecteur.

Lieux d'élection. — Le collecteur ne peut être appliqué exactement que sur la partie la plus large du cartilage thyroïde; et le choix ne peut s'exercer que sur un de ses deux côtés; qui du reste, doivent toujours être auscultés comparativement.

Choix de l'instrument. — C'est là le point le plus important de la technique. L'auscultation du larynx ne peut se faire qu'avec le stéthoscope tubulaire; et c'est certainement, parce que cet instrument n'est pas assez entré dans la pratique, que l'auscultation du larynx a été si négligée.

Avec l'instrument plein, en effet, on ne peut surveiller la pression que l'on exerce; et l'on se trouve pris entre deux inconvénients: ou de n'appuyer pas assez, ce qui ne nous permet pas d'entendre les bruits avec leur véritable caractère; ou d'appuyer trop, ce qui dévie le larynx, fausse son bruit, et gêne le malade.

Enfin, je dois ajouter que la position à laquelle le médecin est condamné, quand il se sert d'un instrument plein, est des plus incommodes.

Tous ces inconvénients disparaissemt avec le stéthoscope tubulaire. Grâce à la flexibilité et à la longueur du tube, le médecin surveille l'application et la pression ; et, de plus, il peut prendre telle position qui lui paraît convenable, tout en restant toujours à une certaine distance de son malade.

Parmi les divers instruments tubulaires, c'est le plus simple, le mono-auriculaire, qui sera le plus commode ; et c'est à celui que j'ai fait connaître dès 1873, que je donne la préférence. Les règles de son application étant celles que j'ai déjà indiquées, quand j'ai parlé de son emploi en général, je n'y reviendrai pas (fig. 29).

Règles générales. — Pour bien apprécier le bruit laryngien, il est important de laisser à la respiration son caractère, soit normal, soit pathologique, selon que l'on ausculte un larynx sain ou malade. Dans ces deux cas, il faut veiller à ce que le sujet ne modifie pas sa manière de respirer pendant l'examen. Le mieux, pour l'obtenir, est d'y procéder sans lui faire aucune recommandation ; et de l'engager seulement par un mot à continuer, si on le voit sur le point de s'arrêter. Du reste, comme la région reste constamment sous les yeux de l'observateur, il sera toujours facile de s'apercevoir des modifications qui interviendraient, et de les corriger.

Bruit normal. — Le souffle laryngien normal a une intensité qui surprend, quand on l'ausculte pour la première fois.

Comme pour le murmure vésiculaire, ses deux temps sont bien distincts. Mais tandis que, pour ce dernier, le bruit de l'inspiration s'entend plus longtemps ; pour le bruit laryngien, la différence est moins marquée. C'est que le bruit de l'expiration est ici plus long.

Chacun de ces bruits a son maximum au commencement; et va ensuite en diminuant. Mais l'un et l'autre s'entendent pendant toute la durée des deux mouvements d'inspiration et d'expiration; et ne sont séparés que par un très court intervalle silencieux.

Tout en restant normal, le bruit laryngien subit certaines modifications. Quelques-unes sont individuelles, et paraissent dues à la capacité du larynx ; mais les plus importantes, et surtout les plus générales, tiennent à l'âge.

Souple chez l'enfant, le bruit laryngien l'est moins chez l'adulte, et prend un caractère plus rude, et comme vibrant, chez le vieillard.

Bruits pathologiques. — A l'état pathologique, j'ai à signaler des modifications d'*intensité*, de *timbre*, de *durée*, et surtout les *bruits anormaux*.

Son *intensité* peut être augmentée ou diminuée ; et nous aurons alors les bruits laryngiens, *forts* ou *faibles*.

Cette modification, enfin, je dois le dire, peut être exclusive à un seul temps de la respiration.

Les modifications du *timbre* sont également fréquentes. Elles peuvent se faire dans deux sens. Ou bien elles rendent le bruit laryngien plus grave, et le conduisent aux *bruits rapeux;* ou bien, au contraire, la note s'élève, et l'on obtient le bruit *sibilant*. Comme précédemment, chacun de ces bruits peut ne se montrer que pendant un temps de la respiration, l'autre affectant une autre modification ou restant normal.

La *durée* peut également varier, et cette variation porter sur ces deux temps à la fois, dans le même sens ;

mais ces cas sont les plus rares. Souvent un temps seul est modifié ; ou bien encore les deux le sont, mais en sens inverse, l'un devenant plus long et l'autre plus court.

Enfin, parmi les *bruits anormaux*, on doit comprendre d'abord tous les bruits dits *humides*, et mieux *bulleux*, et dont le volume des bulles varie ; et, de plus, quelques bruits spéciaux, *bruits de drapeau*, de *clapet*, etc., auxquels la pathologie du larynx, aujourd'hui mieux connue, a donné une juste importance.

CHAPITRE XXXIII

AUSCULTATION DES VOIES RESPIRATOIRES (Suite)

SOMMAIRE. Auscultation de la trachée : Historique ; — Position du malade ; — Position du médecin ; — Lieux d'élection ; — Choix de l'instrument ; — Caractères normaux et pathologiques.

AUSCULTATION DE LA TRACHÉE

HISTORIQUE. — Son sort a été le même que celui de l'auscultation du larynx, avec laquelle, du reste, Barthe et Roger l'ont confondue.

Négligée par Laënnec et ses successeurs, il faut arriver aux auteurs du *Traité de l'auscultation* pour trouver un travail qui lui rende son importance.

IMPORTANCE. — Cette auscultation, j'en suis convaincu, deviendrait des plus utiles dans le traitement des maladies de la trachée, trop souvent confondues avec celles du larynx. Comme pour le larynx, j'ai pu m'en assurer ; et je ne saurais trop engager les médecins qui s'occupent des maladies de cet organe à y avoir recours.

Position du malade. — Comme pour l'auscultation du larynx, le malade peut être, à volonté, debout, assis ou couché. La seule précaution importante, est que la région de la trachée soit à découvert, et rendue accessible par la position donnée à la tête, sans que toutefois celle-ci, trop rejetée en arrière, arrive à trop tendre outre mesure le tube trachéal.

Position du médecin. — Debout, si le malade est debout ou couché, le médecin sera peut-être mieux assis, si le malade a lui-même cette position. Il pourra se mettre indifféremment à côté ou en face. Ce qui importe, c'est qu'il puisse surveiller le point sur lequel porte le collecteur, pour assurer l'exactitude de son application, sans exagérer la pression.

Lieux d'élection. — Tandis que pour le larynx, le champ d'observation était limité à quelques centimètres, pour la trachée, nous avons tout l'espace qui s'étend des premiers anneaux, c'est-à-dire de la partie moyenne du cou, jusqu'à plusieurs centimètres au-dessous de la fourchette sternale.

Le collecteur, du reste, peut être appliqué, soit directement sur la ligne médiane, soit sur un quelconque des deux côtés. L'important est de ne pas mobiliser la trachée par l'application de l'instrument.

Choix de l'instrument. — Plus encore que pour l'auscultation du larynx, pour celle de la trachée, le stéthoscope tubulaire s'impose. Le larynx, en effet, offre une surface encore assez résistante au collecteur, et, en même temps, une surface plane sur laquelle il peut s'appliquer assez exactement. Or, pour la trachée, ces dispositions, qui rendent l'auscultation avec un instrument plein encore possible, n'existent pas. D'une part, en effet, la trachée se déplace facilement sous la moindre pression ; et, d'autre part, sa forme arrondie condamne l'observateur à la déprimer légèrement pour lui permettre d'appliquer exactement le collecteur.

Or, cette manœuvre ne pouvant être faite qu'avec beaucoup d'attention, on comprendra qu'il soit indispensable de voir la région, pour surveiller ce que l'on fait; et seul l'instrument tubulaire le permet.

C'est également au stéthoscope simple et à *petit collecteur* qu'on donnera la préférence. J'insiste sur la dimension du collecteur, parce que, seuls, ceux d'un petit diamètre pourront s'appliquer avec une exactitude suffisante.

Caractères normaux. — Le bruit trachéal se rapproche beaucoup de celui du larynx.

Comme lui, il est entendu aux deux temps, avec une intensité et une durée à peu près égales; et, comme lui, les deux bruits d'inspiration et d'expiration ont leur maximum au début. Cependant le bruit trachéal est encore plus intense que celui du larynx.

Modifications pathologiques. — Ses altérations sont encore moins étudiées que celles du bruit laryngien, surtout en ce qui concerne leur signification pathologique; quant aux divers types de ces modifications, je pense que l'on peut admettre la même division que pour les modifications du bruit laryngien; et je renvoie le lecteur à ce que je viens de dire de ces dernières.

CHAPITRE XXXIV

AUSCULTATION DES VOIES RESPIRATOIRES
(Suite)

SOMMAIRE. Auscultation des bronches : Définition ; — Importance ; — Lieux d'élection ; — Position du malade ; — Position du médecin ; — Caractères normaux et pathologiques.

AUSCULTATION DES BRONCHES

DÉFINITION. — Enfin, pour compléter ce que j'ai à dire sur l'auscultation de l'arbre aérien, il me reste à parler du bruit respiratoire entendu au niveau des bronches, ou *bruit bronchique*, plus fréquemment désigné sous le nom de *souffle bronchique*.

Il est assez souvent question de souffle bronchique, dans les traités d'auscultation et de pathologie ; mais presque toujours, je dois le faire remarquer, il s'agit dans ces cas d'un bruit pathologique. Or, le bruit dont je m'occupe ici est un bruit normal. C'est celui que l'on entend lorsqu'on ausculte les bronches à l'état sain.

IMPORTANCE. — Son auscultation a une importance réelle ; et qui se révèlera dans la pratique, plus souvent encore que celle de l'auscultation du larynx et de la trachée.

Les bronches, en effet, et leurs premières divisions, sont le siège, souvent exclusif, des bruits qui caractérisent, ou tout au moins qui accompagnent, leurs diverses lésions.

Dans beaucoup de bronchites, il est permis d'entendre des bruits secs et humides dans une grande étendue de la surface thoracique. Cette grande étendue est même un des caractères de ces bruits, et de cette affection. Mais, je crois important de le faire remarquer, ces râles ne s'entendent que lorsque l'inflammation a gagné les divisions bronchiques encore assez fines ; ce qui n'a pas toujours lieu.

Dans d'autres cas, et ils sont assez nombreux, l'inflammation reste limitée aux bronches elles-mêmes; et quoique tous les autres symptômes rendent l'existence de la bronchite indéniable, l'auscultation la plus attentive ne fait constater aucune modification des bruits respiratoires, tant qu'on les cherche aux lieux d'élection ordinaires. Or, qu'après avoir ausculté la partie postérieure de la poitrine, où l'on trouve habituellement les râles secs et humides de la bronchite, on en vienne, dans ces cas, à examiner les foyers des bronches, et il arrivera souvent que l'on constatera des modifications qui concordent de tous points avec les autres symptômes observés. Il y a longtemps, que j'ai fait faire ces remarques aux jeunes collègues qui suivaient mes visites.

Lieux d'élection. — Les lieux d'élection des bronches sont en arrière. Ce n'est que par ce plan qu'on peut ausculter ces organes ; mais, sur ces points, leur examen est facile.

Pour les trouver, il suffit de se rappeler que la trachée se divise au niveau de la troisième dorsale; et de compter les apophyses épineuses, à partir de la proéminente, toujours facile à reconnaître. C'est des deux côtés de cette troisième vertèbre dorsale, et à quelques centimètres en dehors, que se trouvent ces lieux d'élection. Assez souvent le maximum du souffle bronchique est un peu plus haut, parce qu'en effet, vu l'inclinaison de l'apophyse épineuse, son sommet correspond largement au corps de la quatrième dorsale.

On peut donc dire, que les foyers des bronches se trouvent des deux côtés, à la hauteur des deuxième et troisième apophyses épineuses dorsales ; et qu'en largeur ils s'étendent à 5 centimètres environ de la ligne médiane.

Position du malade. — Les foyers des bronches étant situés en arrière, il est indispensable, on le comprendra, que le plan postérieur du malade soit facilement accessible.

On pourra donc l'ausculter debout, ou, s'il est alité, assis sur son lit. Pour que les bruits des deux côtés soient comparables, il faut veiller à ce que la situation prise par le malade soit bien symétrique.

Position du médecin. — Comme précédemment, l'emploi du stéthoscope tubulaire laisse au médecin une certaine latitude. Il se placera le plus souvent sur le côté, et un peu en arrière, de telle manière qu'il puisse voir les points exacts de l'application de son collecteur. Sans que cette application, en effet, exige autant de soins que celle que l'on fait sur le larynx ou la trachée, elle ne demande pas moins à être surveillée. Les foyers des bronches sont limités ; et les caractères du souffle bronchique varient à quelques centimètres de distance. Il est donc nécessaire de s'assurer, que l'on ausculte des points exactement symétriques, quand on fait l'examen comparatif des deux côtés, ce qui est ici indispensable.

Bruit normal. — Ainsi que l'indique son nom, le bruit respiratoire des bronches est tout à fait comparable à celui que l'on produit en soufflant dans un tube : d'où le nom de *souffle bronchique*.

Ce souffle normal, du reste, je dois le dire, est plus doux, et correspond à une note moins élevée que le bruit pathologique auquel on a donné le nom de souffle tubaire, qui paraît provenir d'un corps vibrant plus dense.

Le souffle bronchique normal, comme tous les bruits respiratoires, a ses deux temps. Mais, tandis que pour le larynx et la trachée, nous les avons trouvés sonores à peu près pendant toute leur durée, le souffle bronchique, se rapprochant en cela du murmure vésiculaire, voit le bruit de l'expiration diminuer, et un temps silencieux séparer la fin de l'expiration de l'inspiration.

Son intensité, sensiblement inférieure à celle du bruit laryngien et du bruit trachéal, est supérieure à celle du murmure vésiculaire, à laquelle, du reste, elle devient rapidement égale, quand on s'éloigne de quelques centimètres du point précis des foyers.

Bruits anormaux. — L'intensité du souffle bronchique peut être *augmentée* ou *diminuée*, et cela, soit dans ses deux temps à la fois, soit pour un temps seulement.

Son *timbre* peut également être modifié.

Nous le trouverons, soit plus *aigu* et tendant vers la *sibilance*, soit plus grave et affectant les caractères des divers râles *sonores* et *ronflants*.

Enfin, les mucosités s'accumulant facilement au point de bifurcation de la trachée, il est fréquent d'y rencontrer des râles *bulleux*, soit qu'ils n'existent que d'un côté, soit qu'on les trouve dans les deux.

CHAPITRE XXXV

AUSCULTATION DU CŒUR

SOMMAIRE. Bruits du cœur : Acoustique de ces bruits; — Leurs foyers.

Bruits du cœur. — Si nous appliquons notre oreille sur la région précordiale, nous entendrons une série de bruits appartenant à un rhythme régulier, et se répétant, dans ce même rhythme, avec une constance admirable.

D'une manière générale, on peut considérer ce rhythme comme composé de trois temps : les deux premiers occupés par un bruit, et le troisième silencieux.

A quelle période de l'évolution cardiaque correspond chacun de ces bruits? C'est là une des questions, qui ont été le plus vivement discutées; et il nous faudrait de bien longs développements pour exposer toutes les théories qui ont été proposées. Cependant, aujourd'hui, cette question paraît résolue; et, seule, la théorie qui réunit presque tous les suffrages, sera exposée.

Je rappellerai tout d'abord que l'évolution cardiaque reconnaît également trois temps : deux correspondant à la contraction des oreillettes et des ventricules, et un troisième de repos. Or, y a-t-il une concordance ou au moins un rapport entre ces différents temps d'une évolution cardiaque et les divers bruits qui l'accompagnent? Concordance, non; rapport, oui.

Non, il n'y a pas concordance entre les divers temps

de l'évolution cardiaque et les bruits ; et il faut renoncer aux diverses théories, qui ne voyaient dans les deux bruits qu'un signe révélateur des contractions des oreillettes et des ventricules, et qui faisaient correspondre le silence avec le repos. Bruits et temps de l'évolution se superposent autrement. Mais la connaissance de cette superposition ne date pas de longtemps. Elle a été admise surtout par Rouanet, et n'a été établie ensuite d'une manière irréfutable, que par les expériences de Chauveau et de Marey.

La contraction des oreillettes est silencieuse ; à l'état normal rien ne la révèle à l'examen même le plus attentif. La contraction des ventricules, au contraire, correspond au premier bruit; et le repos du cœur, au deuxième. On le voit donc, l'ordre de succession est le même; la différence consiste dans ce que les bruits sont d'une manière constante en retard d'un temps.

Quel est le siège de ces bruits? Je viens de le dire. Après de nombreuses discussions, c'est à la théorie de Rouanet que s'est rallié le monde médical; et aujourd'hui, si l'on discute encore sur la valeur de telle ou telle cause accessoire, celle invoquée par Rouanet ne l'est plus.

Pour cet auteur, les deux bruits du cœur se produisent au niveau des valvules : le premier bruit au niveau des valvules auriculo-ventriculaires, et le second au niveau des valvules sigmoïdes.

Chaque bruit, par cela même, serait donc double, et serait composé par la réunion de deux bruits isochrones et similaires. Celui du premier temps correspondrait aux deux produits au niveau des valvules mitrales et tricuspides; et celui du second temps serait la réunion de ceux se formant au niveau des sigmoïdes pulmonaires et aortiques.

Théorie acoustique des bruits. — Le véritable siège des bruits du cœur, est la colonne sanguine elle-même. Nous retrouvons ici l'application des lois d'acoustique, que j'ai exposées à propos des bruits respiratoires. Les bruits ne sont produits ni par les vibrations des tubes, ni par celles des parties avoisinantes; mais par la colonne aérienne pour le poumon, et par la colonne sanguine dans le cas actuel.

Une colonne, qu'elle soit aérienne ou liquidienne, reste donc aphone, tant qu'elle parcourt des tubes d'un calibre égal, et avec une vitesse égale. Nous savons aussi, que pour qu'une colonne passe de l'état aphone à l'état sonore, il suffit d'une modification dans les résistances qu'elle rencontre, que cette résistance soit augmentée ou diminuée.

Or, dans le cas qui nous occupe, la résistance est augmentée par l'arrêt brusque de la colonne sanguine; et ainsi s'explique le bruit de clapet que l'on entend, bruit qui se forme également, du reste, au niveau de toute soupape. Les deux bruits du cœur sont donc deux bruits de soupape, ou pour mieux dire, *valvulaires*.

Il se peut que d'autres causes interviennent. Tel serait, par exemple, le choc du cœur contre la paroi thoracique pendant le premier temps, l'entrée du sang dans le ventricule pendant le second, etc.; mais, je le répète, le claquement des valvules n'en existe pas moins; et c'est lui qui constitue la cause, de beaucoup la plus importante.

Rapports du cœur. — FOYERS DE SES BRUITS. — Le cœur, nous le savons, est divisé dans le sens vertical en deux parties, qui ont reçu les noms de cœur droit et de cœur gauche. Mais, on se tromperait, si on donnait à ces expressions une acception exacte; et si l'on considérait cet organe comme composé de deux parties, l'une à droite et l'autre à gauche. Rien dans cet organe n'est symétrique. En réalité, presque tout le cœur est à gauche; le cœur droit lui-même est en partie de ce côté de la ligne médiane. La même difficulté se présente, quand il s'agit de décrire cet organe lui-même, aucune de ses faces n'étant occupée plus spécialement par une de ses parties. C'est ainsi que sa face antérieure, celle qui nous intéresse plus spécialement, correspond en même temps à ses deux ventricules, et aux deux artères pulmonaire et aortique, qui couvrent en grande partie les deux oreillettes.

Enfin, au lieu d'être disposé verticalement, le cœur affecte une direction oblique, sa pointe glissant sur le fond du péricarde et se jetant fortement à gauche.

De là, on le conçoit, de grandes difficultés, même à l'état normal, pour bien préciser ses rapports; difficultés, du reste, qui ne font que s'accroître sous les influences pathologiques, qu'elles agissent sur le cœur lui-même ou sur les organes, qui l'environnent. Il faut donc s'attendre à voir ses rapports varier dans une étendue considérable; et l'on devra tenir compte de ces variations, quand il s'agira de son étude.

Cependant, nous pouvons dire qu'à l'état normal, la face antérieure du cœur, correspond à la face postérieure du sternum et aux cartilages costaux des troisième, quatrième, cinquième et sixième côtes gauches, et aussi au poumon. Ce sont là ses rapports pris en masse; mais si, de cette étude générale, nous descendons aux détails, nous pourrons relever les faits suivants :

1° L'*artère pulmonaire,* qui est le plus antérieur des vaisseaux du cœur, quoique presque sur la ligne médiane, se porte immédiatement à gauche en ayant un trajet légèrement ascendant; de sorte que le point, où elle est le plus rapprochée de la paroi thoracique, est le bord gauche du sternum, environ au niveau du troisième espace intercostal;

2° L'*artère aorte*, au contraire, naît du ventricule gauche, il est vrai, mais en arrière de l'artère pulmonaire; et, avant de venir se placer sur le côté gauche du corps des vertèbres, elle décrit une courbe, que la situation oblique du cœur rejette du côté droit du sternum ; de sorte que le point où cette artère affecte le rapport le plus immédiat avec la paroi thoracique antérieure, se trouve dans les environs du deuxième cartilage costal, c'est-à-dire sur un point symétrique de celui de l'artère pulmonaire, mais un peu plus élevé;

3° *Le ventricule droit* est la partie du cœur qui affecte, avec la paroi thoracique antérieure, le rapport le plus étendu. Il correspond à la presque totalité de la partie gauche de la deuxième portion du sternum; et, grâce à la convexité de son côté droit, arrive presque jusqu'à l'articulation sterno-xyphoïdienne;

4° Enfin, *le ventricule gauche*, qui, du reste, nous le savons, ne forme guère que le tiers de la face ventriculaire antérieure, est en rapport avec les cartilages costaux des troisième, quatrième, cinquième côtes, et avec les espaces correspondants ; et c'est surtout par sa pointe qu'il est en contact avec la paroi costale, le reste de sa surface étant le plus souvent recouvert par une lame pulmonaire.

Il résulte donc de ce qui précède, que la région à laquelle nous donnons le nom de précordiale doit avoir pour limite : en haut, une ligne qui va du deuxième cartilage costal droit au deuxième espace intercostal du côté opposé ; en bas, une autre ligne qui va de l'articulation sterno-xyphoïdienne à la rencontre d'une ligne mamelonnaire fictive et du cinquième espace ; enfin, sur les côtés, deux lignes qui rejoignent les points extrêmes des lignes précédentes.

Mais ce ne sont pas là les indications les plus importantes à tirer de l'étude de ces rapports. Ce qui nous intéresse le plus, c'est la localisation de ce qu'on appelle avec beaucoup de raison les foyers des bruits du cœur; c'est-à-dire, des points où chacun de ses bruits s'entend avec le plus d'intensité, et avec le moins de mélange des autres.

Ce qui précède va rendre, on le conçoit, la détermination de ces points des plus faciles.

L'*artère pulmonaire* aura son foyer sur le *bord gauche du sternum* (2e espace);

L'*aorte* aura le sien du côté opposé, et *un peu plus haut* (2e cartilage);

Le *ventricule droit*, sur le *bord gauche de l'articulation sterno-xyphoïdienne;*

Et le *ventricule gauche*, dans *la ligne mamelonnaire* et au *niveau du cinquième espace.*

On peut donc voir par ce qui précède, que les foyers des ventricules, et des artères, qui en partent, ne sont jamais sur le même côté; et que, si nous réunissons les foyers de chaque ventricule avec celui de l'artère qui en part, on arrive à constituer une X dont la figure nous rendra le souvenir de cette disposition facile.

Il est donc entendu, et j'y reviens à dessein, que, quand nous voudrons ausculter les bruits se produisant au niveau des sigmoïdes aortiques, c'est sur le bord droit du sternum, et à peu près à la hauteur du deuxième cartilage costal, que nous devrons placer notre instrument; que pour les sigmoïdes pulmonaires, au contraire, ce sera du côté gauche, et un peu plus bas; que pour l'orifice auriculo-ventriculaire droit, ce sera sur le bord gauche de l'articulation sterno-xyphoïdienne; qu'enfin, pour l'orifice auriculo-ventriculaire gauche, ce sera dans le cinquième espace, et dans les environs d'une verticale abaissée du mamelon.

CHAPITRE XXXVI

AUSCULTATION DU CŒUR (suite)

SOMMAIRE. Technique : Choix de l'instrument; — Position du malade; — Position du médecin ; — Règles générales.
Division des bruits pathologiques.

TECHNIQUE

CHOIX DE L'INSTRUMENT. — Dans un certain nombre de cas de l'auscultation pulmonaire, il peut être indifférent de ne faire que de l'auscultation immédiate ou de se servir d'un stéthoscope ; mais il en est autrement pour l'auscultation du cœur. Pour cette dernière, le choix n'existe plus. Je ne crois pas, en effet, que l'auscultation immédiate permette de faire un examen séparé des divers foyers. Or cette étude séparée est indispensable. Les signes, que peut nous révéler l'auscultation du cœur, ne peuvent prendre une signification exacte qu'à cette condition.

Ce premier point doit donc être bien acquis : l'auscultation du cœur exige l'emploi du stéthoscope. Mais quel est, parmi les modèles si nombreux de ces instruments, celui auquel nous donnerons la préférence ?

Ce que j'ai déjà dit sur les lois de l'acoustique ne doit laisser que peu de doute à cet égard. Nous avons d'abord à éliminer tous les instruments aériens simples. On se le rappelle, en effet, ces stéthoscopes font subir aux bruits une telle diminution d'intensité, que souvent ils ne sont entendus que d'une manière peu distincte. Je ne fais d'exception que pour les bi-auriculaires.

Le choix reste donc limité aux stéthoscopes solides. Or, parmi ces instruments, j'écarte, de plus, pour les raisons que j'ai données, les instruments à renforcement, que ce renforcement soit demandé aux corps vibrants, ou aux caisses de résonnance. Ce qui rend difficile l'auscultation du cœur, ai-je dit en parlant de ces instruments, c'est moins la faiblesse des bruits que leur rapprochement, qui gêne leur dissociation ; or, ces instruments, n'augmentant les bruits qu'en les prolongeant, sont donc à rejeter.

Il ne nous reste donc que les instruments en bois ordinaires. Or, je dois le dire, parmi ces instruments, le choix me paraît peu important. A la condition d'avoir un stéthoscope conduisant les ondes solides, je pense que les différences sont bien légères, au moins dans la pratique. Pour ce qui me concerne, je me sers indistinctement de tous ceux que le hasard me place sous la main, depuis le cylindre de Laennec jusqu'à la modification la plus étudiée que l'on ait pu lui imprimer.

Cependant, si l'on tient à mettre sa pratique, d'une part, en accord complet avec l'acoustique, et, d'autre part, avec les commodités de l'auscultation, voici ce que je recommanderai :

On choisira un stéthoscope en bois plein, et à collecteur peu large; son diamètre ne devra pas dépasser 3 centimètres. Assez souvent, en effet, les points du thorax sur lequel on devra l'appliquer présentent des saillies osseuses ; et ce n'est qu'à la condition d'avoir un collecteur étroit, qu'on pourra l'appliquer d'une manière exacte. Quelques praticiens ont donné au collecteur une forme ovale pour pouvoir le placer dans les espaces intercostaux. J'ai démontré expérimentalement que c'est là une erreur, quand il s'agit de l'auscultation du cœur. Les ondes solides, en effet, se transmettent mieux à travers les arcs costaux qu'à travers les espaces, qui les séparent. Si donc l'on ne veut rien perdre de l'intensité de ces bruits, c'est à travers les arcs costaux qu'il faut les ausculter.

Quant à la longueur de l'instrument et à la forme de son plateau, ils ne me paraissent se prêter à aucune indication spéciale.

Position du malade. — L'auscultation du cœur peut se faire dans deux positions : le malade étant couché, ou debout.

Lorsque le malade est couché, il doit être placé dans le décubitus dorsal, le corps symétriquement placé, et la tête rejetée du côté opposé à celui que l'on ausculte.

Après avoir disposé votre malade et vous être assuré que son tronc repose sur le lit, vous mettrez la région complètement à nu ; c'est-à-dire que vous découvrirez au moins d'une manière complète la région sur laquelle vous devez appliquer l'instrument. Même pour la femme, en y procédant avec une certaine réserve, vous y arriverez toujours facilement.

Vous laisserez votre malade faire quelques mouvements respiratoires ; puis, à la fin d'une expiration, vous l'inviterez à s'arrêter. Il est rare, que le malade ne puisse pas suspendre la respiration au moins pendant quatre à cinq battements de cœur, c'est-à-dire pendant quatre à cinq secondes. Mais, de votre côté, vous ne devez pas oublier la situation dans laquelle vous venez de mettre le malade; et il faut qu'après quelques battements vous l'invitiez vous-même à respirer de nouveau. Vous pourrez ainsi recommencer la même manœuvre pour chaque foyer; et plusieurs fois pour chacun d'eux, si c'est nécessaire, sans fatiguer votre malade; qui exécutera vos ordres d'autant plus facilement, que vous lui rendrez la tâche moins pénible.

On peut aussi ausculter le malade debout; et, dans mon cabinet de consultation, c'est la situation que je préfère. La région précordiale étant mise à nu, et, le stéthoscope étant appliqué sur le point que vous avez choisi, vous appliquez une main sur le dos du malade, et vous vous assurez ainsi une solidarité suffisante entre lui et votre instrument. Du reste, l'autre main, tout en laissant le stéthoscope libre, ne doit pas s'en éloigner, je l'ai déjà dit; de manière à pouvoir le reprendre, si, par un mouvement du malade, vous étiez exposé à le laisser tomber.

Position du médecin. — Votre position variera avec celle du malade. C'est toujours du côté gauche que vous devrez vous placer; mais, bien entendu, vous devrez prendre une position différente, selon que votre malade sera couché ou debout. Dans le premier cas, il vous faut le faire approcher de vous autant que possible, pour vous rendre l'examen plus facile et moins fatiguant.

C'est sur la jambe droite que vous devez vous appuyer, vous servant de la gauche, que vous écarterez plus ou moins, comme d'un appui ou d'un balancier. C'est le plus souvent de l'oreille droite que vous vous servirez. Le choix de cette oreille est commandé par la nécessité, où vous êtes, de ne pas placer votre figure à toucher celle du malade; ce qui arriverait, si vous vous serviez de l'oreille gauche. Il faut vous rappeler que, lorsque le malade est couché, vous devez regarder le pied du lit. Toute autre situation serait gênante pour vous, et pourrait paraître inconvenante.

Si le lit est assez élevé, vous pourrez rester debout; mais

si, au contraire, votre malade est couché dans un lit un peu bas, comme un lit d'enfant, il est préférable de vous asseoir. L'auscultation, dans ces conditions, vous étant debout, d'abord vous congestionnerait rapidement, et, ensuite, vous condamnerait souvent à une position ridicule, ce qu'il faut éviter.

Cet inconvénient, qui a bien son importance, n'existe pas, quand vous auscultez votre malade debout; et c'est une des raisons qui me font donner la préférence à cette position, toutes les fois que je le puis. Vous arriverez ainsi à ausculter votre malade par une simple inclinaison de la tête, qui n'a rien de bien gênant ; et qui vous permet de faire un examen plus prolongé et avec moins de fatigue.

Règles générales. — Je viens, dans ce qui précède, de donner déjà un certain nombre de règles générales, je n'y reviendrai pas. Quelques autres compléteront ce que j'ai à dire à cet égard.

Auscultation des foyers. — L'auscultation du cœur ne doit pas être banale ; elle a une méthode précise et invariable. C'est à ce point, qu'il suffit de voir appliquer l'instrument, pour dire immédiatement si la personne sait ou ne sait pas ausculter cet organe. On peut, certes, ausculter toute la région précordiale ; et, dans un cas donné, chacun de ses points peut nous révéler quelques faits qui ont leur valeur ; mais ces cas sont exceptionnels. Ce qu'il faut que vous observiez d'abord, ce sont les foyers ; et il faut que vous alliez directement à eux. Commencez par celui que vous voudrez ; mais il faut les parcourir tous les quatre. Vous ne pourrez avoir une opinion qu'à cette condition. Commencez donc toujours par là. Il se peut qu'après les avoir examinés tous, vous ayez à revenir à l'un d'eux ; il se peut même que vous trouviez une indication pour examiner la diagonale qui les joint deux à deux ; mais ce n'est là qu'un complément de recherches; c'est, je le répète, *toujours par les foyers qu'il faut commencer.*

A cette première règle générale, j'en ajoute une seconde, c'est d'entendre les bruits du cœur dans le silence de la respiration. Souvent vous n'arriverez à bien constater les bruits de souffle qu'à cette condition.

Je viens, du reste, de m'expliquer assez longuement à ce sujet, en parlant de la position du médecin.

Emploi de la digitale. — La difficulté la plus fréquente, dans l'auscultation du cœur, vient, je l'ai dit, de la précipitation de ses battements, qui ne nous permet pas de rapporter l'altération que nous constatons à tel ou tel de ces bruits; et par conséquent de savoir quel est celui de ses orifices, qui en est le siège. Il nous sera facile, par exemple, de reconnaître un bruit de souffle ; mais la difficulté commencera quand il s'agira de le localiser à tel ou tel foyer. Or, cette localisation sera d'autant plus facile que chaque bruit sera plus espacé, puisque nous aurons ainsi plus de temps pour les étudier séparément.

Parfois même la précipitation pourra être telle, que, quelque exercé que l'on soit, il sera impossible de faire la dissociation. C'est dans ces conditions que l'on est autorisé à administrer la digitale, qui, rapidement, dans vingt-quatre ou quarante-huit heures, augmentera assez les intervalles pour permettre de faire le diagnostic. Dix à vingt gouttes de teinture dans les vingt-quatre heures, prises en quatre fois, suffisent généralement.

DIVISION DES BRUITS PATHOLOGIQUES

Les bruits pathologiques que l'on entend à la région précordiale, ont été divisés de la manière suivante par

Barthe et Roger, dans leur traité si justement estimé de l'auscultation, et auquel je renvoie pour leur valeur séméiologique :

1° Altération dans le siège : *déplacement des bruits du cœur ;*

2° Altération dans l'étendue : *bruits circonscrits, bruits étendus ;*

3° Altération dans leur intensité : *Bruits forts, bruits faibles ;*

4° Altération dans leur rhythme : A, fréquence : *bruits ralentis, bruits accélérés ;* B, Ordres de succession : *bruits irréguliers, bruits intermittents ;* C, Nombre des bruits : *un seul bruit, trois ou quatre bruits ;*

5° Altération dans leur timbre et leurs caractères : *bruits sourds, bruits clairs, bruits à timbre métallique ;*

6° Altérations par bruits anormaux : 1° Bruits de souffle : A, *bruits de souffle;* B, *bruits de râpe, de lime, de scie ;* C, *bruits musicaux ;* 2° Bruits de frottement : *bruits de cuir neuf, râclement.*

CHAPITRE XXXVII

CARDIOGRAPHIE

Sommaire. Cardiographie en général : Définition ; — Historique ; — Division.
Cardiographie physiologique.

CARDIOGRAPHIE EN GÉNÉRAL

Définition. — A l'exemple des divers auteurs, qui se sont occupés de cette question, je réunirai sous le nom de *cardiographie* l'ensemble des procédés destinés à l'étude du cœur normal et pathologique, à l'aide d'appareils enregistreurs.

Historique. — L'emploi de ces divers procédés est de date toute récente. Même en donnant à cette méthode ses limites les plus étendues, nous pouvons dire qu'elle ne remonte guère au-delà de la seconde moitié de notre siècle.

A Buisson revient le mérite d'avoir le premier essayé d'enregistrer les mouvements du cœur ; mais c'est surtout à Chauveau et Marey, et tout particulièrement à ce dernier, que revient l'honneur d'avoir créé la méthode, d'avoir révélé son importance, et surtout de l'avoir fait asser dans le domaine de la clinique.

Ce fut, en effet, pour l'étude des fonctions du cœur, que, dès 1861, ces deux grands physiologistes inventèrent et perfectionnèrent les divers appareils cardiographiques. Leurs travaux, commencés vers 1860, se continuèrent jusqu'en 1865.

Avant cette époque, en effet, la plus grande divergence régnait encore sur ce que l'on appelait la théorie du cœur; c'est-à-dire sur l'explication des principaux phénomènes apparents des fonctions de cet organe : les bruits et les chocs. Beau, et avec lui une partie du corps médical, pensait que les bruits correspondaient aux périodes de résolution des cavités cardiaques, oreillettes et ventricules; tandis qu'une autre partie du corps médical, au contraire, fidèle à la théorie d'Harvey, continuait à croire, que ces bruits s'entendaient pendant leur contraction.

La question en était là, et les diverses expériences entreprises par les deux camps opposés étaient restées sans résultats, quand Chauveau et Marey résolurent de l'élucider. Pour y arriver, renonçant à tous les procédés suivis jusqu'à eux, et faisant table rase de toutes les expériences invoquées de part et d'autre, ils s'adressèrent à la méthode graphique. Mais, cette voie étant nouvelle, il leur fallut tout créer, méthode et instrumentation. Si le temps nous le permettait, il serait plein d'intérêt de suivre ces deux expérimentateurs aux prises avec les difficultés qu'ils rencontraient à chaque instant; et de voir leur ingéniosité en triompher. Mais, outre que le temps nous manquerait, ces recherches intéressent surtout la cardiographie physiologique; et nous devons nous occuper ici surtout de la cardiographie clinique.

Chauveau et Marey, dans leurs mémorables expériences, qui furent contrôlées par des commissions des corps savants, Académies de Médecine et des Sciences, établirent d'une manière irréfutable que le premier bruit était systolique et le second diastolique. Ils confirmèrent ainsi la théorie de Rouanet, et fondèrent sur des bases inébran-

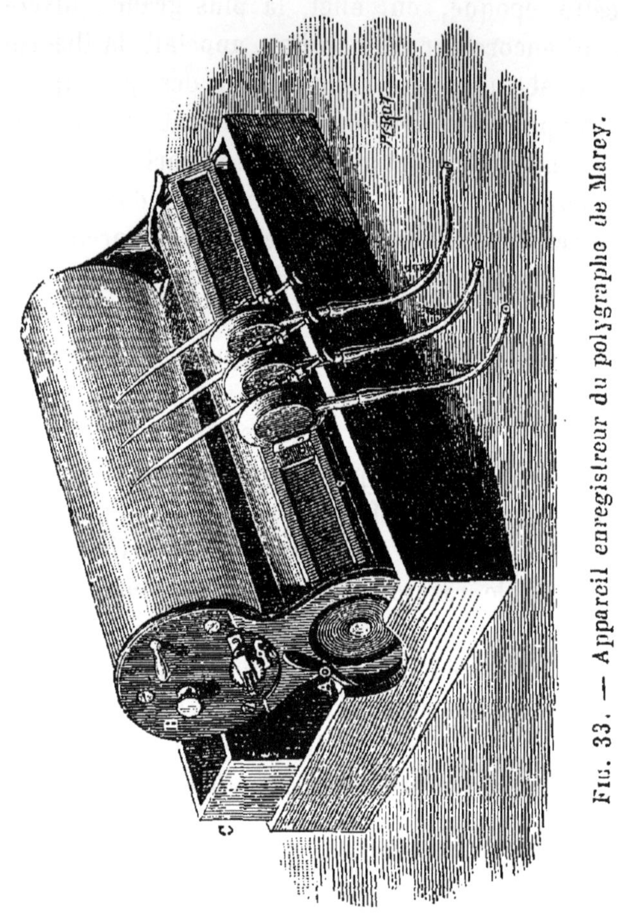

FIG. 33. — Appareil enregistreur du polygraphe de Marey.

lables la théorie des bruits du cœur telle que nous l'avons aujourd'hui.

Mais Marey ne s'en tint pas là. Après avoir étudié les fonctions du cœur dans un but exclusivement expérimental, il voulut faire profiter la clinique de ses découvertes.

Utilisant d'abord le stéthoscope de Kœnig, dont j'ai donné la description dans un précédent chapitre, il put, à sa grande satisfaction, obtenir le tracé du cœur de l'homme sain ; et, cela, avec des détails toujours uniformes, et dont la ressemblance avec celui des grands mammifères, déjà bien connu, était telle, qu'il ne pouvait rester aucun doute sur son exactitude. Mais l'instrument de Kœnig présentant quelques inconvénients pratiques, Marey chercha mieux ; et dota bientôt le corps médical d'un instrument simple et d'un maniement facile et suffisamment exact, permettant au cœur de reproduire les divers temps de sa révolution avec la plus exacte fidélité.

Le même instrument, légèrement perfectionné, put même servir à plusieurs fins, et enregistrer plusieurs phénomènes de la circulation d'une manière synchronique : le *cardiographe* était devenu le *polygraphe clinique*.

Je figure ici son appareil enregistreur (fig. 33).

Enfin, Marey voulut donner l'exemple ; et ce fut lui qui fit de son instrument les premières applications cliniques. Il nous donna des tracés types de quelques affections du cœur, et, notamment, de l'insuffisance aortique pour laquelle il fit la contre-épreuve expérimentale.

Depuis, de nombreux cliniciens s'en sont servi ; et si maintenant il est un peu délaissé, c'est, comme je chercherai à l'établir en terminant, que l'on a demandé à cet instrument plus qu'il ne pouvait donner, plus qu'il n'avait promis.

Division. — Comme on peut le voir par ce qui précède, les applications de la cardiographie sont de deux ordres : les unes intéressent la physiologie expérimentale, et les autres, la clinique. De là une division toute naturelle :

La cardiographie physiologique ;

La cardiographie clinique.

La première sortant du cadre que je me suis tracé, je n'en dirai que quelques mots, réservant toute l'attention pour la seconde, qui seule relève de mon sujet.

CARDIOGRAPHIE PHYSIOLOGIQUE

Division. — La cardiographie physiologique comprend elle-même quatre divisions, ce sont :

1° *La cardio-puncture enrégistrée ;*

2° *La cardiographie simple ;*

3° *La cardiographie manométrique ;*

4° *La cardiographie physiologique expérimentale.*

1° *Cardio-puncture enrégistrée.* — On donne ce nom à un procédé qui consiste à analyser les mouvements du cœur, à l'aide d'une aiguille qui le pénètre après avoir traversé la paroi thoracique.

Cette aiguille présente dès lors deux parties : l'une intérieure et l'autre extérieure, et un point fixe au niveau de la paroi thoracique. Chaque mouvement, imprimé par le cœur à la partie intérieure, se reproduit donc en sens inverse à la partie extérieure, et avec une amplitude qui sera proportionnelle aux longueurs de ces deux parties. On pourra donc ainsi compter les contractions, et apprécier leur amplitude. On comprend même que, si la partie extérieure est mise en rapport avec un cylindre enregistreur, elle puisse tracer sur ce cylindre un graphique qui reproduise fidèlement ses divers mouvements.

2° *Cardiographie simple.* — Le cœur des animaux à sang froid, on le sait, séparé de l'organisme, continue à battre pendant un temps encore fort appréciable. On voit alors les oreillettes et les ventricules se contracter successivement. Mais si ce simple examen permet de constater le fait principal de cette contraction, ainsi que le prouve l'expérience suivante, il laisse échapper de nombreux détails C'est à cette expérience que l'on a donné le nom de *cardiographie simple*.

Cette expérience se pratique à l'aide d'un levier articulé interpuissant. Le cœur, qui représente la puissance, est placé sous le levier, près de son articulation, qui est fixe, et séparée de lui par un cylindre en moelle de sureau. Toutes les fois que le cœur se contractera, l'extrémité libre du levier sera soulevée; et, cela, en décrivant des mouvements d'autant plus grands, qu'il existe une disproportion plus considérable dans la longueur des deux bras du levier. Un cylindre enregistreur, mieux encore que précédemment, pourra traduire les différentes oscillations de ce levier.

On pourra ainsi étudièr successivement soit le ventricule, soit l'oreillette; et voir quelle est la marche de cette contraction, ainsi que son intensité.

3° *Cardiographie manométrique*. — Nous arrivons ici à une expérience se rapprochant plus de l'état normal que la précédente.

Si, en effet, dans cette expérience, comme dans la dernière, le cœur est complètement séparé de l'organisme, il ne se contracte plus à vide. Dans l'expérience actuelle, le cœur est traversé par un sérum artificiel; et c'est par l'intermédiaire de ce sérum qu'est mesurée la différence de pression.

4° *Cardiographie expérimentale physiologique*. — Elle est de beaucoup la plus compliquée, mais aussi la plus intéressante. C'est elle qui a été surtout employée par Chauveau et Marey. Son but est de donner le graphique de la contraction des différentes parties du cœur, sans compromettre l'existence de l'animal sur lequel on opère.

Chauveau et Marey, à l'aide d'un appareil spécial, ont étudié successivement ou simultanément les contractions de l'oreillette droite, celle du ventricule droit, celle du ventricule gauche et le battement du cœur.

L'idée fondamentale de leur appareil est la suivante :

1° Faire pénétrer dans la cavité cardiaque, dont on veut examiner la contraction, une poire élastique communiquant avec un tambour enregistreur ;

2° Avoir un tambour enregistreur assez sensible pour traduire les différences de pression légères ;

3° Avoir un appareil enregistreur jouissant d'un mouvement régulier.

Voilà le but à atteindre. Or, quelque délicat et difficile que parût le problème, ces habiles expérimentateurs l'ont résolu. Pour les *deux cavités cardiaques droites*, ils y sont arrivés par la veine jugulaire. Ils ont même pu, à l'aide d'une sonde double, dont chaque division porte une poire qui pénètre, l'une dans l'oreillette et l'autre dans le ventricule, étudier simultanément les contractions de ces deux cavités.

Pour le *ventricule gauche*, on y arrive par la carotide, en ayant soin de profiter du moment où le ventricule se contracte. Les valvules sigmoïdes sont alors appliquées contre les parois de l'artère; et un léger effort permet de faire franchir le passage à la poire exploratrice, dite comme les précédentes, *poire initiale*.

Quant à l'*oreillette gauche*, elle n'a pu encore être explorée. Son accès est trop difficile.

Enfin, le *choc du cœur* a été étudié, en plaçant la poire initiale entre les deux plans des muscles intercostaux, les internes et les externes.

Le tambour enregistreur, ou *poire terminale*, peut varier de forme ; mais la plus fréquente est la suivante : un segment de cylindre en métal léger, communiquant par un tube flexible, mais inextensible, avec la poire initiale, est fermé à sa face supérieure par une feuille de caoutchouc, portant à son centre une plaque en bois léger, qui, elle-même, supporte une tige, sur laquelle repose un levier articulé interpuissant. Cette tige atteint le levier près de son point fixe, et le divise en deux bras très inégaux, dont le plus long porte la pointe écrivante.

L'appareil étant ainsi disposé, on comprend facilement, que toute pression sur la poire initiale aura pour effet de soulever le levier, qui décrira sur l'appareil enregistreur une ligne ascendante. Le contraire aura lieu, quand la contraction diminuera.

Quant à l'*appareil enregistreur*, il a été constitué tantôt par un cylindre noirci ou recouvert d'une feuille de papier, selon que le stylet enregistreur trace sa courbe avec une pointe sèche ou avec de l'encre; tantôt par une bande de papier glissant sur une lame plane (fig. 33).

C'est à l'aide de cet appareil que Chauveau et Marey ont recueilli les tracés que je représente dans le chapitre suivant, tracés dont toute l'importance ressortira dans l'étude de la cardiographie clinique que je vais aborder.

CHAPITRE XXXVIII

CARDIOGRAPHIE (suite)

SOMMAIRE. Cardiographie clinique : Instruments ; — Technique ; — Cardiogramme normal ; — Appréciation.

CARDIOGRAPHIE CLINIQUE

INSTRUMENTS. — Après ses mémorables expériences sur les fonctions du cœur, Marey, je l'ai dit, ne voulut pas s'en tenir là ; et il chercha à faire bénéficier de ses expériences non seulement la physiologie mais aussi la clinique.

Les premiers essais dans cette voie, on l'a vu dans l'historique, furent faits à l'aide du stéthoscope de Kœnig.

L'espace laissé libre entre les deux membranes de caoutchouc fut rempli d'eau ; et la membrane extérieure fut appliquée sur la région précordiale, sur laquelle elle se moulait exactement. D'autre part, le tube était mis en communication avec un tambour enregistreur. Les résultats furent des plus encourageants. A sa grande satisfaction, Marey vit le cœur inscrire ses divers mouvements dans une ligne non interrompue; et il put, sur cette ligne ou courbe, retrouver chacun des temps, dont les expériences sur les animaux lui avaient appris la signification. Dès lors, la cardiographie humaine était trouvée ; et de celle-ci à la cardiographie clinique, il n'y avait qu'un pas.

Mais si l'instrument de Kœnig était suffisant pour faire quelques expériences, Marey dut bientôt reconnaître qu'il laissait à désirer au point de vue pratique ; en ce sens que sous l'influence de l'eau les membranes élastiques s'altéraient. C'était là un premier inconvénient; la pratique lui en révéla bientôt un second. L'emploi du stéthoscope de Kœnig, transformé en cardiographe, exigeait, que l'instrument fût placé exactement au niveau des battements ; et, dès que l'on s'écartait un peu de cette zone, les résultats obtenus devenaient non seulement moins marqués, mais faux. On obtenait ce que Marey a appelé la *pulsation négative.*

Pendant le battement du cœur, la paroi thoracique est portée au dehors ; l'air est donc chassé dans le tambour enregistreur ; et par conséquent le levier écrivant se trouve soulevé. Mais, pendant que le point précis, qui reçoit le choc cardiaque, se soulève ; les parties environnantes s'affaissent. De sorte que, si l'appareil est placé à cheval sur ces deux points, il peut y avoir équilibre ; et même, s'il s'éloigne davantage du point précis du battement, on peut voir le levier s'abaisser pendant le battement, c'est-à-dire décrire une courbe de signification absolument contraire. C'est la nécessité d'éviter ces deux inconvénients qui inspira Marey dans ses recherches. L'instrument tel qu'il est sorti de ses divers essais, est le suivant.

Il se compose :

1° *D'un collecteur ;*

2° *D'un tube de transmission ;*

3° *D'un tambour récepteur ;*

4° *D'un appareil enregistreur.*

1° Le collecteur est constitué par une coquille en bois de 6 à 7 centimètres de diamètre et de deux à trois de haut,

portant dans sa partie évasée, un ressort terminé par une plaque d'ivoire. C'est cette plaque d'ivoire qui, autant que possible, est placée au point précis des battements du

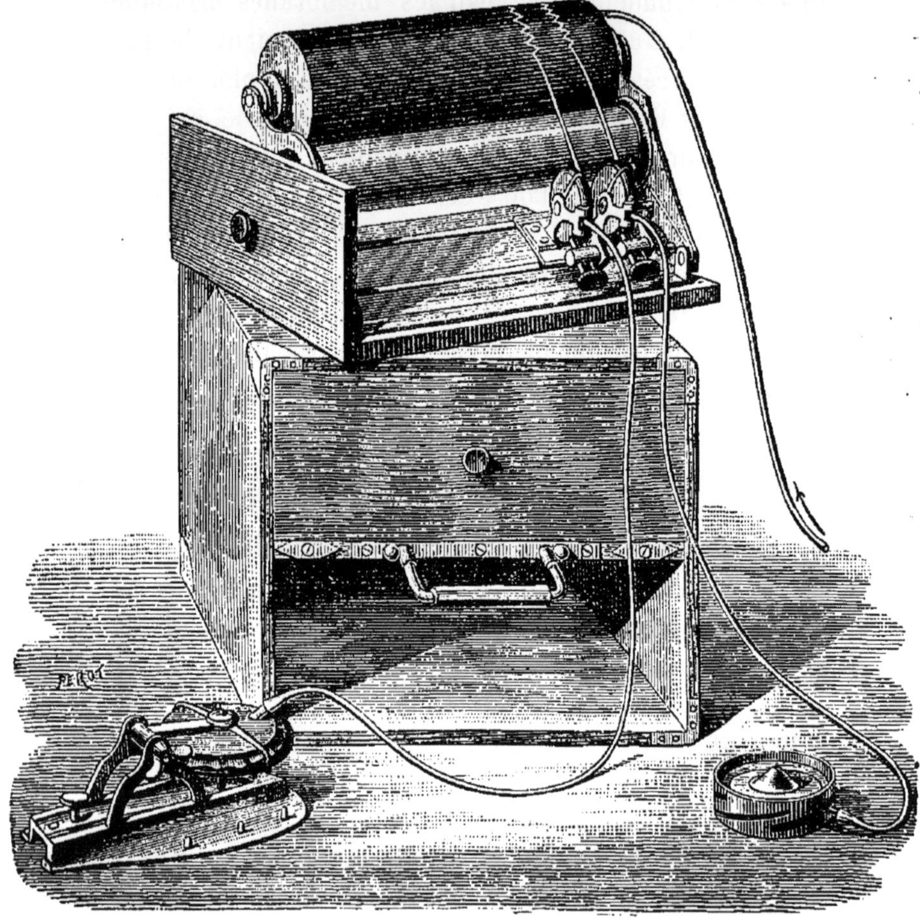

Fig. 34. — Cardiographe et sphygmographe cliniques de Marey.

cœur. Une vis de graduation permet d'exercer une pression plus ou moins forte. Enfin, vers la partie supérieure, cette coquille est percée d'un orifice communiquant avec le tube de transmission ;

2° Ce tube est flexible, mais autant que possible inextensible ; et de plus, il porte sur son parcours une soupape que l'expérimentateur ouvre ou ferme à volonté ;

3° Le tambour récepteur a reçu la forme d'une section de cylindre très aplatie, dont les côtés et le fond sont métalliques ; et dont la partie supérieure est fermée par une membrane élastique portant elle-même à son centre un disque en bois léger ; c'est au centre de ce disque qu'est fixée une tige qui le rend solidaire du levier écrivant. Ce tambour est mobile dans le sens du levier ; et une vis permet de changer ainsi le point d'appui de ce dernier ;

4° L'appareil enregistreur se compose lui-même de deux parties : d'un levier et d'un système d'horlogerie faisant glisser une feuille de papier devant lui.

Le levier est en bois léger ou en baleine, et articulé près de la tige qui le réunit au tambour. C'est donc un levier interpuissant. Les oscillations seront donc d'autant plus marquées que cette tige sera placée plus près de son articulation.

Technique. — *Position du malade.* — On peut prendre le tracé cardiographique dans toutes les positions ; mais celle qui est le plus avantageuse, est le décubitus latéral gauche, ou la station debout, le sujet étant fortement penché en avant.

Application. — Pour appliquer le cardiographe, l'appareil enregistreur est d'abord placé sur une table à côté du malade, et disposé de telle manière que le levier ait les plus petites oscillations. La soupape du tube de transmission étant maintenue ouverte, l'observateur applique le collecteur, en ayant soin de faire correspondre autant que possible la plaque d'ivoire avec le point précis des battements cardiaques. Le ressort, en ce moment, doit être au repos.

Le collecteur étant placé, et appuyé d'une manière suffisante pour éviter la communication de l'air qu'il renferme avec l'atmosphère extérieure, on ferme la soupape. Sans cette soupape, au moment où l'on appuie le collecteur contre la paroi thoracique, on obtiendrait dans l'appareil un excès de pression, qui se traduirait par des oscillations du levier de beaucoup supérieures à celles que vont donner les battements les plus intenses.

Cette cause d'erreur étant évitée, on met le tambour à peu près au point, en le rapprochant, ou en l'éloignant, selon que les battements sont trop violents ou trop faibles. Ce n'est pas encore cependant sa position définitive. Ce n'est qu'une position d'essai.

Il en sera de même de la vis de pression, qui appuie sur le ressort. L'observateur augmentera ou diminuera cette pression en se guidant sur les résultats que traduit le levier écrivant.

Ce n'est que par une série de tâtonnements opérés sur ces deux moyens de réglage, la vis de pression du ressort et la vis de rappel du tambour, que l'on peut arriver à donner au levier l'étendue convenable de mouvement ; d'une manière générale, il n'y a pas d'inconvénient à lui donner le plus d'étendue possible.

L'amplitude des oscillations étant réglée, il reste encore à mettre le levier écrivant en rapport avec la feuille de papier qui doit recevoir le tracé. Pour y arriver, on dispose le tambour sur un support, qui monte à volonté sur la tige verticale, sur laquelle une vis de pression la fixe à un point voulu.

Le tout étant disposé, il suffit d'une légère pression sur une détente, pour que l'appareil d'horlogerie entre en mouvement, et fasse passer devant le levier écrivant la feuille de papier avec une vitesse uniforme.

Les modes d'inscription de la courbe ont beaucoup varié; mais on peut les réduire à deux types. Dans l'un, le levier trace sa courbe avec l'encre ; et dans l'autre, son extrémité n'est qu'une pointe sèche imprimant sa courbe sur un papier préalablement couvert de noir de fumée.

Chacun de ces systèmes présente des avantages et des inconvénients ; mais ce sont les mêmes que pour les tracés sphygmographiques ; et j'en parlerai en même temps que de cet instrument.

Le tracé de la longueur voulue obtenu, on ramène la détente d'un mouvement d'horlogerie au cran de repos.

La figure 34 représente le cardiographe réuni au sphygmographe à transmission (fig. 38).

Étude du tracé cardiographique normal. — La courbe que l'on obtient à l'aide d'un cardiographe, est celle qui se trouve figurée ci-contre. Elle se rapproche sensiblement de celle que Marey avait obtenue avec le stéthoscope de Kœnig. Or, si vous examinez cette courbe, vous pourrez voir que sous les apparences d'une grande irrégularité, ses différentes parties se répètent au contraire avec une remarquable constance. Chacune de ces grandes oscillations représente un battement ; et il vous sera facile de voir que si vous fragmentiez chacune de ces oscillations, si vous la divisiez en plusieurs parties, les mêmes détails se reproduiraient dans toutes.

C'est là un fait qui ne manque pas de surprendre tout d'abord. On aurait pu croire, en effet, que le battement cardiaque n'était qu'un phénomène brusque, court et séparé du suivant par un long intervalle. On devait donc s'attendre à ce que la courbe ne fût composée que par une ligne droite, momentanément interrompue par une saillie correspondante au choc du cœur. Eh bien, il n'en a rien été. La courbe cardiographique n'offre aucune partie plate. Nous devons donc en conclure d'abord que le cœur exerce son action sur la paroi thoracique d'une manière constante, et sans interruption ; et ensuite, ainsi que le prouve la constance de la courbe, que cette action est soumise à une loi invariable.

La courbe que j'ai figurée, je l'ai dit, est la courbe normale. Or cette courbe étant le terme de comparaison auquel on devra ramener tous les tracés recueillis dans les

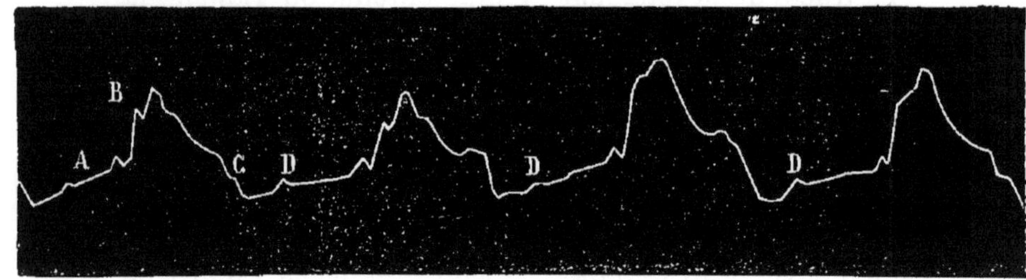

Fig. 35. — Cardiogramme normal.

cas pathologiques, il est indispensable qu'on la connaisse d'une manière complète, et que l'on soit fixé sur la signification de ses moindres détails. Je vais donc en faire l'étude avec soin.

Le levier écrivant, on le sait, s'élève sous le choc cardiaque, et descend ensuite ; chaque élévation de la courbe correspond donc à un battement de cœur ; la ligne d'ascension correspond à la saillie de la paroi thoracique, et la ligne de descente, au retour de cette paroi à sa position primitive. Des oscillations plus ou moins grandes, plus ou moins rapprochées, nous indiqueront donc d'abord que les battements du cœur sont plus ou moins forts, et plus ou moins fréquents. Ce sont là les indications de *nombre* et d'*amplitude;* mais ce ne sont pas les plus intéressantes. Pour faire connaissance avec ces dernières, il faut prendre une oscillation et la suivre dans tous ses détails.

Si nous partons du point le plus déclive de l'oscillation, nous constatons qu'après s'être élevée d'une manière graduelle, pendant un temps appréciable, elle présente un ressaut brusque, A D; puis qu'elle continue encore pendant un temps son mouvement régulièrement ascensionnel, jusqu'à ce qu'une série de trois ressauts, B, la conduise à sa hauteur maxima.

Cette élévation maxima est très courte. Elle est immédiatement suivie d'une chute en pente régulière pendant la moitié de sa course environ ; puis quelques secousses viennent l'interrompre, C; et de nouveau la ligne de descente reprend son cours régulier. Ces différentes particularités, vous pouvez le constater, se reproduisent sur toutes les oscillations. Voyons donc quelle est leur signification.

Or, pour y arriver, l'observation sur l'homme n'aurait pas suffi. C'est seulement en ayant recours à la comparaison avec les courbes des animaux que l'on a pu y parvenir.

Pour vous indiquer la valeur de chaque segment de cette courbe, et faire voir à quel moment de la révolution du cœur il appartient, j'ai reproduit ici quatre courbes, dont trois réunies en un seul tableau appartiennent au cheval et la quatrième (fig. 35), à l'homme. La première donne la révolution de l'oreillette droite du cheval, la deuxième, celle de son ventricule droit, la troisième, celle de ses battements cardiaques pris entre les deux plans des muscles intercostaux, enfin la quatrième est le tracé cardiographique normal de l'homme (fig. 34).

Or, si maintenant nous reprenons ce dernier tracé, et

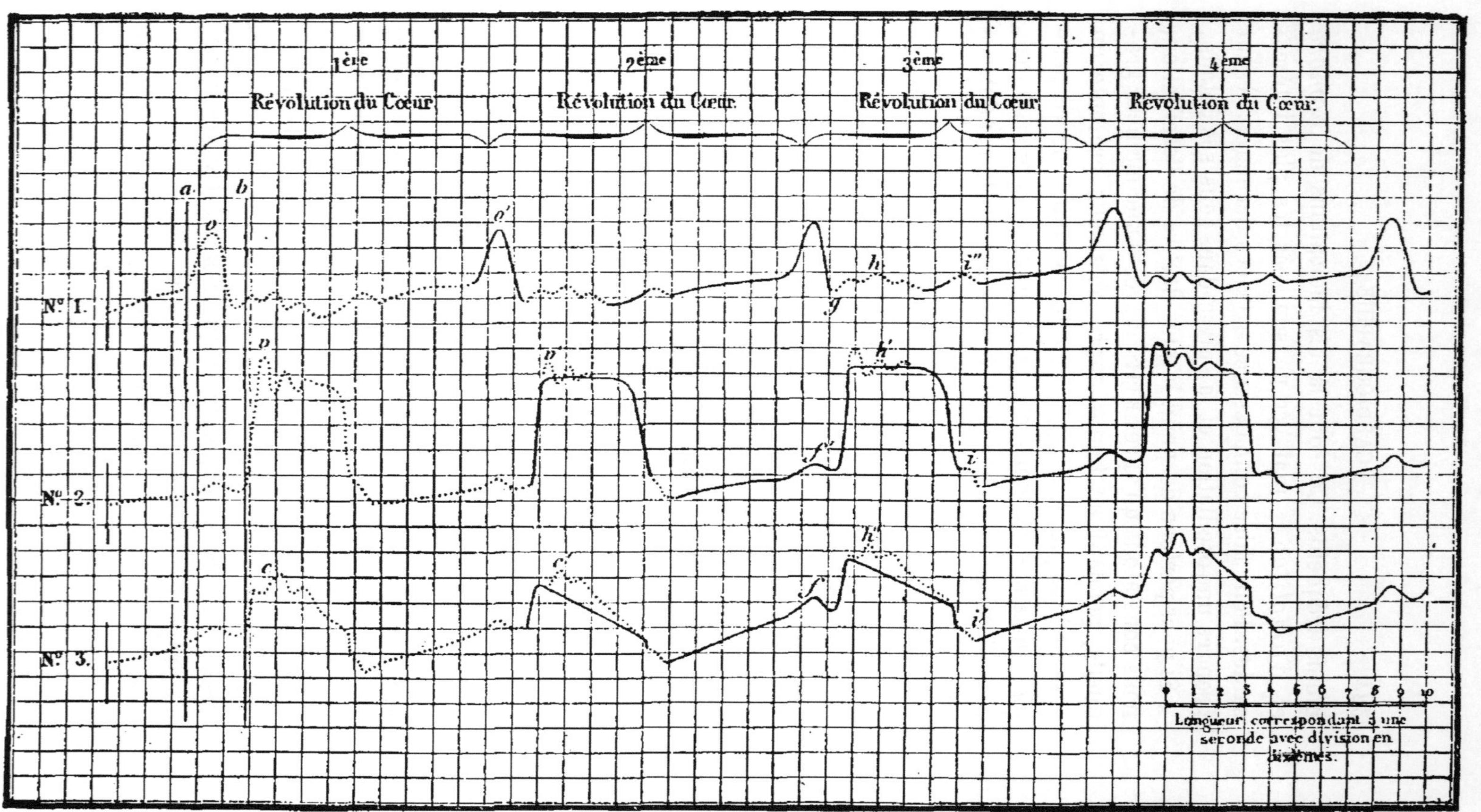

Fig. 36. — Courbes cardiographiques du cheval.

que nous le suivions pas à pas, nous constaterons les coïncidences suivantes. Le point le plus déclive de la courbe précède de peu la contraction de l'oreillette, contraction qui se manifeste sur sa courbe propre par une saillie brusque, et qui, sur notre courbe, correspond à la saillie D. Elle existe également sur les tracés du ventricule droit et des battements de cœur du cheval. C'est là un premier point de repère.

Les élévations suivantes, nous le voyons, correspondent à la contraction ventriculaire ; et nous trouvons sur notre tracé les mêmes soubresauts dus aux mouvements de va-et-vient des valvules. Enfin, la descente s'effectue pendant la période de repos du cœur ; et, comme la courbe de la pulsation cardiaque du cheval, se trouve interrompue par le claquement des valvules sigmoïdes.

Ainsi, les points suivants seront à examiner dans tout tracé cardiographique :

1° *Le premier soubresaut, indiquant la contraction de l'oreillette, sa force, sa netteté, etc.* ;

2° *Les oscillations qui conduisent au fastigium, indiquant la manière dont se font les contractions ventriculaires* ;

3° *Le ressaut de la ligne descendante, correspondant à la tension des valvules sigmoides, et rendant compte de leur jeu plus ou moins régulier.*

Appréciation. — Je viens, dans ce qui précède, de vous décrire le cardiographe, de vous dire comment on l'applique, enfin de vous donner la signification du cardiogramme normal ; il ne me reste plus, pour compléter mon sujet, qu'à vous parler de ses usages et de son utilité.

Or, je dois l'avouer tout d'abord, le cardiographe semble avoir plus promis qu'il n'a donné. Après une période, disons-le, d'engouement, pendant laquelle on a vu de nombreux praticiens l'employer, cet instrument est tombé dans un oubli à peu près complet. Cet oubli est-il mérité ? Le cardiographe n'est-il donc d'aucune utilité ?

Pour répondre à ce sujet, je dois rappeler que les instruments qu'emploie la clinique doivent être divisés en deux catégories : ceux qui sont des *instruments cliniques proprement dits*, et ceux qui ne sont que des *instruments d'étude*. Le thermomètre, le stéthoscope peuvent vous donner l'idée des premiers, le cardiographe, le sphygmographe, des seconds.

On s'est trompé, en considérant ces deux derniers instruments comme des instruments cliniques, des instruments de diagnostic. Il est vrai que dans certains cas, ils pourraient, même dans ce but, fournir d'excellentes indications ; mais ces cas, d'abord, sont exceptionnels ; et ensuite, il est rare que d'autres procédés ne puissent également les donner et tout aussi certaines. Il faut donc renoncer à leur demander ces services. Mais, à côté de ces services s'en trouvent d'autres dont la science appréciera toute l'importance. A côté du praticien, qui soigne la maladie, se place le savant, qui l'étudie, qui cherche à saisir sa pathogénie, sa nature intime. Or, c'est dans les mains de ce dernier que les *instruments d'étude* trouveront toute leur utilité, tous leurs avantages. Admettez que l'on veuille suivre les modifications que subit la tension artérielle dans telle ou telle maladie, ou dans ses diverses périodes ; admettez que l'on veuille se rendre compte de l'action de tel agent thérapeutique, diurétique, antithermique et autres ; quels instruments mieux que le cardiographe et le sphygmographe pourront fournir les indications dont on a besoin ? Ces instruments sont indispensables pour la physiologie, la pathologie expérimentale, et aussi pour l'observation clinique réellement scientifique. C'est grâce à eux que nous pourrons connaître l'action des médicaments, nous guider dans leur emploi, et nous fixer sur le choix que nous devons faire dans tel ou tel cas. Mais une fois ces connaissances acquises, leur plus grande utilité cesse. Le savant aura, grâce à eux, découvert des lois ; il appartiendra désormais au praticien de les utiliser.

Le cardiographe n'est donc qu'un instrument d'étude et non de diagnostic. L'oublier serait être injuste, en demandant à cet instrument plus qu'il ne peut donner, plus, ne l'oubliez pas, qu'il n'a jamais promis.

CHAPITRE XXXIX

ÉTUDE DU POULS

SOMMAIRE. Lieux d'élection ; — Technique ; — Utilité ; — Instruments ; — Conseils pour compter le pouls.

POULS

Quoique l'examen du pouls ait beaucoup perdu de son importance depuis l'introduction du thermomètre dans la clinique, je pense cependant qu'il mérite encore toute l'attention du praticien ; et, qu'après avoir trop absorbé son attention, il en est arrivé maintenant à être trop négligé. Si, en effet, dans un grand nombre de cas, le thermomètre peut remplacer l'examen du pouls avec avantage, il en est un certain nombre dans lesquels, mieux que tout autre, cet examen pourra nous donner les indications qui nous sont utiles.

CHOIX DE L'ARTÈRE. — A la rigueur, on peut prendre le pouls sur de nombreuses artères. Quelques-unes, cependant, se présentent de préférence aux autres. Les plus fréquemment explorées sont les deux *radiales* à leur partie inférieure. Mais si, pour une raison ou pour une autre, elles n'étaient pas accessibles, on pourrait avec la plus grande facilité prendre le pouls sur la *carotide*, ou mieux sur la *temporale*. Cette dernière est tout particulièrement favorable chez l'enfant : son examen peut parfois éviter de l'éveiller. On peut aussi, dans certains cas donnés, explorer la *tibiale postérieure* derrière la malléole nterne.

Les radiales, les temporales, les carotides et les tibiales postérieures sont donc les artères dont l'exploration est la plus facile, et qui peuvent se suppléer l'une l'autre ; enfin à ces artères, je dois ajouter, pendant l'accouchement, celle du cordon, lorsqu'il est accessible.

Technique. — L'exploration des *radiales* se fait avec la pulpe des quatre derniers doigts, ou au moins des trois intermédiaires, l'index, le médius et l'annulaire. Ces doigts doivent se placer le long de l'espace compris entre le tendon du long supinateur et du grand palmaire, pendant que le pouce s'applique du côté opposé de l'avant-bras, et donne un point d'appui aux autres doigts.

Le plus souvent, les battements de l'artère se sentent aussitôt. Mais parfois, il sera nécessaire de procéder à quelques recherches ; et on n'arrivera à les bien saisir, qu'après avoir varié la pression, s'être élevé un peu plus haut dans la gouttière, ou être descendu plus bas, presque enface de l'apophyse styloïde. Je ne saurais trop engager les jeunes confrères, qui rencontreraient ces difficultés, à en triompher sans en faire part au malade ; elles pourraient lui nuire dans son esprit. Si malgré ces recherches, il ne pouvait trouver l'artère d'un côté, il devrait explorer l'autre bras. Le malade peut présenter une anomalie artérielle ; et assez souvent ces anomalies ne sont pas symétriques. Si ces nouvelles recherches n'étaient pas plus fructueuses que les premières, il faudrait s'adresser à la temporale.

La *temporale* s'explore dans la fosse du même nom, à un centimètre environ au-dessus et en dehors de l'arcade sourcilière. Pour la trouver plus facilement, je conseille de placer la pulpe de la première phalange de l'index en travers, et d'exercer une certaine pression. Cette pression sera d'autant plus grande, que le sujet sera plus chargé d'embonpoint. Chez les personnes maigres, il arrive assez souvent que les battements de la temporale se voient vers la partie inférieure de la tempe. On pourra toujours s'en assurer avant de chercher l'artère par le toucher. Mais habituellement, c'est plus haut que sont les battements. Il faut les chercher sur la limite du front et de la fosse temporale, vers la naissance des cheveux.

La *carotide* est encore plus facile à trouver. On l'explore sur le côté du cartilage cricoïde, en avant du sterno-mastoidien. Il faut autant que possible éviter de l'utiliser chez les femmes. Mais il ne faut pas oublier que son exploration peut nous rendre de sérieux services dans les cas de menace de mort rapide, telle que par le chloroforme. Elle nous permettra, dans ces cas, de reconnaître des battements, lorsqu'une émotion bien légitime nous rendrait moins sûre la perception de ceux de la radiale. Il en serait de même de la fémorale dans le triangle de scarpa, dans un cas de cette gravité, cas dans lesquels toute considération de pudeur doit s'effacer.

La *tibiale postérieure* s'explore, comme la radiale, avec la pulpe des trois doigts intermédiaires rapprochés et placés à la partie moyenne du creux, que l'on rencontre derrière la malléole interne, entre cet os et le tendon d'Achille. Rarement explorée pour suppléer les artères précédentes, elle peut l'être pour nous fournir des renseignements sur l'état de la circulation périphérique, dans le choléra, certains accès pernicieux, les hémorrhagies avec menace de mort, etc.; et aussi dans certains cas chirurgicaux dans lesquels nous pouvons supposer des lésions des branches artérielles dont elle est une des origines.

Position et situation du malade. — Pour prendre le pouls sur la radiale, le malade doit être couché ou assis. La station debout est à éviter autant que possible. Quelle que soit la situation, l'avant-bras reposera sans effort, et dans une attitude naturelle, sur un lit ou sur un meuble.

Après avoir pris le bras du malade, il sera invité à respirer comme d'ordinaire et à garder le silence. Il faut savoir, en effet, que le pouls est un élément des plus mobiles ; et qu'il est facilement influencé par l'attitude, la marche, le chant, le cri, et surtout par l'émotion. Le clinicien aura donc soin de veiller à ce qu'aucune de ces causes d'altération de son rhythme normal n'intervienne.

Instruments. — Un praticien exercé peut arriver à apprécier le pouls à quelques pulsations près ; et dans un certain nombre de cas, ce procédé approximatif suffira. Nous pourrons dire, tout au moins, que le pouls est fréquent ou lent. Mais je me suis souvent convaincu, que, même pour des médecins qui avaient vieilli dans l'observation du pouls, et qui lui demandaient leurs indications les plus importantes, les erreurs n'étaient pas rares ; surtout quand il s'agissait de faire une comparaison à vingt-quatre heures d'intervalle. Ils jugeaient le pouls plus lent ou plus fréquent, lorsque la montre disait le contraire. Je ne saurais donc trop engager le praticien à n'apprécier le pouls qu'en le comptant exactement. Trop de causes d'erreurs nous environnent, pour ne pas supprimer celles qu'un moyen aussi simple nous permet d'éviter.

Deux instruments sont mis à notre disposition pour compter le pouls, l'*ampoulette* et la *montre*.

Dans les hôpitaux, on rencontre encore assez souvent l'*ampoulette;* et nos fabricants d'instruments dits de précision en confectionnent de toutes dimensions. Or, je ne saurais trop inviter les médecins à ne leur accorder leur confiance qu'après en avoir vérifié l'exactitude. Il leur arrivera souvent de les rejeter, comme n'offrant même pas l'exactitude que peut réclamer la clinique. On trouvera facilement des écarts d'une à deux secondes. Or, ces ampoulettes étant réglées pour 15 ou 20 secondes, ces erreurs se trouveraient multipliées par 4 ou par 3, et l'on arriverait ainsi à des erreurs de 10 pulsations environ !

On ne devra donc, je le répète, se servir d'une ampoulette qu'après l'avoir vérifiée.

Beaucoup de *montres* portent sur une partie latérale de leur cadran un autre petit cadran sur lequel se meut une *trotteuse.*

Ce cadran est parcouru par cette aiguille en une minute. Ses divisions correspondent donc à des secondes. Mais de plus, des marques plus visibles le divisent par 10 ou 15 secondes, c'est-à-dire par 1/4 ou 1/6 de minute. C'est là une disposition suffisante pour la clinique.

D'autres montres ont une disposition plus avantageuse. On leur a adapté une *aiguille à secondes indépendante*, qui, au repos habituellement, se met en mouvement par un léger mouvement de bascule, d'une détente. Cette aiguille se meut par un mouvement saccadé, de seconde en seconde; elle permet donc d'apprécier la seconde, ce que ne peut faire la trotteuse.

De ces deux instruments, montre et ampoulette, c'est à la montre que je donne la préférence. D'abord, on l'a toujours avec soi ; ensuite, elle est peut-être plus exacte ; et de plus elle présente un avantage qui ressortira de ce qui va suivre.

Manière de compter le pouls. — Le pouls, je l'ai dit, est un élément mobile, pouvant surtout s'accélérer sous de nombreuses influences, et entre autres les émotions. Or, une des plus fréquentes chez les malades, même chez ceux pour lesquels il semble ne devoir exister qu'une indifférence réciproque, comme à l'hôpital, c'est celle que provoque la vue du médecin. C'est là un fait bien connu, et auquel, depuis longtemps, on a donné le nom de *pouls du médecin*. Nous devons donc nous en défier; et ne jamais prendre le pouls que lorsque la première émotion de la visite est passée. Cependant, comme cette accélération peut durer plus ou moins longtemps chez les différents sujets, je conseille de compter le pouls avec la montre par sixième ou quart de minute, selon la division de la montre; et d'attendre, pour faire l'observation définitive, que le nombre de pulsations ait atteint son chiffre minimum. Ce ne sera donc que lorsque, pendant plusieurs divisions du cadran, nous aurons trouvé le même nombre de pulsations, que nous commencerons notre observation. La montre, mieux que l'ampoulette, qu'il faudrait retourner à chaque instant, nous permettra de procéder à ces recherches; et c'est là surtout l'avantage que j'avais en vue, quand je lui ai donné la préférence.

Quelle doit être *la durée de l'observation?* Pour qu'elle nous offre quelque confiance, il faut la continuer au moins pendant 30 secondes. Le pouls compté dans des minutes successives n'est jamais uniforme. Le nombre de ses pulsations varie toujours; et, si l'on prend une série de dix minutes, on trouvera fréquemment entre ces chiffres maximum et minimum une différence de cinq à six, même à l'état normal. A l'état pathologique ces variations sont autrement considérables. Nous ne pouvons donc avoir le pouls qu'à un chiffre approché de cinq à six pulsations. Or, l'écart serait autrement grand, si nous nous contentions de prendre un sixième ou un quart de minute. Dans les observations que j'ai faites, le nombre de pulsations par sixième de minnte varie de 10 à 13 chez un sujet, de 11 à 15 chez un autre, par sixième de seconde ; ce qui nous donnerait une différence de 18 pulsations pour un et de 24 pour l'autre ! Ces erreurs, au contraire, se réduisent au maximum de 6 pulsations en prolongeant l'observation pendant 30 secondes.

Les indications principales pour compter le pouls sont donc les suivantes :

Mettre le malade dans des conditions normales de repos et de silence ;

Se servir d'une montre à secondes ;

Attendre que l'on ait obtenu un chiffre minimum de pulsations en comptant par sixième de minute ;

Enfin, compter le pouls au moins pendant 30 *secondes.*

La plupart des précautions que je vous indique sont également applicables à l'examen du pouls à d'autres points de vue, tels que la forme, la lenteur, la régularité et les caractères spéciaux. Ce n'est, en effet, qu'en examinant le malade en dehors de toute influence pouvant l'émotionner, que l'on pourra apprécier ses diverses qualités.

Le cadre que je me suis tracé ne me permet pas de m'appesantir sur ces diverses qualités du pouls, que nos devanciers avaient, je crois, trop multipliées. Ceux qui peuvent avoir quelque importance clinique sont : le pouls *fréquent*, le pouls *lent*, le pouls *ample*, le pouls *dur*, le pouls *petit et faible*, le pouls *inégal*, le pouls *irrégulier*, le pouls *dicrote* et le pouls *paradoxal*.

Ce sont là les types principaux, et certains d'entre eux en comprennent plusieurs autres. C'est ainsi que le pouls lent comprend le pouls *lent transitoire* et le pouls *lent permanent;* que le pouls irrégulier comprend le pouls *irrégulier proprement dit* et le pouls *intermittent*, etc.

La signification et l'interprétation de chacun de ces pouls regardant la seméiotique, je me contenterai de les définir, renvoyant pour une étude plus complète aux traités de pathologie générale.

CHAPITRE XL

ÉTUDE DU POULS (suite)

SOMMAIRE. Caractères les plus fréquents du pouls; — Pouls veineux rétro-sternal

CARACTÈRES DU POULS

POULS FRÉQUENT. — Le pouls normal varie avec les sujets, les sexes, de nombreuses conditions physiologiques (digestion, mouvements), et surtout les âges.

Chez l'homme adulte, le chiffre moyen est compris entre 60 et 70. Chez la femme, il est un peu plus élevé, et chez l'enfant en bas âge, il atteint souvent 100 pulsations.

Ces diverses conditions étant connues, on dira qu'un pouls est *fréquent* quand il dépassera de 10 à 15 pulsations, au moins, le chiffre que ces conditions feraient prévoir, et cela sans qu'aucune modification ne vienne altérer ses autres caractères normaux. La fréquence ne porte donc que sur le nombre.

POULS LENT. — Les conditions inverses constituent le pouls *lent*. Ici encore, il nous faudra une diminution de 10 à 5 pulsations sur les prévisions normales pour constituer la lenteur du pouls; et, de même que précédemment, tous ses caractères de force et de régularité doivent rester sans modification.

Ce pouls lent sera dit *transitoire* lorsqu'il ne se présentera que d'une manière passagère, tels que dans le cours d'un état physiologique ou d'une maladie aiguë, et au contraire *permanent* lorsqu'il semblera constituer un fait normal et constant, compatible au moins avec les apparences de la santé.

Pouls ample. — Quoique indépendant du nombre, on le rencontre le plus souvent avec une accélération légère.

Ce pouls est d'abord fort, c'est-à-dire que le choc reçu par le doigt est plus marqué ; mais de plus, ce choc est prolongé au détriment des intervalles. Cette diminution des intervalles, du reste, et il faut le savoir, peut induire en erreur, et faire considérer le pouls *ample*, comme plus fréquent qu'il n'est. Le pouls ample est le plus souvent souple ; mais cette souplesse peut faire défaut. Ce qui caractérise l'ampleur du pouls, c'est donc la prolongation et l'exagération du choc.

Pouls fort. — Je pense qu'on peut, au moins dans un certain nombre de cas, différencier le précédent du pouls *fort*. Ce dernier, en effet, présente la prolongation du choc en moins. Les impulsions artérielles sont aussi fortes ; mais elles ne durent que le temps normal, et les intervalles qui les séparent ne varient pas.

Pouls dur. — La diminution de la durée de l'impulsion artérielle, la force de cette expansion restant la même, nous conduit au *pouls dur*.

Ainsi l'augmentation de la force du choc se retrouve dans les trois pouls précédents : Lorsque sa durée reste normale nous disons que le pouls est *fort ;* lorsqu'elle est augmentée, le pouls est *ample ;* et lorsqu'elle est diminuée, il est *dur*.

Pouls petit. — Il se manifeste par des caractères opposés aux trois précédents ; et se trouve réuni le plus souvent avec la fréquence.

Dans la petitesse du pouls les modifications portent urtout sur l'intensité du choc ; mais aussi sur sa durée, qui est diminuée, ce qui le caractérise donc réellement ce sont ces deux modifications. Aussi lorsque la fréquence s'y ajoute, ce qui a lieu le plus habituellement, nous lui adjoignons le mot *fréquent;* et nous avons cette expression que nous rencontrons si souvent dans les descriptions: *pouls petit, fréquent.*

Pouls faible. — Comme le précédent, il se distingue du pouls normal par l'intensité moindre du choc. Mais, de plus, il s'éloigne du précédent par une intensité encore moindre, et aussi par la durée du choc, qui peut rester normale.

Le pouls petit, par la diminution de sa durée, mérite parfois le nom de *sec.* Il n'en est jamais ainsi du pouls faible, qui peut au contraire se traduire sous le doigt par une oscillation artérielle longue, mais à peine perceptible. C'est ce que nous exprimons en disant que le pouls est *filiforme.*

Pouls inégal. — L'inégalité du pouls est caractérisée par l'inégalité de la force du choc artériel. Les battements se succèdent avec des forces inégales, les intervalles qui les séparent restant égaux. La faiblesse du battement peut même être telle que le choc n'est plus perçu par le doigt, ce qui nous conduit à *l'intermittence* ou *faux pas du cœur,* constitué par l'absence complète, à intervalles plus ou moins longs, d'un battement.

Pouls irrégulier. — L'inégalité de ces intervalles, au contraire, constitue le pouls *irrégulier.*

Ce dernier peut être égal; c'est-à-dire que les battements sont alors séparés par des intervalles inégaux, mais sont d'égale intensité. C'est là, toutefois un fait assez rare ; et le plus souvent ces deux caractères se trouvent réunis : le pouls est inégal et irrégulier.

L'irrégularité peut être complète, c'est-à-dire être livrée on le dirait, au caprice du hasard. Ces chocs d'intensité inégale, se suivent sans aucune règle : c'est l'*irrégularité proprement dite*. Parfois, au contraire, les mêmes intensités se succèdent dans le même ordre : le pouls affecte une forme que l'on pourrait désigner sous le nom de *périodique*.

POULS DICROTE. — Il se distingue de tous ceux qui précèdent par un caractère des plus nets, par un double choc à chaque pulsation ; je me suis déjà longuement expliqué sur le mode de formation du dicrotisme, et n'y reviendrai pas. Il est produit, je l'ai dit, par l'exgération du ressaut sigmoïde.

Il se manifeste par deux chocs se succédant à très court intervalle, et laissant après eux un intervalle manifestement plus long. De ces deux chocs, c'est toujours le premier qui est le plus fort.

POULS PARADOXAL. — A l'état normal, nous le savons, l'inspiration diminue l'amplitude du pouls et augmente sa fréquence, et l'expiration produit des effets inverses; mais l'une et l'autre de ces deux influences restent trop limitées pour être saisissables.

Il en est autrement à l'état pathologique. Sous l'influence de certaines affections, et notamment de celles qui entraînent une grande gêne respiratoire; on peut voir ces influences prendre une telle intensité que le pouls en est modifié; et qu'il subit ainsi une série de variations revenant dans le même ordre et avec une intensité à peu près égale à chaque mouvement respiratoire. C'est à ce pouls variable que l'on a donné le nom de *paradoxal*.

Ce pouls est donc constitué par une série de modifications se passant dans le rhythme et l'intensité; et dont la succession est réglée par la marche de l'acte respiratoire exagérant son influence normale.

POULS VEINEUX RÉTRO-STERNAL

Définition. — Quand on déprime fortement les téguments compris entre les attaches inférieures des deux sterno-mastoïdiens, et que l'on porte son doigt derrière la première pièce du sternum, il arrive assez souvent de sentir, chez les malades, une série de battements du pouls ; c'est à ces battements que j'ai donné le nom de *pouls rétro-sternal.*

Procédé. — Pour trouver ce pouls, il faut inviter le malade à laisser tomber la tête en avant et sans effort ; puis, profitant du relâchement que cette position donne aux parties situées au-dessus de la fourchette sternale, déprimer fortement les téguments avec l'index, et conduire ce doigt jusqu'en arrière de la première pièce du sternum.

La seule difficulté que l'on puisse rencontrer est la contraction des sterno-mastoïdiens. Le malade, comprenant mal ce qu'on demande de lui, fait effort pour abaisser la tête, s'il est debout, ou la ramener en avant, s'il est couché. On triomphe cependant assez facilement de cette difficulté. S'il est couché, on se contente de passer une main sous sa tête. et de la ramener soi-même dans la position voulue, en l'invitant à se laisser faire; et, s'il est debout, on l'engage à laisser tomber la tête en avant par son propre poids, comme s'il dormait.

Le relâchement des deux sterno-mastoïdiens obtenu, le reste de l'opération ne présente plus aucune difficulté. L'index pénètre facilement à un ou deux centimètres au-dessous du bord de la fourchette ; et on s'assure ainsi si réellement on sent, ou l'on ne sent pas de battements.

A l'état normal, ces battements sont rares. On ne les trouve pas plus de quatre ou cinq fois sur cent ; et encore fréquemment, dans ces cas, sont-ils un signe révélateur d'un état maladif, le plus souvent d'une affection du cœur. Chez les malades, au contraire, ils sont fréquents ; on les trouve plus d'une fois sur cinq, et dans certaines affections ils sont constants. Il en est ainsi, par exemple, dans le premier septenaire de la fièvre typhoïde, et dans les affections organiques du cœur.

Caractères. — Les caractères de ce pouls varient. Tantôt il se présente sous le doigt avec un caractère de souplesse remarquable ; il est doux et comme fluctuant ; il rappelle, à ne pas s'y méprendre, un pouls veineux (fièvre typhoïde). D'autres fois, au contraire, il est plus court sans être dur ; c'est ce qui a lieu dans certaines affections pulmonaires. Enfin, on pourra le trouver avec un caractère vibrant et rugueux ; ce qui existe le plus souvent dans les affections organiques du cœur et de l'aorte.

Explications. — Quels que soient ses caractères, il est évident que le pouls rétro-sternal relève de la même cause. Il me paraît être dû à la transmission des battements de l'aorte, ou des gros troncs qui en partent, ou tronc veineux brachio-céphalique gauche.

Quant à ses caractères particuliers, ils me paraissent suffisamment expliqués par la nature différente des battements artériels eux-mêmes, et aussi par le contact plus ou moins immédiat que les artères affectent avec le tronc veineux.

Signification. — Elle est encore à déterminer dans de nombreux cas ; mais, dans d'autres, elle me paraît déjà des plus nettes :

1° Parfois, il révèle une affection cardiaque ou aortique ; et on s'explique très bien qu'une hypertrophie du cœur ou un anévrisme de l'aorte, en soulevant le sommet de la crosse aortique, augmente le contact avec le tronc veineux brachio-céphalique, le refoule même en haut, et le rapproche du doigt explorateur. Il s'agit ici d'un véritable déplacement ;

2° Dans d'autres cas, au contraire, la présence de ce symptôme ne me semble indiquer qu'une gêne de la circulation en retour. C'est ce qui a lieu dans les affections chroniques des poumons. Le système veineux ne se vidant que d'une manière imparfaite, il y a une dilatation passive de ses gros troncs ; et cette dilatation peut rapprocher assez ces vaisseaux du bord sternal, pour que les battements communiqués par les artères soient saisissables ;

3° Enfin, dans d'autres cas, comme dans la fièvre typhoïde, j'attribuerai volontiers la présence des battements rétro-sternaux au manque de tonicité de tout le système circulatoire, manque de tonicité que traduit le tracé sphygmographique pour les artères, et que le pouls rétro-sternal nous permettrait de constater pour les branches terminales du système veineux. Ce manque de tonicité, en effet, entraînerait une dilatation passive, qui, augmentant le calibre du tronc veineux brachio-céphalique, le rapprocherait de la fourchette sternale.

CHAPITRE XLI

SPHYGMOGRAPHIE

SOMMAIRE. Définition; — Division; — Description des instruments; — Procédés; — Causes d'erreur.

SPHYGMOGRAPHIE

DÉFINITION. — On donne le nom de sphygmographie à cette partie de la technique clinique qui comprend l'ensemble des procédés destinés à prendre le graphique du pouls.

Les instruments sur lesquels je m'arrêterai sont les deux sphygmographes de Marey, le direct et celui à transmission, et enfin celui de Brondel.

Sphygmographe direct de Marey. — Cet instrument se compose :

1° D'une *charpente* comprenant un cadre en cuivre, et une lame plane à son extrémité supportant un appareil d'horlogerie ;

2° D'un *ressort en acier, ressort explorateur*, fixé à ce cadre d'une part, et portant de l'autre une garniture d'ivoire. C'est cette garniture d'ivoire qui est destinée à appuyer sur l'artère que l'on explore. Au repos, ce ressort dépasse en dessous les bras du cadre d'une quantité qui peut encore être notablement augmentée par une vis de pression. Cette *vis de pression* offre le moyen de *réglage* le plus efficace de l'appareil ;

3° A la partie antérieure du cadre, sur une traverse, est articulé un *levier*, faible de poids, et mesurant de 15 à 18 centimètres de long. Non loin de son articulation, ce levier est traversé par une *vis régulatrice* dont l'extrémité inférieure repose librement sur le ressort explorateur ; de telle sorte que chaque élévation de ce ressort par l'artère se transmet au levier, près de son articulation, et se traduit à son extrémité opposée par une oscillation d'autant

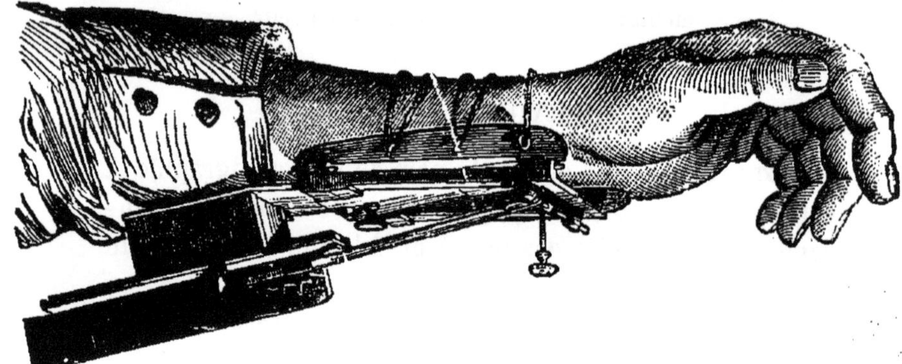

Fig. 37. — Sphygmographe direct de Marey.

plus grande qu'il est plus long. Cette seconde vis peut également être montée et descendue, de manière à faire varier à volonté la distance qui sépare le levier du ressort;

4° Sur le levier, et un peu en avant de son articulation, vient appuyer un *ressort léger*, *ressort régulateur*, dont le but est de limiter les oscillations du levier, et de combattre les effets de la vitesse acquise. Ce ressort peut être serré plus ou moins, et exercer ainsi une pression variable à volonté sur le levier ;

5° Le cadre porte sur ses côtés deux *valves* à charnières ayant chacune un certain nombre de crochets. Ces deux valves sont destinées à s'abattre sur le membre, et à donner un peu plus de fixité à l'appareil. Un lacs passant au-dessous du membre, et allant d'un crochet à l'autre, est son véritable moyen de fixation ;

6° A l'extrémité du cadre, est un *appareil d'horlogerie*, partant et s'arrêtant facilement, et portant un chariot ;

7° Enfin, ce chariot lui-même a deux montants à ressorts, permettant de retenir une *lame de cuivre* sur laquelle reste fixée soit une feuille de papier blanc, si l'on opère avec de l'encre, soit une feuille de papier noirci, si l'on se sert d'une pointe sèche pour recueillir le tracé.

Lieu d'élection. — Le sphygmographe peut, à la rigueur, être placé sur plusieurs artères, telles que la temporale, la crurale, la poplitée, etc. Mais c'est sur la radiale qu'on l'applique d'une manière à peu près exclusive. C'est réellement pour cette artère qu'il est construit.

Le point de cette artère, qui donne les meilleurs résultats, est celui où l'on prend le pouls ; c'est-à-dire au niveau de l'apophyse styloïde du radius. Le côté est indifférent ; l'instrument est appliqué sur celui qui est le plus facilement accessible.

Position du malade. — Le malade peut être couché ou assis. L'important, c'est que l'avant-bras soit bien horizontal, solidement appuyé, et le bras presque nu, tout à fait dans l'axe de l'avant-bras. La main, de même que le reste du membre, doit être appuyée sur un corps qui puisse assurer son immobilité.

Pose de l'appareil. — Le malade étant ainsi disposé et tout les ressorts de l'appareil ayant été mis au repos, ou étant aussi peu serrés que possible, le médecin applique le ressort explorateur sur la radiale, de telle manière que la plaque d'ivoire corresponde à l'apophyse styloïde du radius. Puis, pendant qu'une main maintient ainsi l'appareil en place et soulève le bras du sujet, l'autre main passe le lacs, et le serre assez pour que l'appareil soit solidement maintenu. Il est important de recommander au malade, de se laisser soulever le bras sans faire lui-même aucun effort pour aider cette manœuvre. Le mieux, pour la réussite des tracés, est pour lui de rester passif.

L'appareil étant ainsi fixé, on replace le bras du sujet de telle manière que l'appareil repose sur lui par son propre poids. Quelques mouvements imprimés à l'avant-bras ou à l'appareil conduisent facilement à ce résultat.

Réglage de l'instrument. — Il s'agit alors de régler l'instrument. Tous les ressorts, je l'ai dit, au moment où l'on applique l'instrument, sont au repos. Le premier soin doit être de régler le ressort explorateur. On y arrive en exerçant une certaine pression avec la vis de réglage destinée à cet usage. Puis on passe à la vis régulatrice, qui fixe les rapports entre le ressort et le levier. Dès lors, le levier commence à être soulevé, et l'on peut juger de l'amplitude de ses oscillations. Un autre ressort doit nous occuper: c'est le ressort léger qui appuie sur le levier et combat son affolement.

Dès lors, tout est en place, et, seules, des modifications légères peuvent être apportées au tracé. Mais il faut quelquefois en essayer beaucoup, pour obtenir des oscillations bien nettes et d'une amplitude suffisante. On n'y arrive que par une série de tâtonnements, en serrant et desserrant chaque vis tour à tour. Seule, une longue habitude peut nous guider dans ce réglage délicat. Le sphygmographe est un appareil très sensible; et, il ne faut pas l'oublier, que l'on n'arrive à manier qu'après un long apprentissage. Il faut consentir à de nombreuses séances perdues, avant d'être sûr de ses tracés.

Il peut se faire que, quel que soit le degré de pression exercée par les divers ressorts, quelques essais que l'on ait tenté, quelque déplacement que l'on ait imprimé à l'avant-bras du malade ou à l'appareil lui-même, l'amplitude doive être jugée insuffisante. On pourra assez souvent s'en rendre compte en examinant l'autre radiale, et en comparant la force de ses battements avec l'amplitude que donne le sphygmographe. Dans ce cas, il ne faut pas hésiter à tout défaire, et à recommencer la pose de l'appareil. On pourra assez souvent, par la trace qu'a laissée la plaque du ressort explorateur, trouver l'explication de l'insuccès. Tantôt, la plaque aura glissé en arrière, et elle sera venue se placer sur l'apophyse styloïde ; tantôt, elle se sera déplacée en travers, et l'on trouvera sa place sur l'un des tendons satellittes de l'artère. Il suffira donc de recommencer en évitant l'erreur. C'est surtout dans ce cas, qu'il ne faut pas oublier de relâcher tous les ressorts avant de placer l'appareil ; sans cela, une fois posé, il sera impossible d'augmenter la pression et de le mettre au point.

Réglage du levier sur l'appareil enregistreur. — Une amplitude suffisante trouvée, il reste à régler l'extrémité du levier pour obtenir un tracé, qui soit vers la partie moyenne de la bande de papier, et surtout qui, dans ses oscillations, ne la dépasse ni en haut ni en bas. C'est encore l'habitude qui seule peut guider le médecin.

Tracé. — Le tracé est obtenu par deux procédés :

1° Quand on se sert de l'encre, l'extrémité du levier a dû recevoir une forme particulière. Cette extrémité est chargée d'encre, le plus souvent d'encre ordinaire ; et le tracé est fait comme par une plume.

Mais outre que les plumes des leviers s'encrassent et s'altèrent facilement, on peut dire que, même dans les meilleures conditions, les tracés à l'encre n'ont pas la délicatesse de ceux pris au noir de fumée. Aussi, quoique moins commode, le plus souvent est-ce le noir de fumée qui est employé.

2° Pour préparer les bandes au noir de fumée, je me sers de camphre ; et je ne crois pas qu'on puisse trouver mieux. Un morceau de camphre de quelques grammes est placé sur une assiette ou un verre retourné, et allumé. On voit aussitôt une colonne de fumée s'élever ; et, si l'on a soin de n'imprimer aucun mouvement à l'atmosphère, il suffit de passer deux ou trois fois, une bande de papier tenue horizontalement, à 10 ou 15 centimètres de hauteur, pour la retirer couverte, dans toute son étendue, d'une couche uniforme du noir de fumée le plus fin. Du reste, on peut surveiller cette opération, et insister sur les points sur lesquels la couche de noir laisserait à désirer.

La distance à laquelle il faut placer la bande, est à quelques centimètres au-dessus du point où cesse la flamme. L'opération est plus rapide en descendant plus bas, mais on risque de trop chauffer le papier et de le rendre cassant ; de sorte qu'il se coupe, quand on veut le replier pour le fixer sur la lame du chariot. Il vaut donc toujours mieux placer le papier plus haut que plus bas. Le seul inconvénient, c'est de perdre un peu de temps. On peut ainsi, dans quelques minutes, noircir des bandes de papier en nombre suffisant pour une séance. Il est important de ne noircir que ceux qui doivent servir le jour même. Le lendemain l'adhérence du noir de fumée a augmenté, et les bandes sont moins sensibles.

La bande noircie, on retire le noir de fumée des deux extrémités ; et on ne le laisse que sur une longueur à peu près égale à celle de la lame. On peut ainsi manier ces bandes sans trop se noircir, ce qui constituerait un véritable ennui.

Prenant alors la bande entre le pouce et l'index des deux mains, on l'applique sur la lame du chariot, et on replie les deux extrémités de la bande en arrière ; de telle manière qu'elle soit retenue par les ressorts. Ainsi disposée, la bande est fixée assez solidement pour tenir jusqu'à la fin de l'opération.

Aucun détail n'est à négliger dans une étude de technique. Le papier indispensable pour les tracés sphygmographiques est le papier glacé. Seul, il permet au stylet enregistreur de faire un tracé délicat, que l'on emploie l'encre ou le noir de fumée.

Ce papier doit être coupé en bande, ayant environ un millimètre de moins en largeur que la lame métallique du chariot. Tout au moins, faut-il éviter soigneusement de lui donner une largeur supérieure.

Sa longueur doit dépasser celle de la lame du chariot de 3 centimètres environ. Ce papier, du reste, est fourni par le commerce avec les dimensions voulues.

Le papier étant appliqué sur la lame du chariot, et le levier étant mis au point, on peut, par un simple contact, mettre le système d'horlogerie en mouvement ; et aussitôt le chariot se déplace, entraînant avec lui la lame métallique sur laquelle est fixé le papier.

Le stylet, de son côté, oscillant sous l'influence du pouls, décrit sur la feuille de papier une série de lignes ascendantes et descendantes, se répétant avec la plus parfaite uniformité : c'est le tracé du pouls.

Dès que le stylet est arrivé à la fin du papier, il faut arrêter le mouvement; et on y arrive en ramenant la mise en train du système d'horlogerie au cran de repos.

Dès lors, l'opération est finie. Si le tracé a été pris avec de l'encre, il n'y a plus qu'à le laisser sécher. Mais si, comme je l'ai supposé, c'est le noir de fumée qui a servi, il est indispensable de le fixer.

Fixation du tracé. — Pour y arriver, la bande de papier est déplacée avec soin; les indications nécessaires sont inscrites avec une pointe sèche, au-dessus ou au-dessous du tracé; et elle est immédiatement plongée en totalité dans de la teinture de benjoin du codex. Puis on la laisse sécher; et cette petite opération est recommencée une fois ou deux dans 24 heures. Il suffit ensuite d'exercer quelques frictions sur le noir de fumée ainsi fixé, pour lui donner le plus beau poli.

Dès lors, le tracé est fixé d'une manière définitive et inaltérable. J'en conserve depuis plus de 15 ans, sans qu'ils aient changé. Le trait se détache par une ligne blanche des plus pures et des plus fines, sur un fond noir.

Erreurs instrumentales. — Elles peuvent être dues:

1° *Au manque de stabilité de l'avant-bras du malade;*

2° *Au manque de solidité de l'appareil;*

3° *A l'application imparfaite du ressort de pression;*

4° *A la pression trop forte ou trop faible de ce ressort;*

5° *A la pression plus ou moins forte du ressort léger qui modère les mouvements du levier.*

1° Lorsque l'avant-bras ne repose pas dans toute son étendue, il est fréquent de voir le malade pris d'un tremblement, se traduisant par une série d'ondulations, qui rendent moins nets les caractères spéciaux du tracé;

2° Dans certains cas, l'appareil est fixé de telle manière que la partie la plus lourde, le mouvement d'horlogerie, reste en l'air. Il est rare que cette situation vicieuse ne se traduise pas, par une série de tremblements, sur les tracés que l'on prend, et aussi par une faiblesse de l'amplitude;

3° Lorsque la plaque exploratrice ne repose pas directement sur l'artère, et sur un point correspondant au plan osseux du radius, le tracé n'acquiert qu'une très faible amplitude. Si donc l'amplitude manque d'étendue, il faut toujours penser à cette cause d'erreur, et s'assurer que le caractère que l'on trouve au tracé ne lui est pas dû;

4° La pression trop faible du ressort se traduit également par une moindre amplitude du tracé; et il en est de même pour une pression trop forte.

Quand on règle la vis de pression du ressort, il faut donc, en partant du relâchement complet, augmenter lentement jusqu'à ce que le maximum d'amplitude soit obtenu, et revenir, si on l'a dépassé. Si l'on continue, en effet, on voit aussitôt l'amplitude diminuer. Mais, ce ne serait pas là l'inconvénient le plus grave.

Cette amplitude, en effet, n'a pas une grande importance, quand elle ne se manifeste pas avec de trop grands écarts; mais l'inconvénient le plus important de l'excès de pression, c'est de déformer le tracé. L'excès de pression du ressort donne le même tracé que l'excès de tension artérielle; elle l'écrase. C'est là une des causes d'erreurs les plus graves; parce que nous pourrions attribuer à l'état de la tension artérielle, ce qui n'est dû qu'à une application vicieuse de l'instrument;

5° Enfin, le ressort léger, qui règle les mouvements du levier, peut, à son tour, appuyer trop ou pas assez. Appuyer trop n'est qu'un inconvénient médiocre; c'est l'amplitude qui en souffre le plus, et nous savons que la valeur de ce caractère n'est pas importante. Mais l'inconvénient serait autrement grand, si, au contraire, il n'appuyait pas assez ou pas du tout. Dans ce cas, le levier est lancé, en vertu de la vitesse acquise ; et, retombant ensuite par son propre poids, décrit un crochet qui est absolument comparable à celui de l'insuffisance aortique. Cette cause d'erreur, nous le voyons, est capitale ; puisqu'elle peut nous donner à faux un tracé caractéristique d'une affection du cœur.

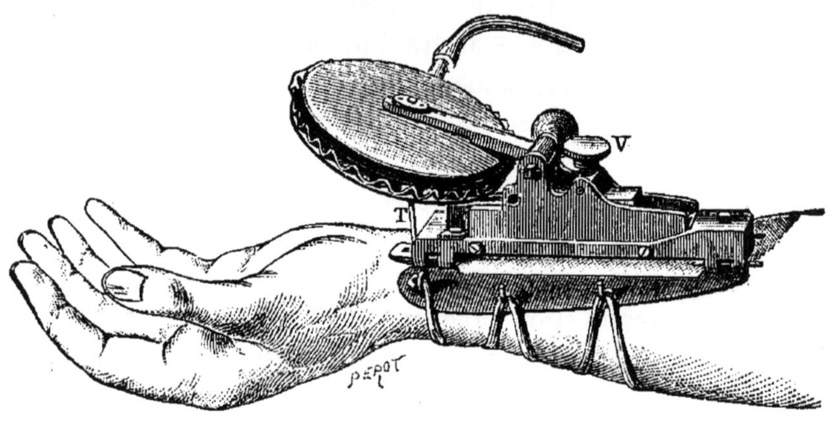

FIG. 38. — Sphygmographe à transmission de Marey.

Sphygmographe à transmission. — Marey a successivement proposé deux modèles de sphygmographes à transmission.

Le dernier se compose :

1° D'un *cadre*, muni de *valves* comme le précédent, mais débarrassé de la partie de l'instrument qui supporte l'*appareil d'horlogerie ;*

2° D'un *ressort de pression ;*

3° D'un *tambour récepteur* fixé sur le cadre, mais mobile, grâce à une charnière, qui lui permet de s'approcher plus ou moins du ressort de pression ;

4° D'une *tige*, *T*, réunissant ce ressort de pression avec le centre de la lame élastique du tambour ;

5° Du *tube de transmission* faisant communiquer le tambour récepteur avec un autre *tambour inscripteur ;*

6° D'un *tambour enregistreur ;*

7° D'une *tige de transmission* de ce tambour au levier écrivant ;

8° D'un *levier écrivant ;*

9° D'un *appareil enregistreur* (lame et feuille de papier) ;

10° D'un *mouvement d'horlogerie* faisant mouvoir ces deux appareils.

Sphygmographe de Brondel. — Cet instrument présente une disposition, qui se rapproche beaucoup de celui de Marey ; mais il en diffère surtout par le principe.

Dans l'instrument de Marey, la pression faite sur l'artère a lieu à l'aide d'un ressort élastique, dont on peut, grâce à une vis, augmenter la tension. Dans celui de Brondel, au contraire, et c'est là le point important, la pression est due à un *poids constant*. La lame métallique qui presse sur l'artère, ne le fait que par son propre poids. Mais de plus, sur cette lame vient appuyer un levier du premier genre, et portant à son extrémité un poids que l'on peut faire varier de deux manières. D'abord en ayant des poids différents, et ensuite en éloignant plus ou moins chacun de ces poids du point d'appui.

C'est là, je le répète, le point capital. Quant aux autres modifications, je les considère comme peu importantes, et je ne m'y arrêterai pas.

Je me réserve d'apprécier et de comparer ces divers appareils, après avoir étudié le sphygmogramme normal.

CHAPITRE XLII

SPHYGMOGRAPHIE (suite)

SOMMAIRE. Sphygmogramme normal ; — Choix de l'instrument.

Étude du sphygmogramme normal. — Chaque tracé sphygmographique se compose de trois parties : une *ligne d'ascension, un sommet* et une *ligne de descente.*

Les études de cardiographie et de sphygmographie comparées ont démontré que la *ligne d'ascension* corres-

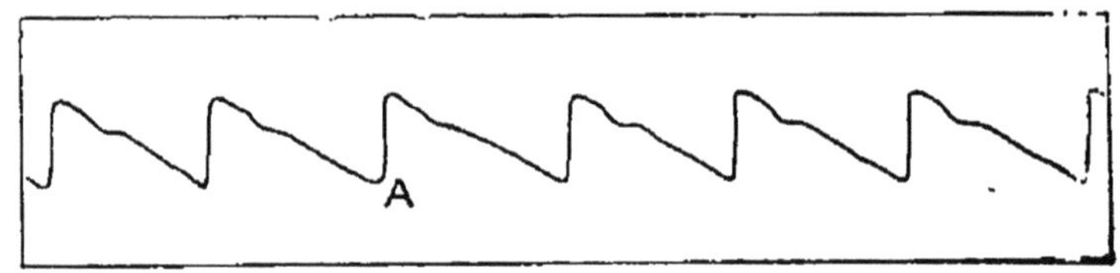

FIG. 39. — Tracé sphygmographique.

pond à la systole ventriculaire, et que la ligne de descente au contraire correspond au temps de repos du cœur.

A l'état normal, la contraction ventriculaire étant brusque, et, en envisageant le phénomène sous un autre point de vue, le passage du sang dans le système artériel étant rapide, la durée de ce temps est court ; et, par conséquent, la ligne d'ascension est presque verticale. Elle le sera, du reste, d'autant plus, que le passage du sang du ventricule dans le système artériel sera plus rapide ; et, au contraire, elle le sera d'autant moins, que le temps nécessaire pour que le sang passe du ventricule dans le système artériel, sera plus long. Elle sera représentée par une ligne uniforme, si la contraction est régulière, et ne trouve aucun obstacle ; elle sera entrecoupée de soubresauts, au contraire, si des résistances variables sont rencontrées par l'ondée artérielle.

Le *sommet*, en temps ordinaire, n'est guère représenté que par un point. C'est-à-dire que la descente suit l'ascension sans période intermédiaire. C'est là l'état normal. Sous l'impulsion ventriculaire, en effet, le ressort artériel est distendu ; et, dès que la contraction cesse, ce ressort qui n'agit que passivement, revient sur lui. Mais que le ressort artériel ait perdu de son élasticité, ou que tout autre influence intervienne, qui maintienne la pression artérielle au même niveau pendant un temps appréciable ; et, nous verrons, à la rencontre brusque des deux lignes d'ascension et de descente, succéder une ligne horizontale, un *plateau*.

La *ligne de descente* est plus longue et plus oblique que la ligne d'ascension. C'est elle qui traduit réellement l'action du ressort artériel. Elle part du sommet et se continue jusqu'à la ligne d'ascension ; ce qui prouve qu'il n'existe aucun intervalle entre ces deux temps : dilatation du ressort artériel et retour de ce ressort à son état de repos. Pendant que le cœur présente donc un temps de repos, le système artériel n'en présente pas. Il est tendu par l'ondée sanguine, et se détend ensuite pour recommencer sans intervalle. La ligne d'ascension correspond donc uniquement à la systole ventriculaire, et encore à une partie seulement de sa durée ; et celle de descente, au repos du cœur d'abord, et ensuite à la systole auriculaire.

Cette ligne de descente doit donc avoir, dans les conditions normales, une projection au moins double de celle de la pression ; ce qui a lieu en effet.

Son obliquité est donc beaucoup plus marquée ; c'est là une première différence. Mais, de plus, tandis que la ligne d'ascension est régulière, la seconde est toujours entrecoupée d'un ressaut vers sa partie moyenne ; ce fait est constant. Or, les comparaisons des tracés sphygmographiques et cardiographiques ont démontré, que ce ressaut est dû au redressement des valvules sigmoïdes.

Après avoir été fortement distendu sous l'influence de la contraction ventriculaire, le ressort artériel revient sur lui-même ; et chasse le sang des deux côtés : vers la périphérie, et vers le ventricule. Le retour vers cette cavité serait même d'autant plus marqué, que le sang la trouverait vide. Mais, en ce moment, les valvules sigmoïdes venant fermer l'orifice aortique, le ressort artériel, après être revenu rapidement sur lui-même, puisque le sang trouve une issue des deux côtés, est brusquement arrêté dans sa course ; et ce n'est qu'après un temps appréciable, marqué sur la courbe par un ressaut, qu'il reprend son mouvement de détente ; mais, toutefois, avec une vitesse un peu moindre, puisque le sang qu'il chasse ne trouve plus qu'une issue, celle que lui offre la périphérie, au lieu de deux.

Il résulte de là que la première partie de la ligne de descente, celle qui précède le ressaut sigmoïde, appartient toujours à une ligne moins oblique, que celle qui suit le ressaut.

Quant à ce ressaut lui-même, c'est le ressaut du *dicrotisme*. A l'état normal, il n'est pas assez marqué pour que nos doigts puissent le sentir ; mais il n'en existe pas moins. Dans certains cas pathologiques, au contraire, il s'exagère, et nous pouvons le percevoir sous nos doigts ; c'est ce qui existe surtout dans la fièvre typhoïde et toutes les fois que la tension sanguine est très affaiblie. L'instrument de Marey nous avait déjà révélé, que le dicrotisme est un fait normal. Celui de Brondel a complété cette notion. Sur les tracés obtenus à l'aide de cet appareil, en effet, ce n'est pas un seul ressaut que nous rencontrons sur la ligne de descente, mais deux et trois dont l'amplitude va en diminuant; le pouls n'est plus seulement *dicrote*, mais *tricrote* et même *polycrote*.

En somme, le ressaut artériel, après avoir rencontré la résistance des sigmoïdes, comme tout corps élastique éloigné de sa position de repos, subit, avant de reprendre sa marche normale descendante, une série d'oscillations, qui se traduisent par la série de ressauts que nous trouvons dans les tracés du *sphypmographe passif* (Brondel) ; et si nous ne les trouvons pas sur les tracés de Marey, c'est que son appareil est moins sensible.

D'où vient cette différence ? Je l'attribue à la manière différente dont la pression est exercée sur l'artère. Marey, on l'a vu, l'obtient à l'aide d'un ressort, et Brondel avec des poids. Or, je trouve ce dernier procédé préférable. L'effort développé par un ressort est variable ; il est considérable, quand on approche de la limite de sa tension, et va ensuite en diminuant jusqu'au repos complet. C'est là un défaut commun à tous les ressorts. Dans notre cas, le ressort est facilement soulevé au début de sa course, c'est-à-dire, dans la partie de la courbe qui correspond à la première partie de la ligne ascendante ; mais au fur et à mesure que le ressort de pression est soulevé, la force nécessaire pour obtenir ce résultat va toujours en augmentant ; de telle sorte qu'une force suffisante pour lui faire franchir la première partie de sa course, serait insuffisante pour la seconde. Il est donc évident que des modifications légères, qui seraient traduites dans la première moitié, ne le seront pas dans la seconde ; et il en résulte ainsi que le sommet de la courbe donnera moins de détails avec l'appareil de Marey qu'avec celui de Brondel.

Il en sera de même dans la première partie de la ligne de descente. Le ressort de pression encore fortement tendu exercera un effort considérable sur l'artère. Or, le ressaut du dicrotisme se produisant en ce moment, il faudra une force suffisante au ressort artériel pour triompher du ressort de pression ; et ce ressaut artériel lui-même perdant beaucoup de sa force, il sera le plus souvent impuissant pour soulever le ressort de pression, et ses oscillations ne pourront se traduire. Je ne suis même pas convaincu, que la forte tension du ressort de pression au sommet de sa course ne puisse retarder la manifestation du dicrotisme. Il me semble, en effet, que dans les tracés de Brondel, les premiers ressauts du dicrotisme sont plus rapprochés du sommet que dans ceux de Marey.

Avec les instruments à poids, au contraire, on obtient une pression constante. Dans l'instrument de Brondel, en effet, elle est sensiblement la même, quel que soit le point de la courbe. L'ondée sanguine soulève le même poids, au commencement, au milieu et à la fin de sa course ; et de là, il me semble, qu'il doit en résulter une courbe plus vraie, et surtout dans les parties de la courbe dans lesquelles le ressort de Marey impose à l'ondée sanguine un excès de pression.

Choix de l'instrument. — L'instrument de Marey, et surtout le *direct*, est le plus répandu ; et je crois qu'il peut satisfaire à toutes les exigences de la clinique. C'est lui qui me sert depuis plus de quinze ans, et il a toujours suffi à mes recherches.

Celui à transmission, du reste, construit sur le même principe, puisque comme l'autre c'est un instrument à ressort, pourrait peut-être faciliter des recherches sur des sujets dont il serait difficile de s'assurer l'immobilité. Mais, je le répète, le sphygmographe direct me paraît suffisant pour les besoins de la clinique.

Il en est de même de l'instrument de Brondel. Ce confrère distingué l'a souvent appliqué dans mon service à Cherbourg ; et souvent nous avons comparé ses résultats avec ceux que me donnait l'instrument de Marey. Je crois celui de Brondel plus sensible ; mais il serait peut-être d'un maniement plus difficile, ou, pour mieux dire, plus délicat.

On a vu qu'il traduit des oscillations de la ligne de descente que l'autre est impuissant à révéler ; il constitue donc un instrument plus sensible ; et, sous ce rapport, il me paraît préférable. Mais son réglage est plus compliqué. Il nous force à tenir compte du poids employé ; et, ce qui, dans certain cas, constitue un perfectionnement, devient dans d'autres une complication. En somme, dans la pratique, ces deux appareils se valent ; et, si, pour certaines circonstances, nous devons donner la préférence manifestement à l'un ou à l'autre, dans la plupart, nous pouvons les employer indifféremment, les résultats des deux étant suffisamment exacts.

CHAPITRE XLIII

ÉTUDE DU SANG

SOMMAIRE. Description du sang : Hématies; — Leucocytes; — Hématoblastes; — Granulations pigmentaires et graisseuses; — Fibrine.

DESCRIPTION DU SANG

Le sang normal contient divers éléments ayant une forme définie, ce sont : les hématies, les leucocytes, les hématoblastes, les granulations pigmentaires, les granulations graisseuses et les filaments de fibrine.

HÉMATIES. — L'hématie, ou globule rouge, est de beaucoup l'élément le plus nombreux. Sa *forme* normale est celle d'une lentille bi-concave ; et c'est sous cette forme que nous le voyons le plus souvent dans nos préparations, au moment où il vient de quitter l'organisme. Mais, dès que quelques minutes se sont écoulées, surtout dans certains états pathologiques, nous pouvons voir ces éléments présenter les formes les plus diverses, à ce point que parfois nous pourrions même douter de leur nature.

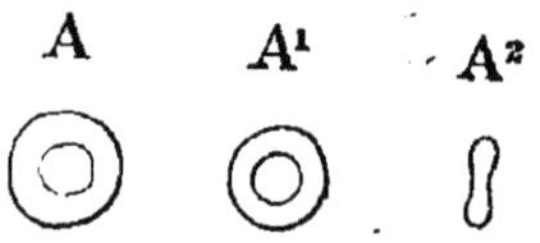

A A¹ A²

FIG. 40

Avant même que l'hématie n'ait subi aucune déformation, on doit de plus, comprendre que l'aspect, sous lequel nous le verrons, variera suivant la position qu'il occupera dans la préparation. Ceux mêmes qui sont à plat, peuvent offrir deux aspects. Il est vrai, qu'ils seront toujours circulaires ; mais, pour quelques-uns, leur centre nous paraîtra éclairé tandis que le pourtour sera obscur, et, pour d'autres, ce sera le contraire. Il sera facile, du reste, de se convaincre que ce n'est là qu'un jeu de lumière ; il suffira, en effet, de faire monter ou descendre le tube du microscope, pour que successivement chacun d'eux se présente avec ces deux aspects.

Vus de côté (fig. 40, A²), les globules rouges se présentent comme des gourdes peu serrées à leur partie moyenne. C'est sous cet aspect qu'on les voit souvent, quand ils sont

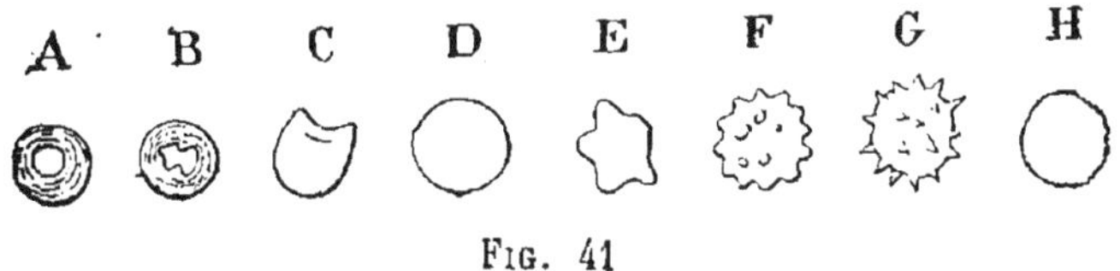

Fig. 41

réunis sous forme de piles de pièces de monnaie, disposition qu'ils affectent fréquemment.

Enfin, quand ils sont isolés, on peut les voir dans une situation intermédiaire aux deux précédentes ; c'est-à-dire que l'on voit une double gourde, et sur un côté une partie d'un des plans latéraux.

Mais, ce ne sont pas seulement les différences de position qui donnent aux hématies des aspects différents ; les causes les plus fréquentes de ces différences d'aspect, sont les déformations qu'elles subissent presque fatalement, après être sorties du torrent circulatoire.

Sans pouvoir déterminer toutes ces altérations, je me suis attaché à définir les principales. Celles auxquelles j'ai donné un nom sont les suivantes : A, *état normal* ;

B, *déformation de la dépression centrale;* C, *forme en calotte;* D, *forme étalée;* E, *état amibiforme;* F, *état muriforme;* G, *état crénelé;* H, *état lisse.*

Je le répète, on peut trouver des formes intermédiaires entre chacune de celles que je viens de prendre comme types. C'est qu'en effet, ces modifications sont la succession l'une de l'autre. Chaque hématie, qui se déforme, passe par toutes, et dans l'ordre que je viens d'indiquer. Il faut donc se garder de les attribuer à une influence pathologique quelconque; et surtout de regarder, comme cela a été fait, l'une d'elles, comme caractéristique de telle ou telle affection.

Le *nombre* des hématies varie avec l'âge, le sexe, l'état de santé ou de maladie, etc. Mais cependant, après les recherches les plus récentes, on peut admettre que le sang de l'homme adulte contient 5,000,000 d'hématies par millimètre cube. Chez la femme, ce chiffre est encore plus variable. Il subit, de la manière la plus évidente, l'influence des menstrues. Son chiffre moyen, cependant, serait de 4,900,000. Mais il serait sensiblement au-dessous immédiatement après les règles, et le dépasserait quelques jours avant.

Chez le fœtus de 7 mois, les hématies seraient de beaucoup au-dessous de ce nombre (4,450,000) ; mais leur nombre s'élèverait rapidement ensuite; et chez l'enfant à terme, il atteindrait (5,696,700) moyenne. Il diminue ensuite, et vers l'âge de 2 ans, il atteint le chiffre qu'il conservera pendant toute la période adulte ; il ne faiblira que chez le vieillard, et encore d'une manière légère.

Les *dimensions* des hématies varient également. Mathias Duval leur donne 1/600 de millimètre d'épaisseur, et 1/150 de diamètre. Pour Frey, cette dernière dimension varierait de 0,0088 à 0,0054; enfin, plus récemment, Ranvier leur accorde 7 à 8 μ pour la plupart, et pour quelques autres jusqu'à 5 μ seulement.

Ce sont là les limites normales. Mais, elles peuvent être dépassées dans les deux sens, et nous aurons ainsi les *globules géants*, qui peuvent atteindre 14 μ, d'après Hayem, et les *globules nains*, qui ne dépassent pas 5 μ.

Dans mes recherches, j'ai souvent donné le nom de *globules jeunes* à ces derniers. Il peut se faire, en effet, que, dans certains états pathologiques, on rencontre réellement des globules nains, c'est-à-dire des globules qui franchissent toute leur évolution, tout en conservant des dimensions au-dessous de la normale. Mais je pense qu'assez souvent aussi, ces globules plus petits ne sont que des globules en voie de développement, *des jeunes*, pour me servir de l'expression consacrée ; et qui, avec le temps, perdent ce caractère. C'est ce que l'on peut observer dans la convalescence des affections graves.

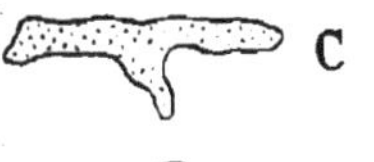

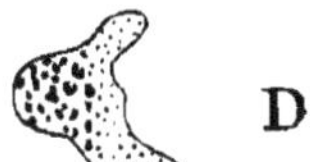

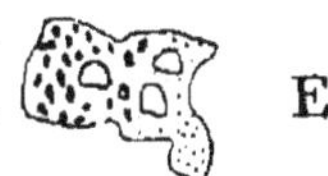

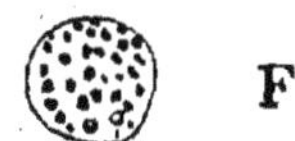

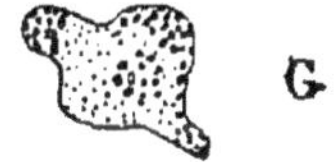

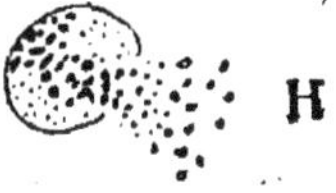

Fig. 42

Leucocytes. — Les *leucocytes* ou *globules blancs* se présentent sous des états différents, selon qu'on les examine par une température au-dessous de 20° ou au-dessus de 25°, ce qui a lieu dans les pays chauds.

Ces derniers, en effet, nous offrent les conditions de la platine chauffante, et nous permettent de voir les leucocytes animés de leurs mouvements d'amibes les plus étendus. Si on les suit dans ces climats, on verra successivement passer sous ses yeux les divers états que j'ai figurés (fig. 42), et auxquels j'ai donné les noms suivants : A, *pâles et immobiles* ; B, *pâles avec des mouvements sur place, ou amiboïdes* ; C, *se déplaçant et sans pigment* ; D, *amibes pigmentés, se déplaçant et contenant des granulations* ; E, *amibes pigmentés, se déplaçant et ayant en plus des corps roses*[1] ; F, *très pigmentés et immobiles, mais les granulations se déplaçant* ; G, *pigmentés et dilatés* ; H, *déchirés et vidés de leurs granulations.*

Par les températures basses, au contraire, le leucocyte est toujours immobile et sans déformation. Il se présente sous l'aspect d'un disque gris plus ou moins foncé, et de

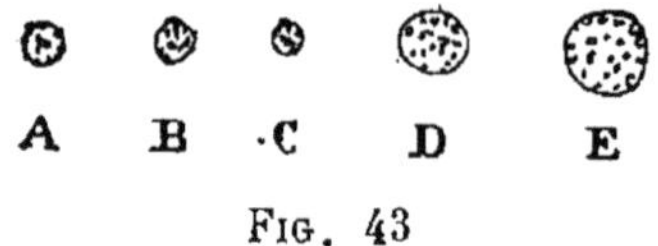

Fig. 43

dimensions variables. Quelques-uns sont plus petits que les hématies, mais la plupart ont, au contraire, des dimensions supérieures. L'étude de leur évolution m'a prouvé que les petits représentent les périodes les moins avancées de leur évolution (fig. 43).

Les appréciations sur le *nombre* des leucocytes ont beaucoup varié. Fixé à la proportion d'un leucocyte pour 358 globules rouges, leur nombre se serait élevé à 14,000 (Robin, Frey, Mathias Duval). Ranvier le fit descendre à 8,000 ; et, d'après les travaux d'Hayem, il ne dépasserait

[1] Je substitue le nom de corps roses à celui d'espaces roses. C'est qu'en effet je me convaincs de plus en plus que ce sont bien des corps et non des espaces ; et ce qui me le prouve, c'est que ces corps subsistent, avec leurs mêmes caractères, après que les leucocytes qui les contiennent, ont été déchirés et détruits.

pas 5,000. C'est également à ce chiffre que m'ont conduit mes recherches. Peut-être même serait-il moins nombreux dans le sud de la France.

Chez la femme, les leucocytes paraissent plus nombreux; ils le sont surtout dans les quelques jours qui suivent les menstrues.

Chez le fœtus de sept mois, les globules blancs seraient un peu plus nombreux; et ce chiffre ne ferait que s'accroître chez l'enfant à terme, où il pourrait atteindre le chiffre énorme de 18,000 à 19,400, d'après Cadet et Hayem. Mais cette richesse serait de courte durée, et tomberait rapidement entre 6 et 7,000 dans la première enfance.

HÉMATOBLASTES. — Les hématoblastes découverts par Hayem ne sont pas encore admis par tous les micrographes (fig. 44).

Ils sont discoïdes et bi-concaves, pâles ou faiblement colorés, peu résistants aux pressions extérieures, de dimensions bien inférieures aux hématies, qu'ils rappellent par la forme, et parfois par la couleur. C'est là leur état normal ; et c'est ainsi qu'on les voit dans les meilleures conditions d'examen. Mais, dès que ces conditions laissent à désirer ; ils se déforment, s'allongent, s'étirent ; et, au lieu de rester isolés, ils se groupent par trois, quatre, ou même en plus grand nombre.

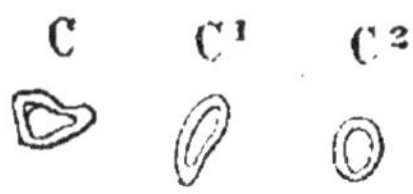

C C¹ C²

FIG. 44

Les mensurations de Cadet et d'Hayem, qui, du reste, concordent, leur donnent une dimension moyenne de 3 μ. Hayem en a trouvé qui n'avaient que 1.8, et d'autres qui mesuraient jusqu'à 5 μ 5.

Leur nombre a été fixé à 255,000 par millimètre cube

par Hayem, et à 245,000 par Cadet. Les nombres trouvés chez l'homme adulte par cet auteur sont compris entre 225,000 et 300,000. Le nombre des hématoblastes trouvés chez la femme ne s'écarte que peu de celui existant chez l'homme. Les écarts sont compris entre 225 et 275,000. Moins nombreux chez le fœtus et chez le nouveau-né (150,000 à 300,000), ils augmentent dans les huit premiers jours, et atteignent presque aussitôt le chiffre qu'ils conservent jusqu'à l'extrême vieillesse.

Corps roses. — A côté des hématoblastes, je demande à placer un corps de nature et de fonctions encore inconnues, que j'ai signalé depuis longtemps, comme contenu dans le leucocyte, sous le nom d'*espace rose*.

Ces corps qui ne dépassent jamais de grandes dimensions, qui, par exemple, n'atteignent jamais celui d'une hématie, existent dans certains leucocytes au nombre de deux, de trois, rarement plus. Dans le corps du leucocyte, ils jouissent d'une certaine élasticité, c'est-à-dire que sous l'influence des mouvements du leucocyte, on les voit s'allonger, s'étirer; mais ils manifestent une tendance à la forme sphérique, qu'ils reprennent dès que le leucocyte est au repos.

C'est là que je les vis d'abord et d'une manière exclusive. Mais en étudiant avec soin le sang des convalescents surtout, j'ai pu les trouver d'une manière constante à l'état de liberté. Parfois, ils sont tous isolés, et d'autrefois réunis par groupes de deux ou de trois. Leurs dimensions varient de 1 à 4 μ. Ils se révèlent par un reflet rose; leur forme me paraît être celle d'une lentille bi-convexe ou d'une sphère aplatie sous son propre poids. Les plus petits se confondent assez facilement avec les granulations graisseuses, sauf la couleur. Les plus gros, au contraire, se rapprochent beaucoup des hématoblastes de petits volumes; et quelquefois même il est difficile de dire si le corps que l'on examine n'est pas un hématoblaste et, cela d'autant plus que parfois sa forme paraît se rapprocher de la forme bi-concave.

Ces corps, je le répète, sur la nature desquels je craindrais d'être trop affirmatif, sont nombreux dans les convalescences, et surtout dans cette période de la reconstitution du sang, qui suit la diminution des leucocytes.

Les éléments figurés qu'il nous reste à examiner sont moins importants ; ce sont : les granulations libres.

Les granulations libres se présentent sous deux formes, l'une incolore, l'autre, au contraire, fortement colorée et même noire.

Granulations incolores. — Les premières, incolores avec un reflet blanc, sont tantôt isolées (G, fig. 45), tantôt réunies en amas G' ; rarement elles sont agitées par le mouvement brownien. Leurs bords sont mal définis le plus souvent, et ne se révèlent jamais par un contour net bien marqué. Leurs amas, surtout dans les préparations sèches, ont parfois les dimensions d'un leucocyte, sans que jamais leur aspect puisse les faire confondre avec eux; quand elles sont isolées, leur dimension ne dépasse guère quelques millièmes de millimètre.

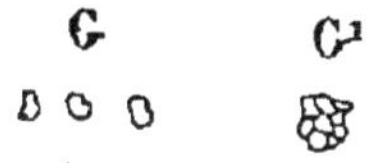

G G'

Fig. 45

Peu nombreuses à l'état normal, elles augmentent dans la plupart des affections fébriles ; je les ai rarement vues aussi fréquentes que dans la fièvre jaune.

Quelle est leur nature? Je ne saurais le dire. Quelques-unes d'entre elles par leur réfringence, par la régularité de leur forme sphérique présentent tous les caractères de gouttelettes graisseuses; d'autres, au contraire, se rapprochent tellement des filaments de fibrine sous l'action des réactifs, que l'on serait tenté de les considérer comme étant de même nature. Je reste dans le doute à cet égard.

Granulations noires. — Je ne saurais être plus affirmatif quand il s'agit de granulations noires. Dans mes descriptions, je leur ai donné le nom de pigmentées; mais, est-ce bien là du pigment? Ce qui n'est pas douteux, c'est que ces granulations n'ont rien de commun avec les précédentes; et qu'elles se montrent fréquentes surtout après les affections fébriles entraînant une grande destruction de globules rouges. Quelle que soit leur nature, ces granulations affectent deux formes: les unes, les plus petites, se présentent comme des sphères pleines (fig. 46, F); les autres, un peu moins petites, semblent être plutôt des sphères creuses (F'). Or, ces deux aspects correspondent-ils à des formes réellement différentes, ou ne dépendent-ils que d'un jeu de lumière? Je pencherais plutôt vers la première hypothèse, en admettant toutefois que la seconde forme dérive de la première.

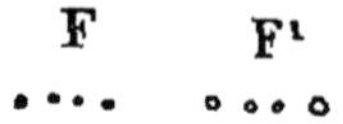

F F'

Fig. 46

Les deux formes se rencontrent en même temps à l'état de liberté, dans le sérum et dans les leucocytes. L'identité de nature de ces deux sortes de granulations me paraît, en effet, indiscutable. J'en ai acquis la conviction, du reste, bien souvent, en voyant les leucocytes laisser échapper leur contenu granuleux, et les granulations, devenues libres, se répandre dans le sérum. A l'état libre, elles sont toujours soumises au mouvement brownien. Dans l'intérieur des leucocytes, au contraire, elles ne le présentent que, lorsque le globule blanc, arrivé au terme de son existence, redevient immobile et s'étale. Mais en ce moment, le mouvement brownien est des plus manifestes. Pendant toute la période d'activité du leucocyte, les granulations qu'il contient ne subissent d'autres mouvements que celui de son stroma, qu'ils servent à déceler.

Leur grandeur varie de 1 à 3 μ; il est rare d'en voir d'une dimension supérieure.

Dans l'état normal, il y en a peu de libres ; presque toutes sont contenues dans les leucocytes. Mais, sous l'influence de certains états morbides, et surtout de ceux dans lesquels les leucocytes diminuent et restent pâles, le nombre de granulations libres augmente d'une manière sensible. On dirait qu'ils sont d'autant plus nombreux, que les leucocytes pigmentés le sont moins.

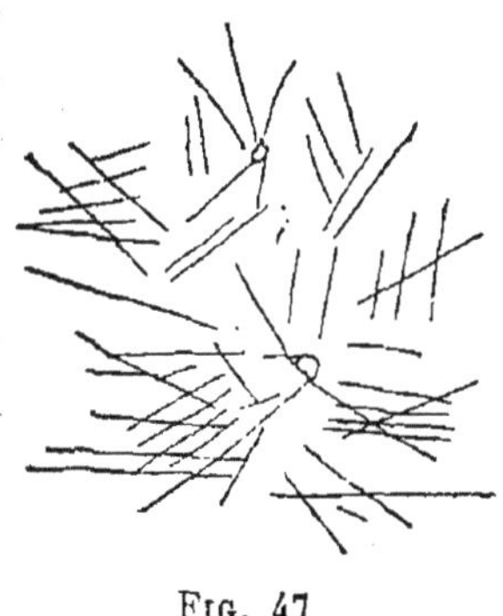

Fig. 47

Outre ces éléments, auxquels on peut imprimer des mouvements dans la préparation, on constate que sur le fond s'est formée une série de fines stries, qui souvent rayonnent d'un point central ; et qui s'entrecroisent de manière à constituer un réseau ou feutrage plus ou moins serré. Ces stries sont constituées par des *filaments de fibrine* déposés au fond de la préparation ; et les points centraux par d'autres dépôts de fibrine pour Ranvier, et par des hématoblastes pour Hayem (fig. 47).

CHAPITRE XLIV

ÉTUDE DU SANG (Suite)

SOMMAIRE. Hématimétrie : Description de l'appareil; — Sérums artificiels.

HÉMATIMÉTRIE

DESCRIPTION DE L'APPAREIL. — C'est l'appareil de MM. Hayem et Nachet, *modifié* par Nachet [1], qui m'a

[1] Dans l'appareil d'Hayem et Nachet, pour limiter dans la préparation un carré de 1/5 de millimètre de côté, le dispositif était le suivant :

On plaçait dans l'oculaire du microscope, entre le verre de champ et le verre de l'œil, une glace, sur laquelle était gravé un carré divisé en 16 parties égales; et d'autre part le tube rentrant du microscope était enfoncé dans sa monture d'une quantité telle que le côté de ce carré eût, avec l'objectif n° 2 de Nachet, 1/5 de millimètre de côté. Ce point, calculé pour chaque instrument une fois pour toutes, était marqué par un trait d'affleurement.

Gowers simplifia ce dispositif, en traçant avec la machine à diviser, le carré quadrillé sur la lame hématimétrique elle-même. C'était, en effet, beaucoup plus simple ; mais, d'une part, les erreurs produites par la machine à diviser étaient fréquentes et d'autant plus sensibles qu'elles étaient multipliées par le grossissement employé (de 150 à 300), et d'autre part, les raies devenaient difficiles à voir, quand le liquide les remplissait.

Nachet eut alors l'idée d'utiliser la modification de Gowers, tout en la débarrassant de ces deux inconvénients. Par un jeu de lentilles spécial, il est arrivé à transporter sur le fond de la lame hématimétrique l'image d'un quadrillé photographié sur verre, image servi pour toutes mes numérations ; et c'est leur procédé qui a été suivi. C'est donc ce procédé que je vais décrire ; je le ferai avec soin. D'une part, en effet, dans cette méthode de précision, l'exactitude du résultat est tout entière dans le fini de l'exécution ; et d'autre part, le fréquent usage que j'ai fait de ce procédé m'a fait apprécier l'importance de nombreux détails, qu'il ne sera pas sans utilité, je crois, de donner d'une manière complète.

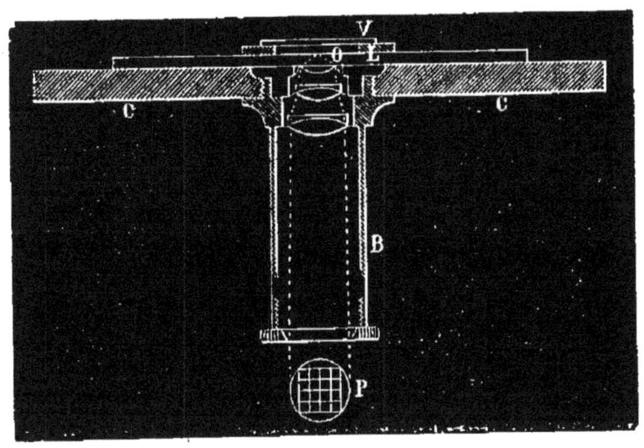

Fig. 48

Je le ferai au fur et à mesure qu'ils se présenteront dans la description.

De plus, comme l'exposé du procédé serait difficile à suivre sans connaître l'appareil, c'est par la description de ce dernier que je vais commencer.

dont le côté est de 1/5 de millimètre (fig. 48). Il suffit de visser le tube contenant le jeu de lentilles et le quadrillé photographié sous la platine du microscope. Les distances étant toujours les mêmes, les dimensions de l'image sont donc invariables. Dès lors l'oculaire quadrillé et le calcul pour le trait d'affleurement deviennent inutiles ; et on peut employer un grossissement quelconque, sans changer la valeur des numérations. Les grossissements employés ne trouvent d'autres limites que le champ même du microscope.

L'appareil se compose :

1° D'un *appareil d'optique*[1] (fig. 48, B) portant d'un côté une plaque de verre sur laquelle est photographié un carré de 3 millimètres de côté environ, et partagé en 16 autres (P). A l'autre extrémité de l'appareil, se trouve un système de lentilles convergentes, placées à une distance telle, que ce carré vienne former une image en O, n'ayant que 1/5 de millimètre de côté, à une distance qui est à peu près égale à l'épaisseur d'une lame de verre dont je vais parler ;

2° D'une *plaque de cuivre*, C, qui remplace la platine du microscope, et sur laquelle se fixe cet appareil.

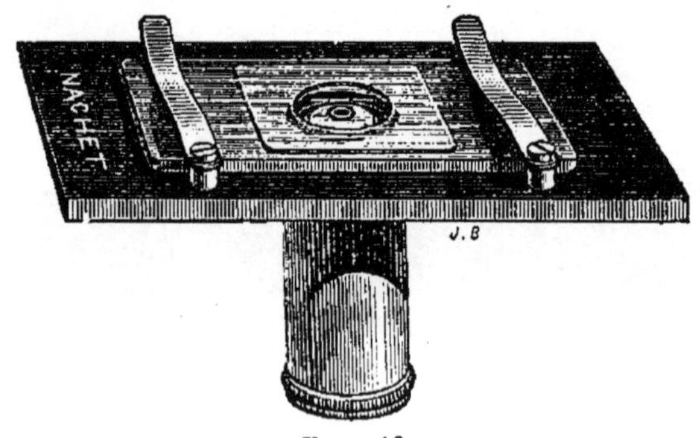

Fig. 49

L'appareil et cette plaque métallique, une fois réunis, (fig. 49) sont placés sous le microscope de telle manière que le carré gravé regarde le miroir réflecteur de cet instrument, et que la plaque s'appuie, à plat, et sans l'interposition d'aucun corps étranger, même de poussière, sur la platine du microscope.

Le corps du microscope, qui avait dû être relevé fortement pour permettre de placer l'appareil dans la lunette

[1] Cet appareil d'optique et la plaque de cuivre constituent le perfectionnement de Nachet.

de la platine, est alors descendu jusqu'à ce qu'on voie le carré quadrillé.

Le grossissement qui est le plus favorable pour la numération de globules, est celui que donnent l'objectif 3 et l'oculaire 2 de Nachet (*Tube rentré*).

Une fois le point trouvé, il est nécessaire de soulever le tube d'un millimètre environ pour pouvoir, plus tard, glisser au dessous la cellule hématimétrique, sans déranger la lamelle qui la ferme;

3° De la *cellule hématimétrique* (fig. 48) composée d'une *lame de verre* L, sur laquelle est fixée une lamelle, de 1/5 de millimètre de hauteur, et ayant au centre une perte de substance circulaire de 1 centimètre environ de diamètre. C'est au niveau de la face supérieure de cette plaque que l'image du carré doit avoir exactement 1/5 de millimètre de côté (fig. 48, O);

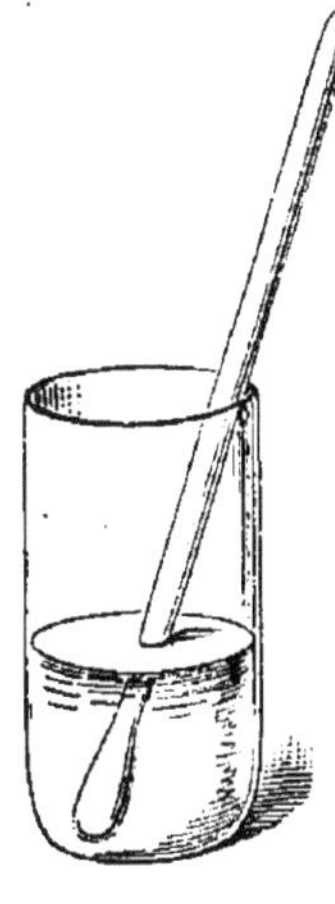

Fig. 50

4° D'une *lamelle*, E, parfaitement aplanie destinée à recouvrir et fermer la cellule précédente;

5° D'une *petite éprouvette* (fig. 49) d'une capacité de 2 centimètres cubes environ, et destinée à recevoir le mélange de sang et de sérum;

6° D'une *palette en verre* (fig. 50) pour faire ce mélange;

7° D'une *pipette graduée* (fig. 51, A) pour mesurer le sérum artificiel, destiné à étendre le sang et portant deux graduations à 1/4 et à 1/2 centimètre cube;

8° D'une *seconde pipette capillaire* (fig. 51, B) aplanie d'un côté pour faciliter la lecture, et mettre à l'abri des erreurs causées par l'aberration de sphéricité. Elle est graduée par millimètres cubes, et sert à mesurer le sang;

9° D'un *tube en caoutchouc* (fig. 51, C) destiné à être placé tour à tour, sur les deux pipettes, pour faciliter l'aspiration du sérum et du sang;

10° Enfin d'une *boîte* contenant le tout.

Sérums artificiels. — Outre ces instruments, il faut avoir à sa disposition un sérum artificiel ou simplement une solution saline titrée. La solution saline que j'ai employée pour mes premières recherches, est la solution de sulfate de soude à 2/50 dans l'eau distillée. Elle m'a suffi dans les cas les plus nombreux. Mais, avec le sulfate de soude, on est parfois forcé d'avoir des solutions de titres différents ; et en ce qui me concerne, j'en avais toujours sur ma table de travail à 1, 2 et 4 grammes de sulfate de soude pour 50 grammes.

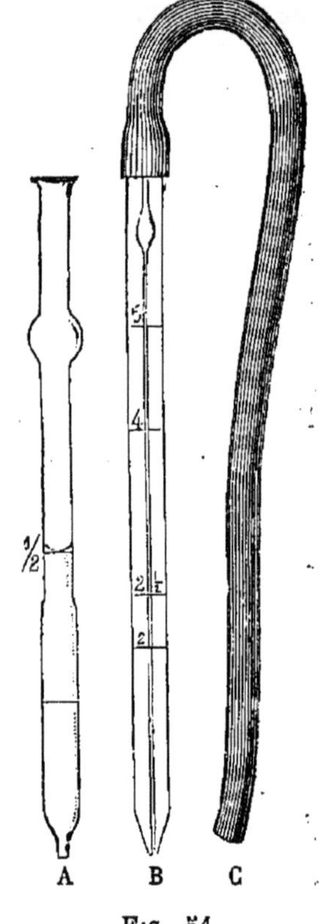

Fig. 51

Ces solutions diverses correspondent donc à celles de Grancher, Malassez, etc. Elles m'ont paru conserver très suffisamment les globules, pour être sûr qu'ils restaient intacts, au moins jusqu'à la fin de la numération.

Mais depuis plusieurs années, c'est au liquide A d'Hayem, dont la formule est plus loin, auquel j'ai donné la préférence.

Tous les sérums, du reste, peuvent se diviser en trois groupes : 1° les liquides naturels; 2° ceux qui ont la prétention de les imiter, et, 3° enfin, les simples solutions salines.

Je vais donner quelques formules pour chacun d'eux.

A. Le premier groupe comprend :

1° *Le sérum du sang ;*

2° *Le sérum iodé* de Max Schultze (sérum amniotique iodé de la vache) ; liquide excellent ;

3° *L'urine diabétique* contenant au moins 40 grammes de sucre additionné de 0, 5 à 0, 6 p. 100 d'eau oxygénée à 12° : c'est le liquide B d'Hayem.

B. Les liquides de ce groupe ont ce caractère commun de contenir tous une substance organique, glycose, albumine de l'œuf ou gomme, dont le but est de remplacer l'albumine du sérum normal.

Il comprend les formules suivantes :

1°	Eau	100 gr.	Potain.
	Glycérine	25	
	Sulfate de soude	1	

2°	Solution de gomme arabique donnant au pèse-urine une densité de	1020, 1 vol.	Ranvier.
	Solution de sulfate de soude et de chlorure de sodium, parties égales, donnant également une densité de	1020, 3 vol.	

C. Enfin, le troisième groupe comprend toutes les solutions salines plus ou moins concentrées ayant pour base surtout le sulfate de soude et le chlorure de sodium.

1°	Sulfate de soude	1 gr.	Grancher.
	Eau	40	
2°	Sulfate de soude	3 gr.	Zimmermann et Malassez.
	Eau	50	

Ces dernières, faciles à se procurer, s'altèrent fort peu et conservent très suffisamment les globules sanguins.

3°	Eau distillée................	200 gr.	Liquide A Hayem
	Chlorure sodium pur.......	1	
	Sulfate de soude pur........	1	
	Bichlorure d'hydragire......	0 gr. 50	

Liquide excellent pour la numération des globules rouges de l'homme : « Il ne les détruit jamais, même dans les anémies extrêmes ; et, de plus, il fixe et durcit le stroma globulaire, ce qui permet de mesurer le diamètre de ces éléments. »

« Mais quand le sang renferme un excès de fibrine, par exemple dans les phlemasies, il la précipite ; et, dès lors, il ne peut plus être employé pour la numération. » (Hayem, p. 92 et 93. *Leçons sur la modification du sang.*)

4° L'*eau iodo-iodurée* « conserve assez bien les hématoblastes qui sont cependant rétractés ». (Cadet, *Thèse*, Paris, 1881, p. 26.)

5° *Acide osmique*, recommandé par Pouchet. Les solutions fortes ou faibles au 100e ou au 200e con-conservent bien les hématoblastes. Ils se présentent sous la forme de corpuscules discoïdes un peu plus pâles que le sang pur.

« Ce liquide, très bon pour l'étude des hématoblastes, est absolument mauvais pour celle des globules rouges. (Cadet, *Thèse*, Paris, 1881, p. 27.)

6°	Eau distillée..............	1000 gr.	Liquide B de Cadet.
	Sulfate de soude pur.......	25	
	Chlorure de sodium pur....	5	
	Chloral hydraté pur........	25	
	Chromate de soude pur.....	0 gr. 20	

« En se plaçant dans ces conditions, les globules

rouges sont parfaitement conservés dans leur forme ; ils ne sont pas retractés comme dans le liquide A de Hayem. » — « Quant aux hématoblastes, ils sont bien conservés ; ils résistent encore mieux que les globules rouges. » (Cadet, *Loco citato*, p. 381.)

7°	Sel marin......................	10 gr.	Weckler.
	Eau..........................	100	

« Donne d'assez bons résultats, moins bons cependant que la solution de sulfate de soude à 5 p. 100. J'en dirai autant des solutions de sulfate de magnésie. » (Malassez, *Arch. de physiologie*, mai et juin 1880, p. 382.)

CHAPITRE XLV

ÉTUDE DU SANG (suite)

SOMMAIRE. Étude du sang (suite) : Procédé ; — Numération des globules rouges ; — Des leucocytes ; — Des hématoblastes.

HÉMATIMÉTRIE (*suite*)

PROCÉDÉ. — Le procédé consiste à étendre deux millimètres cubes de sang dans 500 millimètres cubes de sérum artificiel, qui, vu la perte due au mouillage du verre, sont réduits à 494 millimètres cubes. La solution se trouve donc à $\frac{494 + 2}{2}$ soit au 248e.

De plus, c'est seulement la quantité de globules contenus dans 1/125 de millimètre cube de la solution, qui est comptée.

L'instrument, en effet, a été construit de telle manière, on s'en souvient, que, d'une part, la hauteur de la chambre hématimétrique soit 1/5 de millimètre, et que, d'autre part l'image du petit carré, qui est reçue sur la plaque hématimétrique, ait également 1/5 de millimètre de côté. Le millimètre cube contient donc 125 de ces cubes, puisque nous le supposons divisé en 5 tranches, en contenant chacune 25.

Pour avoir le chiffre exact de globules correspondant à chaque millimètre cube de sang examiné, il ne suffira donc pas de multiplier le nombre de globules trouvé par 248, titre de la solution, mais aussi par 125, puisque ce n'est que le 125e d'un millimètre cube qui a été examiné. Or, 248 × 125 donne 31 000, qui devient ainsi un chiffre constant, dont il faudra toujours multiplier le nombre de globules trouvés, pour avoir le nombre réel.

Ceci exposé, pour procéder à l'hématimétrie, il faut, l'hématimètre étant en place et le microscope au point, opérer le mélange.

1° Le premier soin est de mesurer la solution saline. Le tube en caoutchouc est adapté à l'extrémité de la pipette (fig. 51, A.) destinée à cet usage, et la pipette plongée dans la solution. Puis on aspire lentement, en ayant soin d'éviter l'introduction de la plus petite bulle d'air. Si cet accident arrivait, il faudrait vider la pipette en soufflant dans le tube. La pipette doit être remplie jusqu'au renflement, existant à peu près à sa partie supérieure ; puis on la retire de la solution en l'inclinant légèrement. Le niveau du liquide est ensuite ramené jusqu'au trait marquant le demi-centimètre cube, en appliquant le bout de la pipette sur un linge fin. C'est la partie convexe du ménisque formé par la surface du liquide qui doit affleurer le trait.

Je recommande tout particulièrement d'essuyer le bout de la pipette, avant de considérer cette partie de l'opération comme terminée. Bien souvent, en effet, le liquide est sorti de la pipette, mais reste adhérent à la surface extérieure; et l'on est tout surpris, quand on passe le doigt de haut en bas pour l'essuyer, de voir le liquide remonter d'une quantité notable au-dessus du trait d'affleurement. Il faut donc essuyer le bout de la pipette avec un linge sec; et vérifier si le niveau du liquide n'a pas changé. Ce n'est qu'après, que l'on doit introduire la pipette jusqu'au fond du tube-cuvette, et souffler doucement pour la vider. Il faut avoir soin d'essuyer la pipette contre la paroi de l'éprouvette.

On la lave enfin avec de l'eau distillée. Sans cette précaution on trouverait, à l'opération suivante, son extrémité bouchée par un dépôt des sels employés.

On passe ensuite, et le plus rapidement possible, à la *prise* et à la *mesure du sang*. C'est à la partie interne du pouce, à peu près au niveau de la naissance de l'ongle, que je le prends. Pour cela, je pique cette partie avec une épingle assez grosse [1]; et j'appuie pour faire sortir une goutte.

Le tube en caoutchouc a été d'avance adapté à la pipette destinée à cet usage. L'extrémité de cette dernière est plongée dans la goutte de sang, et par une aspiration douce on l'attire dans le tube capillaire. Autant que possible il faut éviter de faire monter le sang trop au-dessus du trait qui marque les deux millimètres. L'excédent est enlevé en frappant des petits coups avec la pipette, tenue bien perpendiculairement, sur une compresse de toile fine tendue sur l'index de l'autre main. On produit ainsi sur ce linge une série de petites taches ; et l'on voit le sang descendre graduellement jusqu'au trait où l'on veut s'arrêter. On arrive très rapidement à mesurer la force des chocs qu'il faut donner ; et il est rare que l'on dépasse le trait. Quand cela arrive, il faut avoir soin d'essuyer le doigt et de faire sortir une autre goutte de sang. Le sérum de la précédente, en effet, aurait pu s'évaporer en partie ; et le nombre des globules se serait augmenté d'autant.

Il suffit d'appliquer légèrement l'extrémité de la pipette sur la goutte pour voir le sang monter rapidement. Il faut

[1] Hayem préfère se servir d'une lancette, et Malassez a fait faire une lancette à curseur dont il peut limiter la partie saillante. (Malassez. *Arch. de phyl.*, mai et juin 1880, p. 383).

alors recommencer la petite manœuvre précédente, en redoublant d'attention.

Sous ce rapport, je dois le dire, les sangs varient beaucoup. Quelques-uns sont épais et peu coulants ; il faut des chocs plus secs pour les faire sortir de la pipette ; d'autres au contraire, sont fluides, et le moindre choc fait dépasser le trait d'affleurement. Il faut en tenir compte, si l'on veut s'éviter beaucoup de tâtonnements et de pertes de temps.

Il faudrait, du reste, se garder de conclure d'un sang consistant, à un sang riche ; un sang très fluide peut l'être tout autant. J'ai observé ce fait surtout chez des personnes soumises depuis quelque temps aux préparations alcalines (bi-carbonate de soude et eau de Vichy). Ces qualités me paraissent donc tenir plutôt aux diverses compositions du sérum.

Enfin, je dois signaler ici, que, plus encore que dans tout le reste de l'opération, il est indispensable d'aller rapidement. Quelques instants de retard peuvent faire sécher le sang qui est à l'extrémité de la pipette, surtout lorsqu'on l'a trouvé peu coulant ; et, dès lors, il se prend en caillot et forme bouchon. En admettant même qu'en soufflant assez fort on arrive à vider la pipette, on trouve alors dans la solution, après agitation, de véritables petits caillots. Je me suis rendu compte plusieurs fois que beaucoup de ces caillots, si l'agitation a été suffisante, ne retiennent que très peu de globules ; et que, par conséquent, la richesse de la solution n'est pas sensiblement diminuée. Cependant, lorsque ce petit accident arrive, je conseille de recommencer complètement.

Mais ce n'est pas là le plus grand inconvénient du retard que l'on peut mettre dans cette partie de l'opération. Le bouchon produit par le sang peut être assez adhérent pour ne plus vouloir sortir, qu'elle que soit la force avec laquelle on souffle. L'opération dans ces conditions est forcément arrêtée ; et cela pour quelque temps, car il n'est pas facile de débarrasser la pipette de ce caillot.

Le mieux, pour y parvenir, est de laisser tremper l'extrémité de la pipette pendant quelques minutes dans une solution d'alcool concentré, et de revenir ensuite aux insufflations, en ayant soin tantôt d'aspirer le caillot, tantôt de le repousser. Si ce procédé ne réussit pas, il faut s'armer de patience et désagréger le caillot, avec des fils d'argent, tels que ceux que l'on trouve dans les boîtes à seringues de Pravaz. Il serait bon qu'un paquet de ces fils, assez longs pour parcourir la pipette, fût placé dans la boîte contenant l'hématimètre. Avec de la patience et un peu d'adresse, on arrive toujours à débarrasser la pipette ; mais il ne faut pas compter son temps.

Le point d'affleurement obtenu, on se hâte de vider le sang dans l'éprouvette. Pour ne laisser que le moins de globules possible dans la pipette, il faut à plusieurs reprises aspirer de la solution et la refouler ensuite, de manière à faire un véritable lavage. Mais il est important en aspirant le liquide de ne point dépasser le point d'affleurement. Sans cette précaution, la solution s'enrichirait de tous les globules qui sont restés adhérents à la paroi du tube au-dessus de ce point. Puis, pour la nettoyer complètement, il suffit de répéter plusieurs fois cette même opération, successivement avec une solution de soude ou de potasse, de l'eau distillée, et enfin avec de l'alcool.

On procède alors au *mélange*. On l'opère avec la petite palette, que l'on roule entre les doigts. Il faut le faire pendant un temps suffisant pour que la solution paraisse parfaitement homogène. Trente secondes au moins sont nécessaires.

Le mélange fait, et sans laisser aux globules le temps de se déposer au fond de l'éprouvette, il faut, avec la tige de la palette, prendre du liquide, et le porter au centre de la cellule hématimétrique. C'est la *préparation proprement dite*. Il est nécessaire de s'y prendre à plusieurs fois ; et à chaque fois il faut agiter la solution.

Le liquide déposé doit occuper au moins la moitié de la cellule. On applique ensuite, en ayant soin de ne pas la faire glisser, la lamelle qui doit fermer la cellule. Un doigt mouillé de salive est ensuite approché de deux de ses bords opposés; et l'on appuie avec une aiguille montée sur ces bords pour que la salive pénètre entre elle et la lamelle percée, qui est fixée sur la lame. Un disque vide doit toujours rester entre le bord de cette lamelle et celui de la goutte de solution ; et de plus aucune cellule d'air ne doit exister dans l'intérieur de la goutte liquide.

La préparation est maintenant achevée ; il n'y a plus qu'à l'examiner.

On la place alors sous le microscope; et cet instrument est remis au point.

Le premier soin doit être de se rendre compte, si le mélange a été bien fait. On parcourt pour cela la totalité de la préparation en divers sens, en examinant si les globules ne paraissent pas plus abondants sur certains points que sur d'autres. C'est surtout le centre qui doit être comparé avec la circonférence. Le pourtour de cette dernière, dans une petite étendue, est toujours moins riche ; mais c'est là une disposition forcée ; il n'y a pas lieu d'en tenir compte, si elle existe sur tout le pourtour de la préparation. Il n'en serait pas de même, si les globules étaient agglomérés sur un de ces points. On devrait alors, tout au moins, brasser de nouveau le mélange, et recommencer la préparation.

Si un certain temps s'était écoulé, il ne faudrait même pas hésiter à recommencer le tout.

Numération des globules rouges. — La *numération des globules rouges* est la plus longue, et celle qui demande le plus d'attention. Il faut d'abord s'assurer que tous les globules sont tombés sur la plaque. Puis,

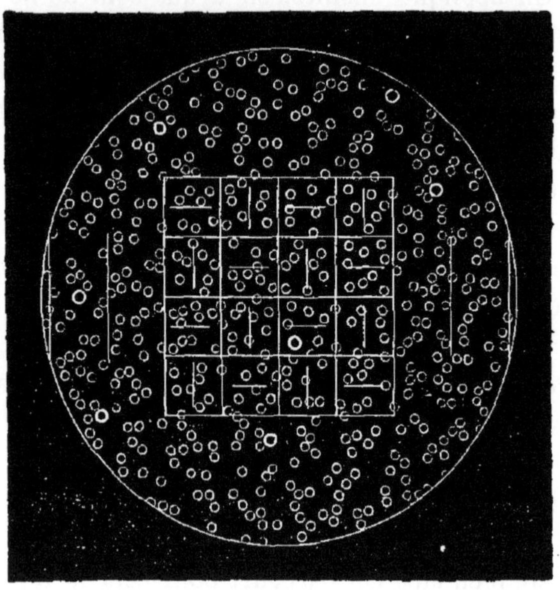

Fig. 52

comme il est impossible de parcourir toute la préparation, je me contente de mesurer un nombre suffisant de carrés pour obtenir une bonne moyenne. Après quelques recherches, je me suis arrêté à 6 carrés, mais disposés de la manière suivante.

Si l'on suppose que la préparation soit partagée en quatre parties, par deux lignes perpendiculaires se coupant à son centre, je compte trois carrés dans le sens de chacune d'elles, dont un au centre autant que possible, et les deux autres à leurs extrémités, sans toutefois atteindre la zone marginale de la préparation, qui, je l'ai signalé, est toujours moins riche. Je n'hésite pas à conseiller cette méthode, parce que mes calculs m'ont fait constater qu'elle est suffisamment exacte.

Pour compter les globules compris dans chaque carré, il faut se servir de ses divisions. Nous le savons, elles sont au nombre de 16. De plus, chacune d'elle est partagée, d'une manière incomplète par un trait, qui facilite la numération. Ce trait (fig. 52) est presque indispensable lorsque le nombre des globules dépasse 15, dans une division.

Étant donnée cette figure, qui représente le quadrillé hématimétrique, tel qu'on le voit avec le microscope, je compte d'abord tous les globules rouges contenus dans le carré le plus élevé de la colonne de gauche, et j'inscris le total immédiatement, comme on le voit ci-contre.

Je passe ensuite successivement aux carrés situés au dessous. La seconde ligne verticale vient ensuite ; je la parcours tout entière de haut en bas, et ainsi de la troisième et de la quatrième. Puis, je totalise les lignes horizontales ; et enfin ces totaux eux-mêmes me donnent le total général du carré.

Tout globule à cheval sur les lignes extérieures est compté pour un demi-globule. Ceux qui le sont sur les divisions intérieures, sont toujours compris dans le premier carré, dans lequel ils sont en partie.

Cette opération terminée, il faut procéder au calcul. Pour m'assurer que la répartition des globules est exacte, j'ai pris l'habitude de procéder ainsi qu'il suit.

Je fais d'abord la moyenne des trois totaux pris dans un sens, puis la moyenne de ceux pris dans le sens perpendiculaire.

Je puis ainsi les comparer, et rejeter l'hématimétrie s'ils s'éloignent trop l'un de l'autre. Dans le cas contraire, c'est avec ces deux totaux que j'obtiens la moyenne définitive, celle qui va être multipliée par le coefficient 31 000, comme je l'ai expliqué précédemment.

12	10	7	16	45
10	8	9	10	37
9	9	13	11	42
10	13	14	7	44
			Total :	168

Si donc les trois premiers carrés m'avaient donné 166, 160, 150, et les seconds 165, 154, 164; la moyenne des premiers serait 159, celle des seconds 161, et la moyenne définitive 160. Ce serait donc 160 que je devrais multiplier par 31 000, pour avoir le nombre réel de globules rouges contenus dans un millimètre cube de sang.

Ce chiffre 160 représente, en effet, le nombre moyen de globules contenus dans 1/125 de millimètre cube, d'une solution sanguine au 248me. Pour avoir le nombre de globules contenus dans un millimètre cube, il faut donc d'abord multiplier par 125, et, en second lieu, comme on n'aurait ainsi que le nombre de globules contenus dans un millimètre cube d'une solution au 248me, il faut multiplier par 248. Or, 248 × 125 donne 31 000; et 31 000 multiplié par 160 = 4 960 000.

Numération des globules blancs. — Quand on doit compter les globules rouges et les globules blancs, pour gagner du temps, c'est par ces derniers que je conseille de commencer. Bien souvent, en effet, il faut un temps encore appréciable pour que tous les globules rouges tombent au fond de la préparation, et se déposent sur la plaque. Or, leur numération n'est possible qu'à cette condition. Les globules blancs, au contraire, je l'ai observé d'une manière constante, quoique on les considère généralement comme plus légers, tombent immédiatement. On peut donc, sans crainte d'erreur, commencer par eux pendant que les rouges achèvent de se déposer.

Quoique les globules blancs soient beaucoup moins nombreux que les rouges, on ne saurait cependant avoir la prétention de compter tous ceux que contient une préparation. Il faut donc encore se contenter d'une moyenne.

Pour y arriver, j'ai adopté le procédé suivant. En supposant, comme précédemment, que la préparation soit partagée par deux lignes, qui se coupent à angles droits; j'examine 30 carrés dans le sens de chacune de ces lignes, soit 60 en tout[1].

En commençant par l'un des bords de la préparation, je compte le nombre de globules blancs contenus

[1] Pour avoir une moyenne offrant une garantie sérieuse, il faut arriver au moins à 60 carrés. Je considère les moyennes obtenues avec 10 carrés, ainsi que l'ont fait quelques auteurs, entre autres Patrigeon, comme trop sujettes à erreur.

dans un premier carré, puis je fais glisser la préparation, de telle manière que les globules qui étaient à cheval sur un des bords de ce carré, le soient ensuite sur le bord qui lui est parallèle ; et ainsi de suite. Autant que possible, je compte les carrés dans le sens des diamètres les plus étendus.

	Carrés				Carrés		
	5	—	1		5	—	2
	5	—	0		5	—	0
	5	—	2		5	—	1
	5	—	2		5	—	0
	5	—	0		5	—	1
	5	—	0		5	—	0
Totaux	31	—	5		30	—	4

Pour perdre moins de temps, je n'écris les résultats de mes observations que tous les cinq carrés ; et je porte ceux de chaque ligne dans des colonnes séparées, comme il est indiqué par le tableau ci-dessus.

C'est à l'aide de ces données, que sont calculés le *nombre réel* et le *rapport numérique*.

Le *nombre réel* est le nombre exact de globules blancs contenus dans un millimètre cube de sang ; c'est l'élément, qui correspond à la numération des globules rouges.

Le *rapport numérique*, au contraire, est le rapport, qui existe entre les globules rouges et les blancs.

Pour calculer le *nombre réel*, la manière de procéder est la même que pour les globules rouges. De même que précédemment, il s'agit de faire la moyenne par carré. Or, étant donné que dans l'exemple que je viens de prendre, il existe 9 globules blancs dans 60 carrés, la fraction de globule contenue dans chaque carré sera $\frac{9}{60}$ soit 0,150. C'est donc cette fraction 0, 150, qu'il faudra multiplier par 31 000; et cela, pour les raisons que j'ai données, en m'occupant des globules rouges. Pour le cas dont il s'agit, le calcul nous donne 4 650 globules blancs par millimètre cube.

Le *rapport numérique* se calcule autrement; mais d'une manière tout aussi rapide, et tout aussi simple. Il s'agit ici de savoir quelle est la proportion entre les deux éléments principaux du sang. Pour avoir ce rapport, il suffira donc de diviser le nombre de globules rouges contenus dans un nombre donné de carrés, par celui des globules blancs. Or, voici le procédé que j'ai adopté.

La moyenne de la numération des 6 carrés étant faite pour les globules rouges; soit, comme dans l'exemple précédent, 160; je multiplie cette moyenne par le nombre de carrés examinés au point de vue des globules blancs, c'est-à-dire 60, dans l'exemple que je prends; et je divise ce produit par le nombre de globules blancs trouvés dans les 60 carrés J'ai donc ainsi, d'une part, le nombre de globules rouges, et d'autre part, le nombre de globules blancs, contenus dans 60 carrés de la même préparation; et, pour avoir leur rapport numérique, il suffira de diviser le premier par le second, soit : globules rouges $160 \times 60 = 9\,600$; globules blancs 9 et $\frac{9600}{9} = 1066$, qui est le rapport numérique demandé.

Numération des hématoblastes. — Ce qu'il y a de plus important pour la numération des hématoblastes, c'est le choix du liquide. Ils disparaissent, en effet, soit qu'ils se dissolvent, soit que seulement ils deviennent invisibles dans les diverses solutions salines de sulfate de soude, de magnésie et de chlorure de sodium. On s'exposerait donc à de grandes erreurs, si l'on n'avait soin de faire choix d'un liquide que l'on ait expérimenté d'avance. Je recommande même de refaire l'expérience toutes les fois que l'on renouvelle le liquide, quoique le mode de préparation n'ait pas été changé. L'expérience d'épreuve consiste à faire une préparation rapidement, à compter une première fois les hématoblastes ; puis à les compter une seconde fois, une demi-heure après, par exemple. Hayem recommande son liquide B, dont j'ai donné précédemment la formule ; et qui, on le sait, est de l'urine de diabétique contenant au moins 40 grammes de sucre par litre, et additionnée de 5 à 6 p. 100 d'eau oxygénée à 12°.

Le dispositif peut rester le même que précédemment, si l'on emploie la modification de Nachet. Il est indispensable toutefois de se servir de son objectif n° 3, et de l'oculaire 2, que, du reste, nous avons employés pour les globules rouges et blancs. Cependant Hayem se sert d'une autre cellule hématimétrique ayant la même surface, mais moins élevée. Elle n'a que 1/10ᵉ de millimètre de hauteur. Dès lors, le nombre d'hématoblastes que l'on compte dans l'intérieur du quadrillé, n'est plus celui contenu dans un parallélipipède d'un 125ᵉ de millimètre cube, comme précédemment, mais seulement d'un 250ᵉ. Le coefficient 31 000 deviendra donc 62 000, soit 250 $\times$ 248. On pourrait aussi, comme le conseille Hayem, doubler la quantité de sang, mettre 4 millimètres cubes au lieu de 2, ce qui permettrait de se servir du même numérateur, 31 000.

On peut donc, pour compter les hématoblastes, se servir soit de la même cellule que pour les globules rouges et blancs contenant 1/125ᵉ de millimètre cube, soit d'une cellule spéciale ne contenant que 1/250e de millimètre cube.

De ces deux procédés, c'est le premier que je préfère. Je lui trouve l'avantage de ne changer ni l'appareil instrumental, ni le procédé, ni le numérateur.

Quant au procédé de numération, quelle que soit la cellule hématimétrique que l'on adopte, il est toujours le même ; et la répétition exacte de celui que j'ai décrit pour les globules blancs. De même que pour ces derniers, le dénombrement de soixante carrés peut suffire.

Tel est l'appareil qui m'a servi, et le procédé que j'ai mis en usage. Mais, je dois le dire, à côté de l'appareil d'Hayem et Nachet se trouve celui de Malassez, pour lequel certains auteurs marquent leur préférence ; et, si l'on voulait faire choix de ce procédé, on le trouverait décrit dans les *Archives de physiologie de* 1874, page 32 ; dans le *Traité technique de Ranvier* (1875 et 1878), pages 204 et suivantes ; et enfin dans un article de Malassez publié par les *Archives de physiologie* de 1880 (p. 377 à 419).

Ce procédé, du reste, peut se résumer ainsi:

1° Incision avec la lancette à curseur ;

2° Prise et mesure du sang avec l'ingénieux *mélangeur* de Potain, qui remplace l'éprouvette et l'agitateur d'Hayem ;

3° La chambre hématimétrique, composée par la lame et la lamelle dans le procédé d'Hayem, est remplacée par un tube capillaire, dit *capillaire artificiel*, dans lequel le mélange pénètre soit simplement en le déposant à une de ses extrémités, soit en l'aspirant par l'autre ;

4° Le quadrillage est obtenu à l'aide d'un oculaire quadrillé, comme dans le procédé d'Hayem et Nachet au début ;

5° La numération est faite dans le capillaire artificiel ;

6° Le calcul est basé sur le titre du mélange, et la relation entre la capacité de la portion de capillaire examiné et le millimètre cube ;

7° Ce que j'ai dit des sérums est entièrement applicable au procédé de Malassez ;

8° Il en est de même pour la numération des leucocytes et des hématoblastes.

Mon but dans ce manuel étant surtout de faire connaître les procédés, je ne dirai rien de leurs applications, qui sont déjà nombreuses. Il est peu de maladies, en effet, dans lesquelles, plus ou moins, on ait étudié l'état du sang ; et c'est la numération, qui a été faite le plus souvent.

Mais, de plus, à ce procédé sont venus s'en joindre d'autres, dont l'un, la *chromométrie*, est le complément indispensable de l'hématimétrie. Quant aux autres, ils comprennent la *fibrinométrie*, et les divers procédés relevant de l'hématoscopie, et tous vont être étudiés dans les chapitres suivants.

CHAPITRE XLVI

ÉTUDE DU SANG (suite)

SOMMAIRE. Chromométrie et Fibrinométrie.

CHROMOMÉTRIE

DÉFINITION. — L'examen du sang et la numération de ses éléments nous font bien connaître leurs altérations comme volume et comme nombre ; mais ces altérations sont-elles les seules? Il n'en est rien. On sait, au contraire, d'une part, que pour un même nombre d'hématies, la quantité d'hémoglobine varie ; et, d'autre part, que cette hémoglobine joue un rôle considérable dans la physiologie du sang. C'est donc là un élément de plus, dont le clinicien doit tenir compte. Aussi, depuis longtemps, a-t-on cherché à l'apprécier: c'est le but de la *chromométrie*. Les premiers qui entrèrent dans cette voie furent Welcker et Mantegazza; puis vinrent Vierrordt, Malassez, Quincke, Bizzorrero et Hayem. C'est au procédé de ce dernier que j'ai donné la préférence. Je vais le reproduire tel que l'a décrit son auteur, en lui faisant subir les quelques modifications qu'il a bien voulu m'indiquer lui-même.

APPAREIL. — « L'appareil chromométrique consiste simplement en une *double cellule de verre*, et en une *échelle de teintes coloriées*.

« La *double cellule* (fig. 53) se compose de deux anneaux de verre de même diamètre, à surface extérieure dépolie, collés côte à côte sur une plaque de verre. Ils ont été usés au niveau des points tangents, de façon à former deux pe-

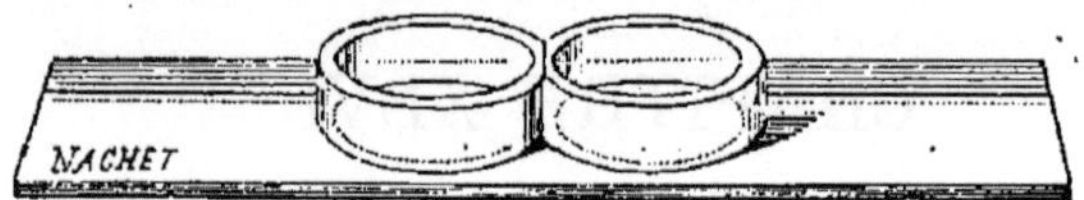

Fig. 53

tits réservoirs identiques, séparés par une mince cloison, et pouvant contenir chacun un peu plus de 500 millimètres cubes d'eau.

« Supposons que, après avoir placé la lame de verre portant les deux cellules sur une feuille de papier blanc, on mette dans chaque cellule 500 millimètres cubes d'eau distillée, et que dans l'une d'elles on ajoute 4 à 5 millimètres cubes de sang ; on obtiendra une solution dont la couleur, vue par lumière réfléchie, tranchera nettement sur l'état incolore de la couche liquide contiguë. L'intensité de coloration de la solution sanguine variera évidemment à la fois, suivant la proportion de sang utilisé, et suivant sa richesse en matière colorante.

Échelle coloriée. — « Or, comment évaluer cette intensité de coloration ? Prendre, comme étalon, du sang normal ou une solution d'hémoglobine, ne serait pas pratique. J'ai tourné cette difficulté en remplaçant la solution de sang étalon par une série de teintes coloriées. Pour exécuter cette échelle, j'ai fait des solutions en proportions variables, d'un sang dont je connaissais le contenu en globules ; et j'ai peint à l'aquarelle des teintes représentant d'une manière précise chacune de ces dilutions. Malheureusement, je ne suis pas encore arrivé à les faire fabriquer par un procédé plus commode, au point de vue d'une production en grand. »

« Dans mon échelle les teintes ont les valeurs suivantes :

Teinte n°	1	globules	sains	9.298.000
—	2	—	—	10.460.000
—	3	—	—	11.622.000
—	4	—	—	12.784.000
—	5	—	—	13.946.000 [1]

« Ces chiffres signifient que toute solution sanguine, correspondant à une teinte donnée, contient une quantité d'hémoglobine égale à celle qui est fournie par le nombre de globules sains correspondant à cette teinte.

Procédé. — « Cela posé, voyons comment il faut employer cet appareil chromométrique.

« Les deux cuvettes étant remplies, l'une par une solution à titre connu, du sang à examiner, l'autre par de l'eau pure; si, au-dessous de cette dernière, on fait passer successivement les rondelles coloriées ; il arrive un moment où, vue à travers la couche d'eau, une de ces rondelles produit une coloration équivalente à celle de la solution sanguine.

« Tel est le principe ; mais, pour obtenir de bons résultats, plusieurs précautions sont indispensables.

« En premier lieu, il importe de choisir un éclairage convenable. Mieux vaut se placer dans une chambre éclairée par une seule fenêtre, tournée vers le nord ou vers l'est. On se mettra directement en face de la fenêtre, à quelques mètres de distance, pour que la lumière tombe oblique-

[1] Au lieu de 10 teintes, l'auteur pense maintenant que 5 suffisent; et, de plus, le chiffre de globules correspondant à chacune d'elles a été un peu augmenté. Ce sont les chiffres ci-dessus qu'il admet maintenant.

ment sur les deux cellules, sans que l'une produise une ombre qui se projette sur sa voisine. La lumière la plus favorable est celle qui émane d'un ciel bleu et sans nuage.

« Quelle quantité de sang faut-il employer ? Pour le dosage d'un sang normal, on peut prendre 2 à 4 millimètres cubes ; dans les cas pathologiques, il convient d'opérer sur une quantité de sang d'autant plus grande, que l'anémie est plus intense, de 4 à 15 millimètres cubes.

« Quand le mélange sanguin est effectué dans une cellule, on place la cellule remplie d'eau pure au-dessus de l'une des teintes de l'échelle, de manière à ce que la cellule contenant le sang se trouve à gauche ; et on se préserve des rayons lumineux horizontaux en formant avec la main une sorte d'écran entre la fenêtre et la cellule.

« Pour être sûr d'avoir trouvé la teinte concordante, on examine, si la teinte qui précède et celle qui suit, donne un aussi bon résultat. Quand la teinte de l'échelle n'est pas absolument concordante, on apprécie facilement avec un peu d'habitude, la valeur d'une demi-teinte.

« L'opération est alors terminée. Elle indique, exprimée en globules sains, la richesse globulaire du sang examiné. Supposons qu'on ait pris 5 millimètres cubes de sang, et qu'on ait obtenu la teinte n° 4 ; si vous vous reportez au tableau précédent, vous voyez que la richesse globulaire sera par millimètre cube de :

$$\frac{12.784.000}{6} = 2.130.666$$

« Admettons, d'autre part, que la numération des globules de ce sang ait donné le chiffre de 4 774 000 par millimètre cube. Le mélange sanguin pour le dosage de l'hémoglobine ayant été fait avec 6 millimètres cubes, on en concluera que 4 774 000 globules renferment la même quantité d'hémoglobine que 2 130 666 globules sains.

« Un globule de sang examiné sera donc représenté en moyenne par :

$$\frac{2.130.666}{4.774.020} = 0,48$$

Dans ce cas on aura donc :

« Nombre des globules rouges par millimètre cube, N = 4 774 000 ; richesse globulaire exprimée en globules sains, R = 2 130 666 ; valeur individuelle moyenne d'un globule, G = 0,48.

Avec ces données, on peut dresser chaque observation sous forme d'un graphique comprenant trois courbes N, R, G, auxquelles on peut ajouter la courbe B exprimant les variations des globules blancs, et la courbe H répondant aux hématoblastes. »

FIBRINOMÉTRIE

PROCÉDÉ. — « Sur une lame de verre [1], dans laquelle on a circonscrit un disque de 3 millimètres, on dépose une goutte de sang, qui occupera une certaine épaisseur de la plaque ; et on la recouvre d'une lamelle. Au bout de peu de temps, on peut acquérir l'habitude d'avoir des préparations de même épaisseur. Ce moyen permet d'étudier le processus de coagulation, et d'indiquer la quantité de fibrine.

A l'état normal, le nombre de stries qui forment le réticulum fibrineux est peu abondant, mais dans l'état pathologique, il augmente d'une quantité variable ; on peut aussi faire le dosage de la fibrine, et remplacer de la sorte, par ce moyen clinique, le procédé chimique mis jusqu'ici en usage.

1 Extrait des comptes rendus du Congrès scientifique de Blois, 1884.

« C'est là un grand avantage, qui permet de suivre les variations de la fibrine depuis le début jusqu'à la fin de la maladie ; du reste, le procédé chimique est difficile à mettre en pratique, aujourd'hui que la saignée est peu employée.

APPLICATIONS. — « Les applications cliniques sont les suivantes.

Souvent les affections fébriles sont d'un diagnostic difficile au début. Or la présence seule d'un réticulum suffit pour écarter l'accès intermittent. Mais, de plus, quand il existe, plusieurs cas peuvent encore se présenter dans lesquels ce procédé est utile. Il permet de distinguer, par exemple, la synoque, de la fièvre typhoïde ; quand le réticulum est peu épais, l'on peut à coup sûr affirmer l'existence d'une fièvre typhoïde ; quand il est épais au contraire, la synoque est certaine ; et cette simple constatation suffit pour écarter l'idée d'une dothiénentérie.

Il faut cependant savoir qu'il est un certain nombre de maladies qui font exception ; mais ces exceptions conduisent à établir des diagnostics intéressants. Par exemple, dans une phlegmasie, la constatation du réticulum ne fait que confirmer le diagnostic ; mais, s'il manque, et que, d'autre part, la phlegmasie soit évidente, c'est qu'on est en présence d'une pneumonie symptomatique de la fièvre typhoïde ; s'il n'est que peu abondant, c'est une pneumonie tuberculeuse à laquelle on a affaire.

CHAPITRE XLVII

ÉTUDE DU SANG (suite)

SOMMAIRE. Hémastocopie : Définition ; — Division ; — Description de l'hématoscope : — Technique.
Diaphanométrie : Description ; — Technique.
Spectroscopie simple : Définition ; — Instrument ; — Technique.

HÉMATOSCOPIE

Je viens, dans les chapitres précédents, d'étudier successivement trois procédés d'examen du sang, l'*hématimétrie*, la *chromométrie d'Hayem* et la *fibrinométrie* du même auteur. Or, ces procédés, je l'ai dit, ne sont pas les seuls. Sans vouloir être complet, d'autres me paraissent également mériter une place ici ; et, parmi eux, se trouvent deux procédés relevant de l'*hématoscopie* ; c'est dans ce chapitre que je vais les exposer.

DÉFINITION. — Hénocque a réuni sous ce nom plusieurs procédés d'examen du sang, ayant pour caractères communs : au point de vue du principe, d'examiner le sang pur ; et au point de vue technique, de comporter l'emploi d'un instrument auquel il a donné le nom d'*hématoscope*.

DIVISION. — Les méthodes d'examen, relevant de l'hématoscopie, que j'étudierai, sont au nombre de deux : la *diaphanométrie* et la *spectroscopie*. Mais avant l'hématoscopie, servant à ces deux procédés, c'est par sa description que je commencerai.

Description de l'hématoscope. — Cet instrument est essentiellement composé par deux lames de verre exactement aplanies, ayant 8 centimètres de long, sur 2 $^1/_2$ de large : et qui, en contact par un de leurs petits côtés, vont s'écartant vers l'autre de manière à ne laisser entre elles, à cette extrémité qui présente l'écart maximum, qu'un intervalle de 300 millièmes de millimètre. Elles interceptent donc un espace prismatique capillaire dont la coupe est donnée par la figure (fig. 54). De ces deux lames, l'une peut

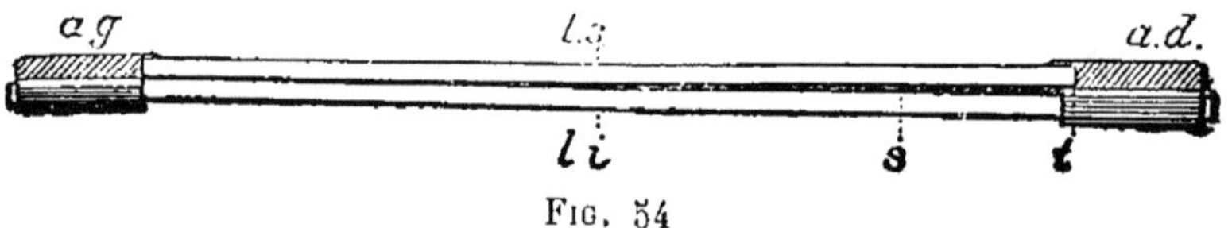

Fig. 54

être considérée comme fixe, et porte des agrafes de laiton nickelé, qui assurent la disposition précédente, et permettent à l'autre lame de glisser sur elle par un mouvement doux.

L'écartement est assuré par un talon ménagé sur l'une des agrafes. De plus, la lame inférieure, qui est aussi la plus importante, porte sur son milieu et dans l'espace de 6 centimètres, une échelle graduée (fig. 55) par millimètres, qui s'étend de 0 à 60 millimètres ; le 0 et le 60e millimètre affleurent les agrafes. Cela étant, il résulte de la disposition des deux lames, et de l'existence de la graduation :

1° Que si l'on remplit cet espace de sang, ce sang aura une forme prismatique ;

2° Et que l'on pourra savoir quelle est l'épaisseur de sa couche, au niveau de chaque millimètre de la graduation.

L'écart total, en effet, étant de 300 millièmes de millimètre, et la longueur étant de 60 millimètres, nous aurons pour marche de l'écart : 300/60 = 5 millièmes de millimètre ou *micra* ; c'est-à-dire qu'à la fin de la division 1, l'écart est de 5 millièmes de millimètre ; à la fin de la division 10, l'écart est de 50 millièmes ; à la fin de la division 30, l'écart est de 150 millièmes ; à la fin de la division 60, l'écart est de 300 millièmes.

D'où il résulte, que pour connaître l'épaisseur de la couche de sang correspondant à un point quelconque de

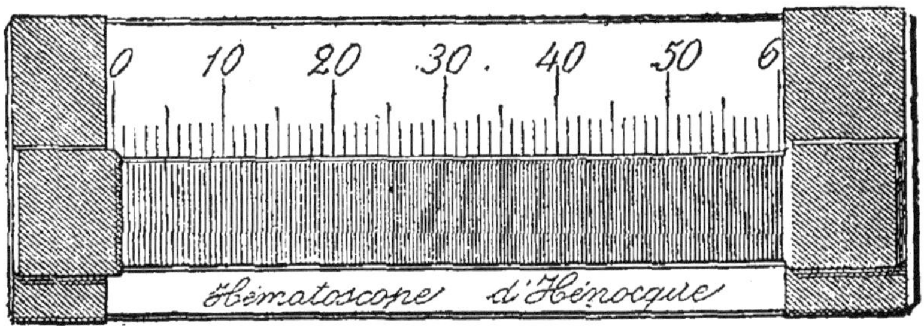

Fig. 55

la graduation, il suffira de multiplier ce chiffre de la graduation par 5.

Maniement de l'instrument. — L'hématoscope étant un instrument fragile, et d'une manœuvre délicate, il est indispensable de s'exercer à son maniement ; et de le faire en suivant quelques conseils inspirés par l'expérience.

Son auteur les décrit ainsi :

« L'on s'habituera d'abord à faire glisser l'une sur l'autre les deux lames : à cet effet, l'hématoscope étant saisi à ses deux extrémités, entre le pouce et l'index, ainsi que le montre la figure 56, l'on fait glisser la lamelle supérieure sur l'inférieure dans les rainures des deux agrafes, de bas en haut, par un mouvement des pouces en haut, et les index appuyant sur le bord supérieur de la grande lame.

« L'on peut ainsi séparer les deux lames pour les nettoyer ; et il est ensuite facile de les superposer à nouveau

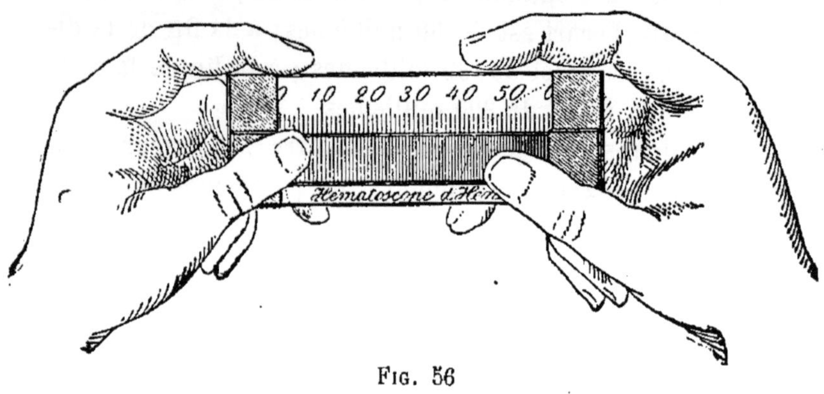

FIG. 56

par un mouvement en sens inverse ; c'est-à-dire qu'on introduira la lamelle supérieure du haut en bas, en ayant soin de la faire entrer dans les deux rainures en même temps, et parallèlement aux bords de la grande lame. »

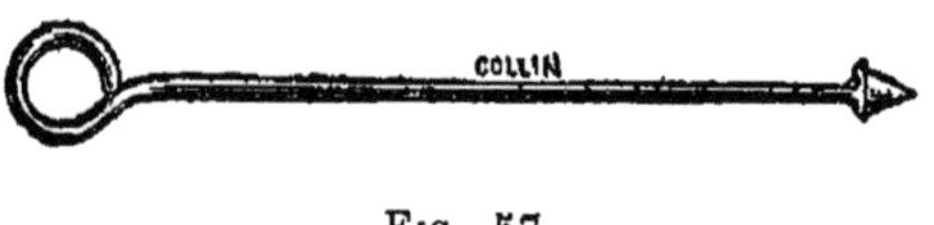

FIG. 57

PROCÉDÉ. — Il comprend successivement la *piqûre*, l'*introduction du sang* et *son examen*.

Piqûre. — Elle est faite à la partie externe de la pulpe du petit doigt, avec une aiguille, une lancette ou mieux avec la lancette spéciale qu'a fait construire Hénocque, et qui est figurée ci-dessus (fig. 57).

Ses avantages sont de porter un talon, qui limite sa pénétration ; de pouvoir être trempée dans un liquide antiseptique ; et, au besoin, d'être facilement flambée à une lampe à alcool.

La quantité de sang à retirer est de 90 millimètres cubes, soit en pratique six gouttes.

Cette quantité de sang prise, ainsi que je vais l'indiquer, le doigt est enroulé de coton antiseptique ou de baudruche gommée.

Introduction du sang. — Pour faire pénétrer le sang entre les lames, on applique le bord inférieur de l'hématoscope au niveau de la piqûre ; et le sang, tombant directement dans la rainure, se distribue également entre les deux lames. S'il y a des bulles d'air ou des espaces vides, de légers chocs pratiqués avec l'ongle sur la lamelle supérieure, permettent de régulariser la couche du sang.

L'hématoscope ainsi préparé peut servir aux deux procédés : à la diaphanométrie, et à la spectroscopie. Mais l'un et l'autre nécessitent un autre instrument : c'est la *plaque hématoscopique* d'émail pour le premier et le spectroscope pour le second.

DIAPHANOMÉTRIE

Plaque hématoscopique. — Quelques mots d'abord sur la plaque hématoscopique.

Elle est constituée par une lame d'émail, de même dimension que l'hématoscope, et portant sur une de ses faces, ainsi que l'indique la figure ci-contre (fig. 58), qui la représente de grandeur naturelle, deux graduations, l'une en millimètres, et l'autre en chiffres, et de plus, les mots : *hématoscope d'Hénocque.* Ces derniers, du reste, comme nous allons le voir, constituent une troisième graduation, qui est une des plus importantes.

MODE D'EMPLOI. — Il est des plus simples; il suffit de superposer l'hématoscope sur la plaque d'émail en faisant correspondre les graduations des deux instruments :

Cette superposition étant bien exacte, pour apprécier le pouvoir diaphanométrique du sang, il suffit de voir jusqu'à quel degré de la graduation, on peut distinguer, soit les graduations, soit les lettres.

Or, il est évident que pour les masquer, il faudra une couche de sang d'autant plus mince, que sa richesse en matière colorante sera plus grande ; et qu'aussi plus un sang sera pauvre en hémoglobine, et plus sa couche devra être épaisse pour arriver au même résultat.

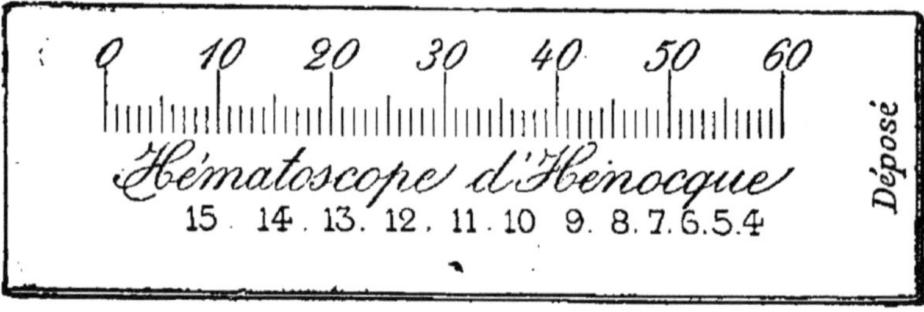

FIG. 58

Les lettres peuvent donc servir comme une première base d'observation.

De plus l'échelle de chiffres a été établie de telle façon, que les chiffres correspondent à des quantités d'oxyhémoglobine déterminées; et que le dernier chiffre lu indistinctement indique la quantité d'oxyhémoglobine contenue dans 100 grammes de sang.

Cette échelle a été construite à la suite de recherches multipliées sur le sang de l'homme et de divers animaux, analysé par les procédés spectroscopiques et chimiques.

Ainsi, en prenant un exemple, si nous supposons que les chiffres 15, 14, 13, 12, 11 et 10, soient visibles, et que le 9 ne le soit pas ; nous en concluerons, que la quantité d'oxyhémoglobine contenue dans le sang est de 10 p. 100.

Enfin, en troisième lieu, si l'on transportait l'hématoscope sur les divisions millimétriques, dans ce cas, celles-ci disparaîtraient entre 38 et 40 millimètres.

« Il y a donc trois notations possibles, en lettres, en chiffres et en millimètres.

« En général, on peut indiquer seulement la quantité d'oxyhémoglobine 0/0 ; mais il est utile d'y joindre le nombre de millimètres perçus, parce que ce chiffre permet de connaître l'épaisseur de sang, qui fait disparaître les différentes échelles. Il suffit pour cela, nous l'avons vu, de multiplier par 5 le chiffre des millimètres, pour exprimer l'épaisseur du sang en millièmes de millimètres ou *micra.* »

Éclairage. — « Il faut examiner les plaques superposées au grand jour, en évitant cependant la lumière des rayons solaires intenses. On se placera près d'une fenêtre, en tenant l'hématoscope de façon qu'il reçoive la lumière du ciel ou des nuages, ou la lumière blanche diffuse.

Il est possible de faire l'examen avec une lumière consante, en se plaçant dans une chambre obscure, et en éclairant la plaque avec une bougie, en ayant soin de maintenir l'hématoscope appliqué au niveau du bord libre de la bougie, c'est-à-dire à une distance fixe de la flamme. »

Contre-épreuve. — « En cas de doute ou de discussion, la contre-épreuve se fait ainsi qu'il suit : au lieu de superposer les deux plaques de façon que les 0 des échelles coïncident ; l'on renverse l'hématoscope de droite à gauche et de haut en bas, de manière que le 60 de l'hématoscope corresponde au 0 de la plaque d'émail. La couche mince et claire du sang est alors à droite au lieu d'être à gauche ;

et la partie épaisse et colorée est à gauche. On cherche alors, combien on peut lire de millimètres, de chiffres, ou de lettres de droite à gauche.

Il suffit de noter sur l'échelle de la plaque de verre le nombre de millimètres lisibles de droite à gauche. En général, les chiffres obtenus dans les deux sens sont identiques : et s'ils diffèrent de quelques millimètres, on peut recommencer les lectures dans les deux sens, de façon à déterminer le point de confusion.

Nettoyage de l'instrument. — « Les deux lames de verre seront lavées, et essuyées avec un linge fin. Pour les dessécher, on se servira d'un tampon d'ouate ou de peau de chamois ou de flanelle, imbibé d'alcool ou d'éther, en évitant d'employer un excès de ces liquides, qui pourraient altérer le ciment joignant les agrafes au verre.

« Si l'hématoscope contient du sang desséché, il faut le laisser tremper dans l'eau froide assez longtemps pour qu'on puisse séparer les deux lames sans effort.

Il faut bien dessécher les rainures ; et pour cela, on fera glisser entre le verre et le métal un morceau de linge fin. Lorsque les deux lames sont bien lavées et desséchées, elles glissent facilement l'une sur l'autre ; et la moindre humidité, au contraire, apparaît vers le zéro de l'échelle. »

SPECTROSCOPIE

Cette méthode comprend elle-même deux modes d'observation :

1° La détermination de la quantité d'oxyhémoglobine ou matière colorante active du sang au moyen de l'*hématoscope*, et de l'*hématospectroscope ;*

2° L'évaluation de la durée de la réduction de l'oxyhémoglobine, par l'examen spectroscopique à travers l'ongle du pouce.

1° *Dosage de la quantité d'oxyhémoglobine.* — « Il s'opère au moyen de l'hématoscope qui reçoit le sang par le procédé que j'ai indiqué.

« Puis, l'appareil étant ainsi préparé, pour doser l'oxyhémoglobine, on examine avec le spectroscope à vision directe, l'hématoscope chargé de sang ; et l'on note le degré de l'échelle, qui permet de voir, également obscures, les deux bandes caractéristiques de l'oxyhémoglobine. Par exemple, du sang contenant 14 pour 100 d'oxyhémoglobine, examiné à la lumière du jour, sous une épaisseur de 70 millièmes de millimètre, présentera ces bandes toutes deux également noires. Elles ont aussi une étendue égale dans le spectre, et, si on les mesure en longueurs d'onde, elles occupent les espaces de 530 à 550 et de 570 à 590 millionimètres ou λ.

« Un tableau de concordance indique la quantité pour 100 d'oxyhémoglobine, suivant le degré de l'échelle auquel on perçoit ce phénomène.

2° *Durée de la réduction de l'oxyhémoglobine.* — « On la détermine par l'examen spectroscopique du sang à travers l'ongle du pouce.

« En effet, avec le spectroscope à vision directe, on voit à travers cet ongle la première bande caractéristique de l'oxyhémoglobine et quelquefois la seconde. Si l'on fait une ligature autour de la phalange, les bandes disparaissent ; peu à peu on voit d'abord réapparaître le jaune au niveau de la raie D qui était cachée (ce que j'appelle *moment du virage*) ; puis les bandes disparaissent complètement. J'appelle durée de la réduction le temps qui s'écoule à partir de l'application de la ligature jusqu'à la disparition complète des bandes caractéristiques de l'oxyhémoglobine.

« La ligature isole dans le pouce une certaine quantité de sang oxygéné, qui, pendant quelque temps, montre les bandes de l'oxyhémoglobine ; celle-ci abandonne son oxygène aux tissus, elle est réduite et ne présente plus de bande d'absorption assez intense pour être perçue à travers l'ongle.

« La durée de la réduction varie entre vingt-cinq et quatre-vingt-dix secondes, la moyenne est de soixante secondes dans l'état de santé et de repos ; elle est en rapport avec la quantité d'oxyhémoglobine, et avec la rapidité des échanges entre le sang et les tissus.

Mesure de l'activité de la réduction. — « J'ai déterminé l'unité d'activité de la réduction, de la manière suivante. L'expérience m'ayant montré que, chez l'homme vigoureux et sain, dont le sang contient 14 pour 100 d'oxyhémoglobine, la durée de réduction moyenne est de soixante-dix secondes, j'en ai déduit, que la quantité d'oxyhémoglobine réduite en une seconde est de 0,20 pour 100. Cette quantité est prise pour unité d'activité de réduction ; et la formule suivante permet de calculer l'activité correspondant à des durées de réduction, et à des quantités d'oxyhémoglobine déterminées par mes procédés. L'activité de réduction ou $E = \frac{\text{quantité d'oxyhémoglobine}}{\text{durée de réduction}} = 5$. »

CHAPITRE XLVIII

THERMOMÉTRIE MÉDICALE

SOMMAIRE. Généralités sur la thermométrie : Instruments divers : réservoir, tiges, graduation, forme générale.

THERMOMÉTRIE EN GÉNÉRAL

DÉFINITION. — On donne le nom de thermomètres à une série d'instruments de formes différentes, mais tous basés sur la dilatabilité des corps sous l'influence de la chaleur, et permettant d'évaluer, de mesurer la température.

Mais je dois le dire, leurs indications n'ont rien d'absolu ; elles ne peuvent avoir qu'une valeur relative. Ces instruments ne permettent que de comparer la température observée à certains phénomènes physiques, connus pour s'opérer toujours à la même température. Jusqu'à présent, deux de ces phénomènes ont suffi pour établir les deux points extrêmes d'une échelle, dont les degrés intermédiaires ont été obtenus en divisant cet intervalle en un nombre donné de quantités considérées comme égales.

Pour le thermomètre centigrade à mercure, par exemple, l'un des plus employés, on a admis la glace fondante comme donnant le point fixe inférieur, et la température à laquelle commence l'ébullition de l'eau dans certaines conditions données, comme point fixe supérieur ; enfin, l'intervalle a été divisé en 100 parties égales.

Mais, cela étant, on comprend fort bien, d'abord que l'on puisse prendre comme point de détermination des limites extrêmes des phénomènes s'opérant à des températures différentes (tous peuvent l'être à la condition d'être constants); et ensuite que leur intervalle ait pu être divisé en un nombre différent de parties ou *degrés*.

C'est, en effet, ce qui est arrivé; et, à côté du thermomètre centigrade[1], que nous employons le plus souvent en France, et qui a les points et l'échelle de graduation que je viens d'indiquer, la science et l'usage en ont consacré deux autres : celui de Réaumur[2], et celui de Fahrenheit[3].

L'échelle de Réaumur a les mêmes points extrêmes que l'échelle centigrade. Elle n'en diffère que par sa division en 80 parties, au lieu de 100.

L'échelle de Fahrenheit, au contraire, s'écarte des précédentes et par les points de repère et par le mode de division. Son point fixe inférieur est donné par un mélange, à parties égales, de sel ammoniac pilé et de neige; et enfin l'intervalle est divisé en 212 parties égales.

Calcul de transformation. — Ce sont là les trois échelles en usage; et comme on trouve encore assez souvent les deux dernières dans les travaux étrangers, je pense être utile en indiquant rapidement leur valeur correspondante, et la manière de les transformer l'une en l'autre.

Pour l'échelle de *Réaumur* le calcul est des plus simples. Cette échelle ayant les mêmes points fixes que l'échelle centigrade, ses 80 degrés correspondent aux 100 degrés de cette

[1] Les points fixes et la graduation des thermomètres centigrades ont été donnés par Celsius, physicien suédois mort en 1744.

[2] Réaumur, physicien français qui proposa sou échelle en 1731.

[3] Vivait à Dantzick; c'est en 1714 qu'il fit connaître sa graduation.

dernière ; c'est-à-dire que 1° R. $= \frac{1° \text{ C.} \times 100}{80} = 1° \times \frac{5}{4}$

et que par conséquent $\frac{20° \text{ R.} \times 5}{4} = 25° \text{ C.}$

Pour transformer des degrés Réaumur en degrés C., il suffira donc de multiplier les degrés R par 5 et de les diviser par 4.

La transformation inverse s'effectuera évidemment en renversant les termes de la fraction ; c'est-à-dire que pour transformer des degrés C. en degrés R., il faudra les multiplier par 4 et les diviser par 5 : $\frac{50° \text{ C.} \times 4}{5} = 40 \text{ R.}$

La transformation des *Fahrenheit*, sans être difficile, demande une précaution de plus ; c'est qu'en effet nous n'avons pas ici les mêmes points fixes inférieurs. Ce point, je l'ai dit, est donné par un mélange de neige et de sel ammoniac, à parties égales, c'est-à-dire une température sensiblement au-dessous de celle de la glace fondante. La limite des points extrêmes est donc plus étendue. Mais l'expérience nous démontrant que la glace fondante ou le 0 du centigrade, correspond au 32e degré du Fahrenheit, il en résulte que les 100° centigrades équivalent à 212 — 32 = 180° Fahrenheit. Chaque degré est donc le 100/180 = 5/9 d'un degré C. Pour transformer des degrés F. en degrés C., il faudra donc :

1° Retrancher les 32 degrés compris entre la glace fondante (0 de centigrade), et le 0 de F ;

2° Multiplier le nombre qui reste par 5/9.

Soit 95° F. à transformer en C., nous aurons :

$$95 - 32 = 63 ; \text{ et } \frac{63 \times 5}{9} = 35° \text{ C.}$$

Si, par contre, nous voulions faire la transformation inverse, il faudrait multiplier : les degrés C. par 9, les diviser par 5, et ajouter 32° au produit ; c'est-à-dire que nous retrouverions $\frac{35° \text{ C.} \times 9}{5} = 63°$ F.; et $63 + 32 = 95°$ F.

Division. — Ces principes étant connus, on conçoit quelle variété peuvent présenter ces instruments. Aussi leur nombre s'est-il considérablement multiplié; et, avec les besoins constamment plus nombreux de l'industrie et de la science, en voit-on tous les jours naître de nouveaux.

C'est ainsi que, si l'on se base sur la substance employée, comme terme de comparaison, nous trouverons que les gaz, les liquides, et mêmes les solides ont été successivement employés.

Les échelles se sont prolongées au-dessus et au-dessous des points fixes; les formes les plus diverses ont été adoptées; enfin, selon les buts à atteindre, nous trouverons des thermomètres maxima et minima, des thermomètres différentiels, etc.; et de plus, je dois le dire, je ne parle ici que des thermomètres proprement dits. Mais la variété serait bien plus grande encore, si nous envisagions tous les instruments destinés à mesurer la chaleur, tels que ceux qui ont pour but d'évaluer les hautes températures, ou, au contraire, les faibles variations.

Mais, qu'il s'agisse des uns ou des autres, nous ne pouvons ici avoir en vue, bien entendu, que ceux qui sont d'un usage courant dans la clinique, ou qui, à la rigueur, servent dans les laboratoires de biologie; et seuls, en effet, ils nous occuperont.

Instruments cliniques. — Jusqu'à présent, la clinique n'a jamais utilisé que des instruments basés sur la dilatabilité des liquides, et de deux liquides seulement, le mercure et l'alcool. Enfin, l'alcool n'étant que très rarement employé, on peut dire que ce sont les thermomètres à mercure, qui, le plus souvent, ont servi au monde médical, d'une manière à peu près exclusive.

Ce qui va suivre aura donc trait à ces instruments. Quant à l'application de l'alcool, je me contenterai de décrire l'instrument de Potain.

Les instruments à mercure, on le comprend, ne peuvent varier que par des modifications peu importantes, qui ne sauraient les éloigner beaucoup les uns des autres. Le plus souvent, ces modifications ne portent que sur un point; et l'instrument, qui la subit, reste semblable aux autres, ou tout au moins à beaucoup d'autres, pour le reste de la construction. Ce serait donc me condamner à des redites constantes, que de décrire ces instruments un à un. Je pense qu'il suffira, pour les faire connaître, d'étudier séparément les différentes parties du thermomètre, et d'indiquer les diverses modifications qu'on leur a fait subir. Je passerai donc successivement en revue : *le réservoir, la tige, la graduation* et *la forme générale*.

Le *réservoir* ou *cuvette*, a reçu des formes différentes, mais pouvant toutes se rapporter à deux principales, qui sont : la forme sphérique, et la forme ovoïde.

La forme sphérique est considérée comme préférable par quelques observateurs. Ils pensent que cette forme permet au contact de mieux s'établir, quand il s'agit du creux axillaire, surtout chez les personnes amaigries. Ce sont cependant les formes ovoïdes, qui l'ont emporté ; et c'est avec cette forme, que vous verrez la plupart des thermomètres en usage. Les cuvettes sont plus ou moins allongées, plus ou moins épaisses ; mais elles sont toujours ovoïdes.

Cette forme, du reste, est forcée, s'il s'agit de prendre des températures cavitaires, du vagin, du rectum ; la forme sphérique exposerait trop l'instrument à se briser.

C'est donc la forme ovoïde qui, je crois, doit avoir la préférence. Elle rend l'instrument moins fragile, permet de prendre la température en tous les points, même les températures locales, comme nous le verrons, et cela, avec un degré suffisant d'exactitude. Grâce à cette forme, un seul instrument peut nous suffire.

Deux conditions seulement sont importantes : la première, est que sa capacité soit suffisante relativement à celle du tube capillaire ; et la seconde, que les parois soient assez résistantes pour ne pas subir l'influence d'une pression légère, ou qu'elles soient garanties contre les pressions, par la construction même de l'instrument. Du reste, cette cause d'erreurs, sur laquelle insistent quelques auteurs, est facilement évitée, le tube thermométrique proprement dit étant presque toujours maintenant placé dans un étui résistant.

La *tige*, nous le savons, est constituée par un tube à diamètre très petit relativement à celui de la cuvette ; mais, de plus, dans la plupart des modèles adoptés en ce moment, cette tige est en verre très mince, et par conséquent très fragile : c'est la partie la plus délicate de l'instrument.

Elle a subi, de la part des inventeurs, des modifications nombreuses ; et dont quelques-unes ont une réelle importance.

La forme la plus simple est celle dont la tige se continue directement avec la cuvette, et présente un calibre égal sur tout son parcours. Mais il est rare que maintenant, cette partie du thermomètre se présente avec ce caractère de simplicité.

Nous trouvons souvent à une faible distance de la

cuvette une dilatation constituant un second réservoir. Son but est le suivant.

Comme nous le verrons, les thermomètres à température humaine ne comprennent qu'une partie de l'échelle thermométrique, de 32 à 45 généralement. Or, il peut être important, à un moment donné, de vérifier l'instrument; et, comme on n'a pas toujours à sa disposition un thermomètre étalon, les constructeurs ont pu, grâce à ce réservoir inférieur, indiquer la place de 0°, même sur nos instruments à échelle fractionnée. On peut donc toujours ainsi vérifier un point fixe de l'instrument, celui de la glace fondante. Je ne crois pas, que cette cavité soit une complication sérieuse dans la construction; et c'est ce qui autorise à la conserver. Dans le cas contraire, son utilité étant peu importante, il faudrait y renoncer. D'une part, en effet, nous n'avons ainsi qu'un point fixe; et ensuite sa vérification ne nous garantit pas d'une manière complète l'exactitude des degrés intermédiaires de l'échelle.

D'autres instruments portent une dilatation au sommet de leur graduation; et son utilité se révèlera plus souvent. Elle est destinée à recevoir le mercure, dans les cas où l'instrument serait porté à une température dépassant celle de sa graduation. Elle constitue une sérieuse garantie pour la conservation de l'instrument. Le thermomètre n'étant gradué que jusqu'à 45°, se briserait sûrement, si nous le portions, par exemple, à 50°. Cette cavité a donc pour but, dans ce cas, de recevoir le mercure, et d'éviter l'excès de pression, qu'aurait à supporter la fragile tige du thermomètre, sous l'influence de la dilatation du mercure. Or, les cas dans lesquels le thermomètre est exposé à des températures accidentelles, sinon à des températures humaines, dépassant 45°, sont encore assez fréquents. C'est donc une modification heureuse à conserver.

Enfin, pour permettre des graduations inférieures et l'établissement du zéro, Ducretet a fait subir à la tige une courbe, qui permet d'augmenter sa longueur sans augmenter celle de l'instrument proprement dit. On peut ainsi, de même qu'avec le réservoir inférieur, et peut-être avec plus de précision encore, obtenir le point fixe inférieur.

Je ne crois pas cependant, je l'ai dit, que ce soit là un avantage suffisant pour augmenter la difficulté de construction, ou même la fragilité de l'instrument.

GRADUATION. — La modification la plus importante, que les constructeurs aient fait subir aux thermomètres, pour les adapter au but que leur destine la clinique, est de *fractionner* l'échelle thermométrique ; c'est-à-dire de faire des instruments ne correspondant qu'à une partie de cette échelle.

La température humaine, en effet, nous le savons, même à l'état pathologique, ne dépasse pas comme écart 32° et 45°. Il a donc paru inutile de comprendre le reste de l'échelle dans les thermomètres médicaux. Pour les cas exceptionnels, expérimentaux, par exemple, où ces écarts seraient dépassés, les thermomètres ordinaires peuvent être complétés par d'autres instruments comprenant le reste de l'échelle, soit au dessus, soit au dessous ; et ces parties de l'échelle thermométrique peuvent elles-mêmes, suivant le cas, être réparties sur un ou plusieurs instruments.

Ce sont ces divers instruments qui ont reçu le nom de *thermomètres à échelle fractionnée.*

La tige ne devant désormais, pour le cas qui nous occupe, comprendre que 15 degrés au plus, on a pu réduire de beaucoup la longueur de la colonne, tout en laissant à chaque degré une longueur suffisante, pour qu'il pût être divisé en dixièmes, ou tout au moins en cinquièmes. C'est la division en dixièmes qui est le plus souvent adoptée; cela, du reste, sans grand bénéfice pour la clinique. Je ne crois pas, en effet, que jamais clinicien ait fondé une opinion quelconque sur une différence d'un dixième de degré. Je pense donc, que la division en cinquièmes de degré est très suffisante; et cela d'autant plus que le dixième pourrait être apprécié par ceux, qui voudraient pousser plus loin la rigueur d'observation, en jugeant de combien la colonne de mercure dépasse la graduation inférieure.

Les points extrêmes, que j'ai indiqués, 32° et 45°, me paraissent être bien choisis ; et, ce sont ceux, en effet, qui ont été adoptés par la plupart des constructeurs.

Un point, qui ne dépend que de la construction, mais qui a une importance sérieuse dans la pratique, est la manière dont est marquée la graduation. Elle peut l'être sur le cylindre même qui contient le mercure, ou bien sur une bande de papier, de verre dépoli ou de porcelaine disposée à côté de ce tube, et contenue en même temps que lui dans un étui en verre fort. De ces deux procédés, c'est le dernier qu'il faut préférer; parce que, mieux que l'autre, il permet la lecture. Il faut avoir eu dans les mains les instruments dont la graduation est portée sur la tige elle-même, pour savoir combien il est difficile parfois de dire où s'arrête la colonne mercurielle.

Ce mode de graduation est donc à rejeter d'une manière rigoureuse.

Même avec les instruments à graduation indépendante, la lecture présente parfois des difficultés, surtout pour la température prise le soir, dans les points obscurs d'une alcôve, etc. Cette lecture devant être faite le thermomètre restant en place, il est souvent indispensable d'approcher une lampe du malade, et cela, non sans quelque embarras. Aussi doit-on considérer comme une modification des plus heureuses, celle qui a permis de faire la lecture après avoir enlevé l'instrument, sans craindre de voir la colonne s'abaisser. Cette modification est celle qui a consisté à *maximer* les instruments. On y arrive le plus souvent maintenant en entrecoupant la colonne, à un centimètre de son sommet environ, par une bulle d'air de deux millimètres seulement de hauteur.

Grâce à cette heureuse modification, l'index qui n'est autre, je l'ai dit, qu'une partie de la colonne mercurielle elle-même, s'élève avec elle. Puis, quand après avoir retiré l'instrument, la colonne descend ; la partie, qui est séparée par la bulle d'air, reste en place ; et, à la condition de ne pas imprimer des secousses brusques à l'instrument, elle y restera indéfiniment.

L'instrument peut donc être porté près d'une lampe, et la lecture être faite sans difficulté, en donnant à la colonne, telle inclinaison que l'on veut pour la faciliter. On peut même, dans la clientèle, pour gagner du temps, faire prendre la température par une personne restant auprès du malade, qui garde l'instrument, dont la lecture est ensuite faite ou contrôlée par le médecin à son arrivée. C'est là, je le répète, une des modifications les plus avantageuses ; et que l'on doit désormais considérer comme indispensable pour tout instrument dont on fait choix.

C'est en vain que l'on a reproché à cet instrument d'être moins exact. La bulle d'air augmenterait plus que le mercure, et de là pourraient résulter des erreurs d'un dixième. J'en appelle à tous ceux, qui font de la thermométrie une application quotidienne ; et je leur demande si, dans le cours de la pratique, ils ont la certitude ou la prétention de prendre la température à un dixième près.

Ce ne sont pas des variations d'un dixième, qui peuvent nous fournir des indications; et la crainte d'erreurs de cette importance est si largement compensée par la commodité des instruments à maxima, que je conseille de ne jamais en prendre d'autres.

Après la lecture de la température, il est indispensable, pour ces instruments, de conduire la colonne mercurielle à son point de départ, ou tout au moins à une température au-dessous de la normale. On y arrive par une série de secousses brusques, que l'on imprime à l'instrument en le tenant par le haut de la graduation, de telle manière que par l'effet de la pesanteur, l'index descende, et ne soit plus séparé du reste de la colonne que par la bulle d'air. Ces secousses, il ne sera peut-être pas inutile de le dire, ne sauraient être remplacées par des chocs donnés avec l'instrument, celui-ci étant tenu perpendiculairement. On pourrait parfois arriver au même résultat, mais en faisant courir de sérieux dangers à l'instrument dont la tige serait ainsi souvent brisée.

Dans les secousses que l'on donne, deux petits inconvénients peuvent se présenter. L'indice peut venir se confondre avec le reste de la colonne, ou bien il peut se fragmenter, une partie restant adhérente au verre.

Dans ce dernier cas, il est facile en plongeant l'instrument dans de l'eau tiède, dont on augmente graduellement la température, en la mélangeant avec une autre plus chaude, d'élever la température jusqu'à la partie la plus haute de l'index. Cette partie atteinte, on laisse l'eau se refroidir lentement; et l'index est ramené ensuite par des secousses plus légères.

Quand l'index est confondu avec le reste de la colonne; il faut, après avoir élevé la colonne mercurielle de quelques degrés, prendre l'instrument par la cuvette, et lui imprimer des secousses en sens inverse de celles qu'on lui imprime pour ramener l'index. On arrivera assez facilement à détacher une partie de la colonne mercurielle, qui désormais servira d'index. On aura ainsi *maximé* l'instrument.

Forme générale. — Elle a été surtout modifiée pour répondre à ce besoin, la commodité, qu'il s'agisse de l'application ou du transport.

Pour la commodité de l'application, je dois rappeler une disposition dont j'ai pu apprécier l'avantage ; c'est celle qui consiste à couder la tige du thermomètre. A une époque, où l'on croyait encore devoir donner plus d'étendue à la colonne mercurielle, afin de diminuer la longueur de l'instrument, quelques constructeurs avaient coudé la tige à six ou huit centimètres du réservoir. C'était donc sur la partie horizontale que se lisait la graduation ; on pouvait même, suivant la pratique de quelques médecins, faire sortir cette tige par la partie postérieure de l'aisselle ; et lire la température sans s'exposer au souffle du malade. Ce dernier avantage me paraît négligeable. Mais il n'en est pas de même du premier ; j'en ai été fort satisfait à une époque, où les instruments à maxima n'étaient pas encore entrés dans la pratique.

Mais, disons-le immédiatement, si le thermomètre coude est commode pour l'application il ne l'est pas pour le transport. Sa forme le rend fragile ; et aussi, malgré l'avantage que je viens de lui reconnaître, peut-être un peu par reconnaissance [1], je ne crois pas qu'il se relève jamais du discrédit où il est tombé.

[1] En 1875, pendant que j'étais au Maroni (Guyane française), les quelques thermomètres que j'avais avec moi, ayant été tour à tour brisés, et me trouvant au milieu d'une épidémie que je voulais étudier, j'écrivis à la colonie la plus rapprochée pour en

La plupart des instruments, au début de la thermométrie médicale, n'étant destinés qu'à la clientèle des hôpitaux, se présentaient sous une forme assez massive et volumineuse. On les trouvait dans le commerce contenus dans un étui en bois, qui répondait à tous les besoins du service auxquels on les destinait; le principal mérite de leur fabrication était la solidité. Mais, dès que cette pratique s'est répandue dans la clientèle civile, cette condition a dû faire place à une autre, la commodité de transport; et c'est de ce besoin que sont nés la plupart des modèles que l'on trouve aujourd'hui dans le commerce, et dont beaucoup réunissent l'élégance à la commodité. Or, de ce nombre sont surtout les thermomètres à étui, soit qu'ils se vissent dans cet étui par une armature qu'ils portent à leur sommet, soit que l'étui soit simplement fermé à frôlement doux comme celui des couturières.

La plupart des instruments ont été ramenés à des proportions assez petites pour leur permettre d'être reçus dans une trousse; et, par conséquent, sont ainsi devenus aussi portatifs que possible. C'est un véritable succès obtenu par nos fabricants; qui ont su, comme dans bien d'autres cas, réunir la solidité et la commodité à l'élégance.

avoir d'autres. Ce fut à la Martinique, qui avait en ce moment le Dr Bérenger-Féraud pour chef de service, que j'adressai ma demande.

Cette colonie elle-même ne se trouva pas trop largement pourvue. Cependant, comprenant tout l'intérêt de ma demande, ce maître distingué fit chercher dans l'arsenal de l'hôpital, et trouva un thermomètre coudé, qu'il m'expédia; et qui me permit d'attendre que d'autres me fussent arrivés de France. C'est dans ces conditions que j'ai pu apprécier sa commodité.

CHAPITRE XLIX

THERMOMÉTRIE MÉDICALE (suite)

SOMMAIRE. Thermométrie médicale : Définition ; — Division ; — Lois. Températures centrales : Lieux d'élection.

DÉFINITION. — La thermométrie médicale est cette branche de la technique médicale, ayant pour but de mesurer les variations de température subies par l'homme malade. Je dis l'homme malade, parce que, en effet, à côté d'elle, et procédant avec des procédés et des instruments souvent identiques, se trouve la *thermométrie physiologique*. Mais pour celle-ci, outre qu'aux observations humaines se joignent souvent celles prises sur les animaux, le but des recherches varie. L'expérimentation animale peut, dans un but déterminé, les multiplier à son gré ; et créer des conditions d'élévation ou d'abaissement incompatibles avec l'existence de l'homme. Enfin, si, comme je l'ai dit, assez souvent les mêmes instruments servent aux deux, il faut aussi reconnaître que la science physiologique a été souvent forcée d'en imaginer de nouveaux, et qui lui sont restés spéciaux. Ces deux branches de la thermométrie, quoique concourant en somme au même but, doivent donc, surtout au point de vue qui nous occupe, rester distinctes ; l'une et l'autre ont des techniques différentes.

La thermométrie médicale, ai-je dit, nous permet de

mesurer les variations de température imprimées par la maladie; mais, sans qu'il soit nécessaire d'insister, je dois rappeler qu'elle ne fait connaître qu'un des côtés de la question. Elle nous permet de mesurer la quantité de calorique, qu'un point de la surface cutanée cède à l'instrument, sans pouvoir nous faire apprécier d'une manière plus complète, ni la quantité de chaleur réellement développée par l'organisme, ni même la totalité de celle émise par la totalité de la surface d'émission comprenant la surface cutanée et la surface pulmonaire. Quelques tentatives cependant ont été déjà faites pour mesurer cette dernière, et compléter les indications fournies par le thermomètre; mais, dans ces cas, ce n'est plus de la thermométrie qu'il s'agit, mais de la *calorimétrie*.

Il est évident, du reste, que les indications de cette dernière seraient autrement précieuses. Bien mieux que celles de la thermométrie, elles pourraient nous permettre de saisir, dans ce qu'il a de plus intime, le phénomène de la calorification, et d'apprécier ces diverses variations. Malheureusement, jusqu'à présent, la calorimétrie n'a pu être que physiologique, expérimentale. Mais c'est un procédé que nous devons tendre à faire entrer dans la technique clinique, parce que, j'en suis convaincu, dès qu'il sera devenu pratique, il lui rendra de sérieux services; et dont il nous est peut-être difficile encore d'apprécier toute la portée.

La thermométrie, il est donc bien entendu, ne nous donne que des indications sur le pouvoir émissif de la surface cutanée; et, de plus (il est important d'insister sur ce sujet), par un point de cette surface seulement.

Les températures recueillies par le thermomètre sont donc toujours *locales;* il ne saurait en donner d'autres.

Cependant, comme l'expérience et l'observation ont démontré que certains points de la surface sont approximativement en rapport constant de température avec la moyenne de celles qui sont constatées dans le sang et les principaux viscères, il a été convenu de les considérer comme équivalentes ; et les températures prises sur ces points ont reçu le nom de *températures centrales*, le nom de *températures locales* étant laissé aux autres.

Les points d'observation usuelle que l'on considère comme propres à donner la température centrale sont par ordre de fréquence d'application de nos jours, l'aisselle, la bouche, le rectum et le vagin.

Mais, l'importance du sujet me permet d'y revenir, ce ne sont là réellement que des températures locales ; et qu'il faudrait bien se garder de considérer comme pouvant donner une idée exacte et vraie de la température générale. Elles ne donnent, je l'ai dit, que la température d'une partie de l'organisme, et ne sont comparables qu'avec celles prises sur le même point.

Du reste, on le sait, la température à l'état physiologique varie dans toutes les parties de notre économie. Elle n'est pas la même dans le foie et les muscles, dans le poumon et la rate, dans l'estomac et l'intestin, dans le sang veineux et dans le sang artériel. Elle varie même pour les divers départements de chacune des deux grandes divisions du torrent circulatoire. Il nous serait donc bien difficile de dire ce que nous entendons par température centrale ou générale. Chacune des parties de l'organisme, même les plus centrales, a sa température propre.

Parler de la température *centrale*, c'est donc parler de quelque chose de vague, et à peine d'approximatif.

Mais comment, me dira-t-on, avec une telle variabilité de la température humaine, a-t-on pu donner tant d'importance aux modifications que subit cet élément dans le cours de la maladie ? Deux lois nous y autorisent. La première est que l'expérimentation et l'observation cliniques nous ont démontré qu'au moins dans la grande généralité des cas, *sous l'influence* des *maladies, les élévations et les abaissements de la température se font sentir dans la totalité de l'organisme, et cela, d'une manière à peu près proportionnelle* ; la seconde est que, les *conditions organiques ne changeant pas, la température est constante pour un point donné, et cela, en état de santé comme pendant la maladie.*

De là ont été tirées ces deux conséquences :

1° *Que si nous connaissons la température d'un point donné pendant l'état de santé, ses variations pourront nous révéler l'existence d'une maladie; surtout quand des observations antérieures auront prouvé la coïncidence entre cette maladie et la même variation de température ;*

2° *Que lorsque nous constaterons une élévation de température sur un point, nous pourrons admettre, qu'au moins, sans être exactement proportionnelle, cette élévation se fait sentir partout.*

Ce sont là les bases de la thermométrie médicale ; et ce sont les déductions que l'on peut en tirer qui ont justifié son introduction dans notre science. Mais ce qui justifie non seulement son introduction dans la clinique médicale, mais aussi la grande importance qu'on lui donne, c'est une troisième loi, qui n'a pu, bien entendu, être découverte qu'après une longue application, et qui peut se traduire ainsi : non seulement la température est constante pour le même point, non seulement les élévations et les abaissements sont liés les uns aux autres, par un rapport constant ; *mais ces variations se suivent d'une manière peu variable pour une même maladie;* de sorte qu'en voyant une série de températures, traduites par une courbe, nous pouvons souvent dire que le malade, qui a présenté ces températures, a eu une fièvre typhoïde, une pneumonie, une scarlatine, une fièvre intermittente, etc.

C'est l'importance et l'utilité, tous les jours révélées, de cette loi, qui a fait, que, sans tenir compte de ses imperfections, de son manque de précision, de l'absence de tout point de départ fixe, la clinique a accepté ce procédé d'investigations ; et qu'elle l'a placé parmi ceux, qui lui sont le plus chers, ceux dont elle semble désormais pouvoir le plus difficilement se passer.

Division. — Ces explications données, avec tous les auteurs, nous admettons des températures *centrales* et d'autres *locales;* mais vu le peu d'importance que ces dernières ont encore en clinique, seules les premières nous occuperont.

TEMPÉRATURES CENTRALES

Ce sont celles qui, de beaucoup, nous intéressent le plus. Entrées les premières dans la clinique, elles ont pris, depuis quinze ans surtout, une telle importance, qu'il est peu d'affections dans lesquelles le clinicien puisse les négliger.

L'usage de prendre la température s'est répandu à ce point, que rapidement de l'hôpital il a gagné la clientèle civile; et que la thermométrie, devenant véritablement envahissante, a pris le pas sur tout autre moyen d'investigation. L'examen de la température, non seulement complète celui du pouls; mais déjà l'a fait en partie oublier.

Lieux d'élection. — Rappelons que les points, auxquels on est convenu de demander la température centrale, sont: *l'aisselle, la bouche, le rectum* et *le vagin.*

L'aisselle est le point le plus fréquemment consulté; cela du reste, à juste titre, et pour des considérations de plusieurs ordres, les unes scientifiques, d'autres pratiques, et enfin d'autres morales.

La première, c'est que l'aisselle, par la facilité que donne sa disposition anatomique, permet de placer la cuvette du thermomètre dans un espace clos, qui sûrement l'abrite contre toutes les influences extérieures ; ensuite que la proximité du thorax, d'une part, et des masses musculaires de l'épaule, de l'autre, assurent à cet espace une température élevée, se rapprochant de cette température centrale que nous cherchons ainsi à apprécier. La surface cutanée nous donne donc ainsi, ou à peu près, la température que nous aurions en faisant pénétrer profondément la cuvette du thermomètre dans les parties molles. Enfin, d'après mes propres expériences sur l'homme et sur les animaux, la température de l'aisselle est plus constante, que celle des autres points; c'est-à-dire que, moins que les autres, elle subit les influences du milieu extérieur et surtout du froid. C'est ainsi que, contrairement à ce que j'aurais pu supposer, mes expériences m'ont démontré, que la température de l'aisselle est beaucoup plus constante que celle du rectum, et surtout que celle de la bouche. Je n'ai pas fait d'expérience pour le vagin.

Même au point de vue scientifique, c'est donc l'aisselle qui devrait être choisie ; et à plus forte raison, si nous nous basons sur les autres considérations.

Pratiquement, l'aisselle est plus facilement abordable qu'aucune des autres régions ; et la position rendue obligatoire pour l'observation peut être conservée plus facilement, que pour toute autre. Or, je tiens à le dire, cette commodité ne doit pas peu contribuer à en garantir le résultat; et cela d'autant plus qu'à cette commodité se joint la facilité de la surveillance, qui nous permet de vérifier à chaque instant si le thermomètre est bien placé, s'il ne s'est pas dérangé, etc.

Enfin, au point de vue moral, deux des autres lieux d'élection seront toujours bien difficilement acceptés : le vagin et le rectum. Quelque autorité que l'on suppose au médecin sur le malade, je suis convaincu qu'il trouverait beaucoup de résistance ; et je ne vois pas dans quel cas, il aurait le droit d'user de cette autorité pour en triompher. Ce sont là des sacrifices trop coûteux pour la pudeur des malades, même pour l'homme, pour qu'on puisse penser à les demander souvent ; et, je vais plus loin, le malade y consentirait-il, je trouve ces manœuvres trop rebutantes pour le médecin pour ne pas y renoncer. Or, je l'ait dit, et je vais y revenir, il me paraît d'autant plus commandé de le faire, qu'à ces inconvénients, ces deux lieux d'élection joignent celui de donner des résultats moins sûrs.

La bouche, à la rigueur, pourrait être acceptée; et, dans tous les cas, elle ne soulèverait pas les mêmes difficultés morales. Mais d'autres, et qui ont bien leur importance, se présentent. Et d'abord, dans un nombre d'affections assez fréquentes, ce procédé présenterait une véritable difficulté pratique C'est celle de respirer pendant dix à quinze minutes par le nez. Or, nous le savons, dans certains cas, les malades ne pourraient s'y astreindre. Sous ce rapport, la bouche offre donc moins de commodités que l'aisselle. Une autre difficulté, dont on doit tenir compte, est la répugnance que j'ai rencontrée chez les malades pour mettre dans la bouche l'instrument qui vient de passer un quart d'heure dans la bouche d'un autre, et même de nombreux autres. Or, on ne peut avoir un thermomètre pour chaque malade. C'est là une difficulté que j'ai dû vaincre ; et sur laquelle, je crois, on n'a pas assez insisté.

Un autre reproche, que je dois adresser à ce procédé, c'est de prolonger le temps que nous demande l'examen de chaque malade. Quand on choisit l'aisselle, en effet, une fois le thermomètre placé, nous pouvons utiliser le temps qu'il demande pour se mettre en équilibre de température, à interroger et à examiner le malade. Or, cette économie de temps ne peut être faite, si le thermomètre est dans la bouche. Ce mode d'exploration, en effet, outre qu'il condamne le malade au silence, lui rend également tout mouvement impossible. Enfin, et c'est là le défaut capital de ce lieu d'élection : c'est celui qui subit le plus les influences extérieures. Dans des expériences que j'ai faites en gravissant les montagnes de la Guadeloupe, ascensions pendant lesquelles je passais, dans l'espace de huit heures, d'une température de 28° à 10°, j'ai vu la température de l'aisselle à peu près constante, tandis que celle de la bouche me donnait une diminution de près de deux degrés. C'est ainsi, du reste, que je me suis expliqué les écarts considérables qu'avait trouvés Brown-Sequard, quand il avait apprécié l'influence des climats. Ses températures étaient prises dans la cavité buccale.

Pour toutes ces raisons, je pense donc que la cavité buccale doit être rejetée ; et qu'elle ne doit rester que pour certains cas exceptionnels.

Je n'ai pas fait d'observations thermométriques dans le vagin ; mais elles me paraissent avoir de nombreux points communs avec celles prises dans le rectum. Comme, je l'ai dit, en effet, elles ont, à quelques différences près, ce point commun de froisser les sentiments les plus légitimes de la pudeur. Ce sentiment de pudeur est même si légitime, que souvent, même lorsqu'on en aura triomphé, on se verra forcé de composer avec lui; de telle manière que la surveillance laissera à désirer, et que les résultats perdront beaucoup de leur garantie. Or, les observations que j'ai prises dans la cavité rectale, m'ont permis de constater, que la température de cette cavité est loin d'être constante. Elle varie, au contraire, et d'une manière sensible, sous plusieurs influences dont il est parfois difficile de tenir compte.

La cause la plus fréquente des variations, que l'on obtient, est la profondeur plus ou moins grande à laquelle pénètre l'instrument. La température sera d'autant plus élevée, que l'instrument pénètrera davantage. Chez le lapin une différence de profondeur de deux centimètres se traduit par une différence de 1°,5 à 2 degrés.

Quand on prend une température rectale, et il en est probablement de même pour le vagin, il faudrait donc dire à quelle profondeur elle a été prise; et pour cela il faut surveiller le thermomètre pendant tout le temps que dure l'observation, l'instrument restant difficilement en place.

Une seconde cause d'erreur est l'état de vacuité ou de plénitude du rectum. Je l'ai également bien constatée. Dans le cas de plénitude, surtout si l'instrument pénètre le bol stercoral, la température sera sensiblement moins élevée. Enfin, je dois signaler certaines affections, et entre autres les affections locales, comme pouvant modifier la température. C'est ainsi que les flux diarrhéiques l'abaissent, tandis que, si c'est le rectum lui-même qui est le siège d'une inflammation, on pourra constater une élévation notable.

Or, ces variations, qui peuvent avoir leur importance, s'il

s'agit de constater des variations locales, ne peuvent, au contraire, que nous induire en erreur, si nous voulons mesurer la température centrale.

C'est donc en vain, on le voit, que l'on chercherait une raison plausible pour donner la préférence à un de ces derniers lieux d'élection. Si l'on y a eu recours, c'est qu'au début, il a paru que, mieux que l'aisselle, ils donneraient cette température centrale que l'on cherchait; et je comprends que, vu l'importance que l'on attachait à ce résultat, on ait fait taire les sentiments les plus respectables d'ailleurs; seule cette importance pouvant justifier de pareilles pratiques. Mais, depuis, loin de les justifier, l'expérience n'a fait que prouver leur infériorité. Dès lors, comme je l'ai déjà dit, le doute ne saurait subsister; c'est l'aisselle, et l'aisselle seule, qui doit rester le lieu d'élection général. Les autres ne peuvent être employés que dans certains cas restreints donnés; et encore ne doit-on les utiliser qu'avec les réserves que j'ai faites à leur égard.

CHAPITRE L

THERMOMÉTRIE MÉDICALE (suite)

Sommaire. Technique : Position du malade ; — Placement du thermomètre ; — Durée de l'observation ; — Heures ; — Nombre ; — Variations instrumentales ; — Courbes.

TECHNIQUE

Position du malade. — La position dans laquelle l'on aura le plus souvent à prendre la température, est le décubitus dorsal ; et c'est en même temps une de celles dans laquelle cette petite opération est le plus facile. Mais elle n'est pas forcée ; et la température peut être prise, avec autant d'exactitude et de garantie, le sujet étant assis, et même se promenant.

Ce qui est important, c'est que le thermomètre soit bien maintenu en contact avec les téguments, et qu'il ne subisse aucun déplacement.

La meilleure garantie pour y arriver, est que le bras, du côté où l'on prend la température, soit fortement ramené en avant. Le coude doit venir dans la ligne mamellonnaire ; et la main aller prendre un point d'appui sur l'épaule de l'autre côté.

Il est rare, en effet, que l'on puisse assurer le contact de la cuvette avec les téguments, le bras restant placé le long du plan latéral du thorax, pour peu que la personne soit amaigrie.

Si le sujet est couché, il sera bon de maintenir soi-même une main sur le coude pour se mettre à l'abri de tout déplacement. Si, au contraire, le malade est assis ou peut se promener ; il faut que ce soit l'autre main, qui, en venant appuyer sur le coude, lui donne un point d'appui, et rende la position facilement tolérable.

Placement du thermomètre. — Il est indifférent de le placer dans une aisselle, ou dans l'autre. On le placera du côté, où l'on se trouve ; parce que l'on peut, ainsi, mieux surveiller ce que l'on fait.

Les vêtements sont d'abord défaits pour découvrir l'aisselle. On y arrive assez facilement, même chez la jeune fille, en ayant soin d'attirer sur le côté la fente que la plupart des vêtements portent sur le milieu. Quand la chemise sera fermée jusqu'en haut, il faudra défaire le cordon qui la retient serrée, et la faire également descendre sur le côté. Il ne sera pas rare de trouver un peu de mauvaise volonté ; et c'est par la douceur que l'on doit en triompher ; et au besoin dire à la personne de faire elle-même l'opération. Ces difficultés se présentent surtout pour la première application ; pour les suivantes, la malade et son entourage avertis prendront leurs précautions.

Que ce soit le médecin ou le malade qui ait dégagé l'aisselle, c'est le médecin, au moins pour la première fois, qui doit placer le thermomètre.

La position, qui assurera le mieux le contact, est celle qui, le malade étant debout, serait légèrement oblique de haut en bas et d'arrière en avant. Il faut que la cuvette aille appuyer sur le fond de l'aisselle ; et veiller également à ce qu'aucun linge ne soit interposé entre lui et les téguments.

Une fois le thermomètre ainsi placé, le médecin doit

lui-même ramener le bras dans la position que j'ai indiquée, et s'assurer qu'elle donne un contact exact; et, au besoin, la faire varier jusqu'à ce que cette condition, qui est la seule importante, soit remplie.

Je le répète, ce sont surtout les premières applications, qui demanderont ces précautions ; car, pour les suivantes il est rare que le malade ne les prenne pas lui-même ; et qu'il n'arrive même à nous donner assez de garantie, pour que nous puissions lui confier ce soin.

J'ai presque toujours vu, en effet, dans la clientèle civile, le malade, ou quelqu'un de son entourage, se charger de prendre la température, et s'en acquitter avec conscience. Il suffit, dans ces cas, de contrôler ses résultats de temps en temps, en répétant les conseils les plus importants.

Les thermomètres à maxima sont dans ces cas d'une grande utilité.

Durée de l'observation. — L'expérience a démontré qu'il faut quinze minutes pour avoir la température maximum ; et l'on ne saurait diminuer cette durée toutes les fois qu'il s'agit d'une observation rigoureuse, ayant un caractère vraiment scientifique. Mais il me semble, que la clinique courante peut se montrer moins exigeante. Dans tous les cas, j'avoue que depuis longtemps j'ai diminué la durée de l'observation; et que je l'ai ramenée à *dix minutes*.

Les raisons qui m'ont fait adopter cette pratique, sont d'ordres différents. La première, et la plus importante, est que, comme tous les observateurs qui ont suivi la marche du thermomètre, j'ai pu me convaincre que ce temps est suffisant pour que, cet instrument étant bien placé, l'équilibre de température soit à *peu près* obtenu. A partir de la dixième minute, en effet, la colonne mercurielle ne monte plus que de quelques dixièmes.

La seconde, c'est que quinze minutes sont réellement très longues pour de nombreux malades, tels que ceux atteints de maladies graves, de maladies avec agitation, avec dyspnée, et aussi pour les enfants. Ce sont surtout les cinq dernières minutes d'immobilité, qui sont difficiles à faire accepter. Souvent même, on n'y arrive pas; et cela parfois sans que l'on puisse en faire un reproche au malade. Or, sous l'influence de ces mouvements, le thermomètre se déplace; et les résultats deviennent moins sûrs. Enfin, le malade en arrive à redouter cette petite opération, qui doit cependant se répéter deux fois par jour ; et on ne saurait croire toute la différence qu'il y a dans la pratique entre une immobilité de dix minutes et une de quinze. Enfin, même pour le médecin, le temps paraît long, et cinq minutes sont bonnes à économiser.

Aussi, tenant compte de ces diverses raisons, j'en suis arrivé, je l'ai dit, à réduire la durée de l'observation à dix minutes. L'application du thermomètre est ainsi mieux acceptée ; et, l'immobilité étant mieux assurée, les résultats obtenus ont plus de garantie. Quant à la différence qui existe entre les chiffres obtenus et ceux que me donneraient les cinq minutes suivantes, j'en tiens compte en ajoutant trois dixièmes au chiffre trouvé. J'ai ainsi une observation approchée à deux dixièmes près au maximum; et je ne crois pas que la clinique puisse se montrer plus rigoureuse.

J'ajouterai que ce qui nous intéresse le plus dans la température, étant sa marche traduite par la courbe; la courbe que j'obtiens est construite avec des chiffres toujours obtenus dans les mêmes conditions; et par conséquent parfaitement comparables.

Heures des observations. — Les observations thermométriques doivent être faites en général deux fois par jour, le matin et le soir. Les heures adoptées varient avec les observateurs. Le plus souvent, la première observation a lieu vers huit heures du matin, et la seconde vers quatre ou cinq heures.

Le choix de ces heures, qui pourrait invoquer peut-être des raisons scientifiques, telles que la marche de la température, me paraît aussi avoir été fait en s'inspirant surtout d'une nécessité toute pratique. Dans les hôpitaux, il s'agit d'avoir la température pour la contre-visite, qui quelquefois se passe d'assez bonne heure ; et, pour la clientèle, ces heures concordent avec celles auxquelles les médecins voient les malades pour la seconde fois, quand ils les voient deux fois par jour. Il faut, du reste, que les visites soient terminées avant le dîner. Ce sont là des considérations pratiques liées aux exigences de notre vie sociale, dont il est difficile de ne pas tenir compte. Cependant, si j'avais à faire le choix des heures, en dehors de toutes ces considérations, et en ne m'inspirant que de données cliniques, au moins pour l'observation du soir, d'autres me paraîtraient préférables.

Le minimum de température a lieu vers six heures du matin ; et l'observation du matin ayant surtout pour but de mesurer ce minimum, pour être rigoureux, c'est à cette heure, qu'il faudrait la prendre. Mais cette heure étant également celle où de nombreux malades goûtent un sommeil attendu en vain pendant une longue partie de la nuit, je pense qu'on doit se départir de cette rigueur, et que l'heure qui satisfait le mieux les exigences de la vie du malade et la science, est huit heures. Je l'ai dit, du reste, c'est celle qui est le plus souvent adoptée : la rémission du matin est encore très marquée ; elle suit le sommeil du malade ; elle précède même souvent son premier déjeuner (je parle de la clientèle civile) et la visite du médecin. Mais pour le soir, je pense qu'il faut reculer d'une manière notable l'heure de l'observation. Ce n'est pas dans l'après-midi que je la placerais, mais au commencement de la soirée.

Je ne sais si je trouverai beaucoup de partisans, mais je pense que la visite la plus importante est celle du soir ; ou, pour mieux dire, que c'est le soir que nous pouvons le mieux apprécier la marche de la maladie. A la visite du matin, nous trouvons le malade profitant de la rémission, qui s'opère toujours à ce moment de la journée; et les aspects de la maladie sont souvent trompeurs.

Le soir, au contraire, ce mieux a disparu ; les phénomènes généraux ont repris leur importance ; les médicaments pris ont agi ; et il me semble que c'est en ce moment, que mieux qu'à tout autre, nous pouvons réunir les éléments qui doivent nous guider.

Au point de vue pratique, il est rare, quand la clientèle est tant soit peu nombreuse, que l'on puisse arriver chez le malade d'assez bonne heure pour prescrire des médicaments, qui doivent être administrés le matin même. C'est de neuf heures à onze heures que nous arrivons chez nos malades. Si nous prescrivons un purgatif, un vomitif, il faut le temps d'aller le faire préparer ; le malade a pris son déjeuner; et, devant ces considérations, nous en arriverons à prescrire le médicament pour le lendemain matin, laissant ainsi à la maladie une journée entière pendant laquelle rien ne peut nous faire prévoir sa marche.

Ce sont ces considérations d'ordre clinique, qui, depuis quelques années, m'ont fait modifier ma pratique, et m'ont fait renverser l'ordre d'importance des visites. C'est la visite du soir qui est devenue la plus importante ; et quand je n'en fais qu'une, c'est le soir que je la fais. Les visites du matin sont réservées aux affections chroniques, celles qui subissent moins l'influence du matin ; celles qui comportent un pansement, etc. Mais les affections aiguës, celles dont l'évolution rapide demande à être le plus surveillée, sont vues surtout le soir, et le soir après six heures. C'est de six à huit heures du soir que doivent être vus les malades graves ; c'est à cette heure, qu'ils le sont de la manière la plus profitable. C'est, je l'ai dit, la pratique à laquelle j'ai été conduit ; et, depuis quelques années, les avantages que j'en ai retirés sont tels, que j'y renoncerais maintenant difficilement. Il est vrai qu'une pareille pratique concorde peu avec les exigences sociales ; que souvent même elle les contrariera trop pour espérer la voir se généraliser ; mais il m'a paru bon de faire connaître les avantages que je lui trouve, sauf à chaque praticien, d'après les exigences de sa situation, de rester seul juge de ce qu'il doit faire.

Nombre d'observations. — Le plus souvent, deux observations suffisent ; mais pour certains cas graves, et pour quelques affections, on ne pourra que gagner à leur en joindre une troisième : elle sera prise d'une heure à trois heures.

Du reste, comme je l'ai dit, l'usage du thermomètre s'est maintenant répandu à tel point, que l'on trouve facilement dans l'entourage du malade une personne qui puisse nous dispenser de ce soin. Il y a mieux, c'est que l'entourage lui-même, sachant l'importance que vous attachez à cet examen, se fera un devoir d'y mettre toute l'attention désirable ; et qu'il n'hésitera pas à prendre la température, le nombre de fois que vous jugerez nécessaire de le faire.

Variations instrumentales. — Le perfectionnement apporté dans la construction des thermomètres, depuis quelques années, les ont beaucoup diminuées. Aujourd'hui nous pouvons dire, que la plupart des constructeurs ne livrent que des instruments dont les erreurs sont négligeables.

Cependant, il est encore bon, pour donner toute garantie à ses observations, de vérifier un instrument, quand on s'en sert pour la première fois.

Il est rare que l'erreur dépasse quelques dixièmes; et, je le répète, la rigueur clinique ne va pas plus loin. Du reste, l'erreur instrumentale connue, il est facile d'en tenir compte.

Le seul point important, c'est de se servir, autant que possible, du même instrument pour le même malade. Si l'on en changeait, en effet, et si les erreurs instrumentales étaient de sens contraires, elles pourraient s'ajouter. Quoique je ne crois pas, qu'avec les instruments actuels, ces erreurs même ajoutées, puissent modifier le sens de la courbe, il est bon de ne pas se mettre sous le coup de ce doute. Dans une salle d'hôpital, il sera facile de numéroter les instruments ; et, dans la clientèle, soit de se servir de l'instrument que l'on porte dans sa trousse, soit de laisser un instrument à demeure chez le malade. Du reste, je l'ai constaté avec plaisir, le thermomètre commence à devenir un instrument de famille; et j'en connais quelques-unes qui s'en sont pourvues, ne fût-ce que pour éviter de se servir d'un instrument commun à d'autres malades.

Or, qu'il me soit permis de le faire remarquer, quand nous voyons ce sentiment exister même pour l'application dans l'aisselle, croit-on qu'on le surmontât facilement pour les applications dans les cavités naturelles, et même pour la bouche ?

Courbes. — Quelques mots sur les courbes compléteront ce que j'ai à dire sur la thermométrie médicale.

Un des avantages les plus sérieux de ce procédé clinique, je l'ai dit, est de permettre, par la réunion de toutes les températures, de tracer une courbe dont la forme générale est la même pour une maladie donnée. Or, pour noter ces températures, on a adopté des papiers quadrillés, de modèles divers, portant des indications différentes, mais à peu près tous basés sur ce type fondamental : que les lignes verticales marquent les jours et les lignes horizontales marquent les degrés de température. Un des plus employés est celui dit *de Jaccoud*. Les jours y sont divisés en deux parties, matin et soir ; et les degrés par deux dixièmes.

Or, si la division des degrés par deux dixièmes me semble suffisante, celle du jour en deux, ne me le paraît pas. Cette insuffisance a été évidente pour moi, surtout dans les pays chauds, et notamment dans ceux où sévit le paludisme.

C'est l'observation des affections qui en relèvent, qui m'a conduit à faire imprimer, dès 1872, des tracés sur lesquels la journée est divisée par fractions de quatre heures. Ce n'est qu'à cette condition, que l'on peut suivre un accès de fièvre, qui quelquefois évolue dans quelques heures. La journée est donc divisée en six parties : minuit, quatre heures, huit heures du matin, midi, quatre heures et huit heures du soir.

Aux indications de la température, qui s'étend de 34° à 45°, j'ai joint celle du pouls et celle de la respiration. Enfin l'indication de jours est double. L'une sert à indiquer la date, en mois et quantième ; et l'autre, marquée en chiffres romains, donne le quantième de la maladie. On peut ainsi, sans être condamné à un calcul, voir toujours à quelle période la maladie se trouve.

Cette pratique, du reste, est maintenant souvent adoptée ; et, quoique je ne l'aie pas vue mettre en usage avant moi, au moins d'une manière méthodique et constante, je suis convaincu que, bien avant 1872, de nombreux cliniciens l'avaient employée.

Les températures portées, en tenant compte de l'heure et de leur hauteur, ces divers points sont réunis par des traits formant une ligne brisée ; et c'est cette ligne, la courbe de la maladie que nous observons étant connue, qui nous fixera sur la marche plus ou moins régulière de son évolution ; ou qui, au début d'une affection, pourra même par ses caractères aider notre diagnostic.

CHAPITRE LI

UROLOGIE

SOMMAIRE. Composition ; — Division ; — Réaction.

Je ne pouvais avoir la pensée d'écrire ici un traité complet d'*urologie*. D'abord un certain nombre de questions qui la concernent, sont d'ordre purement chimiques, et les connaissances me manquent pour les discuter ; ensuite il aurait fallu donner à cette partie de mon Manuel, une étendue, qui n'eût plus été en rapport avec celle que j'ai accordée à ses autres parties ; et, enfin, depuis quelques années, plusieurs traités ou manuels ont paru sur cette matière, entre autre celui d'Yvon publié dans cette même bibliothèque, et je ne saurais avoir la prétention de faire mieux.

Ce que j'ai voulu, en écrivant cette étude, c'est donc seulement présenter au clinicien un résumé des données d'urologie, dont la connaissance m'a paru indispensable pour la pratique journalière de la médecine ; et, de plus, lui donner, pour chacun des éléments dont le dosage intéresse cette pratique, un ou deux procédés d'une précision clinique suffisante, et dont l'exécution soit rapide et facile.

C'est là le seul but, que j'ai poursuivi en rédigeant les chapitres qui vont suivre, et je m'estimerais suffisamment heureux de l'avoir atteint.

Dans ce premier chapitre, je donnerai d'abord la *composition* de l'urine. Puis j'indiquerai les sujets qui seront étudiés plus spécialement ; ce sera une *division*. Enfin j'aborderai l'étude de ces divers sujets en commençant par la *réaction*. Les autres seront traités, en les groupant autant que possible d'après leur nature, dans les chapitres suivants.

Composition. — La composition de l'urine est des plus variables.

Elle varie d'abord parce que les différents éléments qui entrent dans sa composition, peuvent changer de proportion; ensuite parce que tout en restant normale, quelques autres substances peuvent s'y trouver passagèrement; et enfin parce que, sous l'influence de certains états pathologiques, on y voit apparaître des éléments minéraux, organiques ou organisés absolument étrangers.

De là vient, que parmi tant d'analyses d'urine, faites pourtant avec le plus grand soin, nous n'en trouvions pas qui concordent d'une manière complète.

Je devrai donc me contenter de donner les substances et les proportions, qui, autant que possible, correspondent à une composition moyenne.

D'après Edme Bourgoin, qui a rédigé la partie chimique de l'article *Urine* du *Dictionnaire encyclopédique*, les éléments que ce liquide contient à l'état normal, et ceux qu'il peut contenir à l'état pathologique, sont ceux réunis dans le tableau suivant.

ÉLÉMENTS NORMAUX	ÉLÉMENTS PATHOLOGIQUES
Eau.	Albumine.
Urée.	Fibrine.
Créatine.	Allantoïne.
Créatinine.	Glycose.
Allantoïne.	Inosite.
Matières colorantes.	Indigotine.
Acide carbonique.	Indirubine.
— urique.	Matières grasses.
— hippurique.	Cystne.
— benzoïque.	Xanthine.
Chlorures alcalins.	Leucine.
Phosphate de chaux.	Tyrosine.
— de magnésie.	Cholestérine.
Sulfates divers.	Bile.
Trace de sels ammoniacaux.	Sang.
— sels de fer.	Pus.
Silice.	Acide oxalique.
Gaz divers.	Poisons minéraux.
	— organiques.
	Champignons microscopiques
	Vers intestinaux.

Ce sont là les deux longues listes données par Bourgoin. Or, quelque longues qu'elles soient, elles sont encore certainement incomplètes, surtout en ce qui touche les substances pathologiques ; et, en outre, il faut savoir, comme il le fait lui-même remarquer, que la distinction entre ces deux groupes n'est pas nettement tranchée ; et que quelques-uns des éléments du second peuvent fort bien se trouver dans l'urine sans qu'elle sorte des conditions physiologiques.

Outre cette liste des substances pouvant être contenues dans ce liquide, le même auteur donne la composition de l'urine normale d'un homme adulte du poids de 65 kilog. pour une durée de 24 heures. Les résultats de cette analyse ont été calculés, d'abord pour la totalité des urines, et ensuite pour un kilogramme seulement, soit un litre environ. Je reproduis ces deux séries de résultats :

Composition de l'urine

NOM DES SUBSTANCES		TOTALITÉ DES URINES	PAR KILOGR. D'URINE
Eau		1258, 7	952, 36
Urée		31, 55	24, 27
Acide urique		0, 52	0, 40
— hippurique		1, 30	1, 00
Créatine, créatinine		0, 006	1, 00
Xanthine		0, 065	0, 004
Matières extractives et colorantes		7, 65	5, 41
Corps divers	Acides gras Glycose Phénol	Traces	Traces
Chlorure de sodium		13, 30	10, 231
Sulfates alcalins		4, 03	3, 10
Phosphate de chaux		0, 408	0, 313
— de magnésie		0, 591	0, 545
Phosphates alcalins		1, 86	1, 431
Corps divers	Silice Ammoniaque Traces de fer	Traces	Traces
Gaz	Oxygène Azote Acide carbonique	Traces	Traces

Division. — On peut donc considérer ce tableau, comme représentant la composition moyenne d'une urine normale ; mais, je l'ai dit, de toûs ces éléments, aucun n'est fixe comme proportions, même à l'état normal, et à plus forte raison sous l'influence des états pathologiques. Dans ces dernières conditions, les proportions des éléments normaux peuvent être augmentées ou diminuées de la manière la plus sensible ; et, de plus, la longue liste que j'ai donnée dans le premier tableau, indique assez combien sont nombreux ceux qui peuvent s'y joindre.

Un travail complet sur l'urologie comporterait donc l'étude successive de tous ces éléments, normaux et pathologiques, avec leurs variations, leur dosage et les procédés qui servent à les obtenir. Mais, je l'ai dit, outre qu'un pareil travail dépasserait les limites que je me suis fixées, d'abord il me conduirait à exposer des procédés, qui sortent du cadre de ceux, qui sont à la portée du médecin praticien; et ensuite, pour beaucoup de ces éléments, ce serait sans grand profit pour la clinique.

Dans l'étude qui va suivre, je ferai donc un choix parmi ces éléments, en m'inspirant de ces deux dernières considérations : c'est-à-dire, en ne retenant que ceux dont le dosage relève des procédés cliniques, et dont la connaissance comporte un véritable intérêt.

Ceux qui m'ont paru devoir être compris dans ce choix sont : les *pigments biliaires*, l'*urée*, l'*acide urique*, les *diverses albumines*, le *sucre*, les *matières chyluriques*, les *chlorures et* les *phosphates*[1] ; mais, de plus,

[1] Le dosage de tous ces corps, même par des procédés cliniques, étant toujours délicat, j'ai tenu à faire rédiger cette partie par un chimiste expérimenté ; et c'est M. Timbal-Lagrave, de Tou-

des études spéciales seront d'abord consacrées à la *réaction*, à la *quantité*, à la *densité*, et aux *matières fixes*. Enfin, dans une dernière partie, je traiterai, en quelques mots, des substances et corps figurés que peut révéler *l'examen microscopique*.

Ainsi sera complété ce que j'ai à dire sur l'urine ; et je pense que ce résumé suffira, comme je l'ai exposé, aux besoins auxquels je cherche à répondre, à ceux de la clinique.

Réaction. — L'urine normale est acide au moment de son émission ; elle ne devient neutre ou alcaline que par son altération ou sous l'influence de la maladie. La connaissance de la réaction, outre qu'elle nous sera utile par elle-même, puisqu'elle nous fixera immédiatement sur un des caractères les plus importants de cette secrétion, aura de plus l'avantage de nous guider dans nos recherches ultérieures ; et, comme nous le verrons plus tard, de nous signaler des écueils, que, grâce à elle, il nous sera facile d'éviter.

C'est à l'aide des papiers réactifs divers, tournesol et curcuma, que cette réaction est obtenue. On doit toujours procéder à l'aide de deux papiers de réaction différente ; c'est-à-dire qu'après avoir employé un papier de tournesol rougi, par exemple ; et avoir constaté qu'il garde sa couleur, ce qui nous indique que la réaction est acide ; il faut de plus essayer un papier de tournesol violet pour voir, s'il vire au rouge. Nous trouverons dans cette seconde expérience, non seulement la contre-épreuve de la première ; mais, de plus, la rapidité avec laquelle se fera le changement de coloration et l'intensité de sa teinte, nous

louse, qui a bien voulu s'en charger. Je ne fais que la reproduire telle qu'il a bien voulu la rédiger à cette intention ; et je lui en offre ici tous mes remerciements.

permettront, avec un peu d'habitude, d'apprécier le degré d'acidité.

La recherche de la réaction de l'urine est donc des plus simples, si nous la trouvons *acide.*

Selon certains degrés d'acidité, elle nous indiquera que l'urine est normale ; mais aussi, dans d'autres cas, elle pourra nous faire constater soit une exagération de cette acidité, soit, ce qui est plus fréquent, sa diminution, tendant à l'état neutre ; ce qui dénote, comme je l'ai dit, un défaut de conservation ou un état pathologique.

Cet état *neutre* est reconnu par l'indifférence des deux papiers réactifs, qui l'un et l'autre conservent leur teinte première. C'est là un caractère très rare.

Quant à *l'alcalinité*, elle est révélée par le retour du papier de tournesol rougi, au violet. Mais, ici cette simple constatation n'est pas suffisante; ou, du moins, l'étude de cette réaction peut fournir d'autres indications.

L'alcalinité, en effet, je le répète, peut tenir à deux causes, ou à un état pathologique, ou seulement à une altération de l'urine, soit avant, soit après son émission. Dans chacun de ces cas, nous le voyons donc, l'alcalinité de l'urine aura une signification bien différente. Or, quelques procédés très simples peuvent nous permettre de les distinguer l'un de l'autre, au moins avec une grande probabilité.

Le plus souvent, en effet, la réaction alcaline, vraiment pathologique, est due à la présence des sels de soude ou de potasse ou des deux à la fois. Tandis que celle qui résulte de l'altération de l'urine, est due à l'ammoniaque; or, sans avoir recours à des procédés chimiques, les papiers réactifs vont nous suffire pour différencier ces deux cas.

1° Si l'alcalinité est due aux sels de soude ou de

potasse, le papier de tournesol rougi, après avoir repassé au violet, conservera sa couleur, parce que la soude et la potasse sont fixes;

2° Si, au contraire, l'alcalinité est due à l'ammoniaque, cette base étant volatile, la couleur violette disparaîtra; et l'on verra revenir, quoique d'une manière incomplète, la couleur rouge. lorsque le papier réactif sera sec. Le retour de cette couleur nous indiquera donc que nous n'avons affaire qu'à une urine altérée par défaut de conservation;

3° Mais comme ces trois bases pourraient être réunies, pour savoir si l'ammoniaque s'est jointe aux deux autres; il faudra chauffer quelques centimètres cubes de cette urine dans un tube, en exposant un papier de tournesol aux vapeurs qui s'en dégagent. Dans ce cas:

A. — Si l'urine contient les deux sortes de bases, le papier passera au violet sous l'influence des vapeurs; et le liquide restant aura la même action;

B. — S'il n'y a que l'ammoniaque, seul le papier exposé aux vapeurs passera au violet; et le liquide donnera une réaction neutre ou acide;

C. — Si l'urine ne contient pas d'ammoniaque, le papier exposé aux vapeurs conservera sa couleur rouge; et seul le liquide le fera passer au violet;

4° Enfin, dans le cas où nous constaterons l'alcalnité ammoniacale, nous saurons que la décomposition a lieu dans la vessie même, ce qui est important, en opérant sur de l'urine immédiatement après son émission dans un verre à expériences, ou mieux en sondant le malade avec une sonde de la propreté de laquelle nous nous sommes assurés.

CHAPITRE LII

UROLOGIE (suite)

SOMMAIRE. Quantité ; — Densité ; — Matières fixes.

QUANTITÉ. — *Utilité de son dosage.* — La quantité d'urine émise dans les 24 heures, varie sous de nombreuses influences ; et parmi celles dont l'action se fait le plus sentir, se trouvent les maladies. C'est ainsi, que cette quantité, qui pour nos climats dépasse souvent 1 500 gr. à l'état de santé, tombe parfois au-dessous de 400 gr. dans la plupart des affections fébriles. On ne saurait donc, ainsi qu'on le fait trop souvent, considérer cette quantité comme à peu près constante, quand il s'agit de doser quantitativement les divers éléments rendus dans les 24 heures. L'obligation s'impose, au contraire, de toujours la mesurer.

Un exemple va rendre, je l'espère, cette nécessité saisissante.

Admettons qu'il s'agisse de comparer la quantité de matières salines rendues dans les 24 heures, en état de santé, et dans le cours de certaines affections. Je prends la densité des urines normales, et je trouve 1 025 ; ce qui me donne, avec le coefficient, 2, de Bouchardat, 50 gr. de matières salines par litre. Or, si, comme précédemment, la quantité d'urine émise est de 1 500 gr., j'arrive à établir que l'organisme dont il s'agit dépense 75 gr. de matières salines dans les 24 heures.

Supposons maintenant ce même organisme sous l'influence de la fièvre. L'urine atteindra alors probablement une densité de 1 030, c'est-à-dire sensiblement au-dessus de la densité à l'état de santé ; et, si nous nous en tenions à cette simple donnée, nous pourrions en conclure que les matières salines sont émises en plus grande quantité. En faisant les mêmes calculs, cette quantité atteindrait le chiffre élevé de 90 gr. pour la même quantité d'urine, 1 500 gr. Or, donnons-nous le soin de recueillir les urines pendant 24 heures ; et nous trouverons, pour prendre un chiffre que l'on observe souvent, seulement 600 gr. d'urine, contenant en tout, malgré sa densité élevée, 36 gr. de matières salines ; et c'est ainsi que nous aurions pu conclure que les matières salines étaient *augmentées d'un tiers*, quand en réalité elles étaient *diminuées de la moitié*.

Je prends un autre exemple. Il s'agit d'une albuminurie, dont on suit la marche par des analyses successives, faites à des époques assez rapprochées.

Un premier examen nous en fait constater 0 gr., 50 par litre, et le second seulement 0 gr., 40. Nous serions donc tout disposé à admettre, que notre affection tend vers la guérison. Or, c'est là une conclusion tout à fait hasardée ; et le résultat de ces analyses, quelque soigneusement faites qu'on les suppose, est sans garantie. Admettons que, la veille du jour où la seconde analyse a été faite, le malade ait absorbé une plus grande quantité de liquide, eau, tisane, bière, etc. que d'ordinaire ; et son excrétion urinaire, qui n'était que de 1 200 gr. lors de la première analyse, passera à 1 500 gr. ; de sorte que la quantité totale d'albumine émise, qui était 0, 50 × 1. 200 = 0, 60 cent. lors de la première analyse, n'a pas été modifiée. Elle est restée : 0, 40 × 1. 500 = 0, 60 cent. Nous aurions donc ici pu croire à une amélioration ; quand il n'y avait qu'un état stationnaire. Or, ce qui nous intéresse, est-il besoin d'insister, quand nous faisons une analyse, ce n'est pas de savoir la quantité de tel ou tel élément contenu dans un litre d'urine, mais bien la quantité de cet élément rendue dans les 24 heures.

Donc toute analyse d'urine qui n'a pas comme base la quantité émise dans les 24 heures, doit d'avance être considérée comme sans valeur.

Or, que l'on ne croie pas que les chiffres donnés comme exemple soient exagérés. J'ai pu me convaincre, depuis seize ans que je me suis astreint à prendre la totalité des urines de tous les sujets chez lesquels je les analyse, que ces écarts sont fréquents, et que souvent même ils sont dépassés. Il suffit, en effet, de la moindre influence, aussi bien en état de santé que de maladie, pour faire varier la quantité d'eau de l'urine. Ce qui varie moins, ce sont les matières salines et surtout l'urée. J'ai pu, en effet, dans des expériences, doubler et tripler la quantité d'urine émise; mais au fur et à mesure que la quantité augmentait, la densité diminuait; et, quand je traduisais ces résultats par des courbes, je voyais celle de la quantité s'élever, celle de densité s'abaisser, et celle des matières salines, au contraire, étonner par son invariable uniformité.

Connaître la quantité totale des urines est donc le point de départ indispensable de toute analyse; sans lui, je le répète, elle restera toujours sans valeur, sans garantie.

Mais, de plus, connaître cette quantité, quoique ce soit déjà là une condition importante, n'est pas la seule. Il ne suffit pas de connaître la quantité émise dans les 24 heures; il faut de plus garder la totalité de l'urine.

La composition de ce liquide, en effet, nous le savons, varie souvent. Dans le cours de la journée, elle n'est pas la même, après la nuit et pendant le jour, avant et après les repas, etc. Si donc l'analyse ne portait que sur l'urine d'une ou de plusieurs mictions, elle ne représenterait pas la composition moyenne. Pour l'avoir, *il faut que la totalité des urines ait été conservée et réunie dans un même récipient.* Cette seconde condition, quoique moins capitale que la première, me paraît donc avoir aussi une réelle importance.

Procédé. — C'est convaincu de l'importance de ces deux conditions, que, depuis 1872, j'ai adopté la pratique suivante.

Tous les malades dont je dois analyser les urines reçoivent un flacon d'une capacité de 1,500 à 2,000 gr., à goulot assez étroit, et gradué extérieurement par 100 grammes.

Cette graduation est portée sur une bande de papier ou tracée à la lime; il serait facile de la graver. Ce flacon est surmonté à demeure d'un entonnoir en verre, qui le ferme ainsi d'une manière suffisante pour qu'il puisse rester près du lit du malade sans répandre d'odeur. C'est dans l'entonnoir qu'urine le malade, quand il peut se lever; et l'opération est ainsi autant simplifiée que possible. Il peut même, avec la moindre attention, apprécier la quantité qu'il rend à chaque miction, ce qui peut avoir son importance. Si le malade est condamné au lit, il se sert d'un urinal en verre, tenu propre; et l'urine est ensuite versée dans le flacon. Dans ces deux cas le procédé est aussi simple.

Dans la pratique de l'hôpital, comme dans la clientèle, c'est à partir de 8 heures du matin, c'est-à-dire après les mictions du matin, que commencent les 24 heures. Il faut avoir soin de recommander au malade de ne jamais y manquer.

C'est cette urine totale des 24 heures, que je soumets à

l'analyse ; je suis sûr ainsi d'avoir une urine de composition moyenne.

Si, cependant, on voulait comparer les urines des divers moments de la journée, rien ne serait plus facile que de les recueillir dans des vases séparés.

Appréciation. — Dans mes services hospitaliers, de nombreux malades ont toujours été munis de flacons gradués; et, même dans les pays chauds, je n'y ai jamais trouvé d'inconvénients. Les flacons sont enlevés aux malades après la visite, lavés avec soin avec l'acide chlorhydrique ou azotique, puis rincés, et leur sont rendus aussitôt. Malgré la crainte que j'ai vu souvent émettre relativement à l'odeur que ces flacons devaient dégager, j'ai pu convaincre par expérience tous ceux qui ont suivi mes services; et j'ai eu la satisfaction de voir cet usage adopté dans les services voisins.

Dans la clientèle civile, l'objection provenant de l'odeur a moins de valeur encore. Le flacon est déposé dans les lieux d'aisance ; et l'odeur qu'il répand, la propreté étant encore plus facile à obtenir, est complètement nulle.

Pour la clientèle, généralement moins soigneuse des hôpitaux, la difficulté vient plutôt du manque de bonne volonté du malade ; aussi faut-il le plus souvent le faire surveiller. On arrive cependant assez facilement, en lui en expliquant l'importance, à lui faire accepter ce petit ennui. Quant à la clientèle civile, c'est surtout avec les exigences de la vie sociale que l'on doit compter; je parle surtout des maladies qui se portent sur pied, albuminurie, diabète, etc. Cependant, en lui en faisant connaître l'importance, j'ai toujours obtenu que le malade voulût bien s'y soumettre, au moins pour les jours d'analyse, ce qui suffit.

Du reste, ce n'est pas là un point sur lequel nous puissions transiger. Il faut, ou bien renoncer à faire l'analyse quantitative des urines, ou bien la faire avec des garanties ; or, seul, je le répète, ce procédé pouvant les donner : malades et médecins n'ont donc qu'à l'accepter.

DENSITÉ. — *Limites normales et pathologiques.* — La densité de l'urine est assez variable, même à l'état normal ; et il me paraît difficile de lui fixer des limites rigoureuses. Néanmoins nous pouvons dire, que le plus souvent la densité moyenne des urines des 24 heures oscille de 1 018 à 1 025.

A l'état pathologique, on trouve des chiffres, soit au dessous soit au dessus. Les chiffres inférieurs peuvent descendre à 1 005, et, dans quelques cas rares, même plus bas ; et les chiffres supérieurs vont jusqu'à 1 035, rarement au dessus.

Choix de l'instrument. — Pour le besoin de la clinique, l'appréciation de la densité à l'aide du *pèse-urine* suffit. C'est un procédé rapide, commode, et suffisamment exact. Tout procédé basé sur l'évaporation doit être considéré comme un procédé de laboratoire. On peut prendre la densité soit avec l'*aréomètre* de Baumé, soit avec un des nombreux pèse-urines ou *uréomètres* dont les divers fabricants ont doté la clinique. C'est à ces derniers que je donne la préférence. Je les considère depuis longtemps comme des instruments cliniques des plus indispensables.

La forme de l'uréomètre importe peu ; mais il faut que la graduation soit marquée au moins par deux degrés, et que son erreur instrumentale ne soit pas trop grande. Aussi, pour tout nouvel instrument, sera-t-il nécessaire de la faire vérifier par des moyens scientifiques ; et, je dois dire à cet égard, qu'il est rare de trouver dans le commerce un pèse-urine tout à fait exact. Il faut donc que le clinicien sache se contenter d'une rigueur approximative. Du reste, si l'on tient compte des conditions dans lesquelles il opère, on verra que cette rigueur peut suffire. Il s'agit, en effet, de doser la densité d'une urine ; et, par cette densité, de s'élever à la connaissance des matières fixes. Or, tout ce que nous devons demander, c'est que l'erreur instrumentale, calculée en matières fixes, ne dépasse pas 5 grammes.

Cette précision doit nous suffire.

Cinq grammes de matières fixes, en effet, correspondent à peu près à la quantité qui est contenue dans 100 gr. d'urine normale ; or, quand il s'agit de recueillir la totalité de l'urine pendant 24 heures, sommes-nous sûr que nous arrivions à 100 gr. près ? Ne sait-on pas que quelques efforts de plus ou de moins peuvent faire varier la quantité de l'urine, et dans des proportions autrement grandes ?

Lorsque nous aurons confié l'examen de notre pèse-urine à un laboratoire ; et que nous aurons acquis la conviction qu'il nous donne la densité à 1 degré, 1 degré et demi près, ce qui sur la totalité des urines ne nous fait pas dépasser cette erreur de 5 gr., nous pourrons donc l'accepter comme suffisamment exact.

Enfin, il faut nous rappeler que les chiffres que nous cherchons, ont une valeur surtout relative. Quand, par exemple, nous suivons une maladie avec l'uréomètre ; ce que nous voulons savoir, c'est moins la densité exacte de l'urine de tous les jours, que les variations d'augmentation et de diminution que subit cette densité. Une des conditions les plus importantes, mais aussi presque suffisantes, sera donc de se servir du même instrument pour le même malade, ou pour la même étude ; et ainsi se trouvera évité, en grande partie, l'inconvénient de son manque de précision.

Procédé. — Pour prendre la densité, l'urine est versée dans une éprouvette de 100 gr. environ et assez large, en lui faisant suivre la paroi pour éviter la formation de la mousse ; puis le pèse-urine est placé dans le liquide en l'immergeant tout d'abord jusqu'au 0, pour mouiller la tige ; et on l'abandonne ensuite, en ayant soin qu'il ne touche pas les parois de l'éprouvette. C'est là une des causes d'erreur les plus fréquentes. Pour m'en garantir, j'ai pris l'habitude d'imprimer au pèse-urine un mouvement de rotation ; et ce mouvement m'assure d'abord qu'il reste libre au milieu du liquide, et, en outre, me facilite la lecture, puisque à un moment donné la graduation vient forcément passer devant moi.

Le chiffre indiqué est celui de la graduation qui correspond, non point au niveau du liquide qui s'élève le long de la tige, mais celui qui est au niveau de la surface plane du liquide, c'est-à-dire toujours un peu au dessous.

Cette lecture, est, du reste, des plus faciles.

Correction de la température. — Mais c'est là le degré uréométrique, en supposant la température à 15°. Or, sans que la différence de température puisse se traduire par des écarts bien importants, on pourra en tenir facilement compte grâce aux tableaux ci-dessous que l'on doit à Bouchardat, qui a calculé cette influence dans deux conditions, selon que l'urine est normale ou sucrée.

La densité donnée par l'expérience précédente, d'après les lois de la densité, sera supérieure à la densité réelle, si le liquide a une température inférieure à 15° ; et, au contraire, lui sera inférieure, si la température est au dessus. Il s'agit donc dans ces deux cas de faire la correction.

Pour y arriver, dès que l'uréomètre est retiré de l'éprouvette, on le remplace par un thermomètre qu'on laisse pendant quelques minutes, jusqu'à ce que l'équilibre de température soit établi ; et c'est cette température, qui va nous servir à calculer la correction.

Je prends un exemple :

Supposons que l'uréomètre nous ait donné 1 019, que la température de l'urine soit 10°, et que cette urine ne contienne pas de sucre. D'après le tableau A de Bouchardat nous aurons : 1 019 — 0,5 = 1 018, 5.

Supposons, au contraire, que dans les mêmes conditions la température soit 25 ; nous aurons : 1 019 + 1,7 = 1 020,7.

Ce seraient donc ces derniers chiffres, qui devraient nous servir pour calculer les matières salines.

Table de correction pour les urines non sucrées (Bouchardat)

RETRANCHEZ DU DEGRÉ OBTENU		AJOUTEZ AU DEGRÉ OBTENU	
TEMPÉRATURE	QUANTITÉ	TEMPÉRATURE	QUANTITÉ
0	0, 9	16	0, 1
1	0, 9	17	0, 2
2	0, 9	18	0, 3
3	0, 9	19	0, 5
4	0, 9	20	0, 7
5	0, 9	21	0, 9
6	0, 8	22	1, 1
7	0, 8	23	1, 3
8	0, 7	24	1, 5
9	0, 6	25	1, 7
10	0, 5	26	2, 0
11	0, 4	27	2, 3
12	0, 3	29	2, 7
13	0, 2	31	3, 3
14	0, 1	33	3, 9
15	0, 0	35	4, 6

Table de correction pour une urine sucrée (Bouchardat)

RETRANCHEZ DU DEGRÉ OBTENU		AJOUTEZ AU DEGRÉ OBTENU	
TEMPÉRATURE	QUANTITÉ	TEMPÉRATURE	QUANTITÉ
1	1, 3	16	0, 2
2	1, 3	17	0, 4
3	1, 3	18	0, 6
4	1, 3	19	0, 8
5	1, 3	20	1, 0
6	1, 2	21	1, 2
7	1, 1	22	1, 4
8	1, 0	23	1. 6
9	0, 9	24	1, 9
10	0, 8	25	2, 2
11	0. 7	27	2, 8
12	0, 6	29	3, 4
13	0, 4	31	4,
14	0, 2	33	4, 7
15	0, 0	35	5, 5

MATIÈRES FIXES. — *Utilité de leurs recherches.* — La dépense en matières fixes est un des éléments de l'urologie, qui nous intéressent le plus. Leur quantité, en effet, nous indique d'une manière assez sûre l'état de la nutrition. C'est encore là, le moyen qui nous permet de l'apprécier le mieux.

D'après des recherches, qui datent déjà de dix ans environ, j'ai établi, en effet, que, sans qu'il y ait un parallélisme parfait, la courbe des matières fixes et celle de l'urée suivent la même marche ; et que, par conséquent, on peut apprécier la seconde par la première.

Ainsi l'étude de la marche des matières fixes contenues

dans l'urine des 24 heures, nous donne deux indications : l'état de nutrition générale, et, par comparaison, les dépenses en urée.

C'est à l'aide de la quantité totale et de la densité, que ces matières fixes sont calculées.

Le procédé est des plus simples.

Coefficient uréométrique. — Par une série d'observations et d'expériences comparatives, on a établi les équivalents entre des solutions salines et les degrés uréométriques ; et, quoique certains écarts existent dans les résultatats obtenus, ces écarts restent dans les limites d'une rigueur clinique.

Pour Bouchardat, ce rapport entre les matières salines et les degrés uréométriques est de 2 ; c'est-à-dire qu'une urine qui contient 50, 40, 30 gr. de matières fixes, donne 1 025, 1 020, et 1 015 à l'uréomètre.

Le degré uréométrique connu, il suffira donc, en adoptant ce coefficient, de multiplier les deux derniers chiffres de la densité par 2, pour avoir la totalité des matières fixes contenues dans un litre.

Pour quelques autres auteurs, je l'ai dit, ce rapport est moins simple ; et c'est ainsi que Rabuteau aurait trouvé 2,2 ; c'est-à-dire 1/10 en plus. Enfin, d'après des recherches plus récentes, les rapports exacts varieraient selon la richesse en matières salines.

Je puis répéter ici, ce que j'ai dit à propos de l'exactitude de l'instrument ; d'abord que la clinique doit se contenter d'une rigueur approximative, et ensuite que l'important est d'appliquer toujours le même coefficient, ce que nous demandons étant surtout des résultats comparables.

Aussi dans toutes mes recherches, c'est le coefficient

de Bouchardat que j'ai adopté ; d'abord parce qu'il représente à peu près la moyenne de tous les autres, et ensuite parce qu'il simplifie les calculs ; et c'est là un avantage que l'on apprécie, quand les recherches sont longues et nombreuses. Il est donc entendu que c'est au coefficient 2, que nous donnerons la préférence.

Méthode de calcul. — Une fois la densité prise, et après avoir fait la correction de température, comme je l'ai indiqué, il suffira donc de multiplier les deux dernières unités et la fraction de la densité par 2, pour avoir la quantité de matières fixes contenues dans un litre.

Si la correction nous a donné, comme précédemment, 1 018,5, les matières fixes égaleront :

$$1\ 018,5 \times 2 = 37 \text{ gr., } 0$$

Mais ce n'est là que la quantité de matières salines contenues dans un litre ; et c'est ici que commence à ressortir la nécessité de connaître la quantité d'urine émise dans les 24 heures.

Ce qui nous intéresse, en effet, ce n'est pas la richesse de l'urine en matières fixes, mais bien la quantité totale des matières fixes dépensées dans les 24 heures. Il est donc indispensable que nous connaissions la quantité totale d'urine pour en tenir compte.

Nous devrons donc multiplier la quantité de matières fixes contenues dans un litre par la quantité d'urine. Ainsi si nous avons trouvé 37 gr. de matières fixes par litre, comme précédemment, et que la quantité d'urine émise dans les 24 heures soit de 1 lit., 500 ; nous aurons : 37 × 1,5 = 55 gr., 50.

C'est là véritablement le chiffre qui nous intéresse : tous les autres n'ont d'importance, que parce qu'ils servent à le calculer. Ce sont ces chiffres, ainsi obtenus quotidiennement, qui nous serviront à établir les courbes; et, qui, mieux que tout autre moyen, nous révèleront la marche dela nutrition intime d'un organisme, et avant tout autre également, nous fixeront sur les progrès de l'affection dont il est atteint, ou le retour à la santé.

CHAPITRE LIII

UROLOGIE (suite)

SOMMAIRE. Dosage de l'urée et de l'acide urique.

DOSAGE DE L'URÉE

L'urée, $CO\ Az^2\ H^4$, est le plus important des matériaux organiques de l'urine. Elle est généralement considérée comme représentant la transformation ultime de la plus grande partie des produits azotés.

Ses variations sont donc des plus utiles à connaître; et ainsi s'explique que depuis longtemps la clinique se soit occupée de la doser. De nombreux procédés avaient été proposés dans ce but; mais pendant longtemps, tous, à cause de leur complication, étaient restés dans le domaine du laboratoire. Ce n'est que depuis une dizaine d'années, que des procédés réellement cliniques sont venus permettre au monde médical de répéter ces dosages, aussi souvent qu'ils le méritent. Mais depuis, il est peu de conditions physiologiques ou pathologiques dans lesquelles l'urine n'ait été dosée; et aussi les travaux accomplis dans cette voie, tant par les chimistes que par les cliniciens, sont-ils des plus nombreux. Malheureusement quelques causes d'erreur leur enlèvent une partie de leur valeur, et commandent de n'accepter leurs conclusions qu'après un examen attentif.

La première de ces causes d'erreur, est que l'on n'a pas toujours eu le soin de recueillir la totalité des urines des 24 heures, et moins souvent encore l'a-t-on fait pendant plusieurs jours de suite ; de sorte que, quelque exactes que l'on suppose ces analyses chimiques, les calculs deviennent incertains, quand il s'agit d'en faire des applications cliniques. C'est une cause d'erreur, que j'ai déjà signalée en établissant la nécessité de recueillir la totalité des urines, et qui s'applique, du reste, aussi bien aux dosages de tous les autres éléments. Qu'il me suffise de l'indiquer cette fois encore.

Il en est de même de la remarque suivante : que surtout les cliniciens n'ont pas tenu compte du poids du corps du sujet. Je sais que les résultats obtenus n'en conservent pas moins une valeur relative, puisqu'il s'agit toujours du même sujet. Mais, d'une part, le poids du malade peut varier dans de grandes proportions sous l'influence de certaines affections ; et, d'autre part, le dosage par kilogrammes aurait l'avantage d'être plus exactement applicable d'un sujet aux autres.

Ces deux causes d'erreur, je l'ai dit, enlèvent une partie de leur valeur à beaucoup de travaux ; et cela à ce point, que quelque multipliés qu'ils aient été, il est peu de sujets sur lesquels nous soyons sûrement fixés.

C'est ainsi qu'il est difficile de dire quelles sont les dépenses d'urée même dans les conditions normales. On trouve dans les auteurs des chiffres, qui varient de 18 à 35 gr., c'est-à-dire presque du double.

A plus forte raison en est il ainsi, quand il s'agit de l'état pathologique. Depuis plus de quinze ans, on se demande si l'urée est augmentée ou diminuée, par exemple, pendant la fièvre ; et la question est encore en suspens.

Ce n'est pas, toutefois, que tous les travaux antérieurs

soient à rejeter; mais ils ont été faits dans des conditions différentes ; et seule, en ce moment, une analyse des plus attentives peut faire reconnaître ceux qui méritent la confiance, et ceux qui commandent la réserve.

On peut donc dire, que, tout en tenant compte des travaux antérieurs, tout ce qui touche aux dépenses d'urée, doit être remis à l'étude; leur importance et le manque de garantie de certains de ces travaux l'exigent. C'est là, du reste, une lacune qu'il est d'autant moins permis aux cliniciens de laisser subsister désormais, que, nous allons le voir, la simplicité des procédés mis à leur disposition leur a maintenant rendu cette tâche facile.

Procédés. — Je vais en exposer trois: celui d'Esbach, le plus ancien, que j'emprunterai à l'auteur lui-même, et ceux de Blarez et de Magnier de la Source dont les descriptions sont dues à M. Timbal Lagrave.

Procédé du Dr Esbach. — Principe. « Dégagement d'azote par le réactif bromo-sodique, appelé encore *hypobromite de soude.*

Réactif Knaup	Eau de rivière	80cc
	Lessive de soude (dite des savonniers)	40cc
	Brome	2cc

« Les vapeurs de brome étant épaisses et très irritantes, voici comment il convient d'agir. Dans le flacon qui le contient, versez une certaine quantité d'eau, qui, flottant à la surface du brome, s'oppose au dégagement trop abondant de la vapeur. A l'aide d'une pipette introduite dans le flacon, aspirez 2 c. c.; le peu d'eau qui s'est introduit vous préservera également de tout inconvénient. Faites ensuite écouler dans les liquides préalablement mesurés.

« Si, avec le temps, le réactif bromé s'affaiblit, et perd

un peu de sa couleur d'huile d'olive, on le renforce en y ajoutant un peu de brome. »

Procédé. — « De la main gauche, tenez le *tube uréomètre* un peu incliné ; versez 7 à 8 centimètres cubes de réactif.

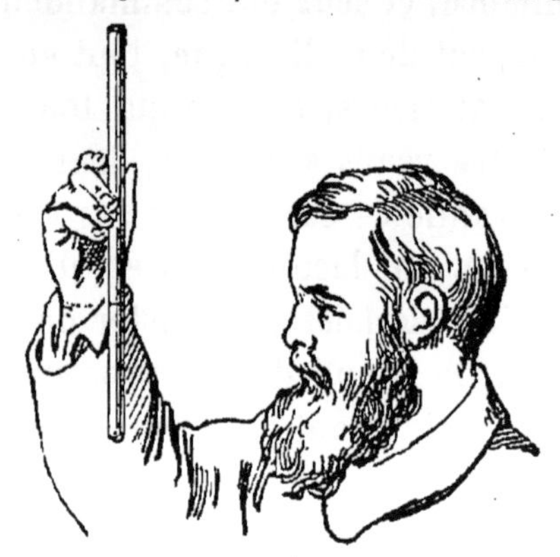

Fig. 59

Redressez l'instrument et ajoutez doucement de l'eau, jusqu'à la division 140, dont le trait prolongé circulairement est visible de tous côtés.

Attendez un peu avant de lire, et quand le niveau liquide (ligne concave inférieure) est devenu fixe, notez le chiffre en tenant compte des fractions de division (fig. 59). Ainsi, le niveau tombe entre 138 et 139, et vers le tiers inférieur de cet intervalle, lisez alors 138,3. Or, vous allez opérer sur 1 centimètre

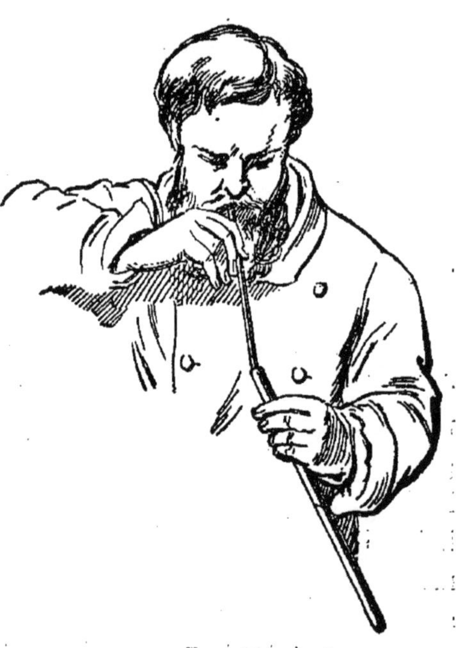

Fig. 60

cube d'urine : écrivez donc sur le papier ou l'ardoise : 138,3 + 10, c'est-à-dire 148,3.

A l'aide d'une fine pipette, introduisez 1 centimètre cube d'urine, en soufflant pour accélérer l'écoulement (fig. 60).

Fermez rapidement l'uréomètre avec le pouce, armé d'un doigtier de caoutchouc dont l'extrémité a été coupée, ce qui le rend plus commode (fig. 61).

Renversez lentement sens dessus dessous, trois ou

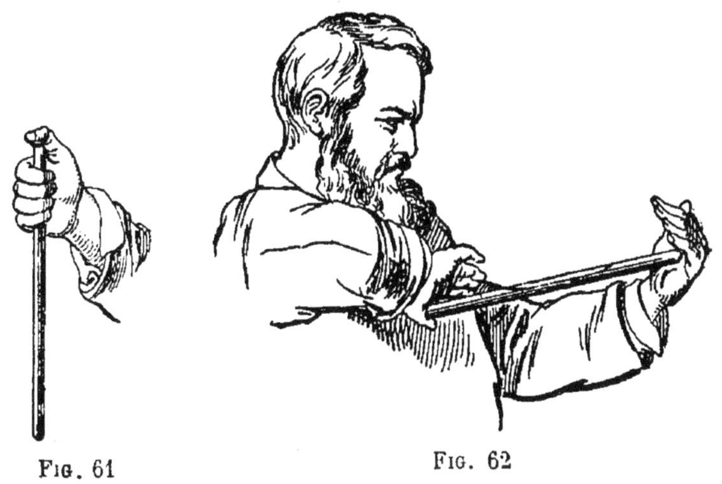

Fig. 61 Fig. 62

quatre fois, pour bien mêler les liquides ; secouez vigoureusement.

Pour faire tomber la mousse, ou tout au moins la réduire à quelques grosses bulles, appliquez le dos du pouce contre la poitrine, pendant que l'autre main, appuyée contre le fond de l'uréomètre, maintient celui-ci horizontalement. Par des balancements lents du corps, imitez les mouvements du niveau à bulle d'air (fig. 62) ; la mousse tombe rapidement. Quand plus rien ne se dégage ; et qu'il ne reste plus que de grosses bulles flottantes, redressez le tube, la main en bas ; et débouchez, en écartant le pouce, dans un bain d'eau. Le niveau baisse brusquement, car une partie des liquides est chassée par la pression intérieure (fig. 63)

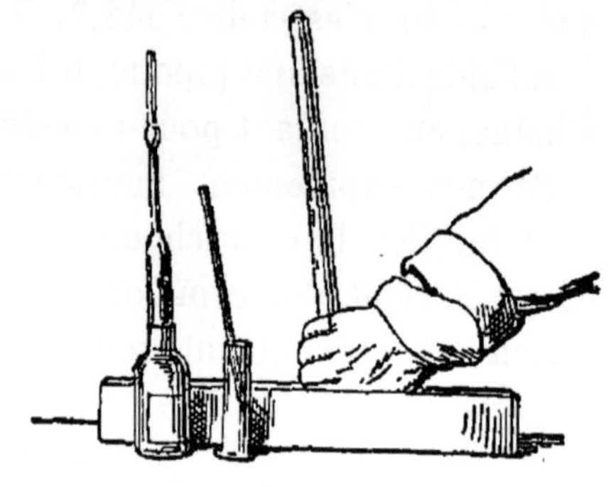

Fig. 63

Couchez le plus possible l'uréomètre (fig. 64), de manière à rapprocher sensiblement les niveaux liquides en dedans et en dehors ; enfin, bouchant de nouveau, d'un seul coup, avec le pouce, redressez le tube (fig. 65), essuyez

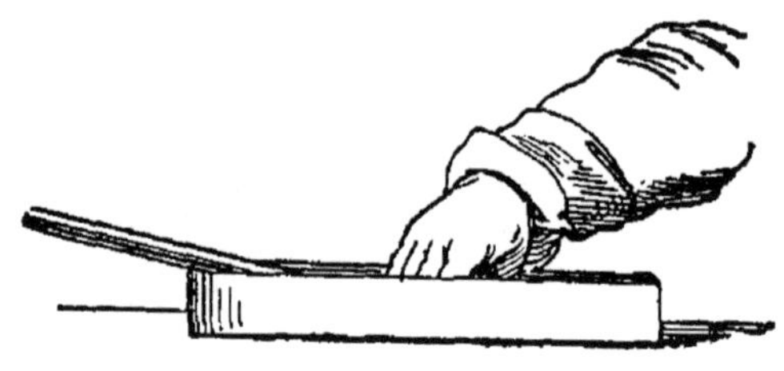

Fig. 64

votre main, débouchez et lisez comme dans la figure 59.

Ce nouveau chiffre soustrait de celui dont on a pris note donne le volume d'azote dégagé.

Consultez maintenant le *baroscope correcteur* (fig. 66) *et les tables:* vous avez sans aucun calcul le poids d'urée en grammes et décigr. contenu dans un litre de l'urine en expérience. »

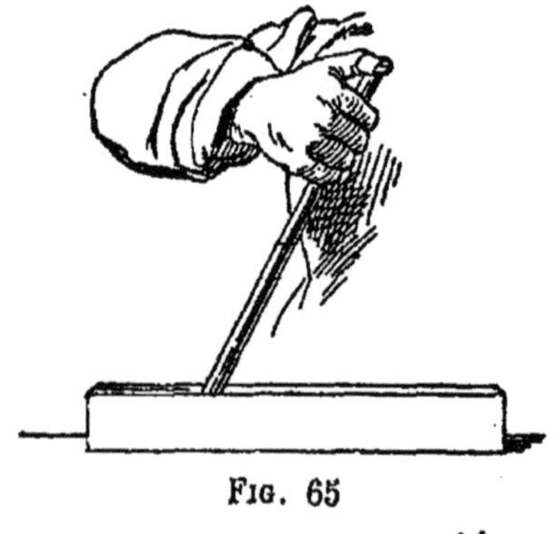

Fig. 65

REMARQUES. — « Si l'addition d'un peu de réactif versé dans l'uréomètre provoquait un nouveau dégagement de gaz, c'est que le réactif était trop vieux ou l'urine trop concentrée. Dans le premier cas, on renforcerait le réactif; dans le second on couperait l'urine avec de l'eau distillée, et l'on recommencerait l'analyse en tenant compte de la dilution.

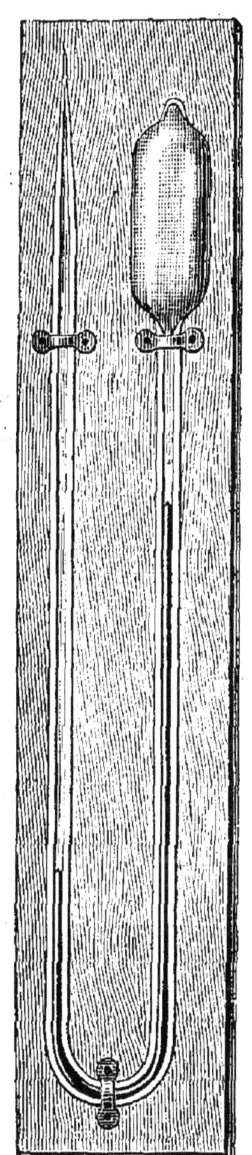

FIG. 66. — Baroscope.

Comme renseignement, il faut savoir que le réactif neuf ne donne guère plus de 80 divisions de gaz.

Avec des urines pauvres on pourra prendre 2 c. c. au lieu d'un; on compterait 20 de plus, à la première lecture; enfin on ne prendrait que la moitié du résultat donné par la table.

L'édition des tables du 28 janvier 1877 est seule exacte.

Quand l'urine contient de l'albumine, on en chauffe un peu dans un tube jusqu'à ébullition; puis on y ajoute une ou deux gouttes d'acide acétique. Après filtration, analysez comme d'habitude.

Sans cette séparation de l'albumine, on commettrait une légère erreur ; en tous cas la mousse persistante gênerait la lecture ; on remédie à ce dernier inconvénient en laissant tomber une goutte d'éther dans l'uréomètre, les bulles disparaissent de suite.

Les urines sucrées s'analysent sans traitement préalable.

Le temps nécessaire à une analyse complète est au plus de 4 à 5 minutes.

Pour plus de détails voir le *Bulletin de thérapeutique*, numéro du 15 août 1874 et les numéros des 15 et 28 février 1877. »

Procédé de Blarez. — « 1° On monte l'appareil, comme il est indiqué sur la figure, en mettant en communication le ballon à réaction avec le système manométrique mesureur, au moyen du tube en caoutchouc, qui reste fixé à ce dernier ;

2° On remplit le manomètre-mesureur avec de l'eau, jusqu'à ce que le niveau de ce liquide atteigne un trait supérieur indiqué en *i* (fig. 67), et situé dans la partie rétrécie de ce tube gradué ;

3° On introduit dans le ballon à réaction 10 c. c. d'hypobromite alcalin, au moyen de la mesure spéciale, se trouvant pour cet usage dans le nécessaire ;

4° On puise avec le pipette-pompe 2 c. c., 6 d'urine.

Il faut légèrement enduire le piston de cette pipette-pompe avec un peu de suif ou de glycérine ; et on se sert de cet instrument comme d'une seringue. On s'arrête lorsque le niveau de l'urine a atteint le trait marqué 2 c. c., 6 ;

5° On bouche le ballon à réaction avec la pipette-pompe, laquelle est munie à cet effet d'un tube en caoutchouc un peu gros qui sert de bouchon. Ce bouchage a pour effet de modifier le niveau du liquide dans les deux branches du manomètre. Pour rétablir ce niveau, il suffit de presser un peu fortement, entre le pouce et l'index, le petit tube horizontal en caoutchouc indiqué par la lettre S, et qui contient une véritable petite soupape. C'est simplement un morceau de tube en caoutchouc fermé par un petit cylindre en verre.

Lorsqu'on exerce une pression sur ce tube, sa section prend une forme elliptique; et, le cylindre en verre ne se modifiant pas, il en résulte un passage libre des deux

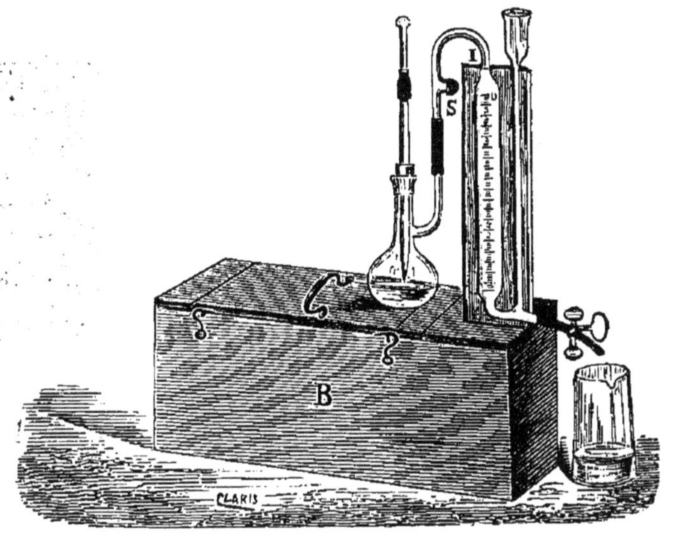

Fig. 67. — Appareil de Blarez.

côtés de ce cylindre. Le niveau s'établit alors immédiatement. Dans les appareils qui ne possèdent pas cette soupape, on peut avoir le niveau en ayant la précaution de verser l'eau jusqu'à 4 à 5 millimètres au-dessus du trait *i*; et on bouche ensuite avec la pipette-pompe en l'enfonçant plus ou moins profondément jusqu'à ce que le niveau coïncide avec ce trait ;

6° On enfonce alors lentement le piston de la pipette-pompe de façon à faire tomber toute l'urine dans le ballon. On introduit ainsi un volume liquide de 2 c. c., 6, volume qui diminue d'autant la capacité du ballon à réaction, et qui occasionne une dépression équivalente dans le tube manométrique. Aussi, la graduation de ce dernier ne commencera-t-elle pas au trait *i*, mais bien, plus bas au trait zéro; et entre ces deux traits se trouve comprise une capacité de 2 c. c., 6, égale à celle de la pipette-pompe;

7° On agite le ballon de la main droite, en le tenant par la partie supérieure du goulot pour ne pas en échauffer le contenu, pendant que de la main gauche on serre la pince de Mohr pour faire écouler l'eau du manomètre-mesureur pendant que le gaz se dégage;

8° Lorsque la réaction est terminée, c'est-à-dire lorsque ce liquide cesse de descendre dans le gros tube du manomètre-mesureur, malgré l'agitation violente du ballon à réaction, on attend une minute; on établit avec soin le niveau dans les deux branches du manomètre-mesureur, et on lit le volume gazeux à la partie inférieure du ménisque concave.

Ce volume, lu en centimètres cubes et fractions, exprime, en grammes et fractions de grammes, le poids de l'urée pure et sèche contenu dans un litre de l'urine analysée.

La quantité d'urée étant en général au-dessous de 25 grammes par litre, notre appareil ne mesure que 25 c. c. Si, à la suite d'une expérience, le niveau du liquide était en-dessous du trait de 25 c. c., cela indiquerait que l'urine contiendrait plus de 25 grammes d'urée par litre; il faudrait alors, avant de procéder à un nouvel essai, l'étendre avec son volume d'eau, et doubler le résultat obtenu.

Voici la formule de la solution d'hypobromite adoptée par M. Blarez :

Lessive de soude	30cc
Eau distillée	125cc
Brome	6cc »

Procédé de M. Magnier de la Source. — Ce procédé est facile et permet d'opérer sur un volume considérable d'urine (fig. 68).

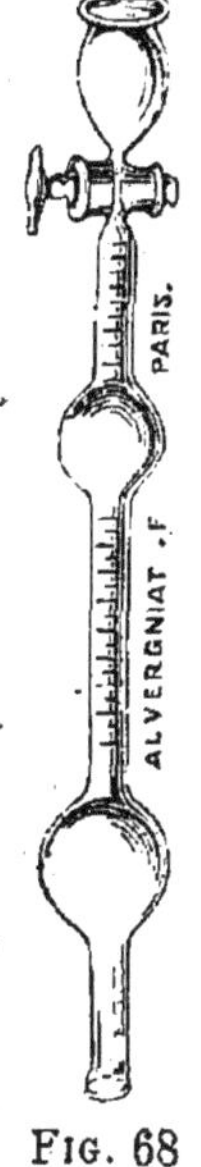

Fig. 68

L'appareil se compose d'un tube ayant : un entonnoir, un robinet, une portion graduée, et un renflement. C'est dans cette partie que l'on mesurera les liquides employés. Au dessous, nous trouvons une seconde graduation allant jusqu'à un autre renflement, et enfin, la partie inférieure du tube.

Le mode opératoire est facile à comprendre. L'azote se dégage entre le robinet et le tube inférieur, que l'on bouche avec le doigt. Puis on porte le tube sur l'eau ; on le débouche ; enfin on le plonge dans du mercure, et on fait en sorte que le niveau intérieur coïncide avec l'extérieur. Il ne reste plus qu'à lire sur la graduation le nombre de centimètres cubes occupés par l'azote. Les corrections de température et de pression sont de rigueur. Le nombre obtenu divisé par 3, 7 donnera en centigrammes le poids de l'urée.

DOSAGE DE L'ACIDE URIQUE

L'acide urique est, après l'urée, le corps azoté le mieux connu, et peut-être le plus abondant de l'urine. Il est considéré comme représentant une phase de combustion moins avancée des corps azotés. Sa dépense pour un adulte est environ de 0 gr , 50 cent. dans les 24 heures.

Mais, comme pour les autres composés de l'urine, la quantité d'acide urique varie d'après de nombreuses circonstances, et entr'autres sous l'influence de certaines maladies.

Son dosage, quoique en général moins utile que celui de l'urée, a cependant une réelle importance; et dans certains cas même, c'est lui qui offre l'intérêt dominant.

Procédés. — « Nous examinerons deux cas dans cette recherche : 1° dans le dépôt; 2° directement dans l'urine.

1° *Dans le dépôt.* — On prend une portion du dépôt que l'on introduit dans une petite capsule de porcelaine avec une certaine quantité d'acide nitrique pur. On chauffe très légèrement jusqu'à dissolution ; puis on fait évaporer. A ce moment, une goutte d'ammoniaque portée au moyen d'une baguette de verre doit donner une magnifique couleur pourpre, passant au bleu par la potasse. C'est la réaction de la murexide.

2° *Directement dans l'urine.* — *A.* Une portion d'urine additionnée d'acide chlorhydrique pur, doit donner après un repos prolongé des cristaux en faisceaux ou en tables d'acide urique, qui viennent lentement se déposer au fond du récipient. Ces cristaux sont généralement souillés par de la matière colorante.

La proportion des cristaux réunis au fond du petit cristallisoir, nous donnera aproximativement la proportion d'acide urique contenue dans les urines.

B. On peut également doser l'acide urique par l'hypobromite de soude. Pour cela, on emploie l'appareil de *Magnier de la Source* (Société Chim. de Paris, 1874, t. XXI, p. 292). — En effet, l'hypobromite décompose à froid l'acide urique dont il met en liberté la moitié de l'azote, tandis qu'à l'ébullition tout l'azote est mis en liberté.

On se sert de l'appareil que nous avons décrit à propos de l'urée.

On emploie d'abord l'urine non dépouillée d'urates, et soit V, le volume d'azote obtenu. Dans une seconde opération, on précipite les urates par le sous-acétate de plomb; et soit V' l'azote donné par l'urée seule. La différence V — V' sera le volume d'azote de l'acide urique. Comme nous savons qu'un centigramme d'acide urique correspond à 1 c.c. 4, d'azote ; il n'y aura qu'à diviser V — V' par 1,4, $\frac{V - V'}{1,4}$, pour avoir le poids de l'acide urique qui se trouvait dans les urines à l'état d'urates (Timbal-Lagrave). »

CHAPITRE LIV

UROLOGIE (suite)

SOMMAIRE : Dosage de l'albumine et de ses variétés.

Dans la pratique nous devons admettre que l'albumine ne passe dans les urines qu'à l'état pathologique. L'urine normale n'en contient pas ; ou bien, si, dans certaines circonstances, qui restent physiologiques, elle en contient, ce n'est jamais que dans des proportions négligeables.

Il y a peu de temps encore les cliniciens, ne reconnaissaient qu'une albumine ; et le même nom était donné à tout précipité se faisant par la chaleur et les acides minéraux.

Mais, peu à peu, on a remarqué que quelques-unes de ces substances, qui manifestement appartiennent au groupe des albumines, présentent des caractères spéciaux ; et l'on a été conduit à établir des divisions que la pratique semble confirmer.

Dès 1880[1], j'ai signalé dans les maladies fébriles pneumonie, fièvre typhoïde, etc., un liquide albumineux ayant des propriétés spéciales, et auquel, pour ne rien préjuger, j'ai donné le nom d'*albumine modifiée;* et je suis revenu sur cette question en 1884[2]. Mais, depuis, de nombreuses

[1] Société de Biologie.

[2] Congrès de Rouen pour l'avancement des sciences, pp. 782 et suivantes.

autres recherches, soit chimiques, soit cliniques, ont été faites dans le même sens ; et, si la question est encore à l'étude, déjà ces quelques faits semblent en ressortir bien évidents.

1° Que parfois ces albumines pathologiques sont constituées par de la *sérine*, conservant les mêmes propriétés que l'albumine normale ; et c'est ce qui a lieu, lorsque cette substance passe à travers le filtre rénal par un simple excès de pression, comme chez les cardiaques, ou à travers des reins désorganisés ;

2° Qu'une série de ces substances constatées dans l'urine sont des modifications de l'albumine, dont quelques-unes tout au moins, comme je l'avais cherché à établir dès mon premier travail, se rapprochent des peptones.

Quoi qu'il advienne de ces idées, qui sont encore livrées à la discussion, la pluralité des albumines de l'urine ne me paraît pas moins bien constatée ; et l'on ne saurait plus maintenant, en faisant une analyse complète, ne pas les différencier. C'est en s'inspirant de cette nécessité qu'ont été réunis les procédés suivants, qui, comme ceux pour le dosage de l'acide urique, ont été rédigés par M. Timbal-Lagrave.

ALBUMINE

Recherche. — « Avant de rechercher l'albumine, il est de rigueur de filtrer les urines avec le plus grand soin. Cette recherche peut être effectuée de plusieurs manières.

1° On chauffe à l'ébullition, dans un tube fermé par un bout, une petite quantité d'urine ; puis on ajoute, une à une, quelques gouttes d'acide azotique. Si l'urine contient de l'albumine, le trouble ne disparaît pas en ajoutant un excès de réactif.

Avant d'instituer cette réaction, il faut s'assurer que l'urine est franchement acide au papier de tournesol. S'il n'en était pas ainsi, l'opérateur devrait ajouter quelques gouttes d'acide acétique avant de commencer l'expérience.

Il faut empêcher la précipitation des phosphates terreux, qui ont l'aspect de l'albumine coagulée. Quand ce trouble est produit par les phosphates, l'addition d'acide nitrique rend aux urines leur transparence primitive; quand l'urine est albumineuse, le trouble, au contraire, augmente graduellement, et se change en un véritable précipité;

2° On verse goutte à goutte de l'acide nitrique dans l'urine. Un trouble, puis un coagulum devenant de plus en plus intense seront l'indice d'une plus ou moins grande proportion d'albumine;

3° Par l'acide acétique et le cyanure jaune de potassium et de fer, on devra obtenir un coagulum très net;

4° Il en sera de même par l'iodure double de potassium et de mercure;

5° Mais, à notre avis, le réactif le plus sensible est la solution acéto-alcoolique d'acide phénique du Dr Méhu. Il est fondé sur la propriété qu'a le phénol de coaguler l'albumine.

A 100 gr. d'urine, on ajoute 4 à 5 gouttes d'acide nitrique, puis 10 centimètres cubes d'une solution ainsi composée:

1 partie de phénol cristallisé;
1 partie d'acide acétique;
2 parties d'alcool à 90 degrés.

Le mélange agité avec l'urine est recueilli sur un filtre.

Le précipité est lavé avec de l'eau contenant de l'acide phénique ; on dessèche le filtre, et on pèse. On retranche du poids de ce filtre, celui du filtre vide ; et la différence donnera la proportion d'albumine. »

Séparation de l'albumine-sérine de l'albumine globuline. — « On aura d'abord une indication très sérieuse par l'acide acétique et le cyanure jaune de potassium et de fer, qui ne donnent un réel coagulum qu'en présence de *l'albumine-sérine.*

Mais le procédé le plus exact consiste à traiter 50 c. c. d'urines par une solution saturée de sulfate de magnésium.

Après un repos de 24 heures, on filtre ; et l'on a *la globuline* sur le filtre.

Le liquide filtré additionné d'acide *acétique* et porté à 100°, donnera, dans le cas de mélange des deux albumines, la sérine coagulée.

Il nous reste encore à parler de *l'hémialbuminose* de Bence Jones, qui se comporte comme l'albumine avec les différents réactifs ; mais qui se précipite à froid, et se dissout par la chaleur, ce qui la distingue des albumines dont nous venons de parler. On peut s'assurer de la présence de l'hémialbuminose par l'acide acétique et le ferrocyanure de potassium. Dans ce cas le précipité obtenu à froid se dissout immédiatement à chaud.

Si l'on suppose que l'urine renferme, en même temps que l'hémialbuminose, de la sérine et de la globuline, il faut procéder ainsi :

L'urine saturée de chlorure de sodium est additionnée d'un grand excès d'acide acétique ; on fait bouillir et on filtre aussitôt. La sérine et la globuline restent sur le filtre, tandis que l'hémialbuminose se sépare par le refroidissement du liquide filtré. »

Séparation générale des albumines. — « 1° On traite l'urine par le sulfate de magnésium, comme il a été dit plus haut; ce qui donne la *globuline;* et on garde une portion du liquide filtré que l'on traite par la chaleur pour avoir la *sérine.*

L'addition de chlorure de sodium à une nouvelle portion de ce liquide filtré, porté à 50°, donnera l'*hémialbuminose* par le refroidissement. On peut alors faire dissoudre par la chaleur, et essayer par l'acide acétique et le cyanure de potassium.

Pour reconnaître la présence de la *fibrine*, dans l'urine, on filtre, et on lave à grande eau le dépôt retenu sur le filtre. Il doit être insoluble dans les alcalis et les acides étendus, ainsi que dans une solution de sel marin à 10 pour 100.

PEPTONURIE

Premier procédé. — « On filtre 1/2 litre d'urine avec un peu d'acétate neutre de plomb. On mélange ensuite une portion du liquide filtré, d'abord avec de l'acide chlorhydrique (5 à 10 p. 100), puis avec une solution chlorhydrique d'acide phosphotungstique jusqu'à cessation du précipité ; et enfin on filtre.

On lave avec de l'eau contenant de 4 à 5 volumes pour 100 d'acide sulfurique, jusqu'à ce que le liquide passe incolore ; puis on le mélange avec de l'hydrate de baryte. On chauffe avec un peu d'eau, jusqu'à ce que la masse, qui était verte au début, devienne jaunâtre ; et on exécute ensuite la réaction du biuret. Pour cela on ajoute goutte à goutte, sur la solution barytique, une dissolution de sulfate de cuivre. Si l'on obtient une coloration rougeâtre, devenant violet-rouge, on est en présence des peptones. Dans le cas contraire, le liquide reste vert. La nuance peut être violet-gris ou même rouge-jaunâtre en présence de traces de peptones.

Si les urines sont albumineuses, il est urgent de les traiter préalablement par la chaleur pour se débarrasser de l'albumine.

Deuxième procédé. — On traite l'urine par l'acide picrique. La peptone précipitée se redissoudra par l'acide azotique; et on filtrera pour séparer l'albumine. S'il en existe, la peptone passera dans le liquide filtré, et on pourra la précipiter de nouveau par l'acide picrique. »

CHAPITRE LV

UROLOGIE (suite)

SOMMAIRE. Dosage du sucre; — Dosage des corps gras.

De même que l'albumine, le sucre ne se présente dans l'urine qu'à l'état pathologique. D'abord considérée comme n'existant que dans une affection, le diabète, et par conséquent constituant son caractère le plus sûr, cette substance a été trouvée depuis dans des circonstances assez nombreuses dont quelques-unes s'écartent peu de l'état physiologique. Aussi, d'une part, la présence du sucre dans les urines ne suffit-elle plus pour affirmer le diabète; et, d'autre part, devient-il nécessaire de faire toujours une analyse quantitative, les proportions de sucre constituant un des éléments les plus importants pour le diagnostic de l'affection et son pronostic.

DOSAGE DU SUCRE

Les procédés sont de deux ordres : 1° les réactions chimiques, 2° l'analyse optique.

PROCÉDÉS CHIMIQUES. — Chimiquement nous pouvons caractériser la glycose par les procédés suivants :

« *Par la liqueur cupro-potassique de Fehling.* — Cette liqueur se prépare de la manière suivante :

D'une part, on dissout 34 gr. 65 de sulfate de cuivre dans 200 gr. d'eau; d'autre part, on fait fondre 173 gr. de tartrate double de potasse et de soude dans 300 gr. de lessive de soude ($D = 1,33$).

On verse la seconde solution dans la première; et l'on agite, après avoir ajouté de l'eau distillée pour faire un litre.

Puis il faut titrer la liqueur.

On prend pour cela 1 gr. de glycose, que l'on dissout dans 200 gr. d'eau distillée : 10 centimètres cubes contiennent, par conséquent, 0,05 centigr. de glycose ; et doivent décolorer 0,10 cent. cubes de liqueur de Fehling.

L'opération doit se faire à chaud, jusqu'à ce que la liqueur ait pris une teinte rouge-brique caractéristique.

Un exemple suffira pour faire saisir la facilité de ce dosage.

Si nous avons employé 9 c. c., 3, ou 93 divisions pour décolorer 10 c. c. de liqueur, nous aurons : 100 de liqueur titrée contenant 0,05 de glycose $\frac{93 \times 0,05}{100} = 0,0465$, 93 doivent en contenir 0, 0465.

Donc le titre sera 0 gr. 0,46.

Avant d'appliquer ce procédé, il faut avoir le soin de précipiter l'albumine, s'il y en a, par le sous-acétate de plomb.

On prend 10 c. c. d'urine, et l'on verse la liqueur titrée, goutte à goutte, jusqu'à ce que l'on obtienne la décoloration complète de la liqueur. Il faut enlever la capsule du feu, et laisser reposer pour s'assurer que la liqueur est entièrement décolorée. On n'a plus qu'à lire sur la burette la quantité dépensée, pour obtenir par un simple calcul la proportion de glycose existant.

Si l'urine renferme des sels ammoniacaux, il faut la porter à l'ébullition avec un peu de potasse, jusqu'à ce que l'on n'observe plus de dégagement d'ammoniaque.

Reichardt a de même trouvé que les urines de certains diabétiques ne contiennent plus de glucose, mais bien de la dextrine. C'est pour ce motif, qu'il faut prolonger l'ébullition; car la dextrine ne réduit la liqueur de Fehling qu'après un temps assez long.

Il faut de plus toujours s'assurer que le malade n'a pas fait usage de térébenthine, de résine de copahu, etc.; ces substances, en effet, masquent toutes les réactions.

Dans les cas d'intermittence, la densité, l'urée, la polyurie diabétique subsistent avec les mêmes chiffres ; la glucose seule disparaît. Dans les cas de guérison, le poids spécifique, l'urée et la polyurie diminuent en même temps que la proportion de glucose. Les cas dans lesquels l'intermittence existe, malgré la diminution de glucose et des autres éléments, indiquent une forme toute particulière de la glycosurie.

Comme nous l'avons dit plus haut, si l'urine renferme de l'albumine, il faut la précipiter par le sous-acétate de plomb; qui enlève en même temps l'acide urique et les substances azotées. On se débarrassera de l'excès de plomb par le carbonate de soude.

On peut encore décolorer les urines par le charbon animal, lavé à l'acide chlorhydrique et à l'eau (Timbal-Lagrave). »

Procédés optiques. — En outre des procédés précédents, qui sont le plus fréquemment employés en clinique, je crois devoir donner deux procédés optiques, qui, une fois connus, peuvent rivaliser avec eux comme simplicité et rapidité.

Plusieurs instruments sont employés pour cet usage; les principaux sont : 1° Le *saccharimètre de Soleil;* 2° le *saccharimètre à pénombre*, et enfin le *diabétomètre à pénombre* d'Yvon et Duboscq, qui présente sur les deux précédents les avantages d'être d'un prix moins élevé, et d'un maniement plus facile. Cependant le second étant déjà dans les mains de nombreux observateurs, je crois utile d'en indiquer le maniement ; et le diabéiomètre n'étant que sa modification, c'est par la description du saccharimètre que je commencerai.

Procédé par le saccharimètre à pénombre. « Réglons d'abord l'instrument. Pour cela, il faut que le zéro de la graduation coïncide avec le repère ; dans cette position les deux demi-disques présentent la même teinte.

Cela fait, l'opérateur devra décolorer l'urine par le sous-acétate de plomb, en ajoutant 1/10 de ce sel et en agitant ; puis en filtrant. La proportion de sous-acétate de plomb n'a aucune importance ; elle n'exerce pas d'influence sur le pouvoir optique du liquide ainsi traité.

On examine directement la liqueur dans un tube de 0,20. et l'on augmentera le résultat d'un dixième ; nous préférons de beaucoup le tube de 22 centimètres, qui donne directement le résultat cherché.

Pour se servir de l'appareil, on place le tube sur l'instrument ; on fait manœuvrer la lunette de Galilée, et l'on peut voir l'égalité des deux teintes détruite.

On manœuvre alors le bouton jusqu'à ce que l'égalité des teintes soit bien rétablie. On lit le chiffre placé sur l'échelle, qui donnera le nombre de divisions depuis le point de repère établi au début de l'opération. Le nombre obtenu multiplié par 2,25 donnera, en grammes, la *quantité de glycose contenue dans un litre d'urine.*

Il ne faut pas oublier d'augmenter de 1/10 si l'on emploie le tube de 0,20 cent.

Avec un peu d'habitude cette opération est aussi rapide que les méthodes chimiques. »

Procédé par le diabétomètre d'Yvon. — « A défaut de polarimètre, dit cet auteur, dans son *Manuel clinique de l'analyse des urines*, on peut se servir avec avantage de l'instrument suivant que nous avons, M. Albert Duboscq et moi, combiné pour servir spécialement au dosage du

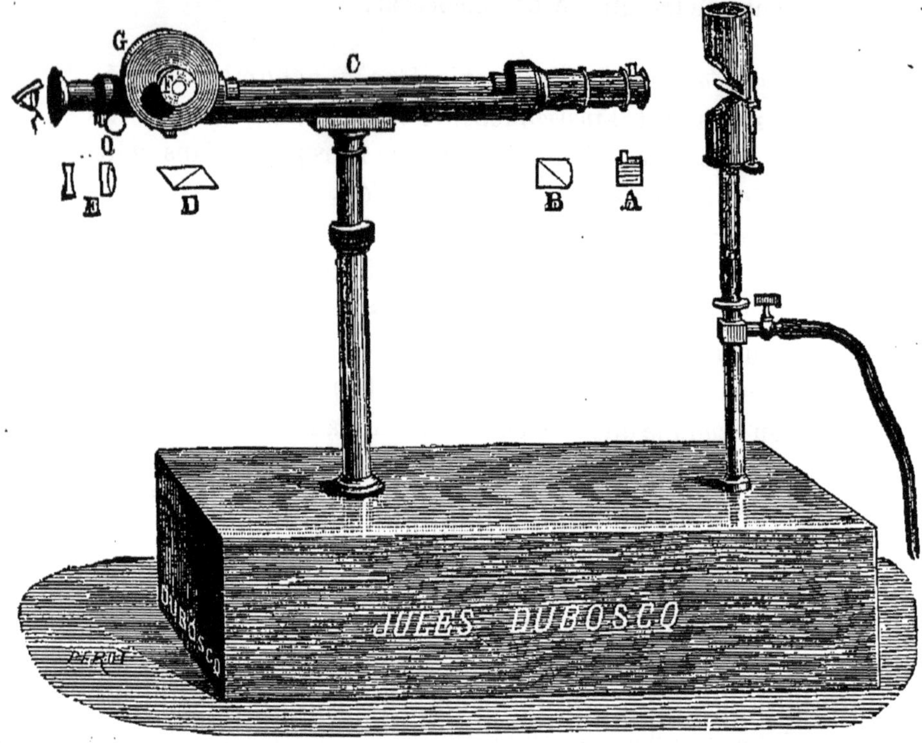

Fig. 69. — Diabétomètre à pénombre.

sucre du diabète[1]. La disposition extérieure de cet appareil rappelle celle du diabétomètre de Robiquet, et nous lui avons donné le nom de *diabétomètre à pénombre*.

« Comme le *polarimètre à pénombre*, dont il n'est

[1] Construit chez Th. A. Duboscq, 11, rue des Fossés-Saint-Jacques, Paris.

qu'une modification, le *diabétomètre* exige l'emploi d'une lumière monochromatique. On se la procure au moyen d'un brûleur spécial ou d'une lampe à alcool à courant d'air, dans la flamme de laquelle est immergé un anneau imprégné de chlorure de sodium. Cette lampe se fixe sur le support de l'appareil.

« La disposition générale de l'instrument est représentée figure 69. On le monte sur la boîte qui le renferme et qui est disposée de manière à constituer un support; l'extrémité postérieure est alors placée en face de la lumière monochromatique. Les rayons qui en émanent traversent d'abord une cuve A, remplie d'une solution étendue de bi-chromate de potasse, puis le polarisateur à pénombres (prisme de Jellet) et enfin le tube C qui contient l'urine.

« Au sortir de l'urine, ils traversent le Nicol analysateur, D, puis un objectif convexe, E, et enfin arrivent à l'œil de l'observateur à travers un oculaire concave, le tout formant une lunette de Galilée, destinée à rendre la vision distincte. Le Nicol analysateur est enchâssé dans un collier mobile dont il faut mesurer le déplacement angulaire. Pour cela, ce collier (fig. 70) porte sur un point un secteur denté qui s'engrène avec un pas de vis tangente à sa circonférence.

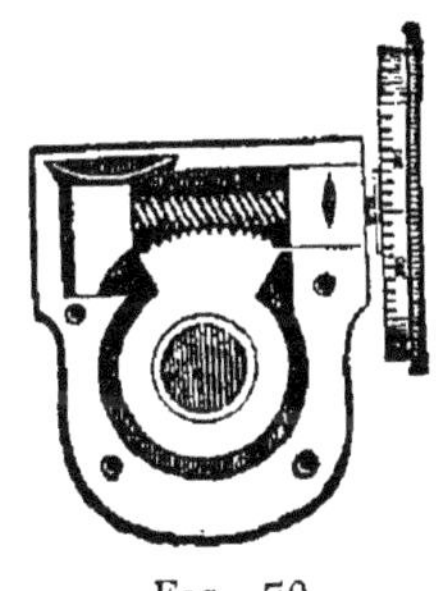

Fig. 70

« La tête de cette vis porte un tambour, G (fig. 69) sur lequel sont gravées les divisions. Chacune de ces divisions correspond à 1 gramme de sucre de diabète par litre d'urine; on peut facilement apprécier 1/4 de division, correspondant à 0 gr., 25 par litre.

« Il faut appliquer à la préparation de l'urine tout ce

que nous avons dit plus haut : la décolorer soit avec du noir animal, soit avec 1/10 de sous-acétate de plomb.

« L'instrument ne permet pas d'évaluer plus de 100 gr. de sucre par litre ; mais dans le cas d'une teneur plus considérable, il suffit d'étendre l'urine de son volume d'eau (Yvon). »

DOSAGE DES CORPS GRAS

A côté du dosage du sucre, se place tout naturellement celui des corps gras, corps ternaires comme lui, et, comme lui, ne se trouvant dans l'urine qu'à l'état pathologique.

L'origine des corps gras constatés dans l'urine est encore tout à fait inconnue ; et tout le groupe d'affections dans laquelle ils existent est encore à l'étude. Cependant leur présence dans l'urine étant désormais un fait bien acquis, il m'a paru utile de placer ici un procédé pour les reconnaître et pour les doser .

CHYLURIE. — « Les urines lactescentes peuvent se diviser en trois séries bien distinctes, d'après l'état sous lequel elles contiennent les corpuscules graisseux :

1° Gouttes volumineuses nageant à la surface ;

2° Gouttelettes et granulations ténues, flottant à la surface, ou enfermées dans des cylindres urinaires, ou contenues dans les cellules épithéliales dégénérées ;

3° Particules très fines disséminées dans tout le liquide, et dont la nature, à cause de leur grande ténuité, ne peut être reconnue que par les procédés chimiques.

Ainsi, après avoir observé la couleur blanche due à la graisse émulsionnée, on devra filtrer sur du papier Berzéluis mouillé, qui retiendra les principes graisseux. On obtiendra ainsi un liquide transparent, à réaction acide, coagulable par la chaleur, et les acides minéraux, l'acide acétique et lactique. C'est l'*urocaséine* qui caractérise les urines chyleuses d'une manière absolue. Par conséquent, en présence d'urines lactescentes, le premier devoir du praticien consistera à rechercher cette substance de la manière suivante :

100 c. c. d'urine seront additionnés de 1 gramme d'acide acétique ; et deux heures après le liquide sera décanté sur un filtre. Puis 50 c. c. du liquide filtré seront de nouveau passés plusieurs fois de suite, pour épuiser le liquide. Lavage terminal à l'alcool à 85° et à l'eau distillée. Le filtre, desséché à 110°, sera placé entre deux verres de montre ; et, en déduisant le poids du papier, on aura celui de l'urocaséine (Timbal-Lagrave). »

CHAPITRE LVI

UROLOGIE (suite)

SOMMAIRE : Dosage des éléments de la bile; — Dosage des chlorures; — Dosage des phosphates.

Je réunirai dans ce chapitre le dosage des *éléments de la bile,* celui des *chlorures* et celui des *phosphates.*

Ce sont là les composés qui, avec les précédents, me paraissent être les seuls, qui jusqu'à présent méritent l'attention de la clinique courante.

Quelques indications sur l'examen du dépôt, exposées dans les chapitres suivants, compléteront ce que j'ai à dire sur l'examen des urines, qui, ainsi résumé, me paraît suffisant, je le répète, pour les besoins de la clinique.

DOSAGE DES ÉLÉMENTS DE LA BILE

Je vais donner successivement des procédés pour les recherches des *pigments biliaires,* des *acides biliaires* et de l'*urobiline.*

Ces divers composés, on le sait, n'existent dans l'urine qu'à l'état pathologique, et ne sont propres d'aucune affection spéciale. Leur présence constatée, il est donc toujours nécessaire de l'interpréter.

Jusqu'à présent la clinique s'est contentée d'établir leur

présence sans chercher à les doser. Ce ne sont donc que des procédés d'*analyse qualitative* qui vont suivre.

Pigments biliaires. — « Les urines ictériques contiennent le plus ordinairement un mélange des principes colorants de la bile. L'apparition du pigment dans l'urine précède assez souvent l'ictère, pour que la connaissance de ce fait soit utile au médecin.

Ce sont surtout de faibles proportions de pigments biliaires qu'il importe de déceler.

Réactions. — 1° En agitant avec du chloroforme l'urine acidulée par l'acide chlorhydrique, on enlève une portion du pigment qui se dépose par l'évaporation.

2° *Réaction de Gmelin.* — Versez de l'acide azotique dans un verre conique ; puis faites glisser l'urine le long des parois du verre de façon à établir deux couches bien distinctes. Après repos, vous observerez au contact de l'acide une série de couches colorées en *vert, bleu, violet, rouge, jaune.* Puis la liqueur prendra une coloration *jaune orangé.* Les plus caractéristiques sont la verte et la violette.

On obtient quelquefois un bon résultat en substituant l'eau bromée à l'acide azotique.

3° On ajoute de l'azotate de soude à l'urine ; et l'on fait arriver de l'acide sulfurique le long des parois du verre. Au contact des deux liquides on observe les colorations décrites plus haut. »

Acides biliaires. — *Réaction de Pettenkofer.* — « On mélange à l'urine une certaine proportion d'acide sulfurique en ayant le soin d'empêcher la masse de liquide de s'échauffer. Puis on ajoute quelques traces d'une dissolution de sucre de canne. Si les urines contiennent des acides biliaires, on aperçoit une magnifique coloration *violet pourpre*.

La réaction est gênée par la présence de substances albuminoïdes. Il faut donc opérer sur des liquides privés d'albumine, par une addition suffisante d'acide et l'ébullition.

Urobiline. — Acidulez avec 1 ou 2 gr. d'acide sulfurique par litre ; puis ajoutez un excès de sulfate d'ammoniaque. Agitez avec une baguette et filtrez. Le liquide filtrera décoloré, et le pigment restera sur le filtre.

L'urobiline sur le filtre a une couleur jaunâtre, qui rappelle celle de l'hydrate de peroxyde de fer (Timbal-Lagrave). »

DOSAGE DES CHLORURES

Pour les éléments de la bile, la clinique se contente d'une analyse qualitative. Mais, il n'en est plus de même pour les deux composés chimiques qu'il nous reste à examiner : les *chlorures et les phosphates*.

Ces deux éléments, en effet, font partie de la composition de l'urine normale ; et seule leur augmentation ou leur diminution peut offrir de l'intérêt. Ce sont donc des procédés *quantitatifs* que je donnerai.

A l'état normal, la quantité de chlorure, et tout particulièrement de chlorure de sodium, contenu dans les urines, varie de 10 à 15 gr. Il figure pour 13 gr. 30 dans l'analyse que j'ai donnée au début. Mais, même dans ces conditions physiologiques, cette quatité varie beaucoup, et surtout avec le genre d'alimentation. Cependant ces variations ne sont pas telles que la clinique ne puisse encore avoir un grand avantage à connaître celles qui sont dues aux maladies ; et déjà même elle a fait de ces dosages quelques applications utiles.

Les deux procédés suivants peuvent être employés ; ils sont tous les deux basés sur la propriété qu'a le nitrate d'argent de précipiter les chlorures, sous forme de chlorure d'argent. Ils ne sont donc, au fond, qu'une modification l'un de l'autre.

1er Procédé. — « On prend 20 c. c. d'urine filtrée, et préalablement débarrassée d'albumine ; on acidule par l'acide azotique ; et on y ajoute une solution d'azotate d'argent.

Nous observons alors un précipité blanc ; ce précipité est filtré, séché et pesé après avoir été fondu.

100 gr. de chlorure d'argent correspondent à 24 gr. 75 de chlore, et 40 gr. 75 de chlorure de sodium. »

2e Procédé. — « D'une part, on prend dans une capsule de platine 10 c. c. d'urine filtrée ; on y ajoute 1 gramme de nitrate de potasse ; et on calcine. Le résidu est dissous dans de l'eau distillée, que l'on acidule par l'acide acétique.

On additionne cette liqueur de quelques gouttes de chromate de potasse.

D'autre part, on remplit une burette avec une solution titrée de nitrate d'argent, et on la laisse tomber goutte à goutte dans la première liqueur, placée dans une capsule de porcelaine posée un papier blanc.

Pendant quelque temps, un précipité blanc et une couleur rougeâtre se forment, et disparaissent par l'agitation du liquide. Mais cette disparition est de plus en plus lente ; et la couleur finit même par persister. C'est en ce moment que l'opération doit être arrêtée. On lit alors sur la burette le nombre de c. c. de solution d'argent employée ; et l'on obtient ainsi la quantité de Na Cl contenue dans 10 c. c. d'urine.

Ainsi supposons, que la solution d'argent soit titrée de façon à ce que 1 c. c. de cette solution soit précipité par 1 centigramme de chlorure de sodium ; que la quantité d'urine éliminée dans les 24 heures soit de 1 240 grammes ; enfin que l'on ait employé 5 c.c. de cette solution, nous aurons :

$$\frac{1250 \times 0,05}{10} = 6 \text{ gr.}, 25.$$

Le mode de préparation de la solution d'argent est le suivant :

29 gr. 075 d'azotate d'argent sont dissous dans 1 litre d'eau distillée. Ces 29 gr. 075 d'azotate d'argent sont précipités par 10 gr. de chlorure de sodium.

1 c. c. équivaut donc à 0 gr. 01 de chlorure de sodium et à 0 gr. 006 d'acide chlorhydrique (Timbal-Lagrave). »

DOSAGE DES PHOSPHATES

Les *phosphates*, sous diverses formes, se présentent, comme les chlorures, à l'état normal dans les urines. Les formes les plus largement représentées sont : le *phosphate de chaux*, celui de *magnésie*, entrant chacun environ pour 5 pour mille dans la composition de l'urine, et enfin les *phosphates alcalins* dont la proportion ne dépasse pas 2 pour mille.

Ce sont là les chiffres donnés par la plupart des auteurs ; et ce sont aussi ceux qui figurent dans l'analyse que j'ai reproduite au début.

Les phosphates représentent évidemment les déchets des dépenses en phosphore ; et, sous ce rapport, leur dosage pourra plus tard prendre un gros intérêt. Mais, jusqu'à présent nous devons l'avouer, si ces dosages ont été parfois utiles, les lois qui régissent les dépenses en phosphates ne sont pas encore assez connues; et les analyses portant sur eux, ont plutôt un intérêt de recherches, qu'un intérêt déjà pratique. Cependant, il me paraît difficile que l'on n'arrive pas à saisir ces lois ; et, c'est la haute importance qu'elles prendront sûrement alors, qui me fait placer ici un procédé de dosage à la portée des cliniciens.

Méthode par l'urane. — « *Préparation des réactifs :*

1° *Solution titrée d'acétate d'urane.* — 20 gr., 3 d'acétate d'urane sont dissous dans de l'acide acétique et l'on ajoute de l'eau distillée pour faire 1 000 c. c.; 1 c.c. de la solution correspond donc à 0, 005 d'acide phosphorique;

2° *Solution d'acétate de soude.* — Faites dissoudre 100 gr. d'acétate de soude dans 100 c. c. d'acide acétique ; et diluez avec de l'eau distillée pour 1 000 c. c.;

3° *Solution de ferrocyanure de potassium.* — Au 50 millièmes.

Recherche. — A 50 c. c. d'urine, on ajoute 5 c. c. de la solution d'acétate de soude.

On chauffe, et l'on fait tomber goutte à goutte la solution d'acétate d'urane.

On met quelques gouttes de la solution de ferrocyanure sur une assiette de porcelaine; et, de temps en temps, on porte à son contact, avec une baguette de verre, une goutte d'urine ainsi traitée.

Si le mélange reste blanc, on continue l'opération; et on ne l'arrête, que lorsque le mélange des gouttes donne une coloration rouge-brique. »

Calcul. — « Si nous supposons qu'il ait fallu 20 c.c. de la solution d'acétate d'urane pour précipiter l'acide phosphorique de 50 c.c. d'urine ; dans la première solution, 1 c. c. équivalant à 0 gr., 005 d'acide phosphorique, les 50 c. c. d'urine doivent renfermer 0 gr., 1 d'acide phosphorique ; et si nous ajoutons que le malade rend 1 200 grammes d'urine par 24 heures nous aurons :

$$\frac{0,1 \times 1,200}{50} = 2 \text{ gr.}, 4.$$

Pour avoir le chiffre des phosphates terreux, on traite les 50 c. c. d'urine par de l'ammoniaque ; on laisse reposer ; on filtre, et l'on recueille ainsi le dépôt des phosphates terreux.

Ce dépôt est ensuite traité par l'acide acétique. S'il reste du dépôt, ce ne sera que de l'oxalate de chaux. On filtre ; et on opère sur cette liqueur filtrée, comme sur l'urine totale. La différence entre les deux dosages donnera la proportion des phosphates terreux (Timbal-Lagrave). »

CHAPITRE LVII

UROLOGIE (suite)

EXAMEN MICROSCOPIQUE DES DÉPOTS URINAIRES

SOMMAIRE. Technique générale; — Division; — Substances cristallisées (minérales et organiques)

TECHNIQUE. — *Lieux de recherche.* — On peut examiner au microscope les couches superficielles du liquide, et aussi les parties moyennes; mais, le plus souvent, ce sont les couches les plus profondes sur lesquelles porte l'examen.

Quelle que soit celle de ces parties que l'on veuille étudier, on devra toujours laisser l'urine se reposer pendant quelques heures, en la mettant à l'abri de tout corps étranger, et autant que possible dans un endroit frais ou froid pour éviter sa décomposition.

Ce sont les verres à expériences de forme conique, qui sont les plus avantageux pour favoriser ce dépôt.

Pour obtenir le liquide des parties superficielles et moyennes, il faut se servir de la pipette que l'on porte bouchée avec le pouce de la main droite tenue ainsi jusqu'à la profondeur où l'on veut recueillir le liquide; et que l'on débouche ensuite un temps suffisant pour prendre seulement quelques gouttes.

Pour les parties profondes, on peut, en outre, les obtenir

par décantation, et les prendre alors avec une simple baguette de verre.

Préparation. — Quel que soit le procédé que l'on ait employé, quelques gouttes sont portées sur une lame, et immédiatement recouvertes par une lamelle.

Il est rare que les examens faits dans ces conditions exigent l'encellulement ; mais je recommande, tout au moins, de maintenir les quatre coins de la lamelle par un point de paraffine, de manière à s'assurer de sa fixation, si l'on veut ensuite soumettre le dépôt urinaire à quelques réactions chimiques.

On pourra, du reste, toujours procéder à l'encellulement complet et définitif à la cire, si la préparation paraissait mériter d'être conservée.

Grossissement. — Certaines formes cristallines peuvent facilement être reconnues avec des grossissements de 100 et même au dessous. Mais on ne saurait se contenter de ces grossissements pour faire un examen complet ; il faut arriver entre 300 et 400. L'oculaire 3 et l'objectif 3 de Nachet, ou les numéros correspondants des autres fabricants, sont suffisants. On peut reconnaître avec eux, non seulement toutes les formes cristallines, mais aussi la plupart des éléments figurés, sang, pus, etc. Cependant, quand on veut être fixé sur la nature de ces derniers, il est bon de se servir des combinaisons donnant au moins un grossissement de 600. Seul l'examen des bactéries demande un grossissement plus fort, et exige l'emploi des objectifs à immersion.

Division. — Les corps que l'on rencontre dans les dépôts urinaires peuvent se dii ser en deux grands groupes :

Le premier comprenant les corps ayant une forme *cris-*

talline et le second ceux qui ont une forme *non cristalline.*

Le premier groupe se subdivise lui-même en corps *cristallisés minéraux* et en corps *cristallisés organiques.*

Formes cristallines

Substances cristallisées minérales. — Celles qui intéressent plus particulièrement la clinique sont au nombre de trois :

Le phosphate de chaux et de magnésie ;
Le phosphate ammoniaco-magnésien ;
L'oxalate de chaux.

Le *phosphate de chaux et de magnésie* se présente à l'état amorphe, toutes les fois que l'urine devient alcaline; et que cette alcalinité est due à des carbonates alcalins.

Lorsque, en effet, elle est due à des produits ammoniacaux, le phosphate de chaux et de magnésie se combine avec l'ammoniaque pour donner lieu à la forme cristalline suivante.

Phosphate ammoniaco-magnésien. — Ces cristaux sont ceux que l'on rencontre le plus souvent dans l'urine. C'est, qu'en effet, ils se forment même dans l'urine normale, dès qu'elle subit la décomposition ammoniacale ; ils peuvent même exister au moment de l'émission.

Dans ces cas, cette décomposition ammoniacale a lieu dans la vessie même; et elle indique le plus souvent une affection de cet organe. C'est, qu'en effet, d'une part, l'existence de ces cristaux dans la vessie irrite ses parois, et conduit à leur inflammation; et que, d'autre part, les produits inflammatoires de cette muqueuse entraînent la décomposition ammoniacale dont ils dérivent.

Les cristaux de phosphate ammoniaco-magnésien peuvent affecter deux formes bien différentes.

Quand on les précipite par l'addition d'ammoniaque à de l'urine alcaline, ils se présentent sous forme de feuilles de fougère, le plus souvent rayonnant d'un centre commun ; feuilles de fougères qui disparaissent, du reste, sous l'influence d'un excès d'acide et notamment d'acide acétique.

Lorsque, au contraire, il s'est déposé naturellement, ce sel se présente sous forme de cristaux volumineux, affec-

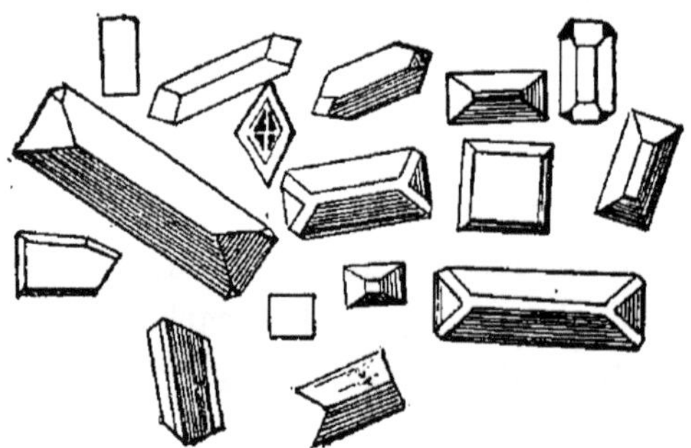

Fig. 71. — Cristaux de phosphate ammoniaco-magnésien.

tant la forme de prismes droits à base rhomboïdale. Posés à plat, ils apparaissent avec une forme caractéristique, qui rappelle celle d'un catafalque, d'où le nom de *sel en tombeaux* (fig. 71 [1]).

Ces cristaux peuvent donner lieu à des calculs, soit qu'ils tapissent la muqueuse, *plaques phosphatiques*, soit qu'ils restent libres dans la cavité vésicale. Dans ce dernier cas, enfin, ils peuvent, soit être purs, et alors ils sont légers et poreux, soit constituer seulement la partie

[1] Cette figure, ainsi que les figures suivantes, sont tirées du *Manuel clinique de l'analyse des urines* d'Yvon, et je le remercie de l'obligeance avec laquelle il les a mises à ma disposition.

extérieure d'un calcul, dont le noyau est formé par des urates. Ce que j'ai dit, sur l'apparition des phosphates ammoniaco-magnésiens, explique facilement la double constitution de ces calculs, correspondant à deux époques différentes de leur formation. C'est le dépôt d'urates qui a commencé ; mais, celui-ci ayant enflammé la vessie, des produits ammoniacaux se sont formés ; et, dès lors, c'est la formation phosphatique qui l'a emporté.

Oxalate de chaux. — Il se présente beaucoup plus rarement dans les urines que les deux sels précédents. Il s'y rencontre, du reste, dans deux conditions différentes. Il peut d'abord provenir de l'alimentation ; et ce sont l'oseille, les tomates, la rhubarbe, certains autres rumex, et même un excès de sucre qui le produisent le plus souvent ; et en outre, fait autrement important, il peut être la conséquence de troubles de la respiration ou de la circulation. Son existence prolongée a reçu le nom d'*oxalurie*.

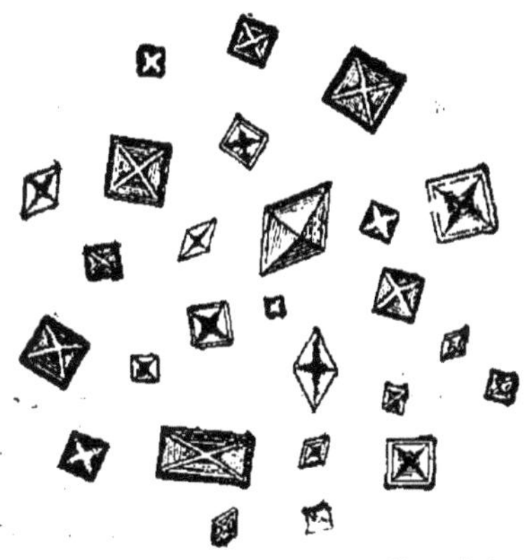

Fig. 72. — Cristaux d'oxalate de chaux.

La forme des cristaux d'oxalate de chaux, est aussi caractéristique que celle des phosphates ammoniaco-magnésiens : ce sont des octaèdres brillants, très réguliers, transparents et réfractant fortement la lumière. Leurs angles sont très accusés. Vus normalement ils offrent la forme d'un carré ou d'un losange coupé par deux diagonales saillantes, qui leur donnent l'apparence du côté ouvert d'une enveloppe (fig 72).

Contrairement aux précédents, ils sont insolubles dans l'acide acétique; ils ne se dissolvent que dans les acides minéraux.

Les calculs d'oxalate de chaux sont les plus durs, et sont le plus souvent, à cause même de cette dureté, couverts d'aspérités, ce qui leur a fait donner le nom calculs *muraux*.

Ils sont également souvent teintés de brun ; ce que l'on attribue au mélange de matières colorantes du sang provenant des hémorrhagies que produisent leurs aspérités.

SUBSTANCES CRISTALLISÉES ORGANIQUES. — J'étudierai :
L'acide urique ;
L'urate de soude. ;
L'urate d'ammoniaque ;
L'acide hippurique.

Acide urique. — Après les cristaux de phosphate ammoniaco-magnésiens, ceux d'acide urique sont les plus fréquents. On les rencontre, en effet, dans l'urine sous l'influence de causes nombreuses, parmi lesquelles se trouvent la suralimentation, l'inaction, et surtout un certain nombre d'états pathologiques, fièvres, rhumatisme, goutte, etc. Leur présence dans les urines demande donc toujours à être interprétée.

Caractères microscopiques. — La forme de ces cristaux à l'état de sédiment dérive presque toujours du losange et le rappelle; mais leurs côtés sont ordinairement convexes, rarement droits, encore plus rarement concaves. Ces côtés peuvent être inégaux ; mais ils restent égaux deux à deux (fig. 73 et 74).

Les angles s'effacent souvent ; et, lorsqu'ils subissent

cette modification, elle est commune aux deux opposés. Elle n'atteint que deux d'entre eux sur quatre.

Leur réunion peut être constituée par des cristaux soit simplement agglutinés, et alors chacun d'eux conserve sa forme propre, soit confondus par une partie de leur étendue; et, dans ce cas, ils se présentent sous des formes diverses dont la plus fréquente est la forme de croix.

C'est là leur aspect, quand ils se présentent à plat. Vus de champ, ils affectent, au contraire, la forme d'aiguilles

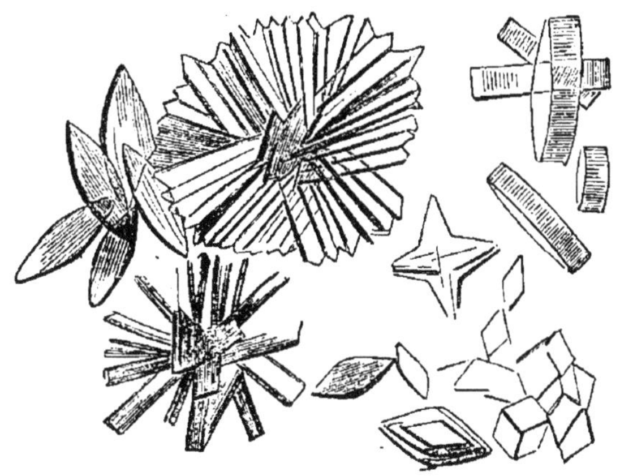

Fig. 73. — Cristaux d'acide urique.

plus ou moins allongées, quand ils sont isolés, et quand ils sont réunis, parfois une forme rayonnante, toutes ces aiguilles se recouvrant en partie par une de leurs extrémités, l'autre devenant libre.

Enfin, vus obliquement, leur aspect rappelle celui de la section d'un cylindre aplati.

Dans les formes les plus ténues, telles que celles que l'on obtient en précipitant l'acide urique normal de l'urine par l'acide acétique, ces cristaux sont transparents.

Mais dans les sédiments, ils sont toujours au moins jaunes, et le plus souvent rouge-brique.

Caractères chimiques. — La forme des cristaux d'acide urique de sédiment est assez caractéristique pour que le simple examen microscopique les fasse reconnaître. Cependant, si quelques doutes existaient, il suffirait pendant que l'on examine un de ces cristaux, sans le perdre de vue :

1° De faire passer sous la lamelle quelques gouttes d'acide acétique.

Au contact de cet acide, la forme cristalline examinée :

A. Restera intacte si elle est constituée par de l'acide urique pur ;

B. Elle se dissoudra, et l'on trouvera, quelques instants après, des cristaux d'acide urique sous forme de losange (navette) très tenues, s'il s'agit de sel de soude ou d'ammoniaque.

2° En faisant passer une solution, concentrée de soude ou d'ammoniaque :

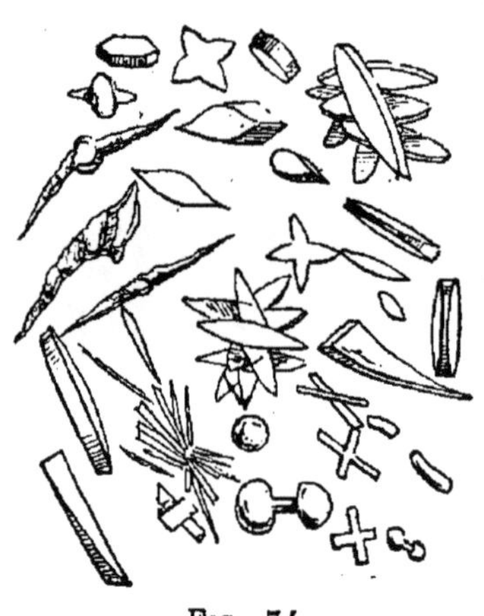

Fig. 74

A. Elle se dissoudra si elle est composée d'acide urique ; et nous trouverons peu après des sédiments d'urate de soude ou d'ammoniaque ;

B. Elle restera intacte si elle est constituée par de l'urate de soude.

Urate de soude. — Les sédiments d'urate de soude sont rarement purs ; c'est avec l'urate d'ammoniaque qu'on les rencontre le plus souvent. Ils se présentent sous forme d'une poussière fine en suspension dans les dernières couches de l'urine, sans gagner complètement le fond du vase, pour peu qu'il existe la moindre quantité de mucus.

Caractères microscopiques. — Examinés au microscope on trouve ces sédiments composés par des grains plus ou moins sphériques, ovoïdes, et à surface rugueuse. Sur leur cassure on peut voir parfois la série de couches concentriques qui a servi à les former.

Ces grains peuvent être soit isolés, soit simplement agglutinés, soit en partie confondus entre eux (fig. 75).

Les conditions de formation des sédiments d'urate de soude sont à peu près les mêmes que celles de l'acide urique ; mais, en outre, on les rencontre toutes les fois que l'eau est assez diminuée pour ne plus pouvoir dissoudre la quantité normale de ses sels. C'est ainsi qu'on les voit souvent apparaître par le refroidissement de l'urine, qui était saturée au moment de son émission ; et dont le pouvoir dissolvant diminue avec l'abaissement de la température. Dans ces cas, on le sait, il suffit de porter de nouveau l'urine à une température de 37° pour lui voir reprendre sa limpidité.

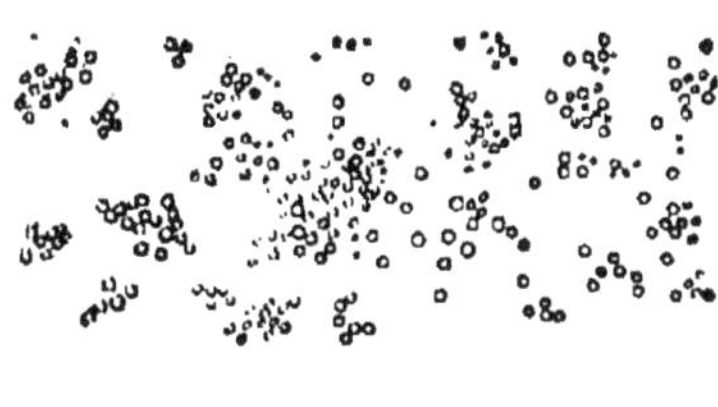

Fig. 75

Caractères chimiques. — 1° En faisant passer sous la lamelle quelques gouttes d'acide acétique, on voit apparaître des cristaux d'acide urique, en navettes ;

2° Les solutions de soude laissent les cristaux d'urate de soude intacts ;

3° Traités par une chaleur faible dans un verre de montre, ils ne dégagent pas de vapeur bleuissant le papier de tournesol rouge ; et une baguette de verre trempée dans l'acide chlorydrique et exposée à leurs vapeurs, ne donne pas de couleur blanche.

Urate d'ammoniaque. — *Caractères microscopiques.* Je l'ai dit, ses sédiments sont presque toujours mélangés aux précédents, dont ils se distinguent facilement par la forme. Si comme eux, en effet, leur forme type est la sphère, d'abord ces sphères sont plus volumineuses, et, en outre, presque toujours elles portent un certain nombre d'aiguilles à leur surface, aiguilles qui leur donnent un aspect caractéristique (fig. 76).

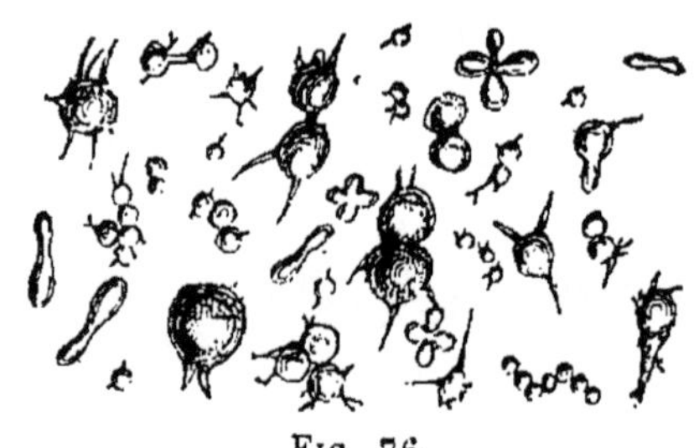

Fig. 76

Les formes les plus volumineuses sont constituées habituellement par des sphères isolées. Les autres, au contraire, sont le plus souvent agglomérées, ou confondues plusieurs ensemble, et parmi les aspects qui en résultent se trouvent surtout les formes en haltère, celles en croix (deux haltères à angle droit), ou celles en chapelet.

Il suffit d'ajouter les conditions de fermentation ammoniacale aux précédentes, pour que l'urate d'ammoniaque apparaisse en même temps que celui de soude. Or, l'urate de soude irritant souvent la vessie et les produits inflammatoires se décomposant facilement, presque toujours ces deux sédiments se trouvent réunis. Il se passe donc ici ce que j'ai déjà décrit pour la formation des phosphates ammoniaco-magnésiens.

Caractères chimiques. — 1° Ces sédiments donnent des cristaux d'acide urique par l'acide acétique ;

2° En les chauffant dans un verre de montre, ils donnent des vapeurs :

A. Qui ramènent au violet le papier de tournesol rougi par les acides ;

B. Qui prennent une couleur blanche, quand on met à leur contact une baguette de verre trempée dans l'acide azotique.

Acide hippurique. — Cet acide, abondant dans l'urine des herbivores, n'existe qu'en très petite quantité

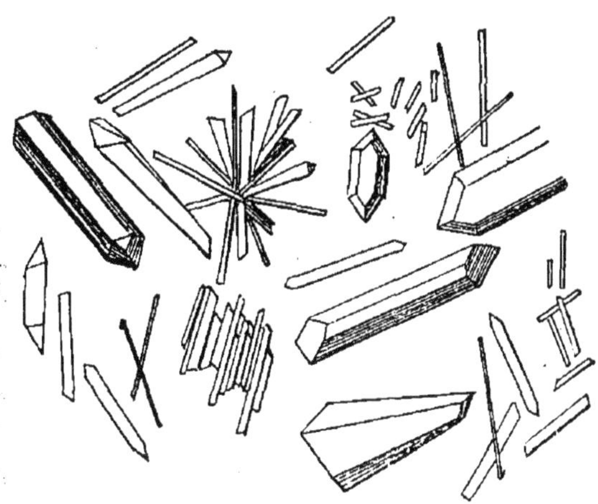

FIG. 77. — Cristaux d'acide hippurique.

dans celle de l'homme. Ses variations, du reste, n'ont pas encore pris une grande importance en clinique. Il est combiné souvent avec la soude, la potasse et la chaux. Aussi peut-on parfois l'obtenir en traitant l'urine par l'acide chlorhydrique, c'est-à-dire en précipitant l'acide hippurique, de ses combinaisons. Dans ces conditions, si la réaction porte sur une certaine quantité d'urine, si elle se fait lentement, et enfin dans certains états mal déterminés de l'organisme, on peut trouver quelques cristaux d'acide hippurique mélangés à ceux d'acide urique.

Ces cristaux se reconnaissent, du reste, facilement. Ils sont volumineux, et se présentent, ainsi que l'indique la figure 77, sous forme de longs prismes incolores à quatre faces, terminés par des sommets dièdres.

Parmi les conditions qui favorisent le plus l'augmentation de l'acide hippurique et des hippurates dans l'urine de l'homme, il faut citer le régime végétal, qui le rapproche sous ce rapport des animaux, et aussi, d'après Bouchardat, le régime lacté. Les proportions pourraient, dans ces cas, atteindre 2,23 d'acide hippurique pour 100. Toutefois son degré de solubilité, plus considérable que celui de l'acide urique, fait que ce n'est que très exceptionnellement qu'on le rencontre dans les sédiments de l'urine hmaine.

CHAPITRE LVIII

UROLOGIE (suite)

EXAMEN MICROSCOPIQUE DES DÉPOTS URINAIRES (*suite*)

SOMMAIRE. Éléments non cristallisés propres à l'organisme : — Mucus ; — Pus ; — Sang ; — Epithéliums ; — Éléments rénaux ; — Sperme ; — Corps gras.

ÉLÉMENTS NON CRISTALLISÉS. — Je réunirai dans ce groupe : le *mucus*, le *pus*, le *sang*, les *divers épithéliums*, les *éléments rénaux*, le *sperme* et les *corps gras*.

Mucus. — Le mucus ne fait pas partie de l'urine normale, ou du moins sa quantité, dans les conditons normales, est trop faible pour que sa présence se révèle. Cependant, ce n'est que lorsque cette quantité est considérable que le mucus doit appeler l'attention du médecin.

Dans ces cas, il indique toujours un état de souffrance de la muqueuse vésicale.

Pour constater le mucus, il suffit de laisser l'urine se reposer pendant quelques heures dans un verre à expériences, et de l'examiner par transparence, sans l'agiter. Il se manifeste alors sous forme d'un nuage floconneux, plus ou moins épais, et que l'on voit être constitué par une série de filaments ténus, et formant des mailles plus ou moins serrées.

Il peut se présenter dans toute la hauteur du liquide, mais plus particulièrement dans le premier et le troisième tiers ; il a reçu le nom *d'énéorème* dans ce dernier cas, et de *nuage proprement dit* dans le premier. Ce sont là, du reste, des distinctions qui ont peu d'importance.

Sa quantité est appréciée seulement par l'habitude ; et jusqu'à présent, la précision n'a pas dépassé les expressions de dépôts muqueux *légers*, *épais, peu abondants, abondants* ou *très abondants*.

Seul, et précédant toute autre manifestation, il révèle un état menaçant, que trop souvent nous verrons se confirmer ensuite ; accompagné de dépôts, il perd son importance ; et il n'a d'autre valeur que d'indiquer que la présence de ces dépôts ou les conditions de l'urine qui lui donnent naissance, agissent en même temps sur une partie étendue de la muqueuse de la vessie. Enfin succédant, à certains sédiments, et entre autres à des sédiments purulents ou sanguins, il nous prouve que nous sommes en présence des dernières phases d'un processus, qui va s'améliorant.

L'examen microscopique de ces dépôts nuageux est souvent utile ; en ce sens que par la nature des éléments qui s'y trouvent retenus, il peut fournir quelques indications sur le point qui leur a donné naissance.

Pus. — Le pus, au point de vue de la quantité, peut se présenter dans trois conditions différentes dans l'urine :

1° Il peut n'être représenté que par quelques-uns de ces éléments reconnaissables seulement à l'examen microscopique, soit libres dans les parties les plus inférieures du liquide, soit retenus dans les mailles de l'énéorème.

Dans ces deux cas, il est rare que la présence de ces quelques leucocytes ait de l'importance. Elle doit seulement éveiller assez notre attention pour nous inviter à faire de nouvelles recherches, et voir si le nombre de ces éléments n'augmente pas.

2° Le nombre de leucocytes peut être assez considérable pour rendre louches les parties profondes. Il devient, dès lors, indispensable d'en connaître le point d'origine, cette constatation n'acquérant de la valeur qu'à cette condition.

3° Il en sera de même dans le troisième cas, dans lequel le pus sera assez abondant pour être reconnu à l'œil nu.

Outre les considérations d'ordre pathologique, qui pourraient dans ce cas nous faire connaître l'origine de ce pus, nous tirerons de précieuses indications de l'examen microscopique du dépôt.

Ce sont surtout les éléments cristallins, organiques ou histologiques qui accompagnent les leucocytes, qui nous fixeront sur leur point de départ. La grande quantité de pus et la présence d'éléments rénaux nous feront penser à une néphrite suppurée ; leur réunion avec des sédiments cristallins, nous feront supposer une suppuration de la vessie; l'adjonction à ces mêmes sédiments cristallins d'une certaine quantité d'hématies, établirait presque sûrement l'existence d'une ulcération vésicale, suite de calculs ; enfin la coexistence du pus et du sang, sans forme cristalline, rendrait au moins probable une ulcération de mauvaise nature, de la vessie ou des voies urinaires.

Mode d'examen. — Il est des plus simples. Il consiste à placer quelques gouttes du dépôt sur une lame, à la recouvrir immédiatement d'une lamelle, en fixant cette dernière par quatre points de paraffine, et à l'examiner avec un grossissement de 400 à 600.

Les leucocytes se montreront alors, quelquefois un peu déformés, mais presque toujours reconnaissables.

Du reste, si quelque doute existait, il suffirait de faire pénétrer sous la lamelle quelques gouttes d'une solution ammoniacale de carmin ou d'hématoxyline, et de laver ensuite à l'eau distillée pour voir aussitôt leurs noyaux apparaître avec leur aspect si caractéristique.

Sang. — Les hématies se présentent fréquemment dans les urines à l'état pathologique, et jamais à l'état normal.

Toutefois, de même que pour l'élément précédent, ce n'est que lorsque les hématies sont assez nombreuses, que nous devons leur attribuer de l'importance.

C'est dans les parties les plus profondes du liquide que nous devons les chercher. Or, il faut savoir que des hématies peuvent exister en nombre assez considérable dans un liquide, sans que ce liquide revête la moindre teinte sanguine. Nous ne pouvons donc affirmer l'absence de ces éléments, qu'après l'avoir constatée au microscope.

Les hématies se déforment plus facilement et plus rapidement que les leucocytes ; et, en outre, elles n'ont pas de réactif qui nous les fasse facilement reconnaître. Il suffira pour voir combien sont nombreuses les formes qu'ils peuvent affecter de rappeler, celles que j'ai décrites en étudiant le sang. Or, ce sont là des formes types ; et chacune d'elles, avec le temps, peut donner lieu à beaucoup d'autres. Cependant, dans les cas, où la clinique aura un intérêt à connaître leur présence, je pense que ces éléments seront en assez grand nombre pour qu'on puisse en trouver quelques-unes, qui, moins altérées que les autres, permettront d'affirmer leur nature.

J'ai indiqué déjà quelques cas, dans lesquels se rencontrent ces éléments, tels que les ulcérations de mauvaise nature de la vessie, ou de simples érosions d'origine mécanique dues à la présence d'un calcul. Mais, de plus, je dois citer les hématuries, plusieurs fièvres paludéennes, et enfin l'hémato-chylurie dont je dirai quelques mots plus loin.

Épithéliums. — Ceux que l'on rencontre dans l'urine peuvent provenir du rein, de l'uretère, de la vessie, du canal de l'urèthre, et aussi, chez les femmes, du vagin. Or ces divers épithéliums ayant des formes différentes, on comprend tout l'intérêt qu'il peut y avoir à les distinguer, puisque par eux nous pourrons presque affirmer le point de la lésion.

L'épithélium du tube urinifère lui-même, pris dans son ensemble, varie dans ses différents segments; et sans que l'on puisse compter que dans les diverses desquamations rénales, on trouvera dans l'urine les cellules avec leur forme type, il me paraît utile de rappeler celles qu'elles affectent à l'état normal. D'une part, en effet, quelques-unes de ces cellules conservent leur forme; et, d'autre part, parmi celles qui ont subi des modifications, souvent ces déformations ne sont pas telles, qu'on ne puisse encore reconnaître leur type.

Voici quelles sont ces formes d'après Cornil et Ranvier.

Dans les tubes contournés, les cellules épithéliales ont la forme de *pyramides tronquées*, dont la base correspond à la surface d'implantation, et dont le noyau est plus rapproché de cette surface (la plus large) que de l'autre. L'autre, le côté libre, présente une disposition bien caractéristique, qui, même à l'état de déformation, fera toujours reconnaître cet élément, c'est un *plateau strié.*

Dans les anses de Henle les cellules changent de forme : elles sont simplement *pavimenteuses* et *aplaties.* Un seul caractère peut les distinguer de celles, de même forme, qui proviennent d'autres points des voies urinaires, c'est que leur noyau est assez rapproché de la surface libre pour déterminer une *saillie.*

Mais de tout le parcours du tube, les anses de Henle sont les seules à être tapissées par un épithélium aplati. Déjà dans les *tubes contournés*, qui les relient avec les tubes droits, l'épithélium devient plus épais, et tend vers la forme *cubique* qu'il atteint dans ces derniers.

C'est, en effet, sous cet aspect que se présentent les cellules épithéliales des *tubes droits* que l'on rencontre au milieu des pyramides de Ferein. Puis peu à peu elles s'allongent, et deviennent manifestement *cylindriques* à la fin de la substance tubulaire, forme qui ne fait que s'exagérer dans les tubes collecteurs. Dans cette portion du tube urinifère le grand diamètre de ces cellules est de $0^{mm},12$.

Enfin au niveau de la *papille rénale* l'épithélium se modifie de nouveau, et en tapissant les *calices* et les *bassinets*, tend vers l'*état pavimenteux stratifié* qu'il conservera ensuite pendant tout le long de l'*uretère.*

Ainsi, sauf pour les anses de Henle, nous devons nous attendre à trouver l'épithélium rénal, *pyramidal, cubique* ou *cylindrique*, s'il a conservé sa forme première, ce qui sera rare, soit par suite des déformations de ces types normaux *polyédriques* ou *irrégulièrement ovoïdes*, ce qui aura lieu le plus souvent.

Voilà pour la forme; mais de plus, pour être complet, je dois ajouter que les caractères du protoplasma de ces diverses cellules peuvent être modifiés; et que sous l'influence de certains états pathologiques nous pouvons le trouver dans l'état de tuméfaction trouble ou même graisseuse; et qu'enfin le noyau peut être simple, en voie de dédoublement ou déjà multiple.

L'uretère a un épithélium pavimenteux stratifié : les cellules les plus profondes sont petites et cylindriques; les moyennes sont polyédriques, et les superficielles aplaties. D'après Yvon, ces cellules seraient plus petites que celles de la vessie et du vagin; et elles auraient souvent une forme, soit en massue, soit en fuseau, leur noyau étant dans la partie renflée.

La *vessie* a également un épithélium pavimenteux stratifié; ce sont ses cellules épithéliales que l'on rencontre le plus souvent. Elles existent même à l'état normal; ce n'est donc que par leur plus grande fréquence qu'elles acquièrent une valeur pathologique. Mais, en outre, les cellules que l'on trouve à l'état normal, sont saines, fortement aplaties, et le plus souvent isolées; elles résultent de la desquamation de la muqueuse. Les autres, au contraire, peuvent présenter toutes les altérations dénotant une inflammation à ses divers degrés, et se trouver réunies par groupe de cinq à dix.

Le *vagin* a le même épithélium; toutefois, d'abord ses cellules seraient plus larges et à noyau plus petit; et, ensuite, on rencontre dans son mucus un certain nombre de cellules épithéliales cylindriques provenant des canaux des glandes du vestibule.

Urèthre. Enfin, chez la femme, la muqueuse de ce canal est recouverte par un épithélium pavimenteux stratifié, dont les éléments ne diffèrent pas, par conséquent, de ceux de la vessie; mais chez l'homme, il en est autrement. Chez ce dernier, l'épithélium est cylindrique; et dans l'utricule prostatique, on le trouve même muni de cils vibratiles.

Ce sont là, on le voit, des caractères différentiels qui peuvent avoir leur importance.

Le plus souvent les dépôts abondants d'épithélium, ceux qui méritent l'attention du clinicien, s'accompagnent d'un sédiment muqueux. Or, c'est au milieu de ce mucus qu'il faudra les examiner. C'est là où les cellules épithéliales auront le mieux conservé leurs caractères distinctifs.

On peut aussi les examiner dans les parties les plus profondes du liquide ; mais, outre qu'on les y trouvera mélangés à beaucoup d'autres éléments, il est fréquent de les y voir plus déformés.

Cet examen nécessite toujours un grossissement de 400 à 600. La préparation doit être montée comme précédemment, de telle manière qu'on puisse faire passer sous les lamelles, les divers réactifs, colorants et autres, que l'on jugerait nécessaires à la détermination de ces éléments, et à leurs divers états pathologiques.

Éléments rénaux. — A côté des épithéliums se placent tout naturellement les éléments provenant des reins, éléments qui fréquemment contiennent des cellules épithéliales, et auxquels on a donné le nom de *tubes* ou de *cylindres*.

Tous ces cylindres présentent ce caractère commun d'avoir la *forme*, qui leur a valu leur nom, et qu'ils prennent dans l'intérieur des divers segments du tube urinifère où ils se constituent. Aussi, à quelques différences près, leur *dimension* est-elle toujours la même. Mais leur *aspect*, leur *composition* et aussi leur *mode de formation* varient; et, sous ces deux rapports, avec la plupart des auteurs je reconnaîtrai les formes suivantes : *cylindres muqueux*, *cireux*, *graisseux*, *mixtes* et *épithéliaux*.

1° *Cylindres muqueux*. A l'état normal le canal urinifère, comme toutes les surfaces épithéliales, sécrète une certaine quantité de mucus ; mais, cette quantité étant très faible, il est entraîné avec le liquide urinaire, et passe inaperçu. Mais telles conditions peuvent survenir dans lesquelles cette quantité augmente à ce point, que le conduit en est momentanément obstrué ; et que ce n'est qu'après un certain temps, lorsque déjà le mucus s'est moulé sur le conduit qui le contient, que l'urine accumulée en amont le chasse devant elle.

C'est là le cylindre urinaire dans sa forme la plus simple. C'est le cylindre purement muqueux. C'est lui que l'on rencontre le plus souvent.

Il se présente sous le microscope avec une transparence qui n'est troublée que par de fines granulations. Ses extrémités sont irrégulières, et jamais nettement coupées.

Souvent il ne s'accompagne d'aucun élément figuré ; mais il peut aussi parfois entraîner avec lui, surtout à sa surface, quelques rares cellules épithéliales ou des leucocytes.

Ces cylindres, outre les caractères précédents, qui suffiraient déjà à les faire reconnaître, se distinguent des autres en ce que les réactifs au carmin ne les colorent pas, et que l'acide osmique ne leur donne qu'une légère teinte grise.

2° *Cylindres cireux*. On les désigne également sous le nom de *colloïde*.

Leur mode de formation est le même que celui des précédents ; et il en est forcément ainsi de leur *dimension*.

Mais les *conditions* dans lesquelles est secrétée la

substance qui les compose, ont changé. Cette substance, je dois le dire, du reste, n'est ni colloïde ni cireuse; elle n'en a que les apparences.

Sous le microscope, on constate que ces cylindres ou tubes, ont leurs contours plus nets que les précédents, surtout à leurs extrémités, qui rappellent l'aspect d'une baguette de verre brisée. Ils sont réfringents et plus denses que les muqueux. Enfin ils se colorent vivement par tous les réactifs, notamment par le carmin, et prennent une couleur presque noire par l'acide osmique.

3° *Cylindres graisseux*. Comme les précédents ils se forment dans les tubes du rein, et par conséquent ont les mêmes dimensions.

Ils sont manifestement composés de deux substances: l'une qui sert de moyen d'union et d'apparence homogène, et l'autre granuleuse et de nature graisseuse.

Cette dernière est le résultat de la fonte des éléments épithéliaux envahis par la dégénérescence graisseuse. Ainsi s'explique, du reste, qu'assez souvent on retrouve ces éléments plus ou moins altérés dans leur intérieur.

Sous le microscope ils sont moins transparents que les deux précédents; et leurs contours sont moins nets que ceux des colloïdes.

Leur aspect granuleux est caractéristique; et, en outre, la richesse de leur composition en granulations graisseuses leur fait prendre une couleur franchement noire sous l'influence de l'acide osmique.

4° *Cylindres mixtes*. Les formes que je viens de décrire sont les formes simples. Mais on comprendra très bien, que plusieurs de ces substances puissent se réunir dans un même cylindre; et que, par exemple, nous voyions de nombreuses granulations graisseuses pénétrer une gangue muqueuse, ou que certains éléments, cellules épithéliales ou leucocytes, soient assez nombreux pour donner aux cylindres muqueux ou graisseux un aspect spécial.

5° *Cylindres épithéliaux.* En parlant des épithéliums, j'ai déjà indiqué que l'on pouvait trouver dans l'urine ceux des divers segments du tube rénal, à l'état isolé ; et ensuite je viens de signaler la présence de ces mêmes épithéliums dans un certain nombre des formes précédentes. Mais, de plus, on peut, dans quelques rares circonstances, trouver des cylindres, dont toute la surface est tapissée par ces éléments.

Presque toujours leur calibre est occupé par une des deux substances précédentes. Mais on comprend facilement qu'il s'agit ici d'une desquamation en masse. Au moment de son départ le dépôt, muqueux ou autre, a entraîné avec lui tout le revêtement épithélial, qui se présente alors sous l'aspect d'une mosaïque des plus régulières.

Ces tubes épithéliaux sont toujours courts, et leurs extrémités assez nettes. Leur aspect est trop caractéristique pour qu'on hésite à les reconnaître; et, de plus, les réactifs font facilement reconnaître les noyaux.

Ces tubes sont rares. On ne les rencontre que dans quelques états très aigus. Aussi presque toujours peut-on constater les caractères inflammatoires sur les cellules qui les composent, tuméfaction trouble, dégénérescence graisseuse, modification du noyau, etc.

Ce sont là les formes de cylindres que l'on peut rencontrer dans les urines. Mais, je dois le dire, si la constatation d'une quelconque de ces formes suffit pour affirmer une altération rénale, il faudrait se garder de poser la conclusion inverse.

Après avoir cherché ces cylindres dans un grand nombre de cas d'altérations du rein, altérations rendues cependant déjà indiscutables par des symptômes cliniques, comme la plupart des observateurs, je puis dire que leur présence est loin d'être constante. Je ne vais pas jusqu'à penser qu'elle est rare ; mais cependant j'estime que leur absence est trop fréquente pour qu'on puisse lui donner une valeur quelconque, lorsqu'il s'agit de discuter un diagnostic.

L'absence des cylindres dans les urines ne saurait donc nous autoriser à rejeter l'idée d'une néphrite, même avancée. D'abord parce que dans les cas où on les rencontre, ils sont le plus souvent rares; ensuite parce que leur présence dans les urines n'a lieu que par périodes, et qu'il peut arriver que l'examen n'ait été fait que dans leurs intervalles; et, enfin, parce que j'en suis arrivé à croire que des néphrites peuvent évoluer d'une manière complète, désorganiser les reins, et même emporter les malades, sans que les cylindres apparaissent.

Mais, si l'absence des cylindres est sans valeur, leur constatation, au contraire, en prend une considérable ; et c'est ce qui doit nous inviter à les rechercher toutes les fois que les symptômes cliniques nous les feront soupçonner.

Leur constatation aura, en effet, pour résultat non seulement de nous permettre d'affirmer une altération rénale ; mais encore assez souvent de déterminer sa nature, et la période de son évolution ; et ce sont là des renseignements trop précieux pour les négliger.

En résumé, sans que la recherche des cylindres rénaux ait conservé l'importance qu'on lui avait donnée quelque temps après leur constatation dans l'urine, je pense que les renseignements qu'elle peut nous fournir, sont encore assez utiles, pour qu'elle reste comme moyen clinique.

Sperme. — Sa présence dans l'urine se révèle par celle de deux éléments : les *spermatozoïdes* et les *sympexions*.

Arrivés à leur complet développement, les *spermatozoïdes* ont une longueur de $0^{mm},05$. Ils sont constitués par une *tête* et une *queue*. La *tête* est piriforme, aplatie, et à pointe dirigée en avant. La *queue*, parfois d'abord un peu renflée, puis aplatie, va en s'effilant, et se termine en pointe à peine visible.

La substance du spermatozoïde est homogène et réfringente.

Leurs mouvements sont des plus actifs, et leur déplacement rapide. D'après Beaunis et Bouchard, ils parcourent $0^{m},004$ par minute. Ces déplacements ont lieu par des ondulations de la queue, et seraient assez puissants, d'après les mêmes auteurs, pour déplacer des cristaux calcaires dix fois plus volumineux qu'eux.

Il faut savoir que ces mouvements persistent durant sept ou huit jours dans les organes génitaux de la femme ; et qu'on les retrouve encore sur les cadavres 18 heures ou 20 heures après la mort. Ces mouvements sont favorisés par des solutions légèrement alcalines, et arrêtés par l'eau et par les liquides acides.

Les *sympexions* sont constitués par des corps transparents, très minces, friables, de forme plus ou moins arrondie, soit isolés, soit réunis en petites masses, et renfermant les spermatozoïdes à une période plus ou moins avancée de leur développement.

C'est surtout dans les parties profondes du liquide, qu'il faut chercher chacun de ces deux éléments. Les derniers sont toujours rares relativement aux premiers. Pour les constater, il peut suffire de placer une goutte de liquide sur une lame et de l'encelluler ; mais lorsqu'ils sont peu nombreux Rouvier a indiqué un procédé pour faciliter leur recherche.

« On réunit la totalité de l'urine dans un grand vase, et on laisse le dépôt s'effectuer. Au bout de douze heures, on décante, et le dépôt est transvasé dans un tube à essai et agité avec de l'éther sulfurique.

« Au bout de quelques instants, cet éther se sépare, et vient surnager sous forme de couche gélatineuse ; on l'enlève à l'aide d'un tube effilé, et on le fait tomber dans un verre à précipiter ; on ajoute quelques gouttes d'eau distillée : l'éther évaporé, les spermatozoïdes se retrouvent dans l'eau distillée.

« L'éther agit en dissolvant les matières grasses et les mucosités contenues dans l'urine, et entraîne, en même temps, les spermatozoïdes qui sont adhérents à ces mucosités[1]. »

Le plus souvent les spermatozoïdes sont intacts, et il est alors facile de les reconnaître. Mais, en outre, il faut savoir que sous l'influence de l'altération, ils peuvent se fragmenter ; et que, dans ces cas, c'est seulement la tête ou la queue que nous aurons sous les yeux.

Enfin, je dois signaler que dans certains cas, il sera avantageux de les colorer pour les faire mieux ressortir dans la préparation ; et que les couleurs d'aniline sont très propres à cette coloration.

Les éléments du sperme peuvent se rencontrer même dans l'urine normale. Tels sont ceux qui sont entraînés par l'urine, qui lave le canal de l'urèthre après le coït.

Mais cependant leur existence en grand nombre doit toujours éveiller l'attention du médecin, et faire penser à des pertes séminales, qui parfois peuvent exister, même à l'insu du malade.

[1] YVON, *Manuel clinique de l'analyse des urines*, p. 260.

Matières grasses. — *Chylurie.* J'ai déjà parlé de ces matières en traitant de la partie chimique de l'urologie ; et, déjà, j'ai indiqué que les matières grasses peuvent se rencontrer dans l'urine sous plusieurs formes. Mais celle qui nous intéresse le plus, est celle que l'on rencontre dans l'affection qui a reçu le nom d'*hémato-chylurie.*

Dans ces cas les urines sont franchement lactescentes ; et, si elles forment plusieurs couches, même les supérieures sont encore fortement chargées de corpuscules graisseux.

Ces corpuscules graisseux sont le plus souvent excessivement petits, et exigent pour être reconnus d'assez forts grossissements. Ils se présentent alors sous forme de corpuscules très réfringents, qui se dissolvent rapidement en faisant arriver de l'éther sulfurique sous la lamelle, pour laisser ensuite sur la lame une couche finement granuleuse.

Enfin, si l'on met une certaine quantité de cette urine dans un tube à expériences, et qu'on y ajoute de l'éther sulfurique à peu près à parties égales ; on verra l'urine devenir transparente, pour reprendre son caractère opalescent, lorsque l'éther se sera évaporé.

L'affection dans laquelle, je l'ai dit, cette urine se rencontre le plus souvent est l'hémato-chylurie. Mais dans cette affection les matières grasses se rencontrent rarement seules ; toujours, au moins, pendant une certaine période de l'affection, on les trouve réunies avec des hématies, et aussi avec une certaine quantité de leucocytes.

Ce n'est que dans les formes chroniques et à la fin de l'accès, que ces deux derniers éléments font défaut.

CHAPITRE LIX

UROLOGIE (suite et fin)

EXAMEN MICROSCOPIQUE DES DÉPOTS URINAIRES
(suite et fin)

SOMMAIRE. Éléments organisés étrangers à l'organisme; —, Ferments de l'urine; — Bacilles de la tuberculose; — Larves de filaire.

ÊTRES ANIMÉS

Enfin pour compléter ce que j'ai à dire sur l'examen des urines, au point de vue clinique, je vais donner quelques indications sur la présence et la recherche de certains corps animés, tels que celle de quelques ferments et bacilles, et enfin celle d'organismes d'un ordre plus élevé, des *filaires*.

FERMENTS DE L'URINE. — Trois ont été indiqués : deux pour la fermentation ammoniacale, et un pour la fermentation alcoolique.

Micro-organismes de la fermentation ammoniacale. — L'urine normale est acide ; et récemment émise elle ne doit contenir aucun micro-organisme. Son examen microscopique peut bien y déceler, nous l'avons vu, quelques cellules épithéliales, et même de rares leucocytes, mais jamais des corps animés; et il en sera ainsi tant que cette urine restera à l'abri de toute fermentation. Mais ses caractères changent dès qu'elle s'altère ; et la preuve manifeste de cette altération est son passage à l'état ammoniacal.

Dès lors, en effet, des micro-organismes en grand nombre et les plus variés apparaissent ; et, avec le temps, on peut voir se développer dans ce liquide toute la série de ceux qui accompagnent la décomposition.

Mais ce ne sont là, pour la plupart, que des infiniment petits, sans caractères spéciaux ; et, s'ils se montraient seuls, la décomposition de l'urine, soumise aux lois de décomposition de tout liquide animal, ne prêterait à aucune considération qui lui soit propre.

Mais, de plus, si l'on examine cette urine dès le début de son altération, et avant qu'elle ne soit franchement ammoniacale, on trouvera toujours un *micro-organisme*, ayant des caractères spéciaux, qui, par conséquent, semble être particulier à l'urine dans ces conditions ; et auquel Muller et Pasteur ont fait jouer le rôle le plus important dans cette transformation. Pour ces deux savants, en effet, ce micro-organisme ne se montrerait pas seulement dans l'urine, parce qu'elle est ammoniacale ; mais ce serait lui, qui lui donnerait cette réaction : au lieu d'être l'effet, il serait la cause.

Le passage de l'urine de l'état acide à l'état ammoniacal est connu, et même expliqué chimiquement depuis longtemps. Il ne s'agit ici, on le sait, que d'un dédoublement de l'urée en carbonate d'ammoniaque par l'addition d'un élément d'eau.

Ce dédoublement est expliqué par la formule suivante :

$$CH^4 Az^2 O + H^2 O = CO^2 + 2 Az H^3$$

C'est là une opération d'ordre purement chimique.

Mais sous quelle influence s'opère cette réaction ? Ce serait, je l'ai dit, d'après Muller et Pasteur, sous l'influence d'une diastase, d'un ferment, qui a reçu le nom de *micrococcus ureæ*.

Quoique tout doute n'ait pas disparu à cet égard, certaines objections sérieuses étant faites aux idées de ces savants, il ne me paraît pas moins digne d'intérêt, de connaître l'existence de ces corps organisés ainsi que leurs caractères, et la manière de les constater.

Ce micrococcus, au début, se trouve surtout à la surface du liquide et sur les pourtours du vase ; c'est toujours là, qu'il faudra le chercher, quoique plus tard il puisse envahir toute l'épaisseur du liquide.

Une goutte portée sous le microscope, et examinée avec un grossissement qui ne devra pas être inférieur à 600, permettra de constater, outre différentes autres formes, qui sont communes, je l'ai dit, à toutes les décompositions animales, des cellules de 1 à 2 μ de diamètre, incolores, réunis au moins deux par deux, et le plus souvent en chaînettes. Ces chaînettes sont toujours courtes et quelquefois même assez enroulées sur elles-mêmes, pour prendre l'aspect de zooglœas. Ce micrococcus peut se cultiver sur la gélatine, l'urine stérilisée et aussi dans des solutions d'urée. Son développement s'arrête lorsque le liquide arrive à une proportion de 10 carbonate d'ammoniaque pour 100.

Ce micrococcus serait donc l'agent de transformation de l'urine en carbonate d'ammoniaque. Or, je dois dire, avant même que son action ait été bien démontrée, les travaux de Micquel semblent établir, qu'il doit la partager avec un autre infiniment petit contenu dans l'atmosphère.

Il s'agit ici d'un bacille, se présentant sous forme de

bâtonnets de longueur différente, et, contrairement au micrococcus, étant anaérobie.

Son mode de recherche est le même que pour le *micrococcus ureæ*.

Ces deux micro-organismes jouiraient donc de la même propriété; et le caractère anaérobie du bacille ferait tomber une objection sérieuse faite au micrococcus, celle de son existence dans la vessie, dans laquelle l'accès de l'oxygène est difficile.

Quelque confiance que l'on doive avoir dans l'esprit scientifique des savants que j'ai cités ; j'estime cependant que, vu leur difficulté, ces questions doivent être considérées comme étant encore à l'étude.

Champignon de l'urine sucrée. — Outre les deux formes précédentes, on peut en trouver une troisième qui serait spéciale à l'urine; mais celle-ci existerait de préférence dans les *urines sucrées*.

Il s'agit encore ici d'un micrococcus, mais de dimensions plus grandes. Son diamètre varie de 5 à 7 μ. Ses cellules, brillantes et sans noyau sont rondes ou légèrement elliptiques. Elles sont isolées ou disposées en chapelet, et se reproduisent par bourgeonnement.

Sous leur influence, le sucre se dédoublerait en alcool et en acide carbonique.

Ses moyens de recherche sont les mêmes que pour les précédents. C'est également à la surface qu'on le trouve, et un grossissement de 600 suffit. Sa culture aura lieu de préférence dans une urine sucrée, préalablement stérilisée.

Bacilles pathogènes. — Des trois principaux bacilles pathogènes, qui me paraissent mériter une importance clinique, ceux du *choléra*, de la *fièvre typhoïde* et de la *tuberculose*, le premier n'a été que bien rarement cherché dans l'urine; et, si le second y a été vu par Bouchard, qui a établi sa coexistence avec l'albuminurie, sa constatation dans ce liquide n'a pas encore reçu d'application pratique. Seul donc, le bacille de la tuberculose dont la présence peut, dans certains cas, éclairer un diagnostic douteux, nous arrêtera ici.

Ce n'est, bien entendu, que dans le cas de tuberculose des organes urinaires, et plus rarement, de quelques organes génitaux, que l'on peut compter trouver ce bacille dans les urines. Mais, dans ces conditions, sa constatation peut être d'une grande utilité, en ce sens qu'elle nous fixera sur la nature d'une lésion rénale, vésicale, ou prostatique, tandis que sans cet examen nous aurions été condamnés au doute.

J'emprunte le procédé à employer pour cette recherche, au *Manuel clinique de l'analyse des urines* d'Yvon.

« On laisse déposer l'urine dans un vase conique, puis, au moyen d'un tube effilé, on prélève une petite quantité de ce dépôt, que l'on étale sur une lamelle mince et que l'on fait dessécher, soit en l'abandonnant à l'évaporation spontanée, soit en l'exposant à une source modérée de chaleur. De toutes manières, une fois le dépôt desséché et bien adhérent, il faut chauffer la lamelle, et la porter à une température suffisante pour coaguler l'albumine, si l'urine en contient.

« La lamelle est alors plongée dans une solution concentrée et aqueuse d'une couleur basique d'aniline, (fuchsine, bleu de méthylène, violet de gentiane), solution alcalinisée avec de l'huile d'aniline. Le contact est prolongé vingt-quatre heures.

« On retire alors la lamelle, et on la plonge dans l'eau de manière à enlever l'excès de matière colorante ; puis on la porte dans un liquide ainsi composé :

Acide azotique ordinaire........	1 partie
Eau distillée....................	2 —

« Par l'action de l'acide azotique, toute la préparation est décolorée, à l'exception des bacilles de la tuberculose. On lave alors jusqu'à ce que toute réaction acide ait disparu ; et il ne reste plus qu'à conserver la préparation. Pour cela, après l'avoir déshydratée par dessication, on l'éclaircit par l'huile d'œillet ; et on la conserve dans le baume de Canada.

« On suit également la même marche pour la recherche des *bacilles* dans les *crachats*.

« Comme on le voit, le caractère différentiel des bacilles de la tuberculose est très net. Ils retiennent certaines matières colorantes d'aniline avec une énergie telle que la coloration résiste à l'action de l'acide azotique ; mais cette fixation ne se fait que lentement : c'est pour cela qu'il faut prolonger le contact pendant vingt-quatre heures.

« Tous les autres bâtonnets se colorent au contraire presque instantanément; mais leur coloration ne résiste pas à l'action de l'acide azotique.

« Lorsqu'on étudie les bacilles de la tuberculose, on peut se dispenser de décolorer la préparation en la lavant à l'acide azotique; mais alors tous les éléments figurés sont colorés, et il est bien difficile de différencier les bacilles de Koch des autres bactéries qui peuvent se trouver dans la préparation. »

L'emploi des objectifs à immersion est ici presque indispensable. Mais grâce à eux, on pourra voir, de la manière la plus nette, surtout après avoir décoloré la préparation, les bacilles tuberculeux sous forme de petits bâtonnets de **3 à 5 μ de longueur, sur 0μ, 3 à 0μ, 5 de largeur, et à peu près cylindriques sur toute leur longueur.**

Leurs extrémités sont arrondies, mais non renflées. Le plus souvent, ils sont légèrement arqués suivant leur longueur, et quelquefois recourbés en crochet à leurs extrémités.

Enfin leur substance paraît tantôt homogène, et tantôt, sans qu'on en connaisse la cause, comme composée par une série de corps placés bout à bout. Avec de très forts grossissements ces divers segments apparaissent encore séparés les uns des autres par des espaces clairs. La véritable signification de cette disposition n'est pas encore connue. Quelle qu'elle soit, du reste, il doit nous suffire ici de la connaître pour l'utiliser dans les cas douteux; cas douteux qui, je le crois, seront rares, si l'on veut bien se rappeler les caractères spéciaux de forme et surtout de coloration, que j'ai indiqués.

Larves de filaires. — On peut rencontrer dans les urines les larves de deux helminthes : celles du *distomum hematobium,* et celles de la *filaria sanguinis.*

Larves du distomum hematobium. — Elles ont été découvertes en Égypte, par Bilharz, en 1851, dans les urines de certains malades atteints d'hématurie. Depuis, elles ont été retrouvées au Cap par Harley dans un cas d'hémato-chylurie, et en Égypte dans la plupart des cas de cystite avec ou sans hématurie par Rayer et Griesinger.

Moquin-Tandon qui a examiné l'adulte a proposé le nom de *Thécosome sanguicole.*

Ce ne sont que les larves que l'on rencontre dans les urines. Elles vivent dans l'épaisseur de la muqueuse des uretères, de la vessie, du rectum, des vésicules séminales, ainsi que dans les exsudats muco-purulents ou sanguins qui résultent de l'inflammation vésicale ou de l'hématurie.

Les adultes ont d'autres sièges de prédilection. On les trouve surtout dans la veine porte, dans la veine rénale, et dans les plexus de la vessie et du rectum. Ils ont été ainsi décrits par Moquin-Tandon :

« Le *Thécosome sanguicole* mâle présente de 7 à 9 millimètres de longueur. Il est mou, lisse et blanchâtre : sa partie antérieure (tronc) paraît déprimée et lancéolée, un peu convexe en dessus, plane ou concave en dessous ; la partie postérieure (queue) est huit ou neuf fois plus longue que le tronc. Tout à fait en avant, dans la région céphalique, se remarque une sorte de cupule un peu inférieure et à peu près triangulaire. En-dessous du tronc se voit une autre cupule de la même grandeur que la précédente, mais orbiculaire. Ces deux cupules sont finement granuleuses. Le canal alimentaire paraît divisé en deux parties.

« A partir de la cupule de l'abdomen existe une rainure longitudinale (*canal gynécophore*) dans laquelle se trouve logée la femelle, comme *une épée dans son fourreau*, montrant la partie céphalique en avant et la queue en arrière, celle-ci libre. Le pore génital mâle est situé entre la rainure et l'extrémité caudale.

« La femelle est beaucoup plus petite que le mâle, surtout plus grêle, effilée et légèrement transparente. Son corps paraît comme rubané ; il n'est pas composé, comme celui du mâle, de deux parties nettement distinctes ; sa queue n'a point de rainure.

« Je suis tenté de croire, ajoute Moquin-Tandon, qu'on a confondu les sexes, que c'est la femelle qui est beaucoup plus grande que le mâle, et qui porte ce dernier sous son abdomen ? L'existence des deux cupules annonce les rapports de ce genre avec le genre Douve. »

Larve de la filaire du sang. — C'est en cherchant les précédentes, qu'en 1866 Wucherer découvrit à Bahia la larve dont il nous reste à faire l'étude. Depuis elle a été vue par Crévaux aux Antilles (1870), par Lewis à Calcutta (1872), par Vinckel dans le liquide d'une ascite contractée à Surinam (1874), par Venturini à la Guadeloupe en 1880; et enfin c'est dans cette même colonie que je l'ai retrouvée dans le sang, en 1883.

Ces larves peuvent exister soit dans le sang, soit dans les urines ; et dans ce dernier cas, on ne les a rencontrées que dans les urines chyluriques ou hémato-chyluriques.

Je réunis ici la description qu'en ont donnée Crévaux et Venturini ; et j'y joins celle que j'ai faite au moment même de l'observation.

Description de Crevaux. — La larve de filaire vue dans l'*urine* par Crevaux, « avait une longueur de $0^{mm},265$ et une largeur de $0^{mm},010$. Elle était mince comme un fil : une extrémité obtuse paraissait correspondre à la tête, laquelle portait, près de sa terminaison, un petit point ressemblant à un amas de granulations plutôt qu'à un orifice. La queue était très effilée, et le corps translucide ; des granulations occupaient toute la longueur de l'animal. Celui-ci très agile, progressait rapidement; et, par des contorsions énergiques, remuait sur les plaques, jusqu'à la dessication de la préparation. »

Description de Venturini. — Il a décrit les larves qu'il a observées en même temps dans le sang et l'urine du même sujet, de la manière suivante :

« Ce sont des larves non sexuées, ayant $0^{mm},312$ de longueur et une épaisseur maximum de $0^{mm},0110$, la tête se termine en cône émoussé dont les dimensions sont : base 0mm,011 ; une hauteur de 8mm,0062 ; sommet 0mm,0041.

A partir de la base du cône céphalique, jusqu'au tiers inférieur, le corps est cylindrique, puis il va en s'amincissant de plus en plus pour se terminer en pointe fine. »

Ce sont là les caractères des larves vues dans l'*urine*. Mais de plus, je l'ai dit, Venturini a été assez heureux pour voir ces larves dans le *sang* du même malade. Or, ces dernières lui ont paru plus courtes, moins transparentes, et ayant une terminaison caudale moins effilée.

A ces deux descriptions, je joins celle des filaires que j'ai vues dans le *sang*. Les urines du malade étaient normales.

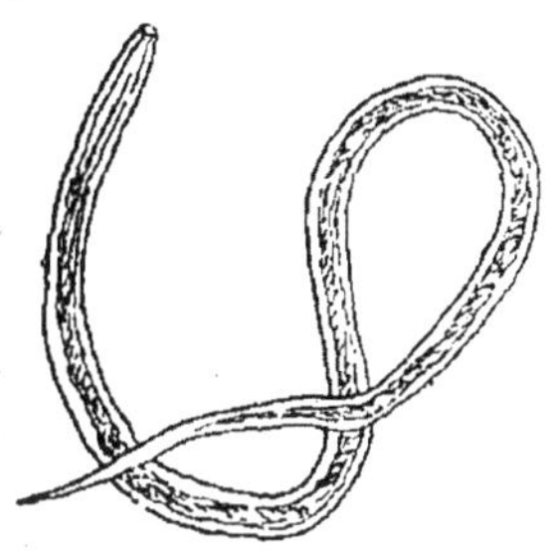

Fig. 78. — Filaire du sang.

La forme de l'animal est allongée comme celle des vers nématoïdes ; sa longueur est de 0mm,15 et sa largeur de 0mm, 006 environ, c'est-à-dire que sa largeur et sa longueur sont en moyenne dans la proportion de 1/25. Il est presque transparent. Cependant dans sa première moitié, et à peu près à égale distance de ses bords, existe un corps allongé et un peu moins clair dont j'ignore la nature. Après la mort, l'intérieur de l'animal comprend une série de taches très réfringentes comme des taches de graisse (fig. 78).

L'extrémité céphalique est obtuse ; et le corps de l'animal s'arrondit brusquement, sans présenter de portion effilée. Cette extrémité se termine par un disque très petit d'où semble, sur quelques sujets, partir un œsophage.

Je n'ai jamais constaté de diminution de volume au niveau du col. La queue chez certains sujets s'effile lentement, et chez d'autres au contraire brusquement. On ne trouve ni à la périphérie, ni dans son intérieur la trace d'organes de la génération.

Les mouvements de l'animal sont de deux ordres. Les uns sont des mouvements d'ingurgitation ; ils sont beaucoup moins étendus que les autres. L'animal semble avaler, et le liquide être poussé de l'extrémité céphalique à l'extrémité caudelée, par un mouvement vermiculaire. Les autres mouvements sont beaucoup plus étendus. Ils s'opèrent dans le sens horizontal, comme ceux des ophidiens.

Ils sont d'une brusquerie telle que l'examen de l'animal est difficile. Généralement c'est la queue qui s'agite ; tandis que la tête reste presque immobile, et sert de point d'appui. La queue, au contraire, se plie, et se replie en tous sens, chassant avec une extrême violence les globules qu'elle rencontre. Le plus souvent, je l'ai dit, cette extrémité se termine brusquement ; cependant dans un cas, je l'ai vue être prolongée par un fouet, ayant le tiers de la longueur de l'animal. Ce fouet était simple et plein. Fait sur lequel je conserve encore des doutes, cette extrémité, si effilée, s'est brisée sous mes yeux ; et quelques instants ont suffi pour qu'un filament de même nature existât de nouveau à l'extrémité de la filaire. Le morceau du fouet détaché est resté dans la préparation et sans mouvement.

D'après les mensurations que j'ai prises, les sujets observés pendant les premiers jours, le 5, le 6, le 7, m'ont paru manifestement plus petits, comme longueur et largeur que ceux que j'ai mesurés plus tard le 11 et le 12. Je joins le dessin à cette description (fig. 78).

Adultes. — Ce n'est que dix ans après la découverte

des larves, que l'on a pu trouver la filaire adulte. C'est à Bancroft querevient cet honneur.

Bancroft a découvert la filaire adulte dans un abcès lympathique du bras; et depuis elle a été vue quelquefois, entre autres par Lewis de Calcutta en 1877, et la même année par Arango de Bahia.

La filaire adulte de Bancroft est une femelle; le mâle n'a pas encore été vu. Quoique cette filaire à l'état adulte, ainsi que la précédente, vive dans les systèmes sanguins et lymphatiques, et non dans les urines, je crois devoir placer ici sa description, de même que je l'ai fait pour la précédente.

Il me paraît difficile, en effet, de séparer la description de l'adulte de celle de sa larve.

« Le corps est capillaire, lisse; il a plus ou moins l'épaisseur d'un cheveu, et 8 à 9 centimètres de long ; sa tête est munie d'une bouche circulaire et dépourvue de papilles. Son cou étroit mesure environ le tiers du volume du corps ; sa queue, simple, s'effile brusquement, son vagin est situé près de sa tête, et l'anus touche l'extrémité de la queue.

« Avec un grossissement de 55 diamètres, on aperçoit dans l'extrémité céphalique l'œsophage et le vagin, et dans la queue,par transparence, la circonvolution du tube intestinal et la terminaison de ce tube.

« Avec un grossissement de 300 diamètres, l'œuf mûr, qui a la forme d'un ovale, laisse voir, à travers un chorion, l'embryon pelotonné sur lui-même. Ce dernier mesure dans sa longueur $0^{mm},01$ à $0^{mm},02$ environ. »

Recherche. — *La larve de l'hématoblie* n'a été vue que dans l'urine ; et son poids indique assez que c'est dans les parties profondes du dépôt qu'il faut la chercher.

En outre, ces urines sont le plus souvent chargées de sang en caillots, et c'est dans leur intérieur qu'on les trouvera le plus souvent. C'est donc sur ces caillots que devra porter l'examen. Ils seront dissociés avec soin dans un verre de montre, dans fort peu de liquide, et ensuite écrasés légèrement entre la lamelle et la lame, mais seulement après avoir été placé sous le microscope, et en suivant le résultat de cette pression qui doit être faite en plusieurs fois.

Un grossissement de 50 à 100 suffit pour la recherche. Les grossissements plus forts ne seront pris que pour l'étude.

La larve de la filaire du sang a été trouvée le plus souvent dans les urines et dans le sang.

Pour la rechercher dans le *sang*, une piqûre est faite sur un point quelconque du corps, le plus souvent à un doigt ; et une goutte de sang est ainsi recueillie, et placée entre deux lamelles. La couche de sang ne doit pas être trop épaisse.

L'encellulement n'est pas obligatoire, quand l'examen doit être fait immédiatement. Cependant les mouvements se conservant pendant plusieurs heures et même une journée, je conseille de toujours encelluler la préparation, ne fût-ce que pour pouvoir la conserver plus longtemps.

Beaucoup d'auteurs insistent pour que ces recherches soient faites la nuit. Je pense qu'il ne faut jamais y manquer avant d'affirmer l'absence de filaires. Mais, on doit aussi savoir, que, le plus souvent, on les rencontre dans le sang aussi bien pendant le jour, que pendant la nuit. Chez le malade qui m'a fourni celles que j'ai décrites, et chez lequel je les ai trouvées inopinément, c'est pendant le jour que le premier examen a été fait ; et chez lui, mes recherches ont été tout aussi fructueuses, le jour que la nuit.

L'examen des *urines*, dans tous les cas ne saurait exiger cette précaution.

Les larves sont sorties depuis longtemps du torrent circulatoire, quand l'urine est émise ; tout au plus, si l'on voulait tenir compte des habitudes nocturnes de l'animal, pourrait-on espérer le trouver plus facilement dans les urines du matin que dans celles du soir. C'est également dans le dépôt, et dans les caillots, quand il en existe, qu'on les voit le plus souvent.

Les moyens et précautions seront les mêmes que précédemment.

CHAPITRE LX

RÉSUMÉ

Sommaire. Méthodes générales; — Méthodes spéciales.

Me voici arrivé à la fin de cette longue série de méthodes et de procédés, dont les descriptions ont dû se succéder, à peine entrecoupées par quelques courtes considérations cliniques, dans près de soixante chapitres.

Si maintenant nous jetons un coup d'œil en arrière, nous verrons que toutes ces méthodes d'examen peuvent être réparties en deux grands groupes : celles qui sont *générales*, c'est-à-dire qui s'appliquent à l'organisme tout entier, et celles qui sont *spéciales*, c'est-à-dire qui ne s'adressent qu'à un appareil, ou même qu'à un organe.

De ces deux groupes, c'est celui des méthodes générales qui nous a occupé tout d'abord. Il a compris : la *pesée*, la *mensuration*, la *palpation*, le *toucher*, le *double-choc*, la *succussion* et la *percussion*. Douze chapitres lui ont été consacrés.

Dans les quatre premiers j'ai traité de la *pesée*, méthode d'examen déshéritée, s'il en fut; et dont j'ai cherché en premier lieu à faire ressortir l'utilité, aussi bien au point de vue clinique, qu'à celui de l'anatomie pathologique. Mais, de plus, j'ai cru faire œuvre utile en réunissant dans un autre chapitre les mesures des diverses nations avec leur équivalence dans le système métrique. C'étaient là des documents faciles à se procurer, sans doute ; mais que jusqu'à présent on eût cherché en vain dans les ouvrages médicaux ; et j'espère que l'on me saura quelque gré de leur avoir fait une place.

La *mensuration* a pris les deux chapitres suivants. Outre quelques indications, que je crois utiles, sur le choix de l'instrument, j'y ai réuni les mêmes documents que pour la pesée, en ce qui touche les pays étrangers ; et, de plus, je me suis attaché, mettant à profit mes études anthropologiques, à bien préciser les points de repère, et à discuter leur choix.

La *palpation* est venue ensuite. Il a fallu d'abord la séparer d'un autre procédé qui s'en rapproche beaucoup, le toucher ; puis j'ai tenté de la méthodiser autant que possible, et en descendant dans tous les détails de sa technique.

Le huitième chapitre, très court, a été réservé au *toucher*. Cette méthode d'examen, je l'ai dit, en effet, rend moins de services au médecin qu'au chirurgien.

Le chapitre suivant, également peu étendu, contient cependant deux méthodes, qui ont bien leur importance : la *succussion* et le *double choc*.

La première est connue depuis longtemps ; et il m'a suffi de bien préciser sa technique dans les deux cas où elle est le plus employée, les maladies du thorax et celles de l'estomac. Quant à la seconde, elle n'avait jamais été décrite ; et, si les signes qui la caractérisent, figurent dans certaines symptomatologies, ils n'avaient jamais pris l'importance, que je leur ai donnée, celle d'une méthode d'examen. La clinique nous dira, si cette importance est justifiée.

Puis est venue la *percussion ;* et c'est elle qui a clos la liste des méthodes générales.

Tout en restant dans les limites que je m'étais imposées dans un manuel, je lui ai donné une étendue en rapport avec son importance ; trois chapitres lui ont été réservés.

On y trouvera la description de quelques procédés. Mais ce qui m'a paru le plus utile, a été de bien préciser sa technique ; et c'est à cette étude qu'a été consacrée une partie du dixième chapitre, et tout le onzième.

Enfin dans le douzième, j'ai cherché à fixer les caractères normaux des diverses régions de l'abdomen, pour qu'on put saisir plus facilement les modifications qu'elles subissent sous les influences pathologiques.

Cette étude m'a ainsi conduit à admettre une division de la paroi abdominale, qui s'éloigne par quelques points de celles que donnent les anatomies de régions. C'est là un inconvénient qui ne m'a pas échappé ; et même qui m'a fait hésiter. Mais la pratique des maladies du foie, de l'estomac et des intestins m'ayant prouvé, de plus en plus, que cet inconvénient était plus que compensé par la facilité que me donnait cette répartition pour l'observation et l'exposition des caractères que révèle la percussion, j'ai fini par l'adopter.

Il me semble que mes jeunes confrères, car il ne faut pas oublier que c'est pour eux que j'écris, y trouveront quelques avantages.

Voilà pour les méthodes *générales*. Passons maintenant aux *spéciales*.

Le nombre de chapitres qu'elles remplissent, indique assez quelle part prépondérante je leur ai faite. Elles en comptent quarante-sept.

Celles qui sont applicables à la *cage thoracique* nous ont occupé tout d'abord. Elles ont pris vingt-deux chapitres, dans lesquels ont été successivement traitées les méthodes qui rendent compte de la forme extérieure, et celles qui s'adressent directement aux organes pulmonaires.

Les premières sont : la *stéthométrie,* la *stétographie,* et *l'isographie ;* et les secondes : la *spirométrie,* la *spirographie,* la *peuno-dynamométrie,* et *l'auscultation.*

La *stéthométrie* remplit le chapitre XIII. On y trouve, outre une technique détaillée, le procédé de l'*indice* qui était peu connu.

La *stéthographie* a pris le chapitre suivant. C'est un des plus importants. Il contient d'abord les procédés graphiques indiqués jusqu'à présent ; et, de plus, sous le nom de *stéthographie métrique,* j'y ai placé la description d'un procédé nouveau, dont je me suis attaché à faire ressortir les avantages.

Puis est venue l'*isographie,* ne comprenant qu'un procédé, celui de Fourmentin ; mais dont j'ai traité un peu longuement, essayant de faire comprendre l'idée théorique qui lui a donné naissance, et en même temps l'importance qu'il pourrait prendre.

Avec l'*isographie,* se terminent les méthodes s'occupant de l'extérieur de la cage thoracique ; et avec le chapitre XVI commence la longue série de ceux, qui sont con-consacrés à l'examen des voies respiratoires.

Après avoir donné la définition de la spirométrie en général et sa division, c'est par la *spirométrie simple* que j'ai commencé.

Outre la description et la technique des instruments les plus employés, j'y ai placé les notions les plus indispensables sur la capacité pulmonaire et sur ses divers éléments, puis leur application à la clinique et à l'anthropologie.

La *spirographie* a pris le chapitre XVII; et, quoique son utilité en pathologie se soit encore rarement révélée, j'espère avoir fait pressentir quels services elle pourrait rendre, et aussi avoir donné des indications pratiques suffisantes pour utiliser les divers instruments qu'elle met à notre disposition.

C'est la même pensée qui m'a inspiré, quand j'ai consacré le chapitre XVIII à l'étude de la *pneuno-dynamométrie*. C'est là, en effet, une méthode, je crois, trop peu connue; et qui, dans certains cas, pourra devenir pour le médecin ou le savant d'une grande utilité.

Ces deux chapitres, ainsi que quelques autres que l'on trouve dans ce manuel, sont une manifestation de la tendance que j'ai eue, d'exposer non seulement les méthodes qui ont une place faite dans la clinique, mais aussi de lui en signaler et lui en faire accepter quelques autres, qui jusqu'à présent sont restées du domaine de la science pure.

Puis est venue l'*auscultation*. Comme je l'avais fait pour la percussion, je lui ai réservé un nombre de chapitres en rapport avec son importance. Sans vouloir faire un traité d'auscultation, je me suis attaché à ne rien laisser dans l'ombre, de tout ce qui touche à sa technique; et, aussi, au point de vue théorique, de tout ce qui pouvait l'éclairer. Tout d'abord, j'ai cherché à lui donner une base scientifique, en réunissant dans le chapitre XIX, le premier qui lui est consacré, les notions d'acoustique qui lui sont le plus souvent applicables; et je m'en suis immédiatement servi pour établir la principale division des instruments, en *solides* et *aériens*.

Dans les chapitres XX, XXI, XXII et XXIII, ont été décrits quelques-uns de ces instruments; et c'est surtout là que, faisant l'application des notions d'acoustique résumées dans le chapitre précédent, j'ai discuté soit expérimentalement, soit scientifiquement la valeur de chacun d'eux.

Les appareils *micro-téléphoniques*, qui ne peuvent manquer de trouver de précieuses applications cliniques plus tard, avec quelques notions préliminaires indispensables à leur intelligence, ont occupé le chapitre XXIII.

Ce n'est qu'après ces quatre chapitres consacrés à l'étude des instruments, que j'ai abordé la technique. Il m'a semblé, qu'en traitant d'une méthode à laquelle le monde médical demande de si fréquentes et si importantes indications, je ne saurais jamais descendre dans trop de détails. Aussi cette technique a-t-elle été, de ma part, l'objet d'une attention toute spéciale.

Mettant à profit les hésitations que je constatais chez les débutants de l'auscultation, leurs erreurs, leur manière défectueuse de procéder, j'ai multiplié les indications et les conseils, au-delà peut-être de ce que quelques lecteurs croiront utile.

C'est là une pensée, qui m'est également venue plusieurs fois en relisant mon manuscrit; il me semblait que certains conseils étaient inutiles; et que telle manière de procéder était si naturelle, qu'il était superflu de le dire. Eh bien, toujours la pratique est venue me prouver le contraire. Dans aucune autre partie de la technique, je ne me suis mieux convaincu, qu'il est imprudent de prendre le hasard pour maître; et qu'en technique rien ne se devine. On n'est sûr de la connaître, qu'après l'avoir apprise. Aussi, ne m'a-t-il pas fallu moins de trois chapitres pour résumer toutes ces questions de détails, au milieu desquelles le praticien ne trouvera qu'à glaner, j'en suis convaincu d'avance; mais dans lesquels, je l'espère du moins, l'élève pourra faire une ample moisson; et cela pour toute sa carrière.

De même que j'avais fait la *topographie* de l'abdomen, j'ai cru devoir faire celle de la poitrine. Elle soulève, du reste, les mêmes objections; et ce sont les mêmes avantages qui l'ont emporté.

Les chapitres XXVIII et XXIX contiennent l'étude des bruits normaux et pathologiques, non point en vue de leur signification diagnostique, mais au point de vue de leur mode de formation. Ce sont des études théoriques, qui m'ont paru tout à fait à leur place, après ce que j'avais dit sur l'acoustique, et sur le choix des instruments.

Enfin des chapitres spéciaux, XXX, XXXI, XXXII, XXXIII et XXXIV, ont été consacrés à l'étude de la *résonance de la voix*, des *vibrations thoraciques*, de l'*auscultation du larynx*, de celle de *la trachée* et des *bronches ;* et j'espère qu'au moins la lecture de ces deux derniers ne sera pas sans quelque profit pour le praticien.

Avec le chapitre XXXV, commence l'examen de l'*appareil circulatoire.*

L'organe central, et le système périphérique ont été tour à tour examinés.

Le chapitre XXXVI contient l'étude des *bruits normaux du cœur*, leur théorie et l'exposé des rapports de cet organe, rapports qui conduisent naturellement à la question capitale de la détermination de ses foyers.

Sa technique, écrite en tenant compte des notions précédentes et avec tous les détails qu'elle comporte, remplit le chapitre suivant.

Les *méthodes graphiques*, appliquées aux mouvements du cœur, ont demandé deux chapitres.

Le chapitre XXXVII, a été consacré à une courte revue historique, dans laquelle il faut faire entrer les divers procédés de *cardiographie*, qui ont conduit au procédé *clinique*, et le chapitre XXXVIII a été réservé à ce dernier. J'espère que les indications pratiques que j'ai données à son sujet, suffiront pour en permettre l'application.

L'étude du *pouls* a demandé quatre chapitres.

Le premier a été rempli par la *technique* du pouls proprement dit; le suivant a compris l'étude de ses divers *caractères*, et de plus a donné place au pouls veineux rétro-sternal, sur lequel j'ai appelé l'attention, il y a déjà quelques temps ; enfin les deux derniers ont été pris par la *sphigmographie*, sur laquelle j'ai donné tous les détails pratiques utiles.

C'est dans cette même partie, que sont venus tout naturellement se placer les divers procédés d'examen du sang, dont l'importance, on le sait, s'accroît tous les jours. Aussi n'ai-je pas hésité à leur faire une large part. Le chapitre XLIII contient une étude du sang normal, étude qui m'a paru indispensable pour apprécier ses modifications, et qui a l'avantage d'avoir été rédigée dans le but exclusif que je poursuis ici. Puis sont venues ses diverses méthodes.

La première a été l'*hématimétrie*, qui reste la plus importante. Sa technique délicate a demandé deux longs chapitres, XLIV et XLV.

La *chromométrie* et la *fibrinométrie* ont formé le XLVI ; et enfin l'*hématoscopie*, le XLVII ; en tout, cinq chapitres pour l'examen du sang.

La *thermométrie*, qui, depuis quelques années, a pris une si grande importance en clinique, ne pouvait manquer de figurer dans ce manuel.

Quelques notions générales sur la thermométrie, et les thermomètres m'ont dispensé de descendre à l'étude détaillée de toutes les modifications qu'ont subies les instruments cliniques.

J'ai pu ainsi en venir rapidement à la technique. Je pense l'avoir exposée avec assez de soin, pour bien fixer les jeunes confrères sur les nombreux points qui la concernent. Ils trouveront tous les conseils réunis, aussi méthodiquement que j'ai pu, dans les chapitres XLIX et L.

Enfin la dernière partie a été consacrée à l'*urologie ;* et tout ce qui touche sa technique a été résumé dans neuf chapitres.

Pour cette partie de mon manuel, je l'ai dit, j'ai cru devoir faire appel, aux connaissances spéciales d'un chimiste ; et les procédés de dosage de certains éléments de l'urine, urée, acide urique, chlorures, phosphates, etc., ont été, soit empruntés textuellement à leurs auteurs, soit dus à la plume autorisée de mon ami, M. Timbal-Lagrave, qui a bien voulu les rédiger à cette intention.

Après avoir dans le chapitre LI, donné la composition de l'urine, et exposé la manière dont je comptais traiter ce sujet, j'ai abordé ces diverses parties.

La première à laquelle j'attache une grande importance, a trait à la *quantité.* A ses côtés se trouve la *densité*, et aussi le dosage des *matières fixes*, que la densité et la quantité servent à calculer. C'est là l'objet du chapitre LII.

Le suivant est occupé par le dosage de l'urée et de l'acide urique ; puis, sont venus les dosages de l'albumine et la différenciation de ses diverses variétés, le dosage du sucre, des éléments de la bile, des chlorures et des phosphates. C'est à ces dosages, qu'ont été consacrés les chapitres LIII, LIV, LV et LVI.

Enfin, c'est à l'examen microscopique des urines, qu'ont été employés les trois derniers chapitres, LVII, LVIII et LIX.

Le premier renferme les renseignements nécessaires pour la détermination des corps cristallins, aussi bien au point de vue de leur forme cristalline que de leurs caractères micro-chimiques ; le second donne la description des principaux éléments histologiques que l'on peut trouver dans l'urine, soit à l'état normal, soit à l'état pathologique ; et enfin dans le dernier sont réunis les procédés de recherches de certains corps animés, qui s'y rencontrent sous l'influence de ses altérations ou de la maladie, ferments, bacilles pathogènes, et larves de filaires.

Tel est le manuel que j'offre au jeune public médical, et surtout à celui qui fait son éducation professionnelle. C'est pour ce dernier, en effet, et en visant cette éducation, je l'ai dit plusieurs fois, que je l'ai plus spécialement écrit ; c'est un manuel d'*éducation*, plutôt qu'une œuvre véritablement *scientifique*.

Ma pensée, en traçant son cadre, a été surtout d'épargner à ce personnel les tâtonnements si fréquents du début, ainsi que les erreurs, qui parfois le découragent, et, ce qui est encore plus important, de le garder contre des habitudes techniques défectueuses, qui, pendant toute sa carrière, annihileraient une partie de son talent d'observation.

Mais, aussi, on en trouvera la preuve dans maints endroits, j'ai voulu montrer à ce jeune public, qu'à côté des méthodes et procédés qui sont désormais cliniques, il en existe d'autres qui sont tout prêts à le devenir ; et qui, peut-être, n'attendent de lui que quelques modifications légères pour fournir les indications pratiques les plus utiles.

Ce sont là les deux buts, d'importance différente, je le répète en terminant, que j'ai visés ; et je serais heureux, si, par l'accueil qu'il fera à ce manuel, ce jeune public médical voulait bien me laisser croire, que je ne m'en suis pas trop écarté.

TABLE DES FIGURES

TABLE DES MATIÈRES

Tours, imp. Deslis Frères, rue Gambetta, 6.

www.ingramcontent.com/pod-product-compliance
Ingram Content Group UK Ltd.
Pitfield, Milton Keynes, MK11 3LW, UK
UKHW020254230726
13925UKWH00001B/48